Regulation emotionaler Prozesse
in Psychotherapie
und Verhaltensmedizin

Hansjörg Znoj

Regulation emotionaler Prozesse in Psychotherapie und Verhaltensmedizin

PETER LANG
Bern · Berlin · Bruxelles · Frankfurt am Main · New York · Oxford · Wien

Bibliografische Information Der Deutschen Bibliothek
Die Deutsche Bibliothek verzeichnet diese Publikation in der Deutschen Nationalbibliografie; detaillierte bibliografische Daten sind im Internet über ‹http://dnb.ddb.de› abrufbar.

Die Drucklegung dieses Buches wurde vom Schweizerischen Nationalfonds zur Förderung der wissenschaftlichen Forschung ermöglicht.

Umschlagsgestaltung: Eva Rolli, Peter Lang Bern

ISBN 978-3-03910-682-0

Hochfeldstrasse 32, Postfach 746, CH-3000 Bern 9
info@peterlang.com, www.peterlang.com, www.peterlang.net

Dank

Die Entstehung des vorliegenden Manuskripts wäre nicht ohne die direkte oder indirekte Mithilfe vieler mir nahe stehender Menschen gelungen. In besonderer Weise schulde ich meinem zu früh verstorbenen Doktorvater und Mentor Klaus Grawe großen Dank. Er hat mich immer in dem unterstützt, was ich gerne tun wollte und ließ mir die geistige Freiheit, die ich brauchte. Meiner Frau Eva möchte ich danken dafür, dass Sie auch in schwierigen Zeiten zu mir gehalten hat, und von den vielen Mitarbeitern möchte ich Sabine Baumgartner besonders hervorheben, weil sie sich in der Endphase der Manuskriptherstellung so sehr eingesetzt hat. Auch wenn ich viele an den verschiedenen Untersuchungen beteiligte Personen jetzt nicht namentlich erwähne, so möchte ich festhalten, dass ohne sie und die Unterstützung durch das Team der Praxisstelle dieses Buch nicht hätte entstehen können.

Danken möchte ich auch dem Schweizerischen Nationalfonds zur Förderung der wissenschaftlichen Forschung. Einige der Untersuchungen wären nicht möglich gewesen ohne die gewährte finanzielle Unterstützung. Auch die Drucklegung dieses Buches wurde vom Schweizerischen Nationalfonds ermöglicht.

Inhaltsverzeichnis

1 Konsistenzsicherung durch emotionale Regulationsprozesse

1.1 Theoretische Fundierung, Entwicklung und Anwendung emotionaler Kontrolle in der Klinischen Psychologie und Verhaltensmedizin

1.1.1 Einleitende Bemerkungen

Ereignisse werden bewertet und Bewertungsvorgänge können nicht unabhängig von Emotionen betrachtet werden (Damasio, 1994). Was zur Emotion wird – bewusst gefühlt und empfunden werden kann – hängt mit der Wichtigkeit der wahrgenommen Information bezüglich persönlicher Ziele und eigener oder allgemeinen Erfahrungen zusammen. Bis es zu einer gefühlten Emotion kommt, finden viele Bewertungsvorgänge statt. Diese Information wird über neuronale «Bahnen» prozessiert, die zwischen verschiedenen Informationsquellen wie der perzeptuellen Wahrnehmung, der Informationen aus der Körperwahrnehmung und der Informationen aus dem im Langzeitgedächtnis gespeicherten Weltwissen verbinden (LeDoux, 1995). Dies ist nur eine grobe und unvollständige Auflistung der verschiedenen Instanzen, welche die einkommende Information gewichten, bewerten und weiterleiten (Scherer, 1982). Man kann sich diese Instanzen auch als hochkomplexe Filter vorstellen, welche auf aktivierte Muster spezifisch reagieren. Wenn in der Folge von Emotionsregulation gesprochen wird, so gilt zu beachten, dass damit die Regulation bedrohlicher emotionaler Zustände gemeint ist. Dabei ist schon das, was allgemein unter einer Emotion verstanden wird, ein regulierter Prozess, der wiederum weitere Regulationsvorgänge einleitet. Es handelt sich bei der Emotion um ein Produkt einer umfassenden neuronalen Aktivierung, welche selbstreferentiell vernetzt ist.

Die Bemühungen, Emotionen auch als kognitive (bewusste und unbewusste) Prozesse zu verstehen, ist ein Versuch, das emotionale Geschehen besser zu begreifen und damit einen Zugang zum menschlichen Verhalten zu ermöglichen. Dies kann jedoch nicht unabhängig davon geschehen, welche Ziele wir für ein Individuum oder eine Gesellschaft annehmen. Auf der allgemeinsten

Ebene kann zwischen Annäherungs- und Vermeidungszielen unterschieden werden. Dem Ziel, das Leben voll zu leben, sich weiterzuentwickeln steht das Ziel entgegen, Bedrohung zu minimieren, sich zu schützen, das eigene Leben zu erhalten (Maddi, 1990). Es scheint, dass Abweichungen von persönlichen Zielen direkt mit alarmierenden emotionalen Zuständen, hingegen Einhaltungen gesetzter Ziele eher mit einem positiven Grundgefühl assoziiert sind und weniger mit einer spezifischen Emotion. Abweichungen von der Norm werden als bedrohlich und gefährlich empfunden. Dies gilt sowohl für Individuen, als auch für Gesellschaften in den verschiedensten Bereichen. Negative Lebensereignisse werden unmittelbar als bedrohlich erlebt und haben eine stark negativ gefärbte Konnotation, auch wenn das eigene Leben nicht unmittelbar in Frage gestellt ist. Demgegenüber sind Ereignisse, welche den Menschen in seinen Lebenszielen unterstützen, fördern und weiterbringen, unmittelbar weniger relevant, aber für die (Fort-) Entwicklung entscheidender, müssen also langfristig unterstützt werden. Emotions- und Motivationsprozesse sind deshalb voneinander abhängig, werden jedoch meist isoliert betrachtet. Diese historisch gewachsene Aufspaltung in verschiedene Disziplinen kann durch unterschiedliche Untersuchungsmethoden erklärt werden, aber sie drängt sich inhaltlich nicht auf. Wenn in dieser Arbeit von Emotionen, Kognition, Motivation und Bewältigung (Coping) gesprochen wird, bezieht sich das auf den Wissenskörper, der in den verschiedenen Teildisziplinen erarbeitet wurde, nicht aber immer auf theoretisch begründete Unterscheidungen.

Bedingt durch die unterschiedlichen Entwicklungen in den Teildisziplinen gibt es sowohl viele Parallelentwicklungen, als auch Ergebnisse, die nicht berücksichtigt werden, weil sie nicht bekannt sind oder weil die Terminologie ungeläufig ist. Es bleibt den anwendungsorientierten psychologischen Teildisziplinen vorbehalten, dieses Wissen aufzunehmen und auf Fragestellungen anzuwenden, welche sich aus der Praxis ergeben. Dieses Vorgehen wird oft durch eine theoretische Unschärfe erkauft.

Im vorliegenden Buch soll versucht werden, das Eine zu tun und das Andere nicht zu lassen. Dem Ansatz der emotionalen Regulationsprozesse liegt eine informationstheoretische Konzeption zugrunde, die Regelprozesse dynamisch begreift und die Homöostase (Gleichgewichtserhaltung) als ein Leitaxiom voraussetzt. Störungen eines (Fliess-) Gleichgewichtes werden solange innerhalb eines Systemzustandes ausreguliert, als dies im System selbst angelegt ist (Carver & Scheier, 1998). Ist die Störung grösser als dies eine existierende Struktur nicht ohne Strukturverletzung absorbieren kann, so gibt es nur zwei Möglichkeiten: Die Aufgabe der Struktur oder einer Teilstruktur oder die Weiterentwicklung hin zu einer komplexeren Struktur. Diese Entwicklung kann innerhalb bestimmter systemimmanter Regeln geschehen oder sie kann in eine qualitativ andere Struktur münden, welche mit der ursprünglichen nur noch wenig gemeinsam hat. Aus der Biologie sind Beispiele für solche qualitativen Strukturänderungen bekannt, erwähnt seien beispielsweise die verschiedenen Formzustände des Schleimpilzes oder die Entwicklungsstadien eines Schmetterlings.

Die zentrale Frage für die verschiedenen Untersuchungen, die im Rahmen dieser Arbeit zusammengefasst sind, ist der Umgang mit eigenen Gefühlen. Was «tun» Menschen, wenn sie gerade beleidigt und beschimpft wurden, wenn sie sich in einer ausweglosen Situation befinden, wenn sie einen Verlust eines lieben Menschen hinnehmen müssen oder wenn sie sich wichtigster Körperfunktionen beraubt sehen? Die Frage: Was tun Menschen bezüglich ihres Erlebens ist nur scheinbar trivial. Oft wird das Erleben bestimmter Zustände als gegeben vorausgesetzt, welches dann zum (energetisierten) Handeln führt. Dieser direkte Zusammenhang muss zurückgewiesen werden (Heckhausen, 1980; Kuhl, 1998).

Das Erleben von bestimmten «Systemzuständen» oder von Emotionen ist ein aktiver Vorgang. Wie wiederholt argumentiert wurde (Arnold, 1960; Lazarus, 1975, 1991) und wie man selbst leicht nachvollziehen kann, ist das emotionale Erleben von einer Vielzahl von Faktoren abhängig, wobei der «objektiven» Situation nicht einmal die entscheidende Rolle zukommt.

Der Umgang mit der eigenen Emotionalität ist entscheidend für den Umgang mit Lebensereignissen und potentiellen Belastungssituationen und stellt damit die Voraussetzung dar, dass es zu einer positiv gerichteten Strukturänderung kommt. Empirisch begründete Aussagen zu solchen Annahmen fehlen weitgehend, unter anderem deshalb, weil die Operationalisierung «emotionaler Bewältigung» sich bisher oft auf die unmittelbaren emotionalen Äusserungen beschränkt hat und die Emotionsregulation als kognitive Aufgabe selten explizit untersucht wird.

1.2 Emotionskonzepte

Erklärungsansätze, Emotionen zu bestimmen, existieren scheinbar parallel nebeneinander. Sie reichen von psychobiologischen, soziobiologischen, behavioristischen, psychodynamischen und kognitiven bis hin zu neueren, integrativen Ansätzen. Gleichzeitig besteht die Schwierigkeit oder gar Unmöglichkeit, zu einer einheitlichen Definition von Emotion zu kommen (Kleinginna & Kleinginna, 1981).

Da auch heute noch wichtige Emotionstheorien auf James (1890) und Lange (1885) zurückgehen, werde ich ganz kurz auf die zentralen Aussagen dieser frühen Emotionstheorie eingehen, um dann auf ein Modell der Emotionen und Emotionsentstehung hinzusteuern, welches ich als Arbeitsmodell für die vorliegende Untersuchung der Regulationsprozesse zugrundelege.

Nach James spielen physische Vorgänge eine entscheidende Rolle bei der Emotionsentstehung, die erlebte Veränderung in der körperlichen Aktivität wird als Emotion empfunden:

> Bodily changes follow directly the perception of the exciting fact, and that our feeling of the same changes as they occur IS the emotion. Common sense says … we meet a bear are frightened and run … The hypothesis here to be defended says that this order of sequence is incorrect, that the one mental state is not immediately induced by the other, that the bodily manifestations first be interposed between them, and that the more rational statement is we feel … afraid because we tremble. (William James, 1890, p. 743)

Nach James ist die Wahrnehmung von Zustandsänderung die Emotion – wir fürchten uns vor etwas, weil wir davonrennen oder wir sind traurig, weil wir weinen. Diese Emotionstheorie wurde von Cannon (1927) mit der Argumentation attackiert, dass Emotionen nicht bloss peripher vermittelt werden. Emotionen können zentral, das heisst ohne direkte Erfahrung (oder äussere Einwirkung) ausgelöst und erlebt werden. Diese Auffassung hat sich weitgehend durchgesetzt. Viele Neurowissenschaftler (Davidson, Jackson, Kalin, 2000; LeDoux, 1993; Oatley & Johnson-Laird, 1987) vermuten, dass das limbische System und vor allem auch die Amygdala (Mandelkern) eine zentrale Rolle für das Emotionserleben, aber auch für den Emotionsausdruck spielt.

1.2.1 Emotionen als Orientierungshilfe

Die Darwin'sche Emotionstheorie (Darwin, 1872) fasst die Emotion als Orientierungsinstrument mit Überlebensfunktion auf. Neuere Auffassungen zur Funktion der Emotion greifen die Orientierungsfunktion wieder auf (z. B. Damasio, 1994; Gehm, 1991). Damasio (1994) geht beispielsweise davon aus, dass Menschen, denen die emotionale Orientierungsfunktion fehlt, einen Entscheidungsprozess nicht abbrechen können, weil rationale Überlegungen emotional nicht gewichtet werden und Argumente pro und kontra sich gegenseitig aufheben. Zu diesem Modell werde ich später noch ausführlicher kommen.

Die Auffassung, dass Emotionen in sich geschlossen sind (z. B. Ekman, 1984), bedingt eine eigene Theorie der Emotionsregulation. Kognitive Einschätzungsoperationen (Arnold, 1960; Lazarus, 1975, 1991) sind nach Ekman (1984, 1994) direkt verbunden mit einem Reaktionsmuster, das sowohl die physiologische Reaktionsbereitschaft erstellt und für den passenden Gesichtsausdruck und die entsprechende Motorik sorgt, als auch einen Zustand hervorruft, den wir Gefühl nennen können. Nach der Auffassung Ekmans (1984; Ekman & Friesen, 1975) bewirkt allein schon die Herstellung eines «emotionalen» Gesichtsausdrucks das Erleben des entsprechenden Gefühls. Es gäbe nach dieser Auffassung nichts, was dieses Muster unterbrechen oder modulieren könnte. Regulationen oder Modulation werden alleine dadurch gewährleistet, dass diese Muster nur ganz kurz auftreten. Ekman spricht dabei von einer Zeiteinheit zwischen 4 bis 8 Sekunden (mündliche Mitteilung, San Francisco, Frühling 1996). Solche Reaktionsmuster können sich überlagern, gegenseitig blockieren oder sich sogar selbstreferentiell immer wieder hervorrufen, wodurch eine Verstärkung der ursprünglichen Intensität erreicht wird. Ein erster Vertreter dieser Sichtweise, der diese Auffassung systematisiert hat, war Tomkins (1962, 1963).

Anhand des Systems von Tomkins (1963) werden Emotionen in sich selbst reguliert. Tomkins versucht mit der Beschreibung von acht (zeitweise neun) Affekten eine gewisse Standardisierung der Terminologie zu erreichen. Die einzelnen Affekte sollen durch einen verbundenen Namen charakterisiert werden, davon ein Teil den Affekt bei niedriger Intensität und der andere bei hoher Intensität beschreibt. Zu jedem Affekt sind die wichtigsten und charakteristischen Gesichtsbewegungen aufgezählt. Als positive Affekte nennt Tomkins: «interest-excitement» und «enjoyment-joy»; als neutralen Affekt «surprise-startle», als negative Affekte «distress-anguish», «fear-terror», «shame-humiliation», «contempt-disgust» und «anger-rage». Diese Affekte oder Emotionseinheiten sind in sich geschlossen, gehorchen aber einer eigenen, eingebauten Gesetzlichkeit. Die wichtigste Aussage ist, dass Tomkins die Emotionen als «Belohnungssystem» postuliert, wobei die einzelnen Emotionszustände ähnlich funktionieren wie die «Tokens» im operanten Konditionieren (Skinner, 1938). Daraus ergibt sich, dass den Emotionen für das Verhalten eine wichtige Funktion zukommt – nicht nur für die unmittelbare emotionale Reaktion, wie uns die üblichen Emotionstheorien vermitteln – sondern für langfristige Unternehmen. Damit schlägt Tomkins eine Brücke zur Motivationspsychologie. Emotionen stellen nicht nur unmittelbar Energie zur Verfügung (via physiologische Aktivierung), sondern dienen langfristigen Verhaltensplänen dadurch, dass sie Verhalten in die Richtung auf das gewünschte Ziel belohnen oder Abweichungen bestrafen. In Tomkins (1963) findet sich dazu eine Liste von Hypothesen zur Affektdynamik, welche sehr spezifisch auf das Zusammenwirken der einzelnen Emotionen eingeht. Beispielsweise bewirkt a) die Reduktion eines negativen Affektes den positiven Affekt Freude. Intensität und Dauer des positiven Affektes sind proportional zur Dauer des negativen Affektes und zu Art und Dauer des Wechsels. Oder b), die plötzliche Reduktion starker, andauernder Angst löst Freude aus, eine unvollständige Reduktion Erregung. Oder c), die totale, plötzliche Reduktion intensiver, anhaltender Scham aktiviert Freude; die unvollständige Reduktion aktiviert Überraschung. Tomkins (1963) geht noch einen Schritt weiter und postuliert auch Hypothesen zu affektiven Konsequenzen bei der Zunahme und dem Fortbestehen von Affekten. Beispielsweise ist die Zunahme bis zur maximalen Intensität eines positiven Affektes antagonistisch zur maximalen Intensität eines negativen Affektes; und umgekehrt. Oder alle Affekte – mit Ausnahme der Überraschung – sind Aktivatoren ihrer selbst. Oder, als letztes Beispiel, bringt die Aktivierung von Affekten einen Energieverlust mit sich, welcher proportional zu Dauer und Intensität der Affekte ist.

Diese unvollständige Auflistung der Tomkin'schen Affektdynamik zeigt, dass hier Emotionen als Einheiten behandelt werden, die in sich geschlossen sind und die man sich als «festprogrammierte» Reaktionsmuster vorstellen muss. Leider wurden diese Thesen meines Wissens kaum je systematisch überprüft, obwohl sie für die klinische Praxis – vor allem auch hinsichtlich der Behandlung emotionaler Störungen – von hohem heuristischen Wert sind.

1.2.2 Kognitive Emotionstheorien

Ein Artikel von Schachter und Singer (1962) leitete die kognitive Wende für die Formulierung psychologischer Emotionstheorien ein. Die Hauptaussage lautete, dass die Wahrnehmung der physiologischen Reaktion sensibilisiert, nach Hinweisen zu achten, die es erlauben, dieser Aktivierung einen «emotionalen» Namen zu geben. In verschiedenen Experimenten haben Schachter und Singer (1962) nachgewiesen, dass Kognitionen bestimmen, welcher Emotionskategorie unspezifische physiologische Erregungen – teilweise ausgelöst durch psychotrope Substanzen – zugeordnet werden.

> This suggests, then, that an emotional state may be considered a function of physiological arousal and of a cognitive appropriate to this state of arousal. The cognition, in a sense, exerts a steering function. Cognitions arising from the immediate situation as interpreted by past experience provide a framework within one understands and labels his feelings. It is the cognition which determines whether the state of physiological arousal will be labeled as "anger", "joy", "fear", or whatever. (Stanley Schachter und Jerome Singer, 1962, p. 380)

Die Hauptaussage lautete, dass ein emotionaler Zustand als Funktion einer physiologischen Erregung einerseits und andererseits aus einer Zuschreibung – einem Denkprozess – betrachtet werden muss. Die Ergebnisse ihrer Arbeiten weisen darauf hin, dass die viszerale Aktivität auf einer Wechselwirkung von kognitiven und situationalen Faktoren beruht. Mit dieser wichtigen Arbeit öffneten die Autoren das Feld zu einer neuen Beschäftigung mit Emotionen, welche bis heute anhält. Im Grunde ist die kognitive Auffassung von Emotionen unabhängig davon, welche Hirnorgane an der Entstehung von Emotionen beteiligt sind, gleichzeitig nehmen die kognitiven Theorien an, dass zur Entstehung eines Gefühls Bewertungsvorgänge und Interpretationen nicht nur notwendig, sondern sogar Voraussetzung für die Entstehung einer Emotion sind.

Damit möchte ich übergehen zu den heute wohl wichtigsten Theorien zur Emotionsentstehung, den kognitiven Emotionstheorien. Bei Lazarus (1966; 1991) sind die Begriffe «primary» und «secondary appraisal» zentral. Unter «secondary appraisal» versteht Lazarus die Einschätzung des Bewältigungspotentials. Die Einschätzungen basieren auf Mensch-Umgebungsinteraktionen, die Auslöser sind die «core-relational themes», also Kernbeziehungsthemen. Als Beispiel eines solchen Themas für die Emotion «Ärger» ist die niederträchtige Bedrohung gegen mich und die meinen.

Oatley und Johnson-Laird (1987) postulieren eine Zwei-Mechanismen Theorie. Der ältere Mechanismus ist ein «emotional signal» ohne repräsentierte symbolische Struktur, welches das ganze System in einen besonderen Zustand versetzt. Der zweite Mechanismus ist evolutionsgeschichtlich neuer und hat eine propositionale (symbolische) Struktur. Die Theorie gleicht der Auffassung von Schachter und Singer (1962), nur dass bei Oatley und Johnson-Laird die physiologische Aktivierung emotionsspezifisch ist. Fünf Basisemotionen bilden den Ausgangspunkt für komplexere Emotionen. Diese Basisemotionen sind verbunden mit Plänen oder Zielen. Bei Freude sind Ziele oder Unterziele erreicht, bei Traurigkeit liegt ein Verlust eines persönlichen Planes oder Zieles vor.

Die Emotionstheorie von Scherer (1984) nimmt eine Stellung zwischen den rein kognitiven und den kategorialen Emotionstheorien ein. Einerseits sind es nicht Kognitionen im strengen Sinn, welche das Emotionserleben steuern, anderseits sind Emotionen kognitiv beeinflussbar. Emotionen sind keine kategorialen Einheiten, sondern geformt durch eine Reihe von «Evaluation-Checks» (Scherer, 1984). Eintreffende Information wird nach dieser Theorie in verschiedenen Stufen verarbeitet. Leventhal und Scherer (1987) postulieren ein Drei-Ebenen-Modell des Emotionssystems: a) eine sensorisch-motorische Ebene, b) eine schematische Ebene (Lernen, Schema-Theorie) sowie c) eine konzeptuelle Ebene (Denken, Volition, Handeln). Eingehende Signale werden sequentiell in verschiedenen Schritten analysiert. Die Filter werden «Evaluations-Checks» genannt. Diese Evaluationseinheiten können als Filter betrachtet werden, welche die Information auf den Neuigkeitswert, das Wohlbefinden, die Relevanz für eigene Pläne und Ziele, das Bewältigungspotential und die Übereinstimmung mit dem Selbstkonzept und sozialen Normen abfragen. In der Wahrnehmungspsychologie entspricht dies den spezialisierten Neuronenverbänden, welche beispielsweise auf Kanten oder Schrägen selektiv ansprechen. Jede Information wird auf solche emotionale Komponenten hin abgecheckt und weiterverarbeitet; das Endprodukt ist ein erlebtes Gefühl und/oder eine entsprechende Handlungsintention. Je nach Verarbeitungskapazität ergeben sich dann auch entsprechend differenzierte Zustände, die als Gefühle erlebt werden können.

Die Auffassung Scherers darf für sich in Anspruch nehmen, dass sie die Debatte zwischen Zajonc's (1980) dualem Informationsverarbeitungssystem («preferences need no inferences») versus Lazarus' (1966; Lazarus & Folkman, 1984) kognitivem Modell auflöst.

Bisher wurden fast ausschliesslich Theorien zur Emotionsentstehung vorgestellt, nicht aber Theorien zur Emotionsregulation. Dies ist aber für das Verständnis von affektiven Störungen wie Angst oder Impulsivität (Ärger) ausserordentlich wichtig. Die Frage, was geschieht, wenn das emotionale System zu stark aktiviert wird, muss auch gestellt werden. Eine zu starke Aktivierung wird beispielsweise durch traumatische Ereignisse ausgelöst und kann sich in den bekannten Symptomen, wie Hypererregbarkeit, Schlaflosigkeit, Irritation und Vermeidungsverhalten äussern. Ich werde auf solche Symptome später ausführlicher eingehen und dabei immer wieder die Frage behandeln, wie diese Emotionen bewältigt werden können.

1.3 Emotionsregulation

In diesem Abschnitt geht es um die Frage, wie Gefühlszustände reguliert werden. Die Bewältigungsforschung ist in den Kontext der Stressforschung eingebettet und die meisten Arbeiten befassen sich nicht mit der Qualität von Emotionen (wie etwa Schuld, Angst oder Scham), sondern behandeln die Emotionen unspezifisch. Die Bewältigung von Emotionen wird zudem vielfach personenzentriert betrachtet und die situationsspezifischen Merkmale, welche eine Emotionen auslösen, finden zumeist wenig Beachtung. Die Perspektive ist meist auf die einzelne Person gerichtet, nicht so sehr auf die Interaktionen zwischen Personen oder zwischen einer Person und ihrer Umwelt. So ist etwa die Absicht, Interaktionspartner mittels eingesetzter Bewältigungsformen zu beeinflussen, bisher wenig beachtet worden. In der Entwicklungspsychologie und auch in der klinischen Psychologie existieren jedoch entsprechende Ansätze. Bänninger-Huber und Widmer (1999) oder Horowitz (1989, 1991) berücksichtigen den Effekt, den eigene Bewältigungsstrategien auf den jeweiligen Interaktionspartner ausüben. Ausgehend von Bindungsstilen (Bowlby, 1980) gibt es Hinweise darauf, dass andere in die Regulation des eigenen Wohlbefindens aktiv einbezogen werden (Dunn & Brown, 1991). Experimente, bei denen Kleinkinder beobachtet wurden, welche mit ihren Müttern asynchron - durch zeitverschobene Videoaufnahmen – in Kontakt standen, zeigten, dass diese Kinder innert kurzer Zeit das eigene Gefühlsleben nicht mehr kontrollieren konnten. Die Kinder benutzten ihre Mütter nicht nur dazu, ihren eigenen Zustand immer wieder zu bestätigen und damit Sicherheit zu erlangen, sondern die Bestätigung der Mütter musste zeitlich synchron zu den Bedürfnissen der Kinder passen (Fox, 1994). Diese Regulation des Befindens kann nicht nur bei Kleinkindern beobachtet werden. Auch Paare stimmen sich emotional ab.

Stirbt der Lebenspartner, so fällt ein Grossteil der spezifischen Aussenregulation weg (Stroebe, Stroebe & Hansson, 1993). In der Psychotherapie ist einer der best gesichterten Befunde, dass die Beziehungsgestaltung einen grossen Anteil am Erfolg einer Therapie ausmacht (Garfield & Bergin, 1994; Grawe, 1995, 1998; Znoj, Nick & Grawe, 2004). Trotz dieser Befunde wurde bisher in der Stress- und Emotionsforschung dieser zwischenmenschliche Aspekt wenig berücksichtigt oder dem Faktor Unterstützung subsumiert.

1.3.1 Stress, Bewältigungsformen und Emotion

Stressreiche Umwelteinflüsse können teilweise dauerhafte physiologische Veränderungen bewirken (Selye, 1936). Auf einen erhöhten Adaptionsdruck reagieren Lebewesen damit, dass sie die physiologischen Voraussetzungen schaffen, damit umzugehen. Stress wurde von Selye so definiert, dass der Körper mit einer unspezifischen Reaktion auf einen solchen Druck reagiert und damit die Voraussetzungen schafft, diese Anforderungen zu bewältigen. Das generalisierte Adaptionsmodell postuliert drei Phasen. Zuerst erfolgt die Alarmsituation, bei welcher körperliche Ressourcen bereitgestellt werden. Alle momentan unnötigen stoffwechselverzehrenden Körperfunktionen werden reduziert, so zum Beispiel die Darmtätigkeit. Der Herzschlagrhythmus und die Atemfrequenz werden erhöht, die Aufmerksamkeit wird auf die Quelle der störenden Umweltbedingung konzentriert. In einer zweiten Phase stellt sich ein erhöhter Widerstand gegen die Quelle der Störung ein. Als Beispiel steigen die Schwellenwerte der Wahrnehmung bei erhöhter Lärmbelastung. Dieser Vorgang kostet Energie, die dem Körper entzogen wird. Hält dieser Zustand lange an, erschöpfen sich die Energiequellen und es tritt eine Phase der Erschöpfung ein, welche mit andauernden physiologischen Veränderungen einhergeht, welche oft irreversibel sind und zu einem frühzeitigen Alterungsprozess beitragen. So hat Selye in Tierversuchen festgestellt, dass wichtige Organe dauerhaft geschädigt werden, wenn das Tier zulange solchen Stressoren ausgesetzt war. Bei Menschen sind solche physiologischen Veränderungen oft nicht unmittelbar feststellbar, lassen sich aber beobachten. Sapolsky (1992) hat in Untersuchungsreihen nachgewiesen, dass dauerhafte emotionale Belastung zu Hirnschädigungen führen kann. Aus diesem Grund kommen Bewältigungsformen hohe Bedeutung zu.

Bewältigung haben Lazarus und Folkman (1984) wie folgt formuliert:

> Es sind sich ständig verändernde kognitive und verhaltensorientierte Bemühungen, spezifische externe und/oder interne Anforderungen zu bewältigen, die die

Ressourcen einer Person beanspruchen oder übersteigen. (Richard Lazarus und Susan Folkman, 1984, p. 141)

Genauer lässt sich dieses Konzept nach Laux & Weber (1990) in sechs Punkte fassen.

- Stress und Bewältigung sind als Konzept miteinander verknüpft. Von Bewältigung wird nur dann gesprochen, wenn ein Ungleichgewicht zwischen den Anforderungen, die an eine Person gestellt werden und ihrer Handlungsmöglichkeiten besteht.
- Bewältigung ist ein dynamischer Prozess, der nicht gleichgesetzt werden kann mit Bewältigungsstilen oder -Dispositionen, die über Situationen hinweg stabil bleiben.
- Es ist das Bemühung, die Nicht-Passung zwischen Anforderungen und Handlungsmöglichkeiten zu bewältigen. Diese Definition grenzt sich ab von solchen, die unter Bewältigung die erfolgreiche Bewältigung, also eigentlich die Meisterung von Anforderungen verstehen (z. B. Pearlin & Schooler, 1978) und versteht unter Bewältigung auch solche Strategien, die im Allgemeinen als nicht-effiziente Bewältigungsformen verstanden werden, wie zum Beispiel realitätsverzerrende Abwehrmechanismen («Kopf in den Sand-Strategien»).
- Bewältigung ist dadurch gekennzeichnet, dass eine Anstrengung erforderlich ist, das Gleichgewicht zwischen Person und Umwelt wiederherzustellen. Resignation oder das Akzeptieren einer nicht veränderbaren Situation (z. B. Tod des Ehepartners) wird allerdings auch darunter subsumiert.
- Bewältigung kann in zwei Klassen eingeteilt werden. Wenn die Anstrengung darauf gerichtet ist, eine Änderung der Person-Umwelt-Konstellation zu bewirken, wird von problemorientierten (problem-focused coping), wenn es darum geht, die resultierende negative Befindlichkeit zu regulieren, die sich aus einer solchen Konstellation ergeben, wird von emotionszentriertem Bewältigen (emotion-focused coping) gesprochen.
- Die Anbindung an das Stresskonzept schliesst positiv getönte Emotionen als Initiatoren stressbewältigender Prozesse aus. Trotzdem kann davon ausgegangen werden, dass auch positive Emotionen, zumindest als Mischformen durchaus eine wichtige Funktion ausüben. Anforderungen können auch als Herausforderung («challenge») interpretiert werden; positive Emotionen sind auch wichtig zum emotionalen «Auftanken» oder zur Beibehaltung lang andauernder Bewältigungsanstrengungen.

Man muss trennen zwischen *Bewältigungsformen* und *Bewältigungsreaktionen.* Erstere lassen sich in Bewältigungsstrategien (intraindividuelle oder personentypische Handlungssequenzen), Bewältigungsstilen (zeitlich und transsituativ stabile Muster), sowie Bewältigungsdispositionen und Bewältigungsressourcen aufteilen.

Die Rolle der Emotionen bei der Bewältigung muss ebenfalls gesondert betrachtet werden. Eine Emotion kann das Ergebnis einer erfolgreichen (oder erfolgslosen) Bewältigung sein. Eine Emotion kann aber als Handlungsimpuls auch die Bewältigung initiieren; Ärger kann der Auslöser sein, einen unbefriedigenden Zustand zu ändern. Bewältigungsprozesse modulieren die Qualität und Intensität von Emotionen (Folkman & Lazarus, 1988b). In der Emotionsforschung wird der Begriff der Bewältigung nur selten gebraucht. Bei Lazarus (1991) oder Leventhal und Scherer (1987) beeinflusst allerdings bei der Emotionsentstehung eine Evaluationsprüfung der eigenen Bewältigungsressourcen die Qualität der Emotion. Die konzeptuelle Bewältigung (nach Leventhal, 1982) schliesst die Regulation der motorischen Reaktion und die Regulation des Stimulus mit ein. Am Konzept der Stimuluskontrolle schliessen sich Abwehrmechanismen (Freud, 1936) als spezifische Form der kognitiven Bewältigung an (Plutchik & Kellermann, 1980), so wird beispielsweise postuliert, dass Angst und Verdrängung zusammengehören.

In der Emotionsforschung wird aber in der Regel nicht von Coping oder Bewältigung gesprochen, sondern vielmehr von Kontrolle oder von Intensitätsregulation. Kontrolliert wird der Ausdruck von erlebten Emotionen. Unter Emotionskontrolle wird meist Ausdruckskontrolle verstanden, wobei es Hinweise darauf gibt, dass durch viszerale Rückkoppelung das Erleben beeinflusst werden kann (Levenson, Ekman, Heider & Friesen, 1992; Levenson, Ekman & Friesen, 1990). Die ausgeübte Kontrolle geht nicht zwingend mit dem Ausmass an erlebter Emotion oder physiologischer Erregung einher. Eher ist das Gegenteil der Fall: So wurde in einer Serie von Experimenten gezeigt, dass das bewusste Zurückhalten des emotionalen Ausdrucks die physiologische Reaktion verstärken kann (Levenson, 1994; Gross & Levenson, 1997; Richards & Gross, 2000). Der Ausdruck von Emotionen kann von Unterdrückung (als «suppression» bezeichnet) bis zur impulsiven Entladung reichen. Es gibt empirische Hinweise darauf, dass der Emotionsausdruck die Intensität der Emotion beeinflusst (Levenson et al., 1992). Ein starrer, maskenhafter Ausdruck wie er an Trauernden beobachtet wird (Lindemann, 1944) könnte deshalb auch als Versuch gewertet werden, Gefühle der Trauer zu regulieren.

Im Zusammenhang mit der Psychotherapie wird auch der Begriff der «Emotionsarbeit» gebraucht. Unter Emotionsarbeit wird u. a. der Versuch verstanden, Gefühle wahrnehmen zu lernen. Ausgehend von der ursprünglich von Freud formulierten These, dass Verdrängungsvorgänge die Qualität von erlebten Emotionen verändern und damit auch den bewussten Zugang zu den auslösenden Ereignissen zuverlässig verunmöglichen, sollen in sogenannten aufdeckenden Psychotherapien die einem Trauma zugrundeliegenden Emotionen wieder aktiviert werden. Die Wirkung solcher «aufdeckender» Interventionen ist umstritten (Greenberg & Safran, 1987; Nichols & Efran, 1985; Stone & Neale, 1984); weitgehend unbestritten ist jedoch, dass einer Problemveränderung eine emotionalen Aktivierung vorausgehen muss (siehe auch Greenberg, 1993; Grawe, 1998, Grawe, 2004). Das Erleben von Emotionen allein stellt nach heutiger Kenntnis aller Wahrscheinlichkeit nach keine wirksame Methode zur Symptomreduktion dar.

Neben Emotionskontrolle und Emotionsarbeit wird der Begriff «emotionszentriertes Coping» gebraucht. Darunter wird oft eine palliative (eine nur auf das Wohlbefinden gerichtete, nicht aber ursächlich wirksame) Bewältigungsform verstanden.

Zunächst können die verschiedenen Bewältigungsformen in intrapsychischen, aktionale und expressive Formen eingeteilt werden. Die intrapsychischen Bewältigungsformen haben eine lange Tradition in der psychodynamischen Literatur. Von Sigmund Freud ausgehend, schuf Anna Freud (1936) eine Taxonomie, welche unter anderem folgende Abwehrmechanismen enthielt: Verdrängung, (Realitäts-) Verleugnung, Reaktionsbildung, Projektion, Isolierung und Intellektualisierung. Dazu zählen auch Bagatellisierung und Selbstbehinderung. Ausgehend von der Sichtweise, dass das emotionale Gleichgewicht nur beibehalten werden kann, wenn das auslösende Ereignis als solches nicht erkannt oder in seiner Bedeutung (Bedrohung) abgeschwächt wird, können folgende Abwehrmechanismen aufgezählt werden:

- Verneinung: Die Situation als nicht bedrohlich betrachten
- Affekt-Isolation: Keine emotionale Reaktion zeigen
- Verkehrung ins Gegenteil: Auf die Situation mit positiven Affekt reagieren
- Vermeidung: An etwas anderes denken, was nichts mit der bedrohlichen Situation zu tun hat
- Intellektualisierung: Eine analytisch-intellektuelle Orientierung gegenüber der Situation einnehmen
- Bagatellisierung: Die Situation als kaum bedrohlich abtun

- Eskapismus (wirklichkeitsfliehende Phantasien): Tagträumen, sich in Phantasiewelten bewegen, um Schwierigkeiten zu vergessen (nach Laux & Weber, 1990).

Gemeinsam ist diesen defensiven Formen, dass sie die Realität mehr oder weniger verzerren und damit eine Adaption an die neuen Umstände erschweren. Eine Person, die solche Strategien häufig einsetzt, bringt sich um die Chance, sich an die veränderten Umweltbedingungen anzupassen. Langfristig sind realitätsverzerrende Abwehrmechanismen höchst problematisch. Deshalb unterscheiden modernere Ansätze auch zwischen adaptiven und maladaptiven Formen der Abwehr (Haan, 1977; Horowitz, Markman, Stinson, Fridhandler & Ghannam, 1990; Horowitz, Znoj & Stinson, 1996; Horowitz & Znoj, 1999). Vaillant (1977) unterscheidet zwischen unreifen und reifen Abwehrmechanismen, wobei sich reife Abwehrmechanismen durch eine flexible Anpassung an die Umwelt auszeichnen. Diese Unterscheidung ist nicht ohne Kritik geblieben, weil sie mit einer Wertung verbunden ist.

Neben den defensiven und teilweise realitätsverzerrenden Bewältigungsformen werden Formen unterschieden, bei welchen aktiv eine positive Bedeutung des Ereignisses oder der Situation gesucht wird. Als Beispiele seien genannt: Positives Denken, positive Selbstinstruktion, Hoffen, Sinngebung. Dabei ist der Übergang zwischen realitätsverzerrenden positiven Neubewertungen und einer Sichtweise, die eine Situation in einem neuen Licht erscheinen lässt, fliessend. Die positive Selbstinstruktion wird auch therapeutisch genutzt (Meichenbaum, 1985), und in Selbsthilfeanleitungen immer wieder als Patentrezept vermarktet. Humor gehört ebenfalls in diese Kategorie – eine humorvolle Einstellung kann eine kognitive Distanz zum Geschehen bewirken. Lachen scheint ein gutes Mittel zu sein, Dinge zu relativieren. Gleichzeitig löst das Lachen auch Spannungen und kann eventuell über viszerales Feedback negativen Emotionen entgegenwirken.

Im Übrigen werden auch aktionale Formen unterschieden (Konfrontation/Aggression; Vermeidung/Flucht; Ersatzbefriedigung/Kompensation; Suche nach Hilfe/soziale Unterstützung; Entspannung und problemorientiertes Handeln). Informationssuche («monitoring»), direkte Handlungen und das Unterdrücken von Handlungsimpulsen sind ebenfalls aktionale Bewältigungsformen (Laux & Weber, 1990).

Unter expressiven Bewältigungsformen wird die Variation des Gefühlsausdrucks verstanden, welche, wie schon vorher ausgeführt, von Unterdrückung bis zur unkontrollierten Entladung reichen kann. Inwieweit der Ausdruck von Emotionen als Bewältigung angesehen werden kann, ist kontrovers. Einerseits existieren Vorstellungen, dass das «Herauslassen» («venting») der Gefühle für das emotionale Gleichgewicht in jedem Fall gut ist, andererseits kann der Ausdruck eines Gefühls dieses zugleich auch verstärken (Ekman, 1993). Nach Tomkins (1982) kann der Ausdruck einer gegensätzlichen Emotion als Gefühlsregulator eingesetzt werden. Ausserdem hat das «venting» auch soziale Konsequenzen: So ist der Ausdruck negativer Emotionen vielfach unerwünscht und wird sozial bestraft, was wiederum negative Gefühle auslösen kann. Erwähnenswert in diesem Zusammenhang ist die soziale Verstärkertheorie der Depression nach Klerman, Weissman und Rounsaville (1984), welche davon ausgeht, dass eine Depression dann entsteht, wenn soziale Verstärker durch das Vermeiden sozialer Kontakte ausfallen.

1.3.2 Coping

Die Copingforschung stellt einen Versuch dar, defensive Regulationsprozesse mit Lebenssituationen in Beziehung zu setzen. Ausgehend von frühen Überlegungen von Lazarus (Lazarus & Alfert, 1964; Lazarus, 1975, 1983; Lazarus & Launier, 1978) erwies sich der Copingansatz als einer der fruchtbarsten Konzeptionen für die Gesundheitspsychologie (Folkman, Lazarus, Gruen & deLongis, 1986; Pearlin & Schooler, 1978; Perrez & Reicherts, 1992). Hier werden hauptsächlich die Dimensionen «problemorientiertes Coping», «emotionszentriertes Coping», und «vermeidendes Coping» unterschieden, wobei die letztgenannte Kategorie oft unter den Begriff emotionszentriertes Coping subsumiert wird (Carver, Scheier & Weintraub, 1989; Pearlin & Schooler, 1978; Moos & Schaefer, 1986; Parker & Endler, 1992).

Neben der Funktionseinteilung von Coping oder Bewältigungsformen (problemzentriertes vs. emotionszentriertes Bewältigen) gibt es noch andere Einteilungsschemata, wie zeitliche Orientierung (Vergangenheit, Zukunft, Gegenwart), Bewertung (Schaden/Verlust, Bedrohung und Herausforderung), instrumenteller Fokus (selbst- oder umweltbezogen), thematische Merkmale (Überwinden, Tolerieren, Prävention) und Bewältigungsmodi (direkte Handlungen).

Neben diesen theoriegeleiteten Klassifikationen existieren verschiedene empirische Ansätze. Darunter fallen inhaltsanalytische Kategorisierungen von Aussagen oder statistische Methoden wie Faktoranalysen von standardisierten Fragebögen. Auch bei den empirischen Methoden werden hauptsächlich die beiden Faktoren problemorientiertes und emotionszentriertes Bewältigen, aber auch vermeidungsorientiertes Coping (Endler & Parker, 1990) untersucht.

Bisher hat sich noch kein Klassifikationsschema endgültig durchgesetzt, nimmt man aber die Gesundheitsforschung zum Massstab, so fällt doch auf, dass sich die meisten Untersuchungen auf wenige Bewältigungsinventare beschränken, wobei meist problemorientiertes und emotionszentriertes Bewältigen in Zusammenhang mit gesundheitsrelevanten Parametern in Zusammenhang gebracht werden. Dabei ist kritisch anzumerken, dass mit den bisherigen Instrumenten emotionszentriertes Bewältigen meist positiv mit Belastung und Symptomen assoziiert wird und die einzelnen Fragen oft problematisches Verhalten abbilden (Stanton, Danoff-Burg, Cameron & Ellis 1994; Weber, 1992). Das ist allerdings eher ein Problem der Itemformulierung als ein konzeptuelles Problem. Trotzdem ist es problematisch, weil in der aktuellen Literatur immer wieder berichtet wird, dass emotionszentrierte Bewältigung der Gesundheit abträglich ist. Zu dieser Problematik dürfte sicher beigetragen haben, dass es bisher kaum gelungen ist, gesundheitsbezogen erfolgreiche Strategien zur Bewältigung von Emotionen zu beschreiben, respektive solche überhaupt zu identifizieren. Im Gegensatz zu handlungsorientiertem Bewältigen, das direkt auf das zu lösende Problem gerichtet ist und demzufolge auch objektive Erfolgskriterien existieren, gibt es solche Kriterien beim emotionszentrierten Bewältigen nicht. Unklar ist zudem, ob es sich bei emotionsbezogenen Regulationsvorgängen um bewusste, vorbewusste oder automatische Prozesse handelt. Dazu kommt, dass die konzeptuellen Zugänge höchst unterschiedlich sind und die Begriffe uneinheitlich gebraucht werden. Zusammenfassend kann festgestellt werden, dass zum Begriff «Emotionsregulation» eine Vielzahl verschiedener Konzepte existieren, welche aus unterschiedlichen Teilbereichen der Psychologie stammen.

1.4 Funktion der Emotionsregulation

Der Umstand, dass Handlungen viele Funktionen haben können, stellt für die Forschung ein Problem dar. Ein anderes Problem ist die fehlende Emotionsspezifität der gängigen emotionszentrierten Bewältigungsansätze. Als Beispiel einer alternativen Herangehensweise möchte ich auf das Modell von Wallbott und Scherer (1985) eingehen. Ausgehend davon, dass Emotionen adaptive Reaktionsmuster sind, die von spezifischen Stimulus-Konfigurationen (Situationen) ausgelöst werden, beschreiben die Autoren solche Auslöser anhand von vier Grundemotionen (Freude/Glück; Trauer/Kummer; Furcht/Angst; und

Ärger/Wut). Es werden emotionsspezifische und unspezifische Emotionsauslöser und Kontrollen angenommen; demnach wird Freude relativ wenig kontrolliert, Trauer dagegen stärker. Auch Furcht- und Angstsituationen werden relativ oft kontrolliert. Im Gegensatz zur Trauer wird hier weniger der verbale Ausdruck kontrolliert, sondern es ist vielmehr die Gefühlsreaktion selbst, die zu unterdrücken versucht wird. Laut Walbott und Scherer (1985) ist die Kontrolle von verbalen ärgerspezifischen Äusserungen sehr gross und die Kontrolle der Ärgerreaktion gross; die befragten Personen würden sehr häufig anders handeln, wenn sie das Rad der Zeit nochmals zurückdrehen könnten.

Im Gegensatz zur Stressforschung, die mehrheitlich Reaktionsdispositionen untersucht, ist eine solche emotionsnahe Forschung näher am Erleben. Die Nachteile sind, dass die einzelnen Regulations-Strategien und Techniken wegen des damit verbundenen Aufwandes nicht weiter beschrieben werden können. Diese Strategien sind es aber, die für gesundheitsrelevante Fragen und auch zur Differenzierung unterschiedlicher Persönlichkeitsstile interessieren.

Im nächsten Abschnitt werde ich deshalb auf unterschiedliche Copingstrategien zu sprechen kommen und darauf, als wie effizient diese im Hinblick auf das Regulierungspotential beurteilt werden. Dabei ist zu unterscheiden, ob sich die Nützlichkeit der jeweiligen Strategien auf das subjektive Wohlbefinden oder die subjektiven Problemlösungen bezieht. Die Untersuchung von McCrae und Costa (1986) ist eine der wenigen Studien, welche sich mit der Wirksamkeit einzelner Strategien auseinandergesetzt hat. Untersucht wurden 27 Bewältigungsformen im Hinblick auf a) Erfolg für Problemlösung und b) Wirksamkeit für Belastungsreduktion. Diese Übersicht zeigt, dass neben dem Glauben vor allem Unterstützung, Ausdruck von Gefühlen, und aktive Copingstrategien als effizient beurteilt werden und zwar sowohl für das relevante Problem, als auch für die damit verbundene Belastung! Belastung wird offensichtlich nur selten unabhängig von der Situation (Problem) wahrgenommen und deshalb kommen Problemlöse-Strategien zur Regulierung von emotionalen Reaktionen zur Anwendung. Es kann in manchen Fällen auch unklar sein, ob die Situation oder die emotionale Reaktion gemeint ist. Als besonders effiziente Strategien werden Formen der positiven Neubewertung betrachtet. Dazu gehören zeitliche Vergleiche (es geht mir besser als im letzten Jahr), soziale Vergleiche (gegenüber der X geht es mir aber noch richtig gut); die Interpretationen einer Situation als Herausforderung und nicht als Bedrohung sowie Humor. Auch der Glaube (an eine höhere Ordnung oder Macht) gehört in diese Klasse, stellt er doch ein Geschehen in einen grösseren Sinnzusammenhang. Die Zusammenstellung in Tabelle 1 wurde von McCrae und Costa (1986) leicht abgeändert übernommen und zeigt die Einschätzungen für die Effizienz der Bewältigungsformen.

Tabelle 1. Eingeschätzte Wirkung von verschieden Bewältigungsformen von unerwünschten Gefühlszuständen

Bewältigungsform	Effizienz für Problemlösung	Effizienz für Belastungs-reduktion	Mittlerer Rangplatz
Glaube	27	27	27
Um Unterstützung ersuchen	26	25	25.5
Stärke aus Widerstand gewinnen	20	26	23
Vernünftig-rationales Handeln	25	21	23
Ausdruck von Gefühlen	23	22	22.5
Humor	21	23	22
Selbst-Anpassung	24	20	22
Selbstbeherrschung	22	19	20.5
Ersatzbefriedigung	15	24	19.5
Positives Denken	16	18	17
Beharren, Durchhalten	19	14	16.5
Intellektualisierung	17	15	16
Entspannung, Beruhigung	14	17	15.5
Vermeidung	18	10	14
Vergleich mit anderen	10	16	13
Ablenkung	9	13	11
Fatalismus	13	8	10.5
Schuld, Verantwortlichkeit bestimmen	12	9	10.5
Aktives Vergessen	7	11	9
Rückzug, Isolierung	11	6	8.5
Realitätsfliehende Phantasien	4	12	8
Affekt-Isolierung	6	7	6.5
Passivität	8	5	6.5
Wunschdenken	3	4	3.5
Selbstbeschuldigung	5	1	3
Gereizt-feindselige Reaktion	1	3	2
Unentschlossenheit	2	2	2

Anmerkung: 27 = am effizientesten; 1 = am wenigsten effizient

Defensive Bewältigungsstrategien, dazu gehören alle Formen der Verleugnung sowie Vermeidung, werden als nicht sehr effizient beurteilt. Allerdings existieren Umstände, welche solche Bewältigungsformen zumindest zeitweise notwendig machen. Im Modell von Horowitz (1985, 1986) für die Verarbeitung von Verlust- und Stressereignissen werden defensive Phasen postuliert. Diese defensiven Phasen sollen einen graduierten Zugang zum Ereignis ermöglichen, damit dieses in die Schemastruktur einer Person integriert werden kann. Abbildung 1 gibt dieses Modell graphisch wieder.

Nach diesem Modell können defensive Bewältigungsstrategien im Falle einer Traumatisierung sehr effektiv sein. Werden sie nicht durch konstruktivere Bewältigungsformen abgelöst, so ergeben sich daraus pathologische Zustände. Die Rolle der emotionalen Regulation in der Verarbeitung solcher Zustände ist noch nicht gut untersucht. Einzelne Arbeiten, vor allem im Bereich der Krebsforschung, zeigen aber, dass solchen defensiven Mechanismen eine wichtige Rolle zukommt (Filipp, Klauer, Freudenberg & Ferring, 1990; Matt, Sementilli & Burish, 1988; Watson, Pettingale & Greer, 1984; Watson et al., 1991).

Über die expressiven Bewältigungsformen liegen bis auf wenige Forschungsarbeiten kaum Ergebnisse vor und diese sind widersprüchlich. So wird das «Ablassen» von Ärgerreaktionen oft als negativ beurteilt; Ärger zeigen kann aber durchaus nützlich sein, wenn es zur Klärung einer Situation beiträgt. Im Rahmen psychotherapeutischer Modelle wird oft betont, dass das Ausdrücken von Gefühlen kathartische Wirkung hat.

In Anlehnung an Greenberg und Safran (1987) werde ich im Folgenden auf traditionelle Konzeptionen in der Psychotherapie verweisen. Dies soll allerdings im Bewusstsein geschehen, dass die Aufteilung in therapeutische Schulen nicht mehr einem modernen Verständnis von Psychotherapie entspricht (Grawe, 1998).

Die psychodynamische Sichtweise wurde geprägt durch die Auffassung Freuds, welcher Emotionen als psychische Energie verstanden hat. Abreaktion, der unterdrückte Ausdruck und die Analyse von Abwehrmechanismen standen bei Reich (1933) im Mittelpunkt der Therapie. Kathartische Ansätze (z. B. Janov, 1973) fordern sehr oft nur den reinen Gefühlsausdruck. Eine Übertragungsneurose und -deutung sowie eine «korrigierende emotionale Erfahrung» wirken gemäss Alexander und French (1946) heilend. Die Objektbeziehungstheorie (z. B. Kernberg, 1981; Sullivan, 1953) sieht Emotionen als motivationale Handlungstendenzen an, welche den Organismus mit seiner Umwelt verbinden.

In der Verhaltenstherapie werden Emotionen allerdings eher als unerwünschte Nebenwirkung therapeutischer Interventionen gesehen. Das Ziel

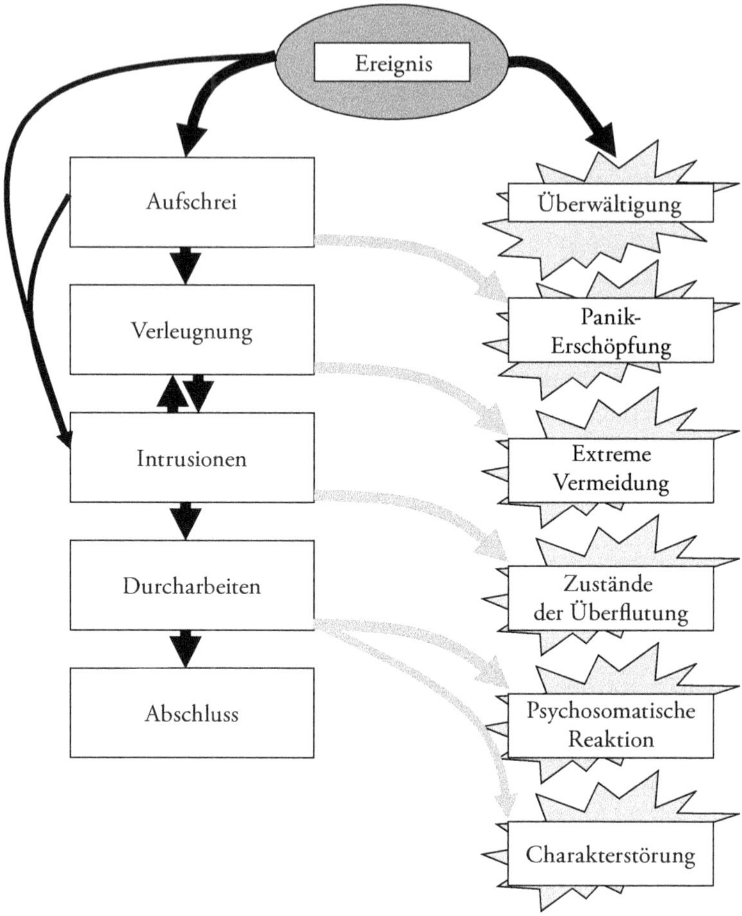

Abbildung 1. Das Phasenmodell der Stressreaktion nach Horowitz (1986)

Die Abbildung zeigt eine phasische Abfolge verschiedener (emotionaler) Zustände, die jeweils bewältigt werden müssen, damit das Ereignis verarbeitet (integriert) werden kann. Gelingt dies nicht, sind chronische psychische Schäden die Folge.

ist denn auch die «Ent-Konditionierung» und das Erreichen eines rationalen Umgangs mit diesen gelernten Reaktionen (z. B. Skinner, 1938; Rachman & Wilson, 1980). In kognitiven Therapieansätzen werden Emotionen als «postkognitives Phänomen» gesehen. Die Bewertung eines Ereignisses bestimmt die emotionale Reaktion (Beck & Greenberg, 1979; Ellis 1962). Entsprechend werden «automatische Gedanken» oder «irrational beliefs» durch neue, funktionalere Schemata ersetzt.

In der humanistischen Therapierichtung stellt das «experiencing» (Rogers, 1951) ein zentrales Konstrukt dar. Affekte werden als ein Orientierungssystem gesehen, welches den Organismus mit wichtigen Informationen über sich und die Umwelt versorgt. Auch in Gestalttherapie-Ansätzen werden Emotionen als direkte und unmittelbare (aber auch evaluative) Erfahrungen des Organismus-Umwelt Feldes betrachtet. Mittels dieser «experiences» entscheidet der Mensch über wichtig und unwichtig (Figur/Grund in der Gestaltpsychologie). Die Gewissheit der Wahrnehmung wird unterbrochen, wenn Emotionen vor ihrem Eintritt ins Bewusstsein «abgeblockt» werden. Dementsprechend geht es oft darum, Gefühle überhaupt erst einmal wahrnehmen zu lernen, ihre subjektive Bedeutung zu erkennen und dann den geeigneten Ausdruck dafür zu finden (z. B. Polster & Polster, 1973; Perls 1979).

Empirische Befunde zur Wirkung des Gefühlsausdrucks sind widersprüchlich und widerspiegeln damit die unklare Lage in der Theorie. Studien zur Katharsis (z. B. Bohart 1993; Green & Murray, 1975) bestätigen die Wichtigkeit des Gefühlsausdrucks. Die Konfrontation mit Emotionen («emotionaler arousal») kann eine Angstreduktion bewirken; der Grund für diese Angstreduktion ist allerdings theoretisch unzureichend geklärt.

Insbesondere in der Gesprächstherapie stellt sich die Technik des «experiencing» als effektiv heraus (z. B. Orlinsky & Howard, 1978; Klein, Mathieu, Coughlan & Kiesler, 1986), wenn auch nicht in jedem Fall und oft erst gegen Ende der Therapie (Rice & Greenberg, 1984).

Im Bereich der Sozialpsychologie haben vor allem die Arbeiten von Pennebaker (Pennebaker, 1989, 1990, 1993; Pennebaker, Hughes & O'Heeron, 1987; Pennebaker, Kiecolt-Glaser & Glaser, 1988) Befunde vorgelegt, die für eine präventive Wirkung von verbalen oder schriftlich festgehaltenen Emotionsäusserungen sprechen.

Zusammenfassend kann festgehalten werden, dass expressive Bewältigungsformen ihre Berechtigung haben. Dies allerdings vor allem dort, wo bereits eine Störung vorliegt, wo also, um mit Greenberg und Safran (1987) zu sprechen, das Emotionserleben bereits gestört ist. Das Ausdrücken von Gefühlen kann unter Umständen dazu beitragen, das emotionale Gleichgewicht wiederherzustellen.

1.5 Bewältigungsstile

1.5.1 Das Repressor-Konzept

Als Bewältigungsstile werden habituelle oder dispositionelle Verhaltensweisen bezeichnet, welche über verschiedene Situation hinweg gleichbleiben (transsituative Bewältigung) und die eine Person charakterisieren. Eines der wichtigsten Konstrukte ist das «Repression-Sensitization»-Modell von Byrne (1961). Als «Represser» werden diejenigen Personen bezeichnet, die angsterregende Informationen abwehren, während «Sensitizer» gerade darauf ihre Aufmerksamkeit verstärkt richten. Ein Represser würde unter Umständen nicht einmal in einer wirklich lebensbedrohlichen Situation Angst erleben, während ein Sensitizer schon beim Gedanken an einen möglichen Zwischenfall Vorsichtsmassnahmen ergreift. Represser sind dadurch charakterisiert, dass sie die potentiell Angst einflössende Realität so lange nicht wahrnehmen, als es nur irgendwie geht und für sich weiterhin die Illusion aufrechterhalten, dass alles in Ordnung ist. Sensitizer auf der anderen Seite reagieren sehr schnell mit Angst und nehmen jedes Detail wahr, das ihre Befürchtung nährt. Sie informieren sich über alle erdenklichen Massnahmen, was allerdings meist nicht hilft, den momentanen Angstzustand zu lindern. Dagegen ist anzumerken, dass Represser berichten, dass sie durch das Ereignis weniger belastet sind, aber physiologisch stärker reagieren als «sensitizers»(Weinberger, 1990). Als weiterer Beleg für das Represser-Sensitizer Konzept kann der Befund von Gross und Levenson (1997) interpretiert werden: Weibliche Versuchspersonen wurden aufgefordert, sich emotionale Filme anzusehen und dabei ihre Gefühle zu unterdrücken. In der Unterdrückungs-Bedingung zeigten die Versuchsteilnehmerinnen eine erhöhte Reaktion des Symphatikus und der kardiovaskulären Aktivität.

Das Represser-Konzept wurde seit der Einführung von Freud (1915) eingehend untersucht (Bartlett, 1932/1977; Bonanno & Singer, 1990; Cook, 1985; Erdelyi, 1993; Krohne, 1993; Kohlmann, 1997; Singer, 1990; Weinberger, Schwartz & Davidson, 1979; Weinberger, 1990). Die Unterscheidung zwischen dem «Mechansimus» der Repression und des Ziels repressiven Bewältigens ist jedoch häufig konzeptuell unklar (Erdelyi, 1993). Die Unklarheit hängt einerseits mit verschiedenen Forschungstraditionen zusammen (Labor vs. Klinik), anderseits mit definitorischen Schwierigkeiten oder Kontroversen. Es existieren auch weitere Bezeichnungen für das gleiche Phänomen, so hat Miller (Miller, 1987) das Konzept des «monitoring vs. blunting» eingeführt. In Krohne (1993) findet sich eine sehr gute Übersicht dieser Konzepte.

Untersuchungen zu den perzeptuellen Abwehrmechanismen («perceptual defense») haben wiederholt nachgewiesen, dass Stimuli, die emotional hoch besetzt sind, zu Veränderungen in der Erinnerungsleistung führen (Erdelyi & Appelbaum, 1973; Erdelyi, 1974; Holmes, 1974). Dies gilt nicht nur für bedrohliche Inhalte, sondern auch für Selbstwert fördernde Stimuli (Erdelyi, 1993). Der Zusammenhang zwischen der Erinnerungsleistung und emotionalen Reizen wurde auch im therapeutischen Zusammenhang untersucht. Luborsky, Sackheim und Christoph (1979) konnten zeigen, dass Zeichen erhöhter Emotionalität momentaner Vergesslichkeit vorausgehen.

Ist das Vergessen sinnloser Silben bereits «Repression» (Ebbinghaus, 1885/1964) und ist die Unterscheidung zwischen «Suppression» als absichtsvolles Vergessen und «Repression» als nicht absichtsvolles oder unbewusstes Verdrängen sinnvoll? Im Zusammenhang mit Bartletts (1932) Untersuchungen zu den Erinnerungen hinsichtlich des «war of ghosts» stellt sich die Frage, ob es sich bei den berichteten Erinnerungslücken um Erinnerungsfehler oder um aktive Unterdrückung des Erinnerungsvorganges handelt. Je nachdem müsste man verschiedene Mechanismen annehmen, je nachdem handelte es sich um mehr oder weniger funktionelle Mechanismen. Vielleicht ist in diesem Zusammenhang auch die Unterscheidung zwischen prozeduralem (impliziten) und deklarativem oder explizitem Gedächtnis sinnvoll (Tulving, 1987; Squire, 1986). Eine duale Gedächtnistheorie könnte erklären, wie es zu absichtsvollem Vergessen kommt, aber Handlungen und Denkweisen immer noch vom «verdrängten» Inhalt zeugen.

Die Operationalisierung des Represser-Konzeptes basiert auf der Annahme, dass Represser eigentlich hoch ängstliche Personen sind, die aber ihre Angst unterdrücken. Gleichzeitig existieren aber auch niedrig ängstliche Personen, bei denen man annehmen muss, dass sie einen höheren Schwellenwert bezüglich potentiell Angst einflössenden Reizen aufweisen. Ängstliche Personen können dadurch charakterisiert werden, dass sie sehr schnell auf solche Stimuli ansprechen. Es ist nicht immer klar, ob sich die existierenden Operationalisierungen, wie zum Beispiel Byrnes R-S Skala (Bell & Byrne, 1978) von «üblichen» Angstmassen abgrenzen lassen. So wird beispielsweise ein sehr hoher negativer Zusammenhang von «repressniveness» zu üblichen Angstskalen berichtet (Weinberger, 1990). Hoch ängstliche Personen reagieren selektiv aufmerksam auf bedrohliche Reize (Foa & Kozak, 1986; MacLeod & Mathews, 1988; Mathews & MacLeod, 1986; Mogg, Mathews & Weinman, 1987). Mogg und Mitarbeiter (1987) berichten einen interessanten Umkehreffekt, der sich über die Zeit einstellt: Anfängliche perzeptuelle Vigilanz hoch ängstlicher Personen hatte den Effekt, dass gerade diese im anschliessenden Erinnerungsteil mehr Erinnerungslücken aufwiesen (Mogg et al., 1987).

Heute hat sich zur Messung «echter» Represser ein Kombinationsverfahren durchgesetzt, welches einerseits Ängstlichkeit und anderseits soziale Erwünschtheit misst (Weinberger, Schwartz & Davidson, 1979). Wahre Represser werden durch hohe Anteile an sozialer Erwünschtheit («defensiveness») mit gleichzeitig niedriger manifester Ängstlichkeit charakterisiert. Diese Kombination wird als repressiver Bewältigungsstil bezeichnet. In einer Übersichtsarbeit (Schwartz, 1990) werden positive Zusammenhänge dieses Bewältigungsstils mit erhöhter physiologischer Aktivität, verminderter Immunfunktion, und mit erhöhter Vulnerabilität bezüglich Magengeschwüren, Allergien, Bluthochdruck, Impotenz und vaginaler Herpes berichtet. In einer Untersuchung von Jensen (1987) bei Brustkrebspatienten leiden Represser unter erhöhte Mortalität. Dies wird auf die Unfähigkeit von Repressern, negative Befindlichkeit zu äussern, zurückgeführt (siehe auch Temoshok, 1993). Zusammenfassend lässt sich festhalten, dass ein repressiver Bewältigungsstil als problematisch betrachtet wird, weil er kurzfristig Vorteile, nämlich weniger erlebte negative Befindlichkeit, langfristig aber schwerwiegende gesundheitliche Konsequenzen haben kann. Represser können sich laut Davis und Schwartz (1987) auch weniger gut an emotionale Kindheitserlebnisse erinnern und überhaupt sehr frühe Erinnerungen schlechter als Kontrollpersonen abrufen. Represser äussern sich weniger differenziert, was ihre emotionalen Erinnerungen betrifft oder können bestimmte emotionale Zustände weniger gut benennen (Hansen & Hansen, 1988).

Es gibt jedoch auch kontroverse Befunde: So haben Bonanno und Mitarbeiter (Bonanno, Keltner, Holen & Horowitz, 1995; Bonanno, Znoj, Siddique & Horowitz, 1999) gefunden, dass sich eine Unterdrückung von Gefühlen im Zusammenhang mit der Verarbeitung von Trauer hinsichtlich des weiteren Verlaufes positiv auswirken kann.

Die Schwierigkeiten des Konzeptes liegen mit Sicherheit an der Konstruktvalidität, wobei diese nicht an Frage der Bewusstheit gemessen werden sollte, sondern inhaltlich, ob es sich beim repressiven Bewältigen um eine Bewältigungsstrategie oder um eine kognitive Fehlfunktion handelt, bedingt durch eine Überlastung der Informationsverarbeitung.

Auf die von der psychodynamischen Theorie abgeleiteten Abwehrmechanismen wurde schon hingewiesen. Instrumente wie der Fragebogen zum Abwehrverhalten («Defensive Style Questionnaire», DSQ) von Vaillant und Mitarbeitern (Vaillant, Bond & Vaillant, 1986; Bond, Perry, Gautier, Goldenberg, Oppenheimer & Simand, 1989) gehen davon aus, dass Abwehrmechanismen über Situationen hinweg konstant bleiben, also personentypisch sind. Im DSQ werden die vier Stile «maladaptive Abwehr», «inhaltsverzerrende Abwehr» (image distortion), «Selbstaufopferung» sowie «adaptive Abwehr» unterschieden. Vor allem die «unreifen» Bewältigungsstile (maladaptive Abwehr und inhaltsverzerrende Abwehr) wurden mit reduzierter Gesundheit in Zusammenhang gebracht (Bond et al., 1989).

Emotionale Zustände, vor allem solche mit bedrohlichem «Signalcharakter» werden als unangenehm empfunden; so liegt es in der Natur der Sache, Situationen, in der solche Gefühlszustände vermehrt auftreten, zu meiden, oder, wenn sich die Situationen nicht vermeiden lassen, diese Gefühlszustände direkt anzugehen. Aufmerksamkeitsänderungen oder andere kognitive Strategien sind mögliche Wege, bedrohlich erlebte emotionale Zustände zu vermindern oder die von solchen Zuständen ausgehende Beeinträchtigung des Wohlbefindens zu reduzieren. Die Wahl der geeigneten kognitiven Strategie spielt dabei eine wichtige Rolle; vor allem langfristig können sich schädliche Konsequenzen ergeben. Die Ergebnisse der experimentellen Unterdrückungsstudien (Gross & Levenson, 1997; Weinberger et al., 1979) deuten darauf hin, dass im Fall von willentlicher (bewusster oder automatisierter) Aufmerksamkeitssteuerung zwar das Bewusstsein für einen bedrohlichen emotionalen Zustand verringert werden kann, physiologisch aber genau gleich, wenn nicht sogar stärker, auf die vermiedenen Situationen oder Reize reagiert wird (Richards & Gross, 2000). Die Frage nach der Adaptivität solcher Strategien wurde vor allem in der psychodynamischen (weil klinisch-orientierten) Psychologie differenziert gestellt (Vaillant, 1993). Allgemein haben vermeidungsorientierte Bewältigungsstrategien einen schlechten Ruf in der Gesundheitspsychologie. Zu evident sind die Fakten, dass abwehrorientiertes Bewältigen zu gesundheitlichen Problemen führt (Zeidner & Endler, 1996). Es gibt allerdings auch Hinweise, die diese allgemeine Aussage relativieren; zum Beispiel wurde für Brustkrebspatienten wiederholt gefunden, dass sich Vermeidung günstig für den weiteren Verlauf auswirken kann (Filipp et al., 1990; Steptoe, Sutcliffe, Allen & Coombes, 1991).

Damit möchte ich übergehen zum nächsten Abschnitt, der nochmals die Auswirkungen von emotionalen Zuständen auf Denkprozesse aufgreift.

1.6 Einfluss von Emotionen auf Denkprozesse

Dieser Abschnitt befasst sich mit «kognitiven» und «emotionalen» Denkprozessen. Die Anführungszeichen drücken einen Vorbehalt aus, den ich kurz ausführen werde. Dabei geht es vor allem um die problematische Unterscheidung zwischen Kognitionen oder «rationalen» Prozessen und «emotionalen» Prozessen. Später werde ich ausführen, dass Emotionen genauso wie andere Denkprozesse informationsverarbeitende Modi darstellen, die mehr oder weniger explizit erfahrbar sein können (siehe auch Pinker, 1997). Trotzdem ist es sinnvoll, zwischen diesen Modi zu trennen. Zum einen, weil es in der Psychologie eine lange Tradition gibt, Emotion und Kognition getrennt zu analysieren, zum anderen, weil die Informationsverarbeitung selbst modular aufgebaut ist und entsprechend den momentanen Anforderungen verschiedene Modi mehr oder weniger stark bevorzugt werden oder gar parallel eine Aufgabe zu lösen versuchen (Minsky, 1990). Von einer «Interaktion» zwischen diesen Modi zu sprechen, macht wenig Sinn, vielmehr kann man sich vorstellen, dass die informationsverarbeitenden Prozesse miteinander im Wettbewerb stehen und somit letztlich das Überleben eines Organismus (oder einer Spezies) garantieren. Nach der Spieltheorie (von Neumann & Morgenstern, 1944) handelt es sich um eine «win-win»-Situation, bei der alle Beteiligten, sowohl um den eigenen Vorteil, als auch um einen Gesamtvorteil wetteifern und damit ein System kreieren, das ökologisch im eigentlichen Sinn genannt werden kann. In einem solchen System gibt es aber auch Situationen, in welchen sich die einzelnen Modi gegenseitig behindern oder stören. Eine in der Literatur gut dokumentierte «Störung» ist die (negative) Beeinflussung von emotionalen Zuständen auf logische Überlegungen.

Die Annahme, dass Affekte Aspekte der Kognitionen und des Verhaltens beeinflussen, hat viele Menschen beschäftigt. Dabei wurde oft die These vertreten, dass Emotionen, vor allem negative Emotionen, die Denkleistung behindern. Dieses fundamentale Misstrauen gegenüber emotionalen Zuständen drückte schon Plato aus:

> Bei Unglücksfällen verhalte Dich so ruhig als möglich, und prüfe alle Deine Missmutsgefühle sorgfältig; denn wir können die Menge des Guten oder Schlechten nicht ergründen, die aus diesen Heimsuchungen erfolgt. (Plato, zitiert nach Dalgleish & Power, 1999)

Die «Netzwerktheorie» von Bower (1981) nimmt an, dass nicht nur «semantische Netze» existieren, sondern auch «emotionale neuronale Netze», welche in enger

Interaktion mit den semantischen Netzen stehen und damit die Speicher- oder Abrufleistung beeinflussen. Die Theorie sagt voraus, dass eine bestimmte kognitive Leistung nur dann optimal wiederholt werden kann, wenn sie in einem gleichen emotionalen Zustand stattfindet. Lernen und Abrufen müsste dieser Theorie entsprechend bei konstanten emotionalen Zuständen stattfinden, um ein optimales Ergebnis (z. B. bei Prüfungen) zu erzielen. Diese Theorie erklärt, wieso in einer ruhigen, entspannten Atmosphäre gut gelerntes Material in einer stressreichen Situation nicht abgerufen werden kann. Besonders hinsichtlich des negativen Affektes wurde der (schädliche) Einfluss auf kognitive Denkprozesse untersucht. Im Folgenden wird kurz umrissen, wie dieser Effekt untersucht wurde; es werden Folgerungen für die Praxis erläutert und am Schluss werde ich noch auf Implikationen für die klinische Theoriebildung eingehen.

Als ein Beispiel für eine grosse Zahl ähnliche Studien soll hier auf die Untersuchung von Sullivan und Conway (1989) eingegangen werden. Untersucht wurde die Einwirkung von Stimmung auf die Wahrnehmung sozialer Situationen. Ausgehend von der Annahme, dass ein hoher Affekt eine niedrige kognitive Leistungsfähigkeit bedingt, wurde erwartet, dass sich entsprechend stärker mit sozialen Situationen übereinstimmende dispositionale Attributionen feststellen lassen. Dispositionale Attributionen sind leichter zu leisten als Attributionen, welche mehr Überlegungen implizieren. Die Ergebnisse bestätigten die Annahmen jedoch nur hinsichtlich negativer Affekte. Hohe positive Affekte hatten keinen Einfluss auf die geleisteten Attributionen. Wurden anstelle der Stimmungsinduktion die Versuchspersonen selbst variiert (Depressive vs. Nichtdepressive), so bestätigten sich diese Annahmen ebenfalls: Depressive Personen beschrieben mehr negative Affekte als nicht depressive und depressive Personen machten mehr übereinstimmende dispositionale Attributionen als nicht depressive Personen. Unter negativem Affekt (chronisch oder vorübergehend) wurden mehr übereinstimmende dispositionale Attributionen – sowohl für positive als auch für negative Verhaltensweisen – gemacht, als unter neutralem oder positivem Affekt.

Die Theorie, dass negativer Affekt zu verminderter kognitiver Anstrengung führt, liefert den Rahmen für das Verständnis vieler Forschungsergebnisse mit depressiven Menschen oder induziertem negativem Affekt. Negativer Affekt könnte mit niedrigerem Kontrollgefühl zusammenhängen, weil die auf Grund des negativen Affekts reduzierte kognitive Anstrengung a) mit der Fähigkeit interferiert, komplexe Hypothesen zu erzeugen und b) dazu führt, unangemessene Hypothesen fälschlicherweise aufrechtzuerhalten. Eine weniger leistungsfähige kognitive Informationsverarbeitung bei negativem Affekt könnte auch die Ursache für den sogenannten «depressiven Attributionsstil» sein. Da depressive Zustände verhindern, sich die Vielzahl möglicher Erklärungen für die Ergebnisse eigener (Fehl-) Leistungen vor Augen zu führen, greifen depressive Personen möglicherweise für die Ursachenzuschreibung auf eine «low-effort» Verarbeitung zurück und schliessen vom Verhalten direkt auf überdauernde Dispositionen. Obwohl andere Untersuchungen mit Gedächtnis- und Problemlöseaufgaben bei chronisch depressiven Menschen oder bei solchen mit induziertem negativem Affekt die Interpretation stützen, dass negative Affekte die kognitive Anstrengung senken, wäre eine alternative Erklärung, dass eine hohe negative Affektivität zu einer verminderten Konzentration führt, weil ein Teil der Gedanken dem negativen Ereignis im Sinne einer unerledigten Handlung oder Rumination (dauerndes Grübeln) nachhängt.

In der Theorie von Sullivan und Conway lassen sich Übereinstimmungen mit dem Konzept von Langer (1992) finden. Langer (1992) unterscheidet zwei Zustände: «Mindfulness» und «Mindlessness». Während man sich im Zustand der Mindfulness des Kontextes und Inhaltes einer Information voll und ganz bewusst ist (bzw. sich bewusst machen kann), aktiv Kategorien bildet und sich Unterschiede verdeutlicht, greift man im Zustand der Mindlessness auf alte Konzepte und Einstellungen zurück (Skript-Verhalten) und verarbeitet die Information unreflektiert. Durch diese «Mindless-Informationsverarbeitung» ist man für neue oder alternative Aspekte einer Situation blind. Im von Sullivan und Conway (1989) postulierten «high-effort» Verarbeitungsmodus unter positivem Affekt wird eine komplexe Informationsverarbeitung – in der situative Variablen bewusst zur Beurteilung der sozialen Situation eingesetzt werden – angenommen. Bei der «low-effort» Verarbeitung unter negativem Affekt dagegen, wo Situatives unberücksichtigt bleibt und dispositionale Bewertungen, die auf erfahrungsbedingten Kategorien (Vorurteilen) beruhen, vorgenommen werden, kann eine Parallele zum Modus «Mindlessness» angenommen werden. Während Sullivan und Conway (1989) die Implikationen ihrer Theorie in der Erklärung vieler Forschungsergebnisse mit depressiven Personen oder Personen unter negativem Affekt sehen, betont Langer (1992) die Implikationen, die das unterschiedliche Ausmass der kognitiven Auseinandersetzung auf die Gesundheit haben kann.

Die in den Arbeiten von Langer (1992) gefundenen Auswirkungen von «mindlessness» auf das Verhalten lassen sich auf folgende drei (zusammenhängende) Punkte reduzieren:

1. Bei der Ausführung einer Handlung in einem «mindless»-Bewusstseinszustand besteht ein erhöhtes Risiko, dass die Performanz durch andere, nicht zu diesem Verhaltensbereich gehörende, Skripts beeinflusst wird.

2. In einem «mindless»-Bewusstseinszustand werden erfolgsversprechende Handlungsalternativen tendentiell nicht wahrgenommen.
3. In einem «mindless»-Bewusstseinszustand neigen Personen dazu, vorgegebene, nicht reflektierte oder elaborierte Skripts konform auszuführen.

Dagegen ist kritisch einzuwenden, dass für die erfolgreiche Durchführung von Handlungen ein gewisses Mass an «mindlessness» in bestimmten Handlungsphasen geradezu Voraussetzung ist, da auszuführende Intentionen gegenüber anderen Intentionen abgeschirmt werden müssen (Dörner, 1996; Gollwitzer, 1987; Kuhl, 1998).

Nach Langer (1992) hat «mindlessness» als überdauernder Bewusstseinszustand verheerende Auswirkungen auf den Gesamtzustand des Organismus: «(...) the body begins to die as the mind ceases to deal with novelty». (Langer, 1992, p. 295).

Untermauert wird diese Hypothese – dass der Mensch nicht ohne Verarbeitung neuer Informationen überleben kann – durch den empirischen Nachweis signifikanter positiver Auswirkungen von Übungen zur Förderung kognitiver Aktivität im Allgemeinen und «mindfulness-trainings» im speziellen auf das kognitive Funktionieren, die körperliche Gesundheit und die Lebensdauer Betagter (Langer, 1992)[1].

In diesem Abschnitt wurden einige Forschungsergebnisse berichtet, die auf den «schädigenden» Einfluss von (negativen) Emotionen auf die kognitive Tätigkeit und damit letztlich auch auf das Bewältigen von Lebensaufgaben hinweisen. Diese Literatur liesse sich fast beliebig erweitern, bezöge man die Ergebnisse der Angstforschung mit ein. Das Erleben negativ gefärbter Emotionen und die entsprechenden Reaktionen werden in der klinischen Forschung fast ausschliesslich mit «irrationalem Verhalten» (Ellis, 1962) gleichgesetzt. Die therapeutischen Anstrengungen richten sich darauf, auf das unberechtigte Auftreten dieser Emotionen hinzuweisen und die entsprechenden Reaktionen zu unterbinden. Entsprechend hat sich die klinisch orientierte empirische Forschung darauf ausgerichtet, Emotionsregulation als eine Kontrolle solcher unerwünschter Zustände zu definieren (z. B. Foa & Kozak, 1986; Roger & Nesshoever, 1987; Rapee, Craske, Brown & Barlow, 1996).

1 Auch das Manual der Borderline-Behandlung nach Linehan (1993) basiert teilweise auf diesem Konzept.

1.6.1 Emotionale Intelligenz

Unter diesem provokativen Etikett verbergen sich interessante Arbeiten zur Frage des Emotionsempfindens und der Emotionsregulation. Unter Emotionen oder Gefühlen kann ein bestimmter Bewusstseinszustand verstanden werden, der auf komplexen bewusstseinsfähigen und impliziten (unbewussten) Prozessen basiert. Wie das rational-logische Denken, das im Begriff «Intelligenz» implizit gemeint ist, gibt es auch Versuche, andere Leistungen der menschlichen Informationsverarbeitung mit dem Begriff der Intelligenz zu verbinden. Nachdem schon in den 30er Jahren verschiedene Versuche unternommen wurden, soziales Handeln zu messen (Gilliland & Burke, 1926; Hunt, 1928; Walker & Foley, 1973), wurde der Begriff «Intelligenz» ausschliesslich mit intellektueller Fähigkeit gleichgesetzt und mittels ausgewogener, wenn auch nicht vorurteilsfreier, Tests operationalisiert. Erst in den 90er Jahren riskierten es Salovey und Mayer (1990), den Begriff Intelligenz für eine Fähigkeit zu benützen, für die es keine wissenschaftlich einwandfreie Operationalisierung gab. Der Grund dafür war, dass sich immer häufiger zeigte, dass die Fähigkeit, emotional zu denken, nicht nur für das individuelle Wohlbefinden und das soziale Verhalten Voraussetzung ist, sondern dass auch sogenannte rationale Aufgaben nicht ohne emotionale Bewertungsvorgänge zu lösen sind (Damasio, 1994).

Ein Gedanken-Experiment soll die «intelligente» Funktion der Emotion illustrieren: Roboter, die zu Minenarbeiten auf einen fremden Planeten geschossen werden, könnten ohne eigens dafür eingebaute «Emotionen» nicht gesteuert werden, da der direkte Zugriff auf die Roboter nicht immer gewährleistet ist. Erst Dinge wie Neugier, Freude, Angst, Gefühle der Zwecklosigkeit, Hunger und Nächstenliebe machen solche Unternehmen, selbst wenn sie nur gedanklich ablaufen, möglich. Emotionen dienen der Aufrechterhaltung von Zielen, deren Realisierung immer wieder verunmöglicht wird, oder deren sture Verfolgung über kurz oder lang zur existentiellen Auslöschung führt. Nur eine emotionale Steuerung ermöglicht, dass sich die Roboter bei Gefahr zurückziehen, dass sie unbekanntes Gelände explorieren, dass sie bei Energiemangel in die Basis-Station zurückkehren, dass sie grössere Unternehmen gemeinsam planen und gemeinsam vorgehen, dass sie Rücksicht auf spezifische Fähigkeiten oder Mängel des anderen nehmen und dass sie Schächte verlassen, die keine Beute versprechen. Vielleicht müsste man sogar religiöse Gefühle einplanen, damit sie wieder zu ihrem Heimatplaneten zurückkehren, nachdem sie die Güter eingesammelt haben.

Emotionen, so hat dieser kleine Ausflug gezeigt, dienen der Optimierung von Zielen und können planmässig eingesetzt werden. Das geht nicht ohne gezielte Regulation von Emotionen.

Drei hauptsächliche Faktoren werden zum Konzept «Emotionale Intelligenz» (EQ) genannt: Sensitivität für und Expressivität von emotionalem Erleben bei sich selbst und anderen, Regulation emotionaler Zustände bei sich selbst und anderen sowie die Manipulation oder das Nutzen von Emotionen bei sich selbst und anderen. Die Abbildung 2 zeigt die Konzeptualisierung der emotionalen Intelligenz nach Salovey und Mayer (1990) auf.

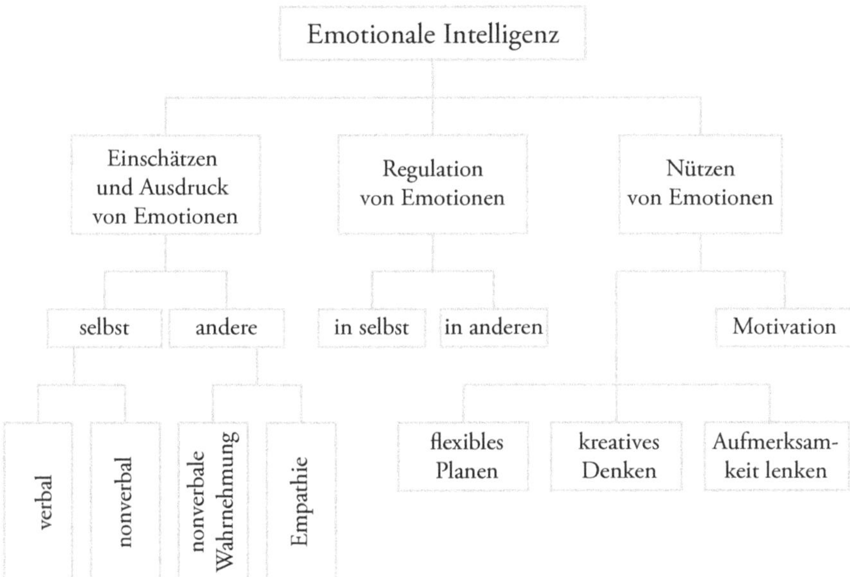

Abbildung 2. «EQ-Baum» (Salovey & Mayer, 1990).

Emotionale Intelligenz besteht demnach aus mehreren Faktoren, welche nicht nur den Ausdruck und die Regulation emotionaler Zustände einschliessen, sondern vor allem auch das Nutzen solcher Zustände für übergeordnete Lebensziele.

Das erste Standbein des Konzeptes der Emotionalen Intelligenz ist die Emotionale Sensitivität. Es gibt grosse individuelle Differenzen bezüglich dem emotionalen Erleben und dem Wahrnehmen von Emotionen in anderen (z. B. Larsen & Diener, 1985, 1987; Larsen, Diener & Cropanzano, 1987). Diese «Wahrnehmungsschwelle» für das Erleben von Emotionen beeinflusst nicht nur das eigene Befinden, sondern auch, wie offen man selbst bei anderen erlebt wird, wie stark andere auf einen selbst reagieren und in welchem Ausmass das Befinden anderer im eigenen Handeln berücksichtigt wird. Ein einfach verstandenes Intelligenzkonzept würde annehmen, dass je sensitiver jemand für das eigene Erleben ist, desto emotional intelligenter müsste die Person auch sein. Wenn es sich bei der Sensitivität jedoch um einen regulierten kybernetischen Prozess handelt, dann wären alle Extremausprägungen weniger adaptiv, ein Mittelmass dagegen adaptiv. Die Erklärung dafür ergibt sich aus der Überlegung, dass die Reaktionsmöglichkeiten eines Systems bei Extremausschlägen eingeschränkt sind. Ein System, welches einen zu niedrigen Schwellenwert hat, wird schon bei geringen Reizen maximal reagieren, während ein System mit zu hohem Schwellenwert nur bei unrealistisch grossen Reizen reagiert und gar nie an die mögliche Leistungsgrenze kommen kann.

Normalerweise ermöglicht der affektive Gehalt eines Wortes oder eines Gegenstands eine genauere Wahrnehmung im Sinne einer Zuordnung, weil der affektive Gehalt ein wichtiger Diskriminator zur Kategorisierung ist (Kitayama, 1990). Die Zuordnung affektiver Qualitäten erhöht die Kapazität eines solchen Systems. Von Larsen, Diener und Cropanzano (1987) wurden solche individuellen Unterschiede hinsichtlich kognitiver Operationen untersucht. Ausgegangen wurde dabei von der Hypothese, dass Individuen, denen eine hohe emotionale Intensität eigen ist, sich persönlich stärker engagieren, und auch Ereignisse stärker auf sich beziehen als dies Menschen mit einer niedrigeren emotionalen Intensität tun. Die untersuchten kognitiven Operationen waren Personalisierungen («Ich kann es kaum erwarten, selbst Kinder zu haben und ihnen vorzulesen, gerade wie diese Mutter»), empathische Äusserungen («Ich kann mir vorstellen, wie schön sie es hat am Strand zu liegen und sich von der warmen Sonne bescheinen zu lassen»), generalisierende Äusserungen («Wie kann die Welt nur zusehen und die Kinder hungern lassen – Menschen sind einfach egoistisch»), Phantasie und Elaborationen («Diese Frau ist in Wirklichkeit eine Prinzessin und wohnt in einem weissen Schloss hoch über dem strahlend blauen Meer»), selektive Aufmerksamkeit und Fokus auf Gefühlen («Es muss fürchterlich sein zu erfahren, dass man gleich sterben muss; es ist so schlimm, dass man nicht einmal weinen kann») und emotionale Details («Ihre ausgestreckten Arme zeigen, dass sie sehr glücklich ist; Glück und Freude zeichnen sich auf ihren Gesichtern ab»).

Die Ergebnisse dieser Untersuchung (siehe auch Tabelle 2) bestätigen weitgehend die Annahmen bezüglich des Zusammenhanges von emotionaler Intensität und persönlicher Zuordnung von Ereignissen oder Wahrnehmungen.

Tabelle 2. Mittelwerte für die Gruppen hoch und niedrig erlebte Affektintensität hinsichtlich der Reaktion auf Bilder mit positivem, negativem und neutralem emotionalen Inhalt

	Positive Bilder		Negative Bilder		Neutrale Bilder	
	hohe aff-I	tiefe aff-I	hohe aff-I	tiefe aff-I	hohe aff-I	tiefe aff-I
Physische Sensationen	0.18	0.06**	0.36	0.18**	0.06	0.08
Emotionale Erregung	2.23	1.84**	3.21	2.35**	1.54	1.45
Personalisierungen	2.84	2.07**	1.97	1.52**	1.97	1.67
empathische Äusserungen	1.95	1.53**	2.34	1.62**	1.24	1.14
generalisierende Äusserungen	3.53	3.10*	4.00	3.37**	3.25	3.06
Phantasie	2.22	1.80*	2.23	1.66**	2.28	2.03
Fokussieren auf Gefühle	4.17	3.99	3.98	3.62*	3.59	3.42
emotionale Details	3.95	3.85	3.47	3.28	4.47	4.29

Anmerkungen: ** $p < .01$; * $p < .05$
Die Tabelle ist entnommen aus Larsen, Diener und Cropanzaro (1987, p. 772)
aff-I = Affekt-Intensität erhoben durch das AIM (Affect Intensity Measure)

Die stärkere emotionale Involviertheit kann auch negative Folgen haben. Nach Beck (1973) machen depressive Menschen eher emotional involvierte Äusserungen und beziehen Geschehnisse auf sich, indem sie ihnen eine hohe negative persönliche Bedeutung geben. Eine hohe positive affektive Intensität erhöht jedoch die Empathie und damit auch die Möglichkeit zu einem intensiveren Kontakt zu Mitmenschen.

Menschen, die aus welchen Gründen auch immer, wenig Zugang zu ihren eigenen Gefühlen haben, sind möglicherweise gefährdet, aus der sozialen Gemeinschaft herauszufallen. Ein wichtiger Hinweis ergibt sich aus Arbeiten an «kriminellen Psychopathen» (Cleckley, 1941; Patrick, Cuthbert & Lang, 1994). Beispielsweise wurde von Hare (1965) gezeigt, dass die elektrodermalen Reaktionen von «Psychopathen» auf einen elektrischen Schlag kleiner waren als diejenigen von Versuchspersonen einer Normalstichprobe. Patrick und Mitarbeiter (1994) beschreiben den «kriminellen Psychopathen» (antisoziale Persönlichkeit) als ziellos und impulsiv ohne Rücksicht auf die Konsequenzen; weiter fehlen längerfristige Ziele und Pläne. Diesen Personen wird Unaufrichtigkeit, Mangel an Reue und Empathie sowie Verantwortungslosigkeit und beeinträchtigtes Einsehvermögen zugeschrieben. Als Ursache dieses Verhaltens wurde postuliert (Cleckley, 1941), dass diese Probleme durch ein Versagen der Verarbeitung der emotionalen Bedeutung der Sprache auftreten, ein Defizit, das als «semantische Demenz» bezeichnet wird. Dieses Defizit ist bedeutungsvoll, weil die emotionale Komponente der Kognition wesentlich für die Zukunftsplanung ist: Reize, die früher mit aversiven Konsequenzen assoziiert wurden, können später unangenehme emotionale Bilder hervorrufen und blockieren damit neues antisoziales Verhalten. Empirische Ergebnisse unterstützen die Idee, dass «Psychopathen» auf die Gegenwart konzentriert sind und nicht darauf bedacht, negative Ereignisse zu verhindern (Hare, 1965). Die zentrale Hypothese lautet, dass «Psychopathen» ein Defizit an emotionalen Bildern haben; d. h., die normalen assoziativen Verbindungen zwischen wahrgenommenen oder semantischen Elementen im Gedächtnis und Antwortelementen, werden als schwach ausgeprägt angenommen.

Patrick et al. (1994) gingen von der Idee aus, dass affektive Bilder durch assoziative, nicht aber durch intentionale Prozesse entstehen. Dies ist ein zentraler Punkt der «bioinformational theorie of emotional imagery» (Lang 1979). Sie besagt, dass das affektive Gedächtnisnetzwerk Repräsentationen von wahrgenommenen Ereignissen und relevantem semantischem Wissen zusammen mit assoziierten Antwortelementen beinhaltet. Übereinstimmend mit der aktuellen Sicht von Emotionen als Handlungsbereitschaft heisst dies, dass die Handlungskomponente ein Bild (Repräsentation) als emotional definiert. Die Erinnerung oder Präsentation eines traumatischen Ereignisses aktiviert dieses Netzwerk und löst damit physiologische Reaktionen aus. Die Hypothesen bezüglich solcher emotionaler Defizite von «Psychopathen» konnten bestätigt werden. Personen mit einer antisozialen Störung weisen nach Patrick et al. (1994) geringere physiologische Veränderungen zwischen furchterregenden und neutralen Bildern auf als eine Vergleichsstichprobe.

Zusammengenommen deuten die Ergebnisse dieser Arbeiten darauf hin, dass Menschen mit einer antisozialen Persönlichkeitsstörung sich von anderen darin unterscheiden, wie sie emotionale Inhalte verarbeiten. Lösen

Erinnerungen oder verbale Hinweise keine oder nur eine geringe autonome Reaktion aus, so reduziert sich die Wahrscheinlichkeit, dass das Verhalten durch solche Hinweisreize oder durch erinnerte Bestrafung/Belohnung stark beeinflusst wird. Daraus kann sich eine soziale Fehlentwicklung ergeben, weil im Rahmen unserer Kultur soziales Verhalten ein hohes Mass an Antizipation voraussetzt. Die Intensität emotionalen Erlebens kann als ein wichtiger Hinweis für sozial richtiges Verhalten gelten.

Ein weiterer Beitrag zur emotionalen «Sensitivität» von Martin, Berry, Dobransky und Horne (1996) ergänzt die bisherigen Ausführungen um den interpersonalen Aspekt. Die Annahme, dass emotional sensitivere Menschen auch schneller und zuverlässiger Emotionen in anderen erkennen können und diese Unterschiede zeitlich stabil sind, wurde in einer Reihe von Experimenten untersucht. Die Autoren liessen Versuchspersonen den affektiven Gehalt (in der Dimension angenehm vs. unangenehm) von kurz präsentierten Photographien einschätzen. Mittels einer ausgefeilten Versuchsanordnung wurde die zeitliche Schwelle errechnet, mit der die Versuchspersonen gerade noch die Gesichter einer Emotion zuordnen konnten. Diese individuell errechnete Wahrnehmungsschwelle erwies sich als zeitlich stabil (zwei Wochen-Intervall) und unempfindlich gegenüber Stimmungen oder dem individuellen Selbstwertgefühl. Menschen mit einer niedrigen Wahrnehmungsschwelle erzielten durchwegs höhere Empathiewerte; dies galt sowohl für Frauen, als auch für Männer. Personen mit einer niedrigen emotionalen Diskriminationsschwelle gaben häufiger an, mehr mit dem Herzen als mit dem Verstand zu entscheiden. Die emotionale Wahrnehmungsschwelle, erfasst mit dem beschriebenen Verfahren, kann individuelle Differenzen in emotionaler Sensibilität und Empathie für andere zumindest teilweise erklären.

Das zweite theoretische Standbein der «emotionalen Intelligenz» (EQ) ist die Regulation und Kontrolle von Emotionen. Ein viel zitiertes Experiment wurde im Rahmen der kindlichen Frustrationstoleranz von Mischel und Mitarbeitern (Mischel, Shoda & Rodriguez, 1989) durchgeführt. Kinder im Alter von vier Jahren wurden mit einer Aufgabe allein in einem Raum gelassen, worin sich ein Tisch mit Süssigkeiten befand. Die Aufgabe war, sich entweder zurückzuhalten, oder sich eine der Süssigkeiten zu greifen. Das Design der Untersuchung war geschickt angelegt (Belohnung sichtbar vs. nicht sichtbar; keine Beeinflussung von aussen vs. einem Gratifikationsvorschlag). Jahre später wurden die Kinder, nunmehr Jugendliche, wieder untersucht (Shoda, Mischel & Peake, 1990). Es zeigte sich, dass Kinder, denen keine Copingstrategie als Hilfestellung gegen die Versuchung, Süssigkeiten zu essen, gegeben wurde und dennoch der Versuchung widerstanden, Jahre später bessere Schulleistungen erbrachten. Dieses

Ergebnis wurde von Goleman (1995) als Leistung einer sich früh abzeichnenden «emotionalen Intelligenz» interpretiert.

Hier wird emotionale Intelligenz als eine Fähigkeit, Handlungsimpulse zu regulieren, interpretiert. Nach Campos, Campos und Barrett (1989) sind Emotionen nicht nur Gefühle, sondern Prozesse des Herstellens, Beibehaltens und Abbrechens von Beziehungen zwischen einer Person und ihrer externen/internen Umwelt; Emotionen sind nach dieser Definition nicht blosse intrapersonelle Phänomene, sondern haben sowohl intra-, als auch interpersonelle regulierende Konsequenzen. Insbesondere können emotionale Signale anderer eine eigene Handlung leiten und können einen ähnlichen oder gar gleichen Zustand im Beobachter hervorrufen («emotional contagion»). Nach Campos et. al. (1989) müssen Emotionen generell als regulierende Tätigkeit in der Transaktion zwischen Person und Umwelt, welche schon in der frühesten Entwicklung zu beobachten ist, betrachtet werden. Tatsächlich hat schon Bowlby (1980) die Trauer auch als Verlust der zwischenpersonalen emotionalen Regulationstätigkeit beschrieben. So wie in der Mutter-Kind Interaktion die Mutter in der Lage ist, eine bestimmte positive Grundstimmung zu induzieren und umgekehrt die Mutter vom Lächeln des Kindes ihrerseits emotional profitiert, so sind auch Personen in ihrem Befinden teilweise abhängig von der emotionalen Regulation ihres jeweiligen Lebenspartners. Fällt diese «Aussen-Regulation» weg, ist es schwieriger, sich selbst in einen funktionstüchtigen Modus zu bringen.

Persönliche und soziale Faktoren bestimmen die Mechanismen für die Emotionsregulation. Nach Masters (1991) werden drei Typen von Strategien oder Mechanismen unterschieden: Verhaltens-, kognitive und physiologische Strategien. Die Emotionsregulation erfolgt entweder reaktiv auf eine Situation und hat die Besserung, Erhaltung oder Erhöhung des subjektiven Wohlbefindens zum Ziel oder sie erfolgt antizipierend. Die antizipierende Regulation wird entweder aktiv hervorgerufen (evoziert) oder sie erfolgt passiv oder autonom durch Automation. Nach Masters ergibt sich damit eine Taxonomie der Affektregulation, welche auf verschiedenen Ebenen deutlich macht, wie komplex eine solche Regulationstätigkeit ist und welche Faktoren in diesem Zusammenhang berücksichtigt werden müssen.

Zum interpersonalen Effekt von Emotionsregulation existiert ein interessanter Ansatz von Aronoff, Stollak und Woike (1994): Ausgehend von der Annahme, dass Menschen mit adaptiven, anpassungsfähigen Kontrollstrukturen ein differenzierteres interpersonales Verhalten zeigen, wird die Sichtweise vertreten, dass adaptive Strategien es erlauben, flexibler auf die jeweilige Situation eingehen zu können. Eine solche Regulationsstruktur besteht aus kognitiven und behavioralen Kontrollstellen («a self-structure of cognitive and behavioral controls through which affects are experienced»), durch die eine emotionale Erfahrung gefiltert erlebt wird. Zum Beispiel soll eine solche adaptive Regulationsaktivität erlauben, nach einer bedeutenden Enttäuschung aufkommende negative Gefühle zu erleben und zu beurteilen; sich somit auch traurig zu fühlen, anstatt diese unangenehmen Gefühle abzuwehren versuchen. Unflexible Regulationen verlangen von einer Person, dass sie Handlungen ganz vermeidet, die sie in irgendeiner Weise an das Ereignis erinnert und dass sie an fixen Vorstellungen und Verhaltensweisen festhält. In einer experimentellen Studie wurden diese Annahmen geprüft. Die teilnehmenden Personen wurden in hoch- oder niedrig defensive eingeteilt. Dann wurden sie je zu zweit in einen Raum geschickt, in der sie gemeinsam Aufgaben lösen mussten (zum Beispiel sich eine lustige Geschichte erzählen oder jemanden Unbekannten anrufen). Als abhängige Variable wurde das interpersonelle Engagement mittels acht verschiedener Indikatoren erfasst (Emotionale Äusserungen, verbale und nonverbale Zustimmung, Aufgabeninvolviertheit, verbale Phantasie, Gesten, Emotionsausdruck). Die Ergebnisse bestätigten weitgehend die Ausgangsfragestellung: Niedrig defensive Personen wurden als emotionaler eingeschätzt und zeigten in allen erhobenen Massen mehr Engagement. Damit sahen sich die Autoren bestätigt, dass der Umgang mit eigenen Emotionen, das «Filtrieren» und Verändern der eigenen Erfahrung mittels kognitiver Strategien auf die Wahrnehmung sozialer Aufgaben einen entscheidenden Einfluss hat. Solche Personen werden nicht nur als kompetenter eingeschätzt, sondern man findet sie offenbar auch sympathischer.

1.6.2 Wirksamkeit verschiedener Strategien zur Emotionsregulation

Der Frage, welche Strategien für die Emotions- oder Stimmungskontrolle wirksam sind, sind Thayer, Newman und McClain (1994) nachgegangen. Ausgehend von einem «bio-psychologischen» Modell wurde vermutet, dass die Stimmung eng verbunden ist mit Zuständen von allgemeiner körperlichen Erregung, d.h. von den beiden Komponenten Energie vs. Müdigkeit und Spannung vs. Ruhe. Ein Zustand mit viel Energie und wenig Spannung wird dabei als optimaler Zustand, ein Zustand mit wenig Energie und viel Spannung als schlechter Zustand definiert. Die Regeltätigkeit wird als Selbst-Regulation von Stimmung hin zu einem optimalen Level gesehen, die von einer Reihe von Aktivitäten abhängig ist, die entweder die Energie erhöhen oder die Spannung reduzieren oder beide Systeme gleichzeitig beeinflussen.

Es zeigte sich, dass die meisten Menschen relativ unwirksame Mittel zur Stimmungskontrolle einsetzen. Als häufigste Verhaltensweisen, eine schlechte Stimmung zu verbessern, wurde angegeben: a) Jemanden anrufen, mit jemandem sprechen oder mit jemandem anderen zusammensein (54%), b) Gedankenkontrolle (51%) und c) Musik hören (47%).

Nach dem Modell von Thayer und Mitarbeitern (1994) sind dagegen energiesteigernde Methoden wirksam, wie sich ausruhen, sich Wasser ins Gesicht spritzen, an die frische Luft gehen, Koffein einnehmen. Als spannungsreduzierende Methoden helfen Entspannungstechniken und Stress-Management. Körperliche Tätigkeit wie Laufen oder Schwimmen wird als die effektivste Möglichkeit angegeben, eine schlechte Stimmung zu verändern. Die beste Strategie ergibt sich aus der Kombination von Entspannungstechniken, Stress Management, kognitiven Techniken und körperlicher Bewegung.

Das dritte Standbein der emotionalen Intelligenz ist das gezielte Einsetzen emotionaler Zustände zur Erreichung bestimmter persönlicher Ziele, sowie die Manipulation anderer zum selben Zweck. Dies kann von bewusstem Einsatz einer Ärgerreaktion bei schwierigen Verhandlungen bis hin zu positiver Selbstinstruktion durch vorgestellte angenehme Bilder reichen. Oft reicht allein der Wille, einen bestimmten emotionalen Zustand zu erreichen oder zu vermeiden, allerdings nicht aus. Die Untersuchungen von Wegner und Mitarbeitern (Wegner, Erber & Zanakos, 1993) zeigen, dass damit oft gerade das Gegenteil bewirkt wird.

Ausgehend davon, dass Menschen unter Belastung schlechtere kognitive Leistungen erbringen, untersuchten Wegner et al. (1993) die «ironische Prozess-Theorie» (ironic process-theory) der Stimmungsregulation. Das «ironische» an dieser Theorie ist die Annahme, dass eine mentale Stimmungskontrolle nur gelingt, wenn keine kognitive Belastung vorliegt, also genügend Kapazität vorhanden ist. Unter Stress, Zeitdruck, also allgemein bei kognitiver Belastung, nimmt die Fähigkeit zur mentalen Kontrolle nach dieser Auffassung nicht nur kontinuierlich ab, sondern führt dazu, dass sich gerade der zu vermeidende Gefühlszustand einstellt. Wegner und Mitarbeiter (1993) postulieren zwei Kontrollprozesse, die zusammenwirken, um einen gewünschten mentalen Zustand zu erreichen: Der «Intentional Operating Process» sucht nach Inhalten, die den gewünschten Zustand herstellen, der «Ironic Monitoring Process» sucht nach Inhalten, die anzeigen, dass der gewünschte Zustand (noch) nicht erreicht ist. Dieser ironische Monitor läuft beständig weiter, solange bewusst mentale Kontrolle ausgeübt wird. Lässt die bewusste Kontrolle nach, so meldet der ironische Monitor die Abweichung vom gewünschten Zustand. Dadurch wird die Wahrscheinlichkeit erhöht, dass Inhalte ins Bewusstsein gelangen, die der erwünschten Stimmung entgegengesetzt sind. In zwei Experimenten wurde dieser Effekt nachgewiesen. Im ersten Experiment mussten die Versuchspersonen zuerst an ein emotionales Ereignis aus ihrem Leben denken, erhielten eine (variierte) Stimmungsinstruktion und zusätzlich wurde einem Teil der Versuchspersonen noch eine komplizierte kognitive Aufgabe gestellt. Versuchspersonen, die nicht durch die Zusatzaufgabe abgelenkt wurden, konnten ihre Stimmung erfolgreich kontrollieren. In der anderen Gruppe hatte sich die Stimmung gerade in die entgegengesetzte Richtung verändert. In einem zweiten Versuch wurden die Reaktionszeiten mittels des «Stroop-Paradigmas» (Farb-Benennungstest) gemessen. Auch hier zeigte sich ein Effekt, der für die Hypothese der «Ironic Process-Theory» spricht: Versuchspersonen, die ihre Gedanken unterdrücken sollten, zeigten weniger Gedanken an das zu unterdrückende Ereignis als diejenigen, die sich darauf konzentrieren sollten: Die mentale Kontrolle war nur ohne zusätzliche kognitive Belastung erfolgreich.

Als Fazit dieser und anderen Untersuchungen kann geschlossen werden, dass das Wechselspiel zwischen Leistungsfähigkeit, emotionalen Ereignissen und sozialen Interaktionen ein vielversprechendes Forschungsgebiet darstellt. Dem modischen Begriff der «emotionalen Intelligenz» kann eine Bedeutung als Oberbegriff für das Zusammenspiel bislang getrennter Disziplinen zukommen.

1.7 Emotionale Reaktionen unter oder nach Belastung: Akute und posttraumatische Belastungsstörung

Einen Zweig in der Familie der Angststörungen bilden die sogenannten Belastungsstörungen. Das Erleben von höchstem Stress, verursacht etwa durch einen Autounfall, durch Gewaltverbrechen, durch Folter oder Kriegseinsatz, kann schwere psychische Folgen haben. Die Folgen können sich direkt und unmittelbar in dissoziativen («abgespalteten») Zuständen ausdrücken. Dissoziationen sind die unmittelbaren Auswirkungen von einem überlasteten Informationssystem, bei welchem die Koordination und Integration einzelner Sinneseindrücke nicht mehr gelingt. Nach Marmar (1997) oder Bremner und Brett (1997) erhöht das Erleben solcher Zustände die Gefahr, eine posttraumatische Stressstörung (PTSD) zu entwickeln. Es gibt auch verzögerte Reaktionen auf extrem stressreiche Ereignisse. Diese manifestieren sich beispielsweise in immer wiederkehrenden Gedanken, Albträumen oder sehr realistischen, lebendig wirkenden Bildern. Im Allgemeinen werden folgende Symptome im Zusammenhang mit einer akuten oder posttraumatischen Belastungsstörung genannt:

a) Ständiges Wiedererleben des traumatischen Ereignisses: Träume, intensivste Gefühle und äusserst lebhafte Erinnerungen
b) Vermeidung: Es wird möglichst alles vermieden, was die Erinnerung an das Ereignis aktivieren könnte
c) Einschränkung der allgemeinen Reagibilität: Häufig setzt ein «emotionales Erstarren», auch «emotionale Anästhesie» genannt, nach dem Ereignis ein. Die Fähigkeit, Freude, Sexualität, Nähe oder andere Gefühle zu empfinden, ist stark eingeschränkt. Dies kann zu Dissoziation (Abspaltung), Derealisation (Unwirklichkeitsgefühl) oder Depersonalisation (Fremdheitsgefühl gegenüber dem eigenen Körper) führen.
d) Erhöhtes Erregungsniveau, Angst und Schuldgefühle: Übertriebene Schreckreaktionen, Schlafstörungen, Konzentrations- und Gedächtnisschwächen, Überlebensschuld.

Die Annahmen zur Ursache dieser Störung weichen etwas von der Erklärung anderer Angststörungen ab, doch scheint es erwiesen, dass sowohl den Persönlichkeitsmerkmalen (Resilienz) wie auch der sozialen Unterstützung eine massgebliche Rolle als Moderatoren bei der Entwicklung von posttraumatischen Belastungsstörungen zukommen. Offenbar spielt die Verarbeitungskapazität für unerwartete Ereignisse eine Rolle – ist die Diskrepanz zu dem normalen und gewohnten Leben zu gross, kann immer eine solche Störung eintreten. Bei zu hohem Diskrepanzerleben ist das emotionale Erleben gestört, es scheinen keine Gefühle zu existieren, die dem Wahrgenommenen entsprechen. Dies erklärt auch die Gefahr der Chronifizierung einer akuten Belastungsreaktion.

Auch die Trauerreaktion kann die Form einer Angststörung annehmen. Erich Lindemann (1944) war einer der ersten, die solche Reaktionen beschrieben haben. Ein Beispiel, entnommen aus Lindemann (1944), illustriert das emotionale Befinden einer Trauernden:

> … I look after the children. I do my errands. I go to social functions, but it is like being in a play; it doesn't really concern me. I can't have warm feelings. If I were to have any feelings at all I would be angry with everybody. (Lindemann, 1944, p. 145)

Oft sind Trauernde im Gesichtsausdruck maskenhafte starr, die Bewegungen formal und roboterhaft. In dem Beispiel wird auch deutlich, dass die überkontrollierte Ausdruckskontrolle die Funktion hat, das gefürchtete Gefühl nicht erleben zu müssen.

1.7.1 Über- oder Unterregulation von Emotionen

In diesem Abschnitt geht es um die sehr spezifische Annahme, dass die Fehlregulation von Emotionen zu klinisch relevanten Störungsbildern führt. Vieles spricht dafür, dass sowohl Angststörungen, Depression, als auch Impulsivitätsstörungen den Ursprung in affektiven Fehlregulationen haben. Eine emotionale Störung kann viele Ursachen haben und es wird oft nicht zu differenzieren sein, ob es sich um hormonelle Fehlfunktionen, Fehlfunktionen in der Informationsverarbeitung oder um Fehlfunktionen handelt, welche äussere Ursachen haben.

Rosen und Schulkin (1998) zeigen anhand biologischer und experimenteller Argumente, dass der Schritt von normaler zu pathologischer Angst dadurch zustande kommt, dass in den zentralen neuronalen Bereichen, nämlich in der Amygdala und den angrenzenden Arealen, durch biologische Veränderung die Schwelle der Ansprechbarkeit auf emotionale Stimuli gesenkt wird. Dadurch ergibt sich eine Hyperreagibilität, die wiederum das gesamte System beeinflusst. Gründe für eine niedrige Schwelle können frühere stressreiche Erfahrungen oder genetische Dispositionen sein. Menschen, die ein psychisches Trauma erlitten haben, zeigen eine erhöhte Schreckreaktion («startle»). Gleichzeitig zeigen scheue Kinder (als genetische Disposition) ein erhöhtes Erregungsniveau und, damit verbunden, gehemmte Verhaltensweisen.

Hohe endokrine Ausschüttungen in kritischen Phasen der Entwicklung können bleibende Auswirkungen auf die Gehirnentwicklung wie auch auf das Verhalten ausüben. Für das Hormon Cortisol konnte beispielsweise ein solcher Effekt nachgewiesen werden.

Die Aktivierung von Noradrenalin beeinflusst das Gedächtnis von emotionalen Ereignissen, was die Entstehung intrusiver Phänomene, welche mit PTSD assoziiert sind, erklären kann (Pitman, 1997). Rosen und Schulkin (1998) postulieren einen zellulären Mechanismus, der durch Ausschüttung von Stresshormonen in den einzelnen Neuronen in der Amygdala und den entsprechenden angrenzenden Regionen die Ansprechbarkeit auf Neurotransmitter verändert. Durch diese erhöhte Ansprechbarkeit wird die Reaktion auf emotionale Stimuli potenziert und führt zu einer Reaktion, die mit blossem assoziativen Lernen nicht erklärbar ist. Es kommt zu einer Ausweitung der Reaktionsbereitschaft. Diese äussert sich darin, dass betroffene Individuen sich mehr Sorgen machen, schneller erschrecken, sich eher zurückziehen und insgesamt die Welt gefährlicher einstufen als andere.

Durch repetierte Erfahrungen extrem stressvoller Ereignisse können solche hyperexitatorischen Verbindungen relativ löschungsresistent werden; das System wird auch nach langen Intervallen mit einer erhöhten Intensität reagieren. Repetiertes Aktivieren der Amygdala durch wiederholte Episoden extremer Angst kann nicht nur chronische Hyperreagibilität erzeugen, sondern auch funktionell autonome Reaktionen, die weitgehend unbeeinflusst ablaufen. Damit ist der Grund für eine eigendynamische Entwicklung gelegt. Angstreaktionen werden ohne den angsterzeugenden Stimulus spontan gebildet («Panikattacken»); damit verbunden ist ein hoher Kontrollverlust. Die Ursache für diesen Kontrollverlust liegt darin, dass die Abläufe, welche die Aufmerksamkeit und die Reaktionsbereitschaft steuern, auf die Umgebung emotional zu reagieren, aus dem Gleichgewicht geraten und die Regulation dieser Abläufe nicht mehr gelingt. Die Umgebung wird undifferenziert als gefährlich eingestuft, ohne dass ein besonderer Anlass zur Sorge gegeben ist. Angstpatienten berichten denn auch, dass sie sich dauernd Sorgen machen, dass sie Angstzustände erleben, ohne diese an bestimmten Ereignissen festmachen zu können. Das Gefühl, Kontrolle über sich und die Umgebung zu haben, geht verloren. Die Angstreaktion wird nicht durch regulatorische Mechanismen reduziert, sondern nimmt einen Verlauf, der zunehmend als Katastrophe erlebt wird. Panikpatienten haben oft das Gefühl, dass sie verrückt werden oder sterben. Zudem kostet das sich ständige Sorgen viel Energie und hat demzufolge langfristig negative psychologische sowie biologische Auswirkungen.

Vereinfacht ausgedrückt haben Angstpatienten Angst vor der Angst – vor dem autonomen Ablauf einer Panikattacke – und leben in ständiger Sorge, eine solche Attacke erleiden zu müssen. Diese Angst vor der Angst löst defensives Verhalten aus. Angstpatienten versuchen deshalb, potentiellen Auslösern solcher Attacken aus dem Weg zu gehen, vermeiden Orte und Situation, die eine solche Attacke in der Vergangenheit ausgelöst haben und schränken sich über Generalisierungen in ihrem Verhalten immer stärker ein. Menschen mit einer Angststörung kennen oft gar nichts anderes als ein Leben mit dieser Angst und entwickeln defensive und relativ therapieresistente Verhaltensweisen. Solange es sich um offensichtliche Strategien handelt, können diese direkt angesprochen werden, aber es werden auch kognitive Manöver eingesetzt, die verdeckt ablaufen und weitgehend automatisiert sind. Als Beispiel einer solchen Strategie sei das Zählen irgendwelcher Gegenstände erwähnt, welches hilft, die

Aufmerksamkeit von potentiell bedrohlichen Stimuli abzuwenden. Verdeckte gedankliche Strategien können den Versuchen, Angst mittels expositionaler Verfahren zu therapieren, diametral entgegenlaufen.

1.7.2 Trauma und biologische Folgen

Die physiologischen Folgen lange andauernder Stressoren wurden schon von Selye (1936) beschrieben. Jüngst hat Sapolsky (1992) eine Reihe von Untersuchungen vorgelegt, in welchen deutlich wird, dass auch das Hirn als Organ durch Stress dauerhaft geschädigt werden kann. Dieser Umstand könnte erklären, weshalb chronifizierte Belastungsreaktionen so schwer zu behandeln sind. Auf der anderen Seite hat Dienstbier (1989) gezeigt, dass intermittierende Belastung die physische und psychische «toughness» stärken kann. Nach seinen Worten:

> ... training with toughening manipulations leads to physiological toughness in the form of resistance to central catecholamine depletion, peripheral catecholamine responsitivity, increase beta-receptor sensitivity, and corticol suppression, and those physiological parameters lead to positive characteristics of performance, temperament, and stress tolerance. (Dienstbier, 1989, p. 92)

Stress muss also nicht immer schädlich sein, die Auseinandersetzung mit stressreichen Situationen kann sich in erhöhter Resistenz niederschlagen, vorausgesetzt, es ist genügend Zeit zur Erholung vorhanden (Bonanno, 2004; Rey, 2004). Offenbar wurde dem letzten Punkt in der bisherigen Forschung zu wenig Beachtung geschenkt, sonst wäre es nicht zu Aussagen wie «kumulierte Lebensereignisse erhöhen das gesundheitliche Risiko» gekommen. Es kommt darauf an, wie zeitlich nahe diese Ereignisse aufeinanderfolgen und ob Gelegenheit bestanden hat, die Stressreaktion zu verarbeiten. Ist dies der Fall, kann davon ausgegangen werden, dass Menschen sogar bei höchst kritischen Lebensereignissen persönlich gewinnen können.

1.7.3 Bewältigung nach extremen Belastungssituationen

Nach Janoff-Bulman (1989) bricht in der Folge eines traumatischen Ereignisses die persönliche Welt zusammen. Die Annahmen über die Welt haben sich als falsch erwiesen, das persönliche Informationssystem als ungenügend.

Die Folgen sind für das Individuum verheerend. Das bisherige Weltverständnis existiert nicht mehr, bisherige Beziehungen, das soziale Gefüge, die persönlichen Ziele und Vorlieben, Gefühle anderen gegenüber und auch das Selbstverständliche von Routinehandlungen sind auf einen Schlag in Frage gestellt. Die Folge ist eine enorme Verunsicherung, ein Verlust des Selbstwertgefühls, ein Verlust des Glaubens an die Zukunft. Die Welt als solche ist sinnlos geworden. Diese umfassende Verunsicherung des Informationssystems, der Annahme über die Welt, erfasst auch die emotionale Seite der Informationsverarbeitung, mit den entsprechenden, oben beschriebenen Dysregulationen. Durch die angelegte Selbstorganisation des Informationssystems (z. B. Carpenter & Grossberg, 1987; Freeman, 1987; Edelman, 1987; Prigogine & Stengers, 1981) formiert sich die Repräsentation der «Welt» neu. Es werden Strukturen und Verbindungen zwischen neuronalen Gruppen neu angelegt bis die Komplexität des Systems ausreicht, das Geschehene zu integrieren (Grawe, 2004).

Gelingt dies nicht oder nur unvollständig, so kann angenommen werden, dass es zur Symptombildung kommt. Die Zunahme der Komplexität erhöht die Wahrscheinlichkeit, dass das Informationssystem wieder in einen kohärenten Zustand gelangt und die meiste neu eintreffende Information assimiliert werden kann. Diese erhöhte Komplexität bringt jedoch subjektiv mit sich, dass die Welt, so wie sie früher erlebt wurde, endgültig aufgegeben werden muss. Die erhöhte Selbstkomplexität geht zudem einher mit einem geringeren Selbstwertgefühl und erhöhter Depressivität (Janoff-Bulman, 1989), gerade weil auch die negativen Erfahrungen in das informationsverarbeitende System integriert wurden.

Es kann davon ausgegangen werden, dass sowohl eine hohe Selbstkomplexität (Linville, 1987), als auch ein hohes Gefühl für die Sinnhaftigkeit der Welt eine Voraussetzung für eine gute Adaption nach einem kritischen Lebensereignis darstellt (Antonovsky, 1987).

Sowohl die «Selbstkomplexität» als auch der «Kohärenzsinn» können als Ressourcen betrachtet werden, welche die Anpassung nach einem kritischen Lebensereignis erleichtern. In der Literatur werden auch Konzepte wie «Kontrollerwartung» (Rotter, 1966), «self-efficacy» (Bandura, 1977), «hardiness» (Kobasa, Maddi & Kahn, 1982), «konstruktives Denken» (Epstein & Meier, 1989) oder Persönlichkeitsfaktoren wie «Optimismus» (Clark, Watson & Mineka, 1994) genannt. Gemeinsam ist diesen Konzepten, dass sie mehr Wert auf personentypische Merkmale als auf situative Bedingungen legen. Gemeinsam ist diesen Konzepten auch die verhältnismässig vage Vorstellung darüber, wie es zu diesen Merkmalen kommt. Einerseits sind sie dem Menschen in die Wiege gelegt und/

oder sie müssen durch ausreichende Umgebungsparameter, sprich Bedingungen in der Kindheit und Jugend gewährleistet sein.[2]

Es scheint bisher eine ungelöste Frage zu sein, wie es zu «hardy personalities» kommt oder wie eine optimale Stimulation aussehen muss, um stressresistente Menschen zu erhalten. Inwieweit die «toughness»-Hypothese von Dienstbier (1989) ihre Berechtigung hat, muss erst noch empirisch gezeigt werden.

Damit komme ich zum letzten Abschnitt dieser Einleitung. Darin soll der Ansatz von Horowitz und Mitarbeitern detaillierter vorgestellt werden. Dies ist deshalb von zentraler Bedeutung, weil dieser Ansatz zwischen den verschiedenen Konzeptionen des Bewältigens (Coping, Emotionsregulation, personentypische Eigenschaften) und den kognitiven Schema-Theorien vermittelt. Die dynamische Sichtweise erlaubt einen Blick auf die psychische Organisation als Reaktion auf stressreiche Ereignisse. Gleichzeitig muss betont werden, dass Horowitz und Mitarbeiter immer versucht haben, die postulierten Konzepte zu operationalisieren und empirisch zu validieren. Diese Überlegungen werden mit der vorliegenden Arbeit weiterentwickelt.

1.8 Kognitive Psychodynamik

1.8.1 Das Mehrebenenmodell von Horowitz

Dieses Kapitel stellt das psychodynamische Mehrebenen-Modell bewusster und unbewusster Prozesse vor, welches von Horowitz (1988a, 1988b, 1991; Horowitz & Stinson, 1995) entwickelt wurde, um den Verlauf von Psychotherapien und die Genese von Stressfolge-Störungsbildern zu beschreiben. Das Modell umfasst vier konzeptuelle Ebenen, die von mehr bewussten Prozessen hin zu mehr unbewussten Prozessen abgestuft sind. Die erste Ebene beschreibt die Phänomene, Themen und Symptome, die der Person als Probleme bewusst sind. Die zweite Ebene beschreibt Formulierungen von Zuständen der Stimmungs- und Ausdrucksregulierung der Person («states of mind»). Die dritte

2 Genauere Vorstellungen darüber, wie sich der kognitive Apparat entwickelt, finden sich in Piaget (1976) oder in Kegan (1982) und spezifisch zur Entwicklung des emotionalen Systems in Campos et al. (1989) oder in Rothbart, Derryberry und Posner (1994).

Ebene beschreibt Schemata der Beziehungsebene («role-relationship-models»); sie umfasst die bereits mehr unbewussten kognitiven Schemata des Selbst und von signifikanten Anderen. Die vierte Ebene umfasst die Beschreibung von habituellen (gewohnheitsmässig eingesetzten) Kontrollprozessen. Unter Kontrollprozessen werden Regulationsmechanismen verstanden, welche dazu dienen, die erlebten Gefühle zu regulieren. Kontrollprozesse sind dem Ebenen-Modell nicht direkt unterworfen; reguliert werden sowohl Ausdrucksverhalten, als auch Themen und Beziehungsverhalten. Es werden adaptive und maladaptive Strategien unterschieden.

Das Mehrebenen-Modell ist theoretisch so konzipiert, dass die Ebenen miteinander korrespondieren, bzw. sich sukzessive gegenseitig beeinflussen können. Im Folgenden sollen die genannten Ebenen genauer beschrieben und die anhand dieses Modells unternommenen empirischen Untersuchungen vorgestellt werden. Ein Ziel der Untersuchungen von Horowitz und Mitarbeitern ist es, Untersuchungs- und Beobachtungsinstrumente für die Therapie-Überwachung und für die Therapieprozessforschung bereitzustellen.

Ein zentrales Postulat für die Entstehung und Aufrechterhaltung stressbedingter Störungen ist die «completion tendency» (Schliessungstendenz) der Informationsverarbeitung (Horowitz, 1976, 1986). Danach hat das aktive Gedächtnis die Tendenz, seine Speicherinhalte so lange kontinuierlich in aktive Repräsentationen umzuwandeln, bis diese verblassen oder in bestehende kognitive Schemata integriert sind und sich somit nicht mehr länger im aktiven Gedächtnisspeicher befinden. Diese Tendenz zu wiederholten Repräsentationen (selbstreferentieller Prozess) des aktiven Speicherinhalts kann zu intrusiven Zuständen führen. Bedroht neue Information die Integrität einer Person, ihre Zukunftspläne oder ihre Repräsentation der Vergangenheit, dann müssen bestehende Schemata verändert werden, bevor die Integration der Speicherinhalte des aktiven Gedächtnis abgeschlossen sein kann. Bei der Informationsverarbeitung von bedrohlichen Inhalten kann es dabei zu überwältigenden negativen Emotionen wie starker Angst oder Hilflosigkeit sowie dem Erleben von Kontrollverlust kommen. Horowitz postulierte Kontrollmechanismen, welche die Bedrohung abwehren und den Adaptionsprozess regulieren, so dass eine langsame, schrittweise Veränderung bestehender Schemata und die Integration neuer Information möglich wird. Die Intensität der begleitenden negativen Emotionen wird dabei auf ein erträgliches Ausmass reduziert. Sind die Kontrollmechanismen stark ausgeprägt, kommt es zu Zuständen der Vermeidung, sind sie hingegen schwach ausgeprägt, resultieren Symptome der Intrusivität.

1.8.2 Mentale Funktionszustände («States of Mind»)

Mentale Funktionszustände sind als Begriff eher als erweiterte Formulierungen von Gefühlszuständen aufzufassen. Diese mentalen Zustände sind durch die Koheränz/ Diskohärenz zwischen Gefühl, Gedanken und sichtbarem Ausdruck bzw. Verhalten gekennzeichnet. Dabei wird Wert auf die Beschreibung von positiven, produktiven mentalen Funktionszuständen gelegt. Diese positiven, produktiven Zustände stellen Ansatzpunkte für eine Ressourcen orientierte Psychotherapie dar. Eine Kohärenz-/Diskohärenzmatrix legte Horowitz mit einem Schema von vier mentalen Funktionszuständen vor: Wohlmodulierte, übermodulierte, untermodulierte und wechselnde («shimmering» oder alternierende) Zustände (Horowitz, Stinson, Curtis et al., 1993). Als wohlmoduliert werden Zustände bezeichnet, in denen eine Übereinstimmung zwischen dem Ausdrucksverhalten und den Gefühlen einer Person vorhanden ist, selbst wenn es um den Ausdruck sehr intensiver und belastender Gefühle und Gedanken geht. Als übermoduliert werden Funktionszustände bezeichnet, in denen die Person ihren Ausdruck stark einschränkt. Als untermoduliert werden Zustände genannt, die ein relativ unreguliertes Auftreten von Gefühlen und Affekten zeigen (z. B. Weinen, impulsives Verhalten). Wechselnde Zustände sind durch das gleichzeitige oder sehr eng aufeinanderfolgende Auftreten von impulsivem und eingeschränktem, steifem Verhalten gekennzeichnet. Sowohl die wohlmodulierten als auch die alternierenden Zustände werden als «states of mind» (Funktionszustände) gesehen, bei denen im Verlauf einer Psychotherapie Verhaltens- und Einstellungsänderungen («Arbeitsphasen») in Gang gesetzt werden können, die also positiv bewertet werden können. Eine auf Selbstbericht basierte Operationalisierung positiver mentaler Funktionszustände legten Horowitz, Adler und Kegeles (1988) mit dem «Positive States of Mind»-Fragebogen vor, mit dem die Fähigkeit, positive bzw. produktive mentale Zustände aufzusuchen bzw. zu erfahren, gemessen wird. Auch hier geht es wieder um die Identifizierung von positiv-produktiven Ressourcen einer Person. In Blickrichtung auf psychotherapeutische Interventionen unterscheidet Horowitz (1991) zwischen zustandsstabilisierenden und destabiliserenden Techniken.

1.8.3 Role-Relationship-Models: Multiple Selbstbilder

Jeder der vorhergehend beschriebenen mentalen Funktionszustände wird durch kognitiv-emotionale Schemata organisiert. Diese Schemata kann man sich etwa als mehr oder weniger bewusste «Haltungen» oder mentale Abläufe vorstellen, die das Erleben und Handeln in einer bestimmten Situation bestimmen.

Unter «role-relationship-models» (die englische Bezeichnung wird beibehalten, da Rollen-Beziehungsmodelle unglücklich klingt) werden charakteristische Abfolgen von Repräsentationen der Person-Umweltbeziehungen verstanden. Erwartungshaltung, wahrgenommene (oder phantasierte) eigene oder Charakteristika anderer Personen und Verhaltensweisen verschmelzen dabei zu einem typischen sequentiellen Muster von Verhalten. Aktionen innerhalb dieser Abfolgemuster enthalten emotionales Empfinden, den entsprechenden Ausdruck und bewusste Erfahrung. Die Selbsteinschätzung innerhalb dieser Beziehungsformate kann Stolz, Schuld, Selbstaufwertung oder Selbstabwertung beinhalten. Der vielleicht wichtigste Aspekt dieser Theorie ist eine Aufsplitterung des Selbstbildes zu einer Vielzahl von potentiell zu aktivierenden Selbstbildern. Diese verschiedenen Repertoires von Selbstbildern können zu verschiedenen Formen der bewussten Identität führen. Integrierende Selbst-Schemata werden «supraordinate self-schemas» (SSS) genannt; Die Entwicklung solcher SSS verhindert unterschiedliche Identitätswahrnehmungen.[3] Einige dieser Identitäten werden gewünscht und gesucht, andere befürchtet und abgewehrt. Aus dieser Wunsch-Furcht- Dynamik ergeben sich klinisch relevante Verhaltensmuster. Horowitz spricht hier auch von einer defensiven Schichtung multipler Selbst-Schemata. Mit der Einführung komplexer «Role-Relationship Model Configurations» (RRMC) wird dieser Entwicklung entsprochen.

Konfigurationen von «role-relationship»-Modellen haben als empirische Basis Transkripte, welche nach einem genau beschriebenen Verfahren (Stinson, Milbrath, Reidbord & Bucci, 1994) gewonnen werden. Die Transkripte werden auf Wörter durchgesehen, welche auf Sichtweisen von Selbst und Anderen hinweisen. Das Ergebnis dieser Analysen wird räumlich dargestellt. Damit können Widersprüche oder problematische Sichtweisen leicht nachvollzogen werden. Die Formulierung von «role-relationship»-Modellen erfolgt in genau definierten

3 Die Annahme solcher verbindender Konstrukte erinnert an die Konstrukt-Theorie Kellys (1955); siehe auch Znoj (1992a). Es liesse sich hier auch die Ätiologie sogenannter «multipler» Persönlichkeiten diskutieren – bei denen offensichtlich keine solchen übergeordneten Muster gebildet werden konnten, sei dies, weil bestimmte Erfahrungen nicht integriert wurden oder aus strukturellen Gründen.

Schritten. In Anlehnung und Erweiterung werden auch die «core conflictual relationship theme» (CCRT) Methode (Luborsky & Crits-Christoph, 1990) und die «structural analysis of social behavior» (SASB) Methode (Benjamin, 1974) in die Analysen einbezogen. Im Gegensatz zur CCRT-Methode gibt es in der RRMC viele verschiedene «cores» (zentrale Themen). Der Ansatz Benjamins fusst auf einer sozialen Beziehungsanalyse, dem «Circumplexmodell» (Leary, 1957; Sullivan, 1953). RRMs sind eine Kombination von Selbst-Schemata, einem Schema für zumindest eine andere Person und einem «Transaktions-Skript» zwischen diesen. Unter einem «Skript» wird eine Handlungssequenz verstanden, welche Gefühle, Gedanken und Wertschätzungsprozesse einschliesst. Folgende Schritte werden zur Formulierung von «role-relationship»-Modellen empfohlen:

a) Formulierung von Selbst-Schemata: Bezeichnungen und Beschreibungen von Charakteristika, typischen Verhaltensweisen, Attributen und Rollen werden in eine Liste eingetragen; als Hilfe dient ein Lexikon von Charakteristika bestehend aus Substantiven und Adjektiven.
b) Formulierung von Anderer-Schemata (gleiche Vorgehensweise)

Für a) und b) wird das sogenannte organisatorische Niveau betrachtet und eingeschätzt. Als Hilfe dient ein von Horowitz weiterentwickeltes Modell von Gedo und Goldberg (1973), das sg. OLSOS («Organizational Level of Self and Object Schematization»), welches fünf Reifegrade der Schematisierung unterscheidet (Horowitz et al., 1984; Horowitz, 1987).

c) Formulierung des «schematischen Skriptes» (Handlungssequenzen, Wünsche, Emotionen gegenüber und von anderen). Zur Formulierung solcher Skripte kann auf einen «script dictionary» zurückgegriffen werden, welcher Begriffe des SASB/INTREX (Benjamin, 1974) enthält, andererseits durch psychodynamische Konzepte erweitert wurde.
d) Schlussendlich werden konfligierende Themen formuliert; darunter werden sich widersprechende Wunschhaltungen verstanden. Horowitz und Mitarbeiter unterscheiden progressive und regressive Wunschhaltungen.

In «Role-Relationship Models Configurations» (RRMC) werden diese RRMs unter ein generelles Thema gestellt und in vier Quadranten gebracht, welche die Dynamik der Beziehungsprozesse vereinfacht darstellt (desired RRM, dreaded RRM, problematic compromise RRM, adaptive compromise RRM).

Role-Relationship Konfigurationen lassen sich reliabel einschätzen (Horowitz & Eells, 1993).

Das Ergebnis dieser Überlegungen ist eine prägnante Kurzform der wichtigsten Beziehungsmuster, welche in charakteristischen Kreismodellen dargestellt werden (Abbildung 3).

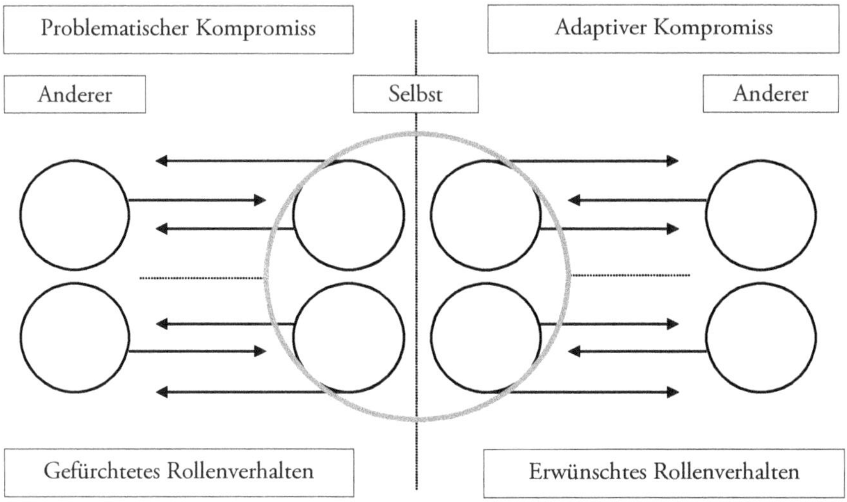

Abbildung 3. Role-Relationship Models Configuration (RRMC) nach Horowitz (1991)

Im Gegensatz zu anderen neuen psychodynamischen Formulierungen von Übertragungsprozessen legt das Modell von Horowitz grösseren Wert auf unbewusste Prozesse. Unbewusste Prozesse sind jedoch wesentlich schwieriger einzuschätzen, so dass dem Modell schon aus diesen Gründen Schwierigkeiten in der Reliabilität erwachsen. Die Formulierung solcher Modelle als projektives Verfahren zu beurteilen, ginge jedoch zu weit; die Reduktion von naturalistischen Daten durch das Entdecken redundanter Abfolgen in ein komplexes Interaktionsmodell dürfte aber nicht immer ausreichen, ein solches Modell zu konstruieren. Anders gesagt, die Formulierung solcher idealisierter Modelle basiert vermutlich fast immer auf einer ungenügenden Datenbasis und wird durch die «Vorschrift» des Modells auch mit Alltagswissen und Schlussfolgerungen des Formulierenden angereichert (vergleiche auch D'Andrade, 1991). Die Formulierung solcher «role-relationship»- Modelle ist auf klinische Brauchbarkeit gerichtet und eignet sich auch deshalb besser für (aufwändige) Einzelfallstudien als für Studien mit vergleichsweise grossen Stichproben.

Durch die Vermischung der Funktion von Untersuchungs- (Analyse) und Anwendungsinstrument (zur Formulierung von Fallkonzeptionen) erwachsen dem Modell auf beiden Seiten Schwierigkeiten: Es dürfte in der Praxis fast unmöglich sein, Therapeuten auf eine «vorschriftsmässige» Anwendung der RRMC hin zu trainieren. Damit fällt das Argument der Reliabilität weg und die Formulierung eines RRMC wird zum idiosynkratischen Prozess. Für ein Analyseinstrument sind RRMC durch die meist ungenügende Datenbasis im Grunde genommen ungeeignet. Die Überlastung durch «eingebaute» Theorie und Erklärungspotential sind weitere Mängel, die den Ansatz der RRMC für die Gruppen-Analyse eines therapeutischen Prozesses praktisch verunmöglichen.

1.8.4 Habituelle Kontrollprozesse

Kontrollprozesse stellen die Basis für die Regulation des emotionalen Empfindens dar. Horowitz und Mitarbeiter (Horowitz, Znoj & Stinson, 1996) gehen davon aus, dass diese Kontrollprozesse in der frühesten Entwicklungsstufe gelernt werden, respektive durch die epigenetische Entwicklung teilweise gegeben sind. Als Modellvorstellung für diese Regulationsmechanismen dient ein massiv paralleles Netzwerk (Horowitz & Stinson, 1995). Dieses Netzwerk reagiert auf selbstrelevante Informationen. Wenn das Netzwerk durch zuviel Information überlastet wird, schaltet ein Regulationsmechanismus – ein Kontrollprozess – zusätzliche Filterelemente ein. Dadurch wird trotz eines überlasteten Systems ein Gleichgewicht zwischen Information und Verarbeitungskapazität erreicht. Diese Gleichgewichtszustände manifestieren sich in den personentypischen «states of mind», respektive den Person-Umweltbeziehungen einer Person. Man kann sich diesen Vorgang als einen chaotischen Prozess vorstellen, welcher in gewissen Phasen einen momentanen Gleichgewichtszustand erreicht, je nachdem, wieviel «Energie» oder Information zugeführt wird. Dieses Mikroadaptionsystem entspricht dem Horowitz'schen Stress-Modell, als auch letzteres eine Adaption nach erfolgter Traumatisierung zwischen Intrusion (zuviel Information, Kapazitätsproblem) und zuwenig Information (Vermeidung, mentales Abschalten) in Phasen erfolgen lässt.

Kontrollprozesse wirken auf verschiedenen Stufen des Bewusstseins; die dem Bewusstsein zugänglichsten Kontrollprozesse wirken auf der Stufe von

Themen oder Inhalten; sie dienen dazu, einen Strom geäusserter Gedanken so zu lenken, dass die mit diesen Kognitionen verbundenen emotionalen Zustände nicht zu stark werden. Horowitz und Mitarbeiter unterscheiden vier verschiedene verhaltensmanifeste Kontrollprozesse: Aufmerksamkeitswechsel, Änderungen in der sequentiellen Verknüpfung (Konzeptwechsel), Änderungen in den Bewertungsprozessen (Bewertungswechsel) und Änderungen im Toleranzbereich für Themenkontinuität (Blockierung).

Neben diesen existieren auf einer mehr unwillkürlichen Ebene die Kontrollprozesse, welche die Form, die Art und Weise, wie Inhalte geäussert werden, beeinflussen. Diese Prozesse lassen sich erst dann relativ leicht beobachten, wenn Videoaufnahmen existieren, welche erlauben, auch kleinste Anzeichen emotionalen Geschehens festzuhalten.

Horowitz und Mitarbeiter unterscheiden fünf verschiedene Modi der Form-Kontrolle: Änderungen in der Modalität einer Botschaft (welche durch die Diskrepanz zwischen verbalen und non- und paraverbalen Botschaften festgestellt werden kann), Wechsel im zeitlichen Rahmen, paradoxe Darstellung (z. B. weg von einer narrativen Erzählweise hin zu einer Abstraktion), Änderungen im Handlungsbereich (konkrete körperliche, teilweise impulsive Bewegungen, z. B. Bewegungen der Hand, Kopfschütteln etc.), sowie Änderungen im Aktivitätsniveau (von langsam zu schnell und umgekehrt).

Kontrollprozesse beeinflussen auch die Art und Weise, wie über Beziehungen gedacht und gesprochen wird. Zum Beispiel: Wenn jemand davon ausgeht, dass zu enge Beziehungen deshalb vermieden werden müssen, weil irgendwann immer der Punkt kommt, wo man wegen zu viel Vertrauen betrogen wird, so müssen zu enge Beziehungen vermieden werden. Die Regulation solcher Beziehungsmuster können ebenfalls der emotionalen Kontrolle subsumiert werden. Der Grund dafür liegt in der Emotionsgenese: Emotionen spielen in der Beziehungsregulation eine sehr frühe und entscheidende Rolle (z. B. Bowlby, 1980; Dunn, 1988; Dunn & Hughes, 1998; Eisenberg, 2001; Leventhal, 1982). Horowitz und Mitarbeiter unterscheiden fünf Klassen von Kontrollmechanismen der sg. Personen-Schemata: Wechsel des Selbst-Schemas (siehe «role-relationship»-Modelle), Wechsel in der Wahrnehmung Anderer, Wechsel der Beziehungsmodelle, Änderung der Werte-Schemata und Wechsel der ausführenden Instanz (z. B. ich zu wir).

Mit diesen Ausführungen soll der grössere Zusammenhang der Regulationsprozesse innerhalb des psychischen Funktionierens expliziert werden; postuliert wird eine Verbindung von entwicklungspsychologischen Aspekten (wie z. B. mit frühen Beziehungsmustern – «attachment») mit psychodynamischen und kognitionspsychologischen (informationsverarbeitenden) Entwürfen der Persönlichkeit. Das Konzept der emotionalen Kontrollprozesse gleicht zudem in manchen Aspekten den emotionalen Bewältigungs-Prozessen wie sie in der Sozialpsychologie postuliert werden (Horowitz et al., 1996); wie im emotionszentrierten Bewältigen geht es darum, sich durch eine emotionale Reaktion an die jeweilige Situation anzupassen.

1.8.5 Operationalisierungen von Kontrollprozessen

Emotionsregulierende Kontrollprozesse sind theoretisch auf verschiedenen Ebenen des Verhaltens angesiedelt; entsprechend wurden Kontrollprozesse auch unterschiedlich operationalisiert. In Anlehnung an die Arbeiten von Ekman und Mitarbeitern (Ekman & Friesen, 1982; Ekman, Friesen & O'Sullivan, 1988) entwickelten Horowitz und Mitarbeiter ein einfaches System («nonverbal warding off»), welches ausschliesslich nonverbale Zeichen von erhöhter Angst, von Kommunikationsbreitschaft, von Lügen und damit verbundenen Emotionen und die Anstrengungen der Emotionsregulation erfasst. Solche Anzeichen sind etwa das Wegschauen, Bewegungen des Mundes, Kopfbewegungen und das Verdecken des Kopfes.

Eine weitere Operationalisierung der defensiven Kontrolle ist das Konzept der «Dyselaboration». Betrachtet werden die verbalen Anstrengungen der Vermeidung oder Verzerrung von emotionalen Inhalten. Therapietranskripte, welche nach TUs (Thematic Units) aufgeteilt sind, werden auf acht Kategorien hin eingeschätzt. Beispiele von solchen Äusserungen sind Füllwörter, Minimalisierungen, Peripherisierung (weg vom emotionalen Kern des Themas), Fehlattributionen, Missverständnisse und abrupte Themenwechsel (Horowitz, Stinson, Curtis et al., 1993; Horowitz, Milbrath, Reidbord & Stinson, 1993; Milbrath, Bond, Cooper, Znoj, Horowitz & Perry, 1999).

Weitere Instrumente zur Erfassung emotionaler Kontrollprozesse sind ein Q-Sort (Horowitz et al., 1996), ein Fragebogen (Znoj & Grawe, 2000) sowie ein Kategoriensystem zur Beobachtung von Videoaufnahmen, welche alle die drei theoretisch beschriebenen Ebenen erfassen und integrieren. Die Operationalisierung und Validierung dieser Instrumente ist Teil der vorliegenden Arbeit und wird daher an späterer Stelle ausführlich behandelt.

1.8.6 Zur Beziehung der emotionalen Kontrollprozesse zu klassisch dynamischen Formulierungen von Abwehrprozessen

In der Folge traumatischer Ereignisse erfahren Personen oft intrusive Bilder und Gedanken oder Emotionen («pangs of emotion») als auch Phasen unerwarteter «Erinnerungslöcher» oder ein dumpfes, unempfindliches Körpergefühl. Die Entdeckung unbewusster Prozesse ging historisch gesehen einher mit der Einführung des Konzeptes der Verdrängung (Freud, 1896). Die Aufgabe solcher unbewusster Verdrängungsarbeit war es laut Freud, die emotionalen Konsequenzen von tabuisierten (verbotenen) Wünschen zu verhindern. Die Unterdrückung solcher Emotionen konnte jedoch zu Symptomen wie Angst oder Hysterie führen. Anna Freud führte eine ganze Anzahl solcher Verdrängungsmechanismen auf (1936). Als Beispiele seien Aufsplitterung, rückgängig Machen, Repression, Entwertung, Verlegung, Verleugnung und Rollenvertauschung erwähnt. Kürzlich hat Vaillant (1992) eine Operationalisierung von psychodynamischen Verdrängungsmechanismen vorgelegt, die auch adaptive Mechanismen enthält. Haans Modell der Ego-Funktion unterscheidet zwischen Bewältigungs- und defensiven Prozessen (Haan, 1977, 1993). In der Grundkonzeption gleicht damit Haans Modell den theoretischen Überlegungen von Horowitz, welcher adaptive und maladaptive Kontrollprozesse unterscheidet. Der Unterschied liegt aber auch hier in der «Auflösung» der Perspektive. Von Haan (1993) werden globale Strategien untersucht, die entweder durch die Person selbst oder durch Beobachter (oder Therapeuten) erfasst werden und mindestens den zeitlichen Rahmen einer ganzen Therapiesitzung abdecken.

Horowitz und Mitarbeiter gehen davon aus, dass den Verdrängungsmechanismen Kontrollprozesse unterliegen. Der Vorteil dieser Konzeption liegt darin, dass die verschiedenen Verdrängungsstrategien als Produkte einfacher Prozesse betrachtet werden können, die zudem recht gut beobachtbar sind. Kontrollprozesse werden als generative Prozesse verstanden. Eine Klassifikation und die empirische Erfassung von generativen Prozessen hat nicht nur den Vorteil eines genotypischen Ansatzes, sondern verspricht auch mehr therapeutische Interventionsmöglichkeiten, da ja schon im Ansatz des Entstehens den Verdrängungstendenzen entgegengewirkt werden kann.

Horowitz (1972) teilt die Repräsentation von Gedanken in aktivierende, imaginative und lexikalische Modi ein, welche unterschiedlich organisiert werden. Bestimmte neurologische oder psychologische Pathologien können spezifisch mit solchen Modi interferieren oder die Freiheitsgrade der Umsetzung von einem Modus in einen anderen einschränken. Solche Einschränkungen können als defensive Reaktionen interpretiert werden. In der konkreten Operationalisierung dieses Konzeptes bleiben die psychodynamischen Kategorien der Verdrängung weitgehend unberücksichtigt. Die theoretisch auf die Genese anstatt auf die Phänomenologie ausgerichtete Operationalisierung der Abwehrreaktion bedeutet einen wichtigen Schritt hin zu einer grundlagenorientierten Psychologie (Lewin, 1981).

1.8.7 Integrierende Untersuchungen

Erste Untersuchungen zu Variablen verschiedener Ebenen zeigten, dass das Ausmass der Phänomene auf den anderen Modellebenen sich nicht mit der Zeit, sondern mit den angesprochen Themen oder Inhalten (Topics) änderte.

Im Falle der Einzelfalluntersuchung von Mr. B. (Horowitz, Stinson, Curtis et al., 1993) war der Topic (1) «Beziehung zum Verstorbenen» durch mehr untermodulierte Zustände (z. B. Weinen) gekennzeichnet als die anderen Topics. (2) Topic «die neue Beziehung» wies weniger modulierte Zustände auf als der Topic (3) «Arbeit», was auf seine Konflikthaftigkeit schliessen lässt. Der Topic (3) «Arbeit» hatte die meisten wohlmodulierten und die wenigsten übermodulierten Zustände im Vergleich zu den anderen Themen, was dafür spricht, dass er nicht so problematisch wie die anderen Topics war. Als Anzeichen für Kontrollprozesse wurde «Dyselaboration» untersucht. Hier war der grösste Effektgrössenunterschied zwischen verschiedenen Topics bei «Füllsel- und Ablenkungsgespräch» zu finden, das bei dem Topic Arbeit öfter auftrat. Daraus schlossen die Untersucher, dass der Topic «Arbeit» selbst der Ablenkung diente.

Ms. P., in einer anderen Einzelfalluntersuchung (Horowitz, Milbrath, Jordan et al., 1994), zeigte, wenn sie in einem wohlmodulierten mentalen Funktionszustand war und einen problematischen Topic diskutierte, oft einen Übergang in einen wechselnden (changierenden) Funktionszustand. Innerhalb des changierenden Zustands blieb sie mit hoher Wahrscheinlichkeit beim gleichen oder einem anderen problematischen Topic. Nur selten wechselte sie auf einen unproblematischen Topic. Beim übermodulierten Zustand wechselte sie dagegen öfter auf einen unproblematischen Topic. Daraus ergibt sich die klinisch bedeutsame Vermutung, dass der changierende Zustand der eigentliche Arbeitszustand innerhalb der Psychotherapie ist.

1.8.8 Wertung des Mehrebenenmodells

Abschliessend kann der Forschungsansatz von Horowitz und Mitarbeitern als Versuch gewertet werden, die Dynamik des psychischen Geschehens im therapeutischen Prozess abzubilden; der Fokus liegt dabei nicht so sehr in der Optimierung des therapeutischen Wirkens als in der Beschreibung der verschiedenen Ebenen des psychischen Funktionierens. Die Ebene der Kontrollprozesse wird in der vorliegenden Arbeit theoretisch erweitert und auf verschiedene Aspekte hin untersucht. Untersuchungsgegenstand sind Felder der Klinischen Psychologie, Verhaltensmedizin und der Gesundheitspsychologie.

Im Zusammenhang mit der Mehrebenentheorie des psychischen Geschehens ist auf die Konzeption von Powers (1973) hinzuweisen, dessen kybernetisches Modell des psychischen Funktionierens davon ausgeht, dass Verhalten durch die Kontrolle der Wahrnehmung reguliert wird. Diese etwas kryptische Formulierung erhält wesentlich mehr Sinn, wenn wir das Modell unter dem Gesichtspunkt neuerer Modelle des psychischen Funktionierens, etwa von Pinker (1997) oder von Minsky (1990) betrachten. Die Vorstellung, dass irgendwelche «homunculi» das psychische Geschehen «kontrollieren» ist irreführend; vielmehr werden Kontrollaufgaben durch eingebaute Regelkreise wahrgenommen, welche nach sehr spezifischen Rahmenbedingungen («constraints») einen Informationsfluss bearbeiten und weiterleiten. Die Vorstellung, dass das «Bewusstsein» eine solche Kontrollinstanz sein kann, ist vermutlich nicht falsch. Es wäre aber nicht richtig, dass Bewusstsein als einzige Kontrollinstanz zu postulieren, weil schon auf der einfachsten Ebene der Informationsverarbeitung Regulationsprozesse, z. B. in der Form von Kapazitätsbegrenzungen oder von selektiver Informationsaufnahme wirken. Vorstellungen zur Verhaltenssteuerung, wie sie in den 60er Jahren entwickelt wurden (z. B. Miller, Galanter & Pribram, 1960), sind viel zu starr und hierarchisch. Stattdessen muss davon ausgegangen werden, dass sich bestimmte Systemzustände einstellen, die durch rekursiv miteinander verknüpfte, selbstreferentielle Informationsregelkreise, die zu einem momentanen Gleichgewicht finden, zustande kommen. Auf einer sehr globalen Ebene lassen sich solche Gleichgewichtszustände beobachten. Das Lachen oder Weinen einer Person wäre ein solcher – zeitlich flüchtiger – Zustand. Gleichgewichtszustände auf globaler Ebene wirken ihrerseits wieder auf kleinere Regelkreise zurück, wirken aber auch auf grössere, wie zum Beispiel auf andere Personen oder auf ganze Gesellschaften.

Ob es ein «Bewussttein» auf der «höchsten» Ebene der Informationsverarbeitung wirklich braucht, ist eine ungelöste Frage (z. B. Pinker, 1997). Die Horowitz'sche Mehrebenentheorie stellt insofern ein Novum dar, als sie sich vom psychodynamischen Instanzendenken distanziert und konkrete Vorschläge zur Operationalisierung solcher Prozesse macht. Sie ist auch deshalb hervorzuheben, weil viele psychologische Modellvorstellungen davon ausgehen, dass isoliert zu betrachtende Phänomene auf andere ebenso isolierte Prozesse oder Phänomene einwirken. Diese, oft scherzhaft als «Boxologie» bezeichnete, Modellbildung verleitet dazu, dynamische Aspekte des psychischen Funktionierens zu vernachlässigen und stellt gleichzeitig eine irreführende Kausalität her (Riedl, 1982).

Im weiteren Vorgehen werden die emotionalen Kontrollprozesse unter verschiedenen Perspektiven und Anwendungsfeldern untersucht. Die Fragestellungen und Hypothesen zu den einzelnen Untersuchungen werden jeweils separat vorgestellt.

2 Beobachtungsuntersuchungen Teil 1

2.1 Emotionale Kontrollprozesse in der Trauer: Entwicklung und Anwendung eines Beobachtungsinstrumentes

2.1.1 Vorbemerkungen

Dieses Kapitel handelt von einer ersten Untersuchung mit dem aus Voruntersuchungen entwickelten Beobachtungsinstrument zur Theorie der emotionalen Kontrollprozesse. Die Ansprüche an das Instrument waren hoch. Es sollte die reliable Beobachtung verdeckt ablaufender Prozesse ermöglichen – Prozesse, die zudem theoretisch erschlossen wurden und deren Operationalisierung bis anhin nur unvollständig gelungen war. Deshalb ist dieses Kapitel in zwei Teile gegliedert: In einem ersten Teil soll die Entwicklung des Beobachtungsinstrumentes beschrieben werden, im zweiten Teil wird das Beobachtungsinstrument anhand archivierten Datenmaterials aus einer Untersuchung zu Belastungsverarbeitung bei Partnerverlust validiert.

Die drei von Horowitz und Mitarbeitern (1996) postulierten Kontrollebenen (Inhalt, Form und Personenschemata) wurden beibehalten. Vorversuche mit verschiedenen Versuchspersonen und Experten führten zu einem Beobachtungssystem mit 14 Kategorien.

Als Beobachtungszeiteinheit wurden 30-Sekunden-Segmente gewählt. Die Wahl einer geeigneten Zeiteinheit ist keineswegs trivial (Bakeman & Gottman, 1986; Fassnacht, 1995). Ein Verhalten kann fast beliebig segmentiert werden; je nach Zeiteinheit werden verschiedene Aspekte eines Verhaltens prominent. Oft ergibt sich die Segmentierung aus dem gesetzten Ziel und dem Abschluss eines Verhaltens. Im Falle der Emotionsregulation sind solche Ziel- oder Abschlusskriterien nicht klar gegeben. Eine zusätzliche Schwierigkeit ergab sich aus der Teilung in drei Ebenen der postulierten Kontrollprozesse; die theoretische Aufteilung entspricht auch unterschiedlichen Prozessen und damit unterschiedlichen Geschwindigkeiten von Regulationsabläufen. Während Kontrollen der Formebene sehr schnell ablaufen können, so regulieren sich Emotionen über Beziehungsinhalte wesentlich langsamer. Dazwischen liegen die Inhaltsregulationen. In zeitlichen Einheiten umgerechnet können Emotionskontrollen des Form- und Ausdruckstypus innert Sekundenbruchteilen ablaufen. Einen Hinweis darauf geben Untersuchungen zu den «facial expressions» von Ekman und Mitarbeitern (Ekman & Friesen, 1975). Emotionales Ausdrucksverhalten «blitzt» oft nur während weniger Sekunden auf. Oft wird das Ausdrucksverhalten verdeckt oder überlagert von Ausdrücken anderer Emotionen, die vielfach nur während Sekundenbruchteilen (bei optimalen Bedingungen) zu sehen sind. Diese «emotional slips» (Ekman, 1989) sind nicht selten Anzeichen widersprechender Gefühlslagen oder sich widersprechender Motive.

Auf der Form-Ebene werden Kontrollen unterschieden, die den Ausdruck des emotionalen Geschehens verändern. Diese Strategien sind oft kaum bewusstseinsfähig und laufen mehrheitlich automatisch ab. Als Beispiele seien Diskordanzen zwischen Ausdrucksmodi (Maskierungen), zeitliche Verschiebungen, sehr abstrakte oder allzu detaillierte Berichte (logische Unschärfe, paradoxe Darstellungen), anderweitig unmotivierte Bewegungsabläufe oder Änderungen im Aktivitätsniveau, wie auffallende Müdigkeit oder Hektik, oft verbunden mit signalisierter Aufmerksamkeit, erwähnt.

Unter emotionalen Kontrollen des Inhaltes werden Emotionsregulationsstrategien verstanden, welche über die Veränderung repräsentierter Inhalte (Berichte, Beschreibungen, Erinnerungen) wirksam und ersichtlich werden. Es werden vor allem Inhalte und Erinnerungen, die mit problematischen Emotionen verknüpft sind, verändert. Dies kann geschehen, indem nur bestimmte Erinnerungen überhaupt erinnert oder berichtet werden. Alle Kontrollen der Inhaltsebene handeln von Verzerrungen solcher Erinnerungen, sei dies durch Wechsel der Aufmerksamkeit, durch Auswahl bestimmter Eigenschaften, durch Neueinschätzung des Erlebten oder durch einen Abbruch der Thematik.

Kontrollen der Beziehungsebene verändern die Beziehung einer Person zu einer anderen (oder zu sich selbst). Es sind Modulationen der Beziehungsskripte. Dies kann so geschehen, dass sich eine Person selbst unterschiedlich wahrnimmt, also alternierende Selbstrepräsentationen aktiviert, oder die referenzierte Bezugsperson in einem zu guten oder zu schlechten Licht darstellt. Auch die Funktion der Beziehung kann verändert werden (z. B. in Aussagen wie: «Er war ja nur mein Bettpartner …»), Wertnormen und Verantwortlichkeitszuschreibungen können ebenfalls verändert werden.

Diese verschiedenen Ebenen unter einen «Hut» zu bringen gelang am besten mit einer 30 Sekunden-Beobachtungseinheit.

2.1.2 Die Beobachtungskategorien: Konzept und Beschreibung

Die Kategorien zur Beobachtung der postulierten Emotionsregulationsprozesse leiten sich direkt aus den vorangegangenen Überlegungen ab.

Form-und Ausdruckskontrolle

Maskierungen: Hierzu gehören Verhaltensweisen, welche die zugrundeliegende Emotion im Ausdruck verändern oder vertuschen. Kennzeichen einer solchen Regulation sind eine flache Sprache, Unstimmigkeiten im Sprachton innerhalb einer Wortreihe; die Stimmlage, der Gesichtsausdruck, und die Körperhaltung stimmen nicht überein oder vertuschen die inhaltliche Botschaft (beispielsweise durch ein schiefes Lächeln, Achselzucken und durch andere nonverbale Zeichen).

Zeitverschiebungen: Der zeitliche Fluss einer Darstellung eines Ereignisses wird unterbrochen oder in einen anderen zeitlichen Zusammenhang gestellt. Kennzeichen einer solchen Regulation sind Übergänge von einem zeitlichen Rahmen zu einem anderen oder das Fokussieren nur auf die Vergangenheit oder die Zukunft.

Paradoxe Darstellung («Logik-Wechsel»): In der Darstellung eines Ereignisses oder einer Erinnerung wird die Aufmerksamkeit auf kleinste Details eines Themas gerichtet, oder im Gegenteil, das fragliche Thema wird nur auf einer sehr globalen, abstrakten oder phantastischen Ebene behandelt. Kennzeichen einer solchen Regulation sind Wechsel von analytischem zu narrativem Denken und zu Wunschdenken oder Wechsel vom Narrativen zu einer allgemeinen, abstrakten Darstellung. Zu dieser Kategorie gehören auch Generalisierungen und vermeidender Humor (Galgenhumor, schwarzer Humor), Witzeln oder Blödeln.

Plötzliche Bewegungen: Als plötzliche Bewegungen gelten (oft unkoordinierte) Bewegungen, die dem Spannungsabbau dienen. Darunter werden auch Bewegungen verstanden wie Lachen wenn man sich glücklich fühlt oder Weinen wenn man traurig ist. Es sollten nur Verhaltensweisen als plötzliche Bewegungen eingeschätzt werden, die als Zeichen einer Regulationstätigkeit interpretiert werden können.

Ändern des Aktivationsniveaus: Unter dem Begriff «Aktivationsniveau» werden allgemeine, überdauernde Zustände wie Wachheit oder Müdigkeit verstanden. Änderungen dieses Zustandes können Hinweise auf Prozesse der Emotionsregulation darstellen. Intensives Beobachten des Gesprächpartners (monitoring) oder mitgeteiltes sich Loslösen («disengagement») wie gähnen oder sich abwenden sind Verhaltensweisen, die für die Manipulation des Aktivationsniveaus sprechen; schnellere oder langsamere Sprechrate oder Grübeln über den eigenen Zustand sind weitere Indizien für eine Regulation dieser Form. Auch hier sollten nur Verhaltensweisen eingeschätzt werden, die als Zeichen einer Regulationstätigkeit interpretiert werden können.

Inhaltskontrolle

Aufmerksamkeitswechsel: Darunter wird ein Wechsel der gerichteten Aufmerksamkeit verstanden. Das Wählen eines weniger emotionalen Themas wie das Umgehen stressreicher Themen oder die Konzentration auf periphere Themen sind Beispiele solcher Aufmerksamkeitswechsel. Ebenfalls dazu gehören die Einführung irreführender, vom emotionalen Kern wegführender Themen («Nebenkriegsschauplatz») oder das Vergessen oder Verneinen wichtiger Inhalte.

Auswählen von Konzepten: Eine Erinnerung oder ein Bericht kann als Verkettung relevanter Konzepte verstanden werden. Die Wahl eines nachfolgenden Konzeptes bestimmt letztlich den Inhalt einer Mitteilung oder Erinnerung. Die Auswahl solcher nachfolgender Konzepte kann der Emotionsregulation dienen, indem innerhalb einer gewählten Situation oder Erinnerung bestimmte emotionale Eigenschaften besonders betont oder vernachlässigt werden. Kennzeichen einer solchen Regulation sind kommunikativer «Widerstand», Fehlinformationen, Generalisierungen, wenn Spezifizierung angesagt wäre, vor- und rückwärts-Wechsel im Thema, das Vermeiden von Schlüsselkonzepten oder inhaltliche Widersprüche.

Wiedereinschätzen: Die Wichtigkeit eines Ereignisses umzudeuten, ist ein allgemein bekannter Regulationsvorgang. Die Kennzeichen einer solchen Regulation sind unqualifizierte Attributionen von Eigenschaften sich selbst oder anderen gegenüber, Übertreibungen oder Minimalisierungen, eine «süsse Zitronen und saure Trauben-Haltung», Rationalisierungen und das Rechtfertigen von sub-optimalen Lösungen. Oft ist auch das Zögern, wenn eine klare Haltung erfordert wäre, ein Hinweis auf eine Regulation durch Wiedereinschätzen («reappraisal»).

Blockieren: Das Abblocken von Gedanken oder Erinnerungen, oder interaktiv, das Unterbrechen einer Mitteilung sind drastische Mittel, eine Situation oder eine Erinnerung aus dem Weg zu schaffen. Kennzeichen von Blockierungen sind das vorzeitiges Abbrechen eines Gedankens, abrupte Themenwechsel, Aufstehen und Weglaufen oder, als Lösung eines Problems, die einfachere, aber unter Umständen unrealistische oder selbstschädigende Alternative wählen.

Personen-Schemata

Wechsel des Selbstschemas (Identitätswechsel): Unter diese Kategorie fallen alternierende Darstellungen, wie das Selbst (re)präsentiert wird. In Anlehnung an das «state of mind»-Konzept werden Wechsel beispielsweise vom selbstsicheren zum anlehnungsbedürftigen, hilflosen Selbst oder umgekehrt als Hinweise für eine Emotionsregulation gewertet. Ebenso dient ein Wechsel zu einer unrealistisch überhöhten Selbstdarstellung der emotionalen Kontrolle.

Wechsel des Andern-Schemas: Wie eine alternierende Selbstdarstellung dient auch ein Wechsel der Repräsentation eines signifikanten Anderen – wie andere unrealistisch wahrnehmen oder ungerechtfertigte Erwartungen an andere haben – der Emotionsregulation. Ebenso gehört das Reagieren auf andere aufgrund einer Fehlinterpretation («Projektion») dazu. Weiterhin dazu zählen eine «Alles gut oder schlecht-Haltung» gegenüber anderen, Objektwechsel hinsichtlich eigener Wünsche, Gefühle, Phantasien, oder gegenüber Quellen der Bedrohung, persönliche Stereotypisierungen, unrealistische Entwertung oder Überhöhung anderer.

Wechsel in der Beziehungswahrnehmung: Eine bestimmte Rolle in einer Beziehung einnehmen, ändert die entsprechende emotionale Qualität. Beispiele solcher Wechsel sind, eine Beziehung zu jemandem als absolut gut oder schlecht wahrnehmen, das Vortäuschen einer Rolle, die nicht als echt erlebt wird oder das Ausagieren «obligatorischer Skripts» (z. B. «als Bauarbeiter muss man hart und männlich sein»). Wechsel in der Wahrnehmung der Beziehungsqualität charakterisieren diese Kategorie.

Ändern der Wertnormen: Die Diskrepanz von eigenem Verhalten und eigenen Wertnormen kann unangenehme Emotionen hervorrufen. Eine Möglichkeit, diese Emotionen zu kontrollieren, ist der Wechsel solcher Normen oder Referenzen. Anzeichen von Regulationen dieser Form sind Referenzen auf ein existierendes (aber nicht verinnerlichtes) Überzeugungssystem (z. B. auf politische Systeme oder Glaubenssysteme) oder eine Beschuldigungstaktik; weiter gehören dazu Selbstkritik, die auf andere Menschen oder Ideologien hin deutet oder ein Wechsel zwischen positiver und negativer Selbstkritik

Ändern der ausführenden Instanz: Anzeichen eines solchen Regulationsprozesses sind Verantwortlichkeitszuschreibungen oder Wechsel des Prädikates wie z. B. plötzliche Wechsel von «ich» zu «wir» oder «man». Damit wird der Individualitätsrahmen ausgeweitet (oder eingeengt).

Die Operationalisierung der jeweiligen Kategorien wurde pragmatisch auf grösstmögliche Reliabilität ausgerichtet. Die Kategorien wurden absichtlich nicht präziser formuliert, weil sie den Gegebenheiten und dem individuellen Ausdruck der untersuchten Personen fortlaufend angepasst werden müssen. Diese Verhaltensweisen können auch ohne Bezug zu emotionalen Kontrollprozessen vorkommen, auch erfassen die Kategorien nicht alle Verhaltensweisen, die dazu dienen können, die eigene Emotionalität zu regulieren. Es sind aber beobachtbare Verhaltensweisen, die in einer therapeutischen Interaktion oder in einer Interviewsituation gesehen werden können.

Die meisten Kategorien können innerhalb eines kleinen Kontextrahmens bestimmt werden, für gewisse Kategorien, vor allem für die der Inhaltsebene ist es aber notwendig, auch einen grösseren Bezugsrahmen herzustellen. Dies kann gewährleistet werden, indem Teile des Gespräches betrachtet werden, die über den eigentlich zu beobachtenden Zeitabschnitt hinausreichen.

2.2 Fragestellung

Das wichtigste Anliegen dieser Untersuchung neben der Beobachtungsgüte (Reliabilität) ist die Frage nach der Validität des neuen Instrumentes. Davon ausgehend, dass Bewältigungsverhalten immer (wenn auch oft schwach) mit Persönlichkeitsvariablen korreliert ist, war anzunehmen, dass auch der Umgang mit eigenen Emotionen unterschiedlich, je nach Persönlichkeit, ausgeprägt ist. Ein neurotischer Persönlichkeitsstil sollte daher stärker mit Strategien, welche die Veränderung des Selbst- oder Fremdbildes zur Folge haben, verbunden sein.

Eine andere Frage war, wie stark sich die beobachteten Regulationsprozesse in anderen konstruktnahen Instrumenten abbilden würden und wie sehr sich die Stimmung oder das Befinden einer Person auf die Einschätzung des Regulationsverhaltens auswirken würde.

Das Design der Untersuchung erlaubte auch prospektive Fragen: Würden Trauernde, die einen komplizierten Trauerverlauf aufwiesen, sich hinsichtlich der Emotionsregulationen von den übrigen Trauernden unterscheiden? Das ist die zentrale Frage: Wenn sich ein Zusammenhang – und sei dieser auch schwach – im Verlauf der Trauer nachweisen liesse, so hätte man einen empirischen Hinweis für die Richtigkeit der Annahme, dass die Art und Weise, wie mit Emotionen umgegangen wird, gesundheitsrelevant ist. Wenn diese beobachteten Strategien noch weitgehend unabhängig vom aktuellen Befinden der Trauernden eingeschätzt werden können, so hätte man ein potentiell wichtiges Instrumentarium für die klinische Praxis zur Verfügung. Über diese unspezifische Fragestellung hinaus vermutete ich, dass vor allem Regulationsstrategien, die weitgehend automatisch und autonom wirken, mit einem komplizierten Trauerverlauf assoziiert sind, weil diese Prozesse einer bewussten Kontrolle weniger zugänglich sind. Nach der Aufteilung in die verschiedenen Ebenen wären das vor allem Regulationen der Form und des Ausdruckes. Weiter vermutete ich, dass willkürliche Regulationen, also beispielsweise das Abblocken oder Unterbrechen einer Erinnerung, problematischer sind als ein Wiedereinschätzen oder ein Fokussieren auf thematischen Nebengeleisen.

Das Geschlecht der Trauernden kann sich im Gebrauch unterschiedlicher Formen der Emotionsregulation abbilden. Es gibt in unserer Gesellschaft geschlechtsspezifische «Vorschriften», wie und wann Gefühle ausgedrückt werden können. Diese von Ekman (z. B. 1994) als «display rules» bezeichneten Regeln kommen in der Trauer besonders zur Geltung. Männer in unserer westlichen Gesellschaft dürfen ihre Gefühle nicht so stark ausdrücken wie Frauen, obwohl diese Regel in letzter Zeit eher wieder abgeschwächt wird; Gefühle, wenn sie von Männern geäussert werden, können aber auch besonders appellativ wirken, gerade weil sie selten sind (Williams & Morris, 1996). Damit sind auch manipulative Strategien angesprochen. Gefühle werden auch reguliert, um bestimmte interaktionelle Ziele zu erreichen. Diese manipulative Seite der Gefühlsregulation kommt im Werbeverhalten oder in Situationen, wo andere getäuscht werden müssen, etwa im Kartenspiel oder bei Geschäftsabschlüssen vor.

Dieser zuletzt angesprochene Aspekt der Emotionsregulation sollte in dieser Untersuchung möglichst ausgeschlossen werden. Dies sollte durch die Versuchsanordnung gewährleistet werden.

2.2.1 Durchführung und Methode

Die Studie war Teil einer grösseren multivariaten Untersuchung zur Trauer bei Erwachsenen, die wiederum Teil einer Untersuchung zu psychologischen Faktoren bei extremer Belastung war. Die Trauerstudie war als Längsschnitt-Untersuchung angelegt, bei der die Teilnehmenden mittels einer Vielzahl von Instrumenten, die sowohl Selbst-, als auch Fremdbeurteilungen einschlossen, untersucht wurden. Auch strukturierte und halbstrukturierte Interviews gehörten dazu, welche auf Videobänder aufgezeichnet wurden. Zusätzlich wurden experimentelle Studien durchgeführt, wobei die teilnehmenden Personen verschiedene kognitive Aufgaben lösen mussten. Teilweise wurden auch physiologische Parameter erhoben. Die Untersuchten, die alle ihren Lebenspartner mit dem sie zusammenlebten, verloren hatten, wiesen die bekannten Stresssymptome auf, wie etwa erhöhte Depressionswerte oder erhöhte Werte in Messmitteln für posttraumatische Stressreaktionen, speziell hinsichtlich Intrusionen und Vermeidung. Dies galt bis zum dritten Messzeitpunkt, etwa 25 Monate nach dem Verlust. Innerhalb dieses Forschungsprogramms gab es individuell angelegte Untersuchungen, in welchen spezifische Fragestellungen zur Trauerverarbeitung bearbeitet wurden. Alle diese Studien basierten auf den gleichen standardisierten Messmitteln zum Ausgang der Trauer. Eine dieser Teilstudien war die von mir geleitete Untersuchung zu den Strategien der Emotionsregulation.

Die teilnehmenden Personen nahmen auf freiwilliger Basis an den Untersuchungen teil. Sie wurden dreimal intensiv befragt, etwa fünf, 13 und 25 Monate nach dem Verlust. Zum selben Zeitpunkt füllten die teilnehmenden Personen eine Batterie von Selbstbefragungsinstrumenten aus, wie die «Symptom-Checklist Revised» SCL-90R (Derogatis, 1977), den Depressionsbogen (BDI) von Beck (1978) oder die «Impact of Event Scale» (IES) von Horowitz, Wilner und Alvarez (1979), zusammen mit Lebensereignis-Bögen und anderen Befindlichkeitsmassen. Diese Batterie wurde im Laufe der Untersuchung leicht verändert und den Bedürfnissen angepasst. Die vorliegende Untersuchung basierte auf den Videoaufnahmen des halb-strukturierten Interviews, welches fünf Monate nach dem Verlust durchgeführt wurde. Innerhalb dieses Interviews wurde ein Abschnitt ausgewählt, in dem die untersuchten Personen gebeten wurden, drei spezifische Erinnerungen, die sie mit dem verstorbenen Partner oder der verstorbenen Partnerin verbanden, zu berichten. Diese Erinnerungen dauerten durchschnittlich je sechs Minuten.

Aus der gesamten Kohorte der Trauernden wurden 14 Monate nach dem Verlust etwa ein Drittel der trauernden Personen als Trauernde mit kompliziertem Trauerverlauf diagnostiziert. Dieser Trauerstatus wurde nach der publizierten Methode von Horowitz, Siegel, Holen und Bonanno (1997) festgestellt. Dabei wurden über 30 Kriterien benutzt, wie etwa ungelegene, plötzliche und lebensnahe Erinnerungen an die verstorbene Person, Schwierigkeiten, sich an die neuen Lebensumstände zu adaptieren und Verhaltensweisen, die darauf hindeuten, dass die Endgültigkeit des Verlustes nicht akzeptiert wird. Dieses Kriterium wurde dazu benützt, die Emotionsregulationsstrategien im Interview fünf Monate nach dem Verlust zu untersuchen.

Beschreibung der untersuchten verwitweten Personen

Kürzlich verwitwete Personen zwischen 21 und 55 Jahren wurden mittels Anzeigen gesucht oder durch Hinweise von Ärzten und Institutionen angefragt und für jede Stunde, die sie für die Studie aufwandten, mit 10 US$ entlohnt. Ausschlusskriterien waren ernsthafte physische oder psychische Beschwerden, Essstörungen und Alkohol- oder Drogenmissbrauch zur fraglichen Zeit.

Aus dem beschrieben grösseren Teilnehmerpool wurden 46 zufällig ausgewählte verwitwete Personen mit dem Beobachtungsbogen zur Emotionskontrolle eingeschätzt. Von den 46 Personen waren 34 weiblichen, 12 männlichen Geschlechts und zur Hauptsache weisser Hautfarbe. Das Alter zur Zeit der Heirat reichte von 15 bis zu 55 Jahren mit einem Mittelwert von $M = 29.8$ Jahren ($SD = 8.4$). Ihre verstorbenen Partner waren zu diesem Zeitpunkt durchschnittlich $M = 35.2$ ($SD = 12.4$) Jahre alt. Zum Zeitpunkt der Untersuchung betrug das Durchschnittsalter $M = 47.9$ ($SD = 6.3$) Jahre. Die meisten waren christlichen (22) oder jüdischen (5) Glaubens. Vier bekannten sich zu einer anderen Religion und 13 gaben an, keine Religionszugehörigkeit zu haben. Die meisten Teilnehmer besuchten mindestens eine Zeitlang eine Universität (22), fünf hatten einen Bachelor-Abschluss, neun Universitätserfahrung auf der Graduierten-Ebene, fünf hatten einen Masters-Abschluss und zwei hatten darüber hinaus eine Ausbildung genossen. Nur drei hatten keine höhere Ausbildung als den High School Abschluss. Von den 46 untersuchten Personen hatten 20 eine Voll- und 13 eine Teilzeitbeschäftigung. Das Familieneinkommen betrug vor dem Verlust zwischen zehn Tausend und einer Million Dollar (*Median* = 53 000); nach dem Verlust zwischen fünf Tausend und einer Million (*Median* = 30 000) US Dollar. Die Teilnehmenden hatten zwischen keinem bis zu sechs Kindern, lebten aber vor dem Verlust zur Hauptsache in einem Zweierhaushalt.

Vorgehen

Allen verwitweten Personen wurde ein Paket mit diversen Fragebögen zugeschickt, welches in Bonanno et al. (1995) detailliert beschrieben ist. Dieses Paket wurde durchschnittlich 129 Tage nach dem Verlust zurückgeschickt. Daraufhin wurden die Teilnehmenden zu einem strukturierten Interview eingeladen, welches aufgezeichnet wurde. Das Interview fand ca. 14 Monate nach dem Verlust ein zweites Mal statt. Die teilnehmenden Personen erhielten ein weiteres Fragebogenpaket zu diesem zweiten Zeitpunkt, sowie ein weiteres Mal 25 Monate nach dem Ereignis.

Das halbstrukturierte Interview bestand aus drei Teilen oder Themen: a) der Beziehung zum Verstorbenen, b) der Beziehung zu einer anderen eng bekannten Person, sowie c) der Beziehung zu einer anderen Person aus dem entfernteren Bekanntenkreis. Spezifisch wurde in dieser Untersuchung die Beziehung zum verstorbenen Partner untersucht. Während des Interviews erhielten die teilnehmenden Personen die Aufgabe, drei spezifische Erinnerungen zu berichten, in denen sie sich in enger Interaktion mit dem Verstorbenen befanden. Während drei Minuten liess sich der Interviewer die Erinnerungen möglichst konkret beschreiben. Im Anschluss daran erfolgte eine Instruktion, welche vom Tonband ablief und die Teilnehmer berichteten ihre Erinnerungen frei und ununterbrochen.

Die drei Erinnerungen sollten etwa drei Minuten dauern und der Interviewer unterbrach den Fluss nicht. Nach einer Pause fragte der Interviewer nach weiteren spezifischen Erinnerungen. Das ganze halb-strukturierte Interview fand in einem Raum statt, welcher mit zwei Videokameras bestückt war, die auf den Oberkörper und das Gesicht der Teilnehmer fokussierten. In einem kleinen Ausschnitt wurden zusätzlich auch der Interviewer, sowie die ablaufende Zeit aufgenommen.

Die Kategorien der Emotionsregulation wurden auf einer Checkliste erfasst, welche in 30 Sekunden-Einheiten segmentiert war. Die 14 Kategorien konnten je nur einmal in den 30 Sekunden markiert werden, aber es durften mehrere Kategorien innerhalb dieses Rahmens markiert werden. Die Einschätzer durften den Ausschnitt so oft ansehen wie sie wollten. Allerdings war es selten notwendig, die Sequenz mehr als dreimal zu wiederholen.

Standardisierte Messmittel

Die standardisierten Fragebögen, welche zu den verschiedenen Zeitpunkten abgegeben wurden, sollten von den teilnehmenden Personen allein und an einem ruhigen Ort ausgefüllt werden. Darunter war ein Fragebogen zu persönlichen Angaben, ein Instrument zur Erfassung der Persönlichkeit (NEO, Costa & McCrae, 1985) und Messmittel zur Erfassung der emotionalen Belastung durch Stressfolgen (IES, Horowitz, Wilner & Alvarez, 1979), zur Erfassung psychischer Symptome (SCL-90R, Derogatis, 1977), sowie der Trauerreaktion selbst (TRGS) von Faschingbauer (1981). Zudem wurde im ersten und zweiten Messzeitpunkt auch ein Angstmass, das Beck Anxiety Inventory (BAI) von Beck, Epstein, Brown und Steer (1988) abgegeben. Für die vorliegende Studie wurden nur diese Instrumente verwendet.

Der NEO-Persönlichkeitsfragebogen misst auf fünf Dimensionen überdauernde Persönlichkeitseigenschaften. Diese Eigenschaften sind Neurotizismus, Extraversion, Offenheit, Angenehmheit und Gewissenhaftigkeit. Der NEO «big five» ist ein weit verbreitetes Instrument und wird oft routinemässig eingesetzt. Die IES von Horowitz et al. (1979) erfasst posttraumatische Reaktionen auf zwei Dimensionen: Intrusionen und Vermeidung. Intrusionen sind ungerufene, oft sehr wirklichkeitsnahe, lebendige Erinnerungen an das traumatisierende Ereignis oder damit verbundene, starke Gefühle. Der Fragebogen fragt nach dem Auftreten solcher Zustände in den letzten sieben Tagen, hier bezogen auf den Partnerverlust. Die Vermeidensskala ist ebenfalls spezifisch auf das Ereignis ausgerichtet. Beide Symptomgruppen sind für die posttraumatische Stressstörung bekannt. Die Konstruktvalidität der IES ist gut (z. B. Horowitz, Stinson & Field, 1991). Die Symptom-Checklist Revised (SCL90-R) ist ein weithin verbreitetes Mass für die Symptombelastung. Da die Skalen für die einzelnen Symptomgruppen hoch interkorrelieren, wird hier und auch in nachfolgenden Untersuchungen nur die allgemeine Symptombelastung, der «general symptom index» (GSI) verwendet. Der GSI ist ein oft verwendetes Mass für allgemeine psychische Belastung. Das verwendete Trauermass (TRGS) misst die Trauerreaktion mittels verschiedener Fragen, wie «ich weine immer noch, wenn ich an meinen verstorbenen Partner denke» oder «ich kann den Tod meines Partners nicht akzeptieren». Es werden auch Fragen nach Gefühlen gestellt, wie «im Zusammenhang mit dem Tod meines Partners empfinde ich immer noch starke Wut». Dieser aus verschiedenen Facetten der Trauer zusammengesetzte Fragebogen enthält insgesamt 16 Fragen, welche zu einem Summenwert zusammengefasst werden.

Rater-Training und -Prozess

Die Einschätzer waren Studierende an der University of California, Berkeley. Sie wurden hinsichtlich der vorgestellten 14 Emotionsregulations-Kategorien anhand von Interview- und Therapiesitzungen trainiert, welche von der Auswertung ausgeschlossen waren. Ein Q-sort (einzelne Aussagen, die in eine bestimmte Reihenfolge gebracht werden) mit 48 Aussagen zu emotionalen Kontrollprozessen wurde ebenfalls zu Trainingszwecken eingesetzt. Durchschnittlich benötigten die Studierenden 20 Stunden, bis sie das Kategoriensystem zur Einschätzung beherrschten. Nach dem Training schätzten die Rater eine bestimmte Anzahl von Bändern ein. Diese Anzahl wurde so bestimmt, dass alle Bänder von mindestens drei Ratern eingeschätzt wurden. Die Rater waren blind hinsichtlich des Trauerstatus der Trauernden und sonstiger Kriterien.

Datenanalyse

Die Datenanalyse erfolgte in verschiedenen Stufen. Im ersten Schritt wurde die Reliabilität, sowie eine Komponentenanalyse der Summenwerte des Instrumentes berechnet. Da es sich bei den erfassten Daten um kategoriale Daten handelte, wurden für alle hier berichteten Analysen die Daten der 30-Sekunden-Sequenzen über die einzelnen Interviewabschnitte aufsummiert. Eine Transformation der Rohdaten näherte diese einer Normalverteilung an. Es ergaben sich jedoch in den einzelnen Auswertungen kaum Unterschiede zu den Ergebnissen mit den nicht-transformierten summierten Rohdaten. In einem weiteren Schritt wurde die Beziehung der eingeschätzten Regulationsstrategien zu Variablen der Persönlichkeit und Belastung untersucht. Im letzten Teil der Analyse ging es um den möglichen prognostischen Wert der Beobachtungskategorien bezüglich des eingeschätzten Trauerstatus acht Monate später. Die selbe Auswertungslogik wurde auch auf die standardisierten Fragebögen zum zweiten Zeitpunkt angewendet. Dazu wurden Varianz- und Kovarianzanalysen berechnet.

2.3 Ergebnisse

Die Reliabilität der Beobachtungskategorien zwischen den Ratern

Die Rater erreichten eine durchschnittliche Übereinstimmung von 84%, was einem Kappa von $\kappa = .58$ ($SD = .14$) entspricht. Nach der Eliminierung aller Fälle mit ungenügender Übereinstimmung (Kriterium war $\kappa > .55$) betrug die durchschnittliche Übereinstimmung 88%, was einem Kappa von $\kappa = .70$ ($SD = .09$) entspricht und als gut bezeichnet werden kann (Gottman, 1993). Die Raterübereinstimmung[1] wurde auch für jede Beobachtungskategorie einzeln berechnet. Dazu wurden alle Fälle einbezogen, die von zwei unabhängigen Ratern eingeschätzt wurden, ohne das Konsensrating mit zu berücksichtigen ($N = 32$).

1 Die Werte der Raterübereinstimmung basieren auf den Kategorien der 30" Segmente, welche von mindestens zwei voneinander unabhängigen Ratern eingeschätzt wurden. Viele der folgenden Auswertungen basieren auf den aggregierten Summenwerten über einen Interviewabschnitt; die Raterübereinstimmung mit diesem Verfahren unterschätzt die Übereinstimmung auf der Summenebene.

Für alle folgenden Auswertungen wurden die Kategorien nach erfolgter Konsensbildung zwischen den Ratern über die erhobenen Sequenzen gemittelt (Summenwert geteilt durch Anzahl Segmente). Die Einschätzungen der Emotionsregulation waren unabhängig vom Trauerstatus oder von demographischen Eigenschaften der interviewten Personen.

Zusammenfassend kann festgestellt werden, dass es den klinisch unerfahrenen Ratern gelang, die postulierten Regulationsstrategien übereinstimmend zu erfassen. Die Werte der Übereinstimmung sind für ein neues Instrument genügend gut, allerdings mit der Einschränkung, dass es offenbar nicht gelungen war, für alle eingeschätzten Interview-Abschnitte, d. h. für alle eingeschätzten Personen, eine befriedigende Übereinstimmung zu erzielen. Deshalb wurde der Datensatz auf diejenigen Ausschnitte beschränkt, welche eine befriedigende Reliabilität aufwiesen. Demographisch und in den übrigen erfassten Variablen wurde kein Unterschied zwischen den aus- und eingeschlossen Personen festgestellt. Die im zweiten Teil dieser Untersuchung dargestellten Ergebnisse beziehen sich auf den reduzierten Datensatz ($N = 41$).

Persönlichkeit und beobachtete Emotionsregulation

Zur Überprüfung der externen Validität der beobachteten Kategorien wurden diese mit dem Alter und den erhobenen Persönlichkeitsmassen (NEO, Costa & McCrae, 1985) korreliert. Mit dem Alter der beobachteten Trauernden ergab sich ein negativer Zusammenhang mit vier der 14 Kategorien. Ältere Trauernde benutzten offensichtlich diese Kategorien eher weniger oft als jüngere Trauernde. Allerdings waren die meisten Zusammenhänge statistisch nur auf dem 10% Niveau (2-seitig getestet) signifikant. Dennoch: Das Alter scheint auf die Art der Emotionskontrolle einen Einfluss zu haben und wird deshalb für die folgenden Analysen berücksichtigt.

Unberücksichtigt vom Alter korrelierte Neurotizismus als Skala des NEO schwach positiv mit einigen Emotionsregulationskategorien (Wiedereinschätzen und Änderung der Wertnormen).

Berichtete Belastung und Symptome

In analoger Weise wurden auch verschiedene Belastungsmasse mit den Kategorien der Emotionsregulation korreliert. In der Tabelle 3 sind die direkten Zusammenhänge der 14 Beobachtungskategorien mit den Variablen der Symptommasse aufgeführt. Im Text werden nur diejenigen Zusammenhänge berichtet, welche nach der Korrektur mit dem Alter der Trauernden als Partialkorrelationen statistisch bedeutsam erscheinen.

Tabelle 3. Produkt-Moment Korrelationen der Beobachtungskategorien mit Symptomgesamtbelastung, Depression, erlebter Trauer, sowie posttraumatischen Intrusionen und ereignisbezogener Vermeidung zum ersten Zeitpunkt

	Symptom-belastung	Depression	Trauer	Intrusionen	Vermeidung
Maskierungen	.31*	.10	.23	.22	.27
Zeitverschiebungen	–.18	–.20	–.11	.17	.01
Paradoxe Darstellung	.11	.07	–.04	–.04	.12
Bewegungen	–.06	.10	.29	–.12	–.16
Aktivitätsniveau	–.01	–.14	.17	.02	.10
Aufmerksamkeit	.07	.03	.21	.12	.10
Konzeptwechsel	–.21	–.09	–.26	–.36*	–.18
Wiedereinschätzen	.42**	.21	.09	.28	.50**
Blockieren	.23	.08	.21	.04	.20
Selbstschema	.30	.25	.21	.23	.36*
Andern-Schema	.10	–.07	–.09	.02	.06
Beziehungsskript	.11	.03	.09	.16	–.01
Ändern der Wertnormen	.54**	.38*	.34*	.52**	.41**
Instanz-Wechsel	.14	.12	.08	.15	.20

Anmerkung: * – Signifikanz = $p < .05$; ** – Signifikanz = $p < .01$ (2-seitig getestet)

Mit selbst berichteten Intrusionen der letzten sieben Tage vor dem Interview gingen vermehrt Regulationen der Werte-Ebene (schema 4) einher. Kontrolliert für das Alter der beobachteten Trauerenden war der Zusammenhang mit $r_p = .48$ ($p < .01$) recht stark. Ein negativer Zusammenhang ergab sich für die Kategorie Konzepte (Inhalt 2) mit $r_p = -.33$ ($p < .05$).

Stärkeres Erleben von Intrusionen zeichnete sich durch eine geringere Regulationsaktivität auf dieser Ebene aus.

Starke Vermeidungstendenzen in den vergangenen sieben Tagen drückten sich in den beobachteten Regulationen in einem stärkeren Gebrauch der Relativierung des berichteten Inhaltes (Inhalt 3) aus. Dieser Zusammenhang war mit $r_p = .51$ ($p < .01$) sehr gross.

Mit stressbedingter Vermeidung hingen Regulationen der Selbstdarstellung (schema 1) und der Wertebene (schema 4) zusammen. Die Korrelationen waren mit $r_p = .38$ ($p < .05$) für Wiederbewertung und Relativierung, sowie für Werteregulationen ($r_p = .36$, $p < .05$) ähnlich stark und unterscheiden sich nicht von den Produkt-Moment Korrelationen in Tabelle 3.

Dass sich in der inhaltlichen Relativierung und in Referenzen an unterschiedlichen Werten oder Normen die psychische Belastung ausdrückt, wurde durch den Zusammenhang mit der psychischen Symptombelastung bestätigt (inhalt 3: $r_p = .43$, $p < .01$; schema 4: $r_p = .50$, $p < .01$). Auch Regulationen der Selbstdarstellung drückten einen Zusammenhang mit Belastung aus ($r_p = .32$, $p < .05$).

Mit der berichteten Trauer (TRGS) fand sich kein Zusammenhang mit beobachteter Emotionsregulation, wenn für das Alter korrigiert wurde.

2.3.1 Interpretation der Zusammenhänge zum Zeitpunkt 1

Insgesamt zeigten sich einzelne bedeutsame Zusammenhänge von Belastungsindikatoren und den beobachteten Regulationen. Diese Zusammenhänge bleiben weitgehend bestehen, wenn für das Alter der trauernden Interviewteilnehmer kontrolliert wurde.

Der negative Zusammenhang von Konzeptregulation mit erlebten Intrusionen weist auf einen möglichen adaptiven Wert dieser Regulationsform hin.

Intrusionen sind ungewollte Erinnerungen oder «Gefühlswallungen», welche ausserordentlich belastend für die Betroffenen sein können. Der negative Zusammenhang mit den Regulationen auf der Konzeptebene deutet darauf hin, dass Personen, welche ihre Erinnerungen in Richtung emotional weniger belastende Themenabfolgen zu steuern vermögen (ob automatisch oder bewusst muss offen bleiben), und so ihre Gefühle regulieren, weniger stark solchen ungewollten Intrusionen ausgesetzt sind. Es gilt aber ebenso, dass es Personen mit weniger Intrusionen besser gelingt, die inhaltlichen Aspekte einer Erinnerung zu steuern.

Umgekehrt scheinen vermehrt auftretende Regulationen der Personenschema-Ebene eher mit symptomatischer Belastung einher zu gehen. Dieser Zusammenhang findet sich besonders auf der Ebene des Selbst-Schemas und der Referenzen an übergeordnete Werte oder Normen. Versuche, erlebte Gefühle zu «minimieren», indem auf übergeordnete Normen verwiesen wird, oder indem die eigene Person kritisiert oder verändert wahrgenommen wird, deuten darauf hin, dass es sich hierbei um problematische Strategien handelt.

Auch das inhaltliche Wiedereinschätzen der Erinnerung korrelierte positiv mit Versuchen, Erinnerungen an das Ereignis zu vermeiden sowie mit der momentanen psychischen Gesamtbelastung. Wiederbewertung und Versuche, das Ereignis oder bestimmte belastende Aspekte umzudeuten, zusammen mit weitergreifenden Veränderungen der Selbstwahrnehmung oder des eigenen Wertesystems scheinen problematische (maladaptive) Versuche zu sein, die erlebten Gefühle zu kontrollieren und damit das eigene Wohlbefinden zu erhöhen. Die Problematik ergibt sich vor allem daraus, dass es sich um relativ starke Regulationen handelt, wie auch der Zusammenhang mit der Vermeidungskomponente des IES nahelegt.

Trifft diese Interpretation aber wirklich zu? Könnte es nicht so sein, wie es gewisse Phasenmodelle der Trauerverarbeitung nahelegen (z. B. Horowitz, 1986), dass nach einer Phase der Depression, nach einer Phase der Um- und Neuorientierung, die Trauer «abgearbeitet» ist? Wäre es möglich, dass gerade diese – jetzt als problematisch bezeichnete – Regulationsstrategien den Weg in eine hellere Zukunft weisen?

Dieser Frage bin ich im zweiten Teil der Untersuchung nachgegangen.

2.3.2 Trauer und erlebte Belastung acht Monate nach dem beobachteten Interview

Fragestellung

Die Anlage der Untersuchung erlaubte eine prospektive Analyse des Einflusses der beobachteten Regulationskategorien auf die Belastung, welche acht Monate nach dem Interview mittels der erwähnten standardisierten Messmittel erhoben wurde. Nach der Theorie der defensiven Kontrollprozesse müsste man annehmen, dass die beobachteten Kategorien der Emotionsregulation relativ stabile[2] Verhaltensmuster darstellen, wie Personen mit ihren eigenen Emotionen umgehen.

2 Der Nachweis, dass es sich in der Tat um sehr stabile Verhaltensmuster handelt, wurde erst in einer anderen Untersuchung, an Psychotherapiepatienten, erbracht. Diese Untersuchung wird später detaillierter aufgeführt.

Methode

Die Frage nach dem Zusammenhang der Kategorien der Emotionskontrolle mit der Belastung der Trauernden zum zweiten Messzeitpunkt (13 Monate nach dem Partnerverlust) wurde mittels einer Serie von Regressionsanalysen berechnet. In diese Regressionsanalysen gingen als Prädiktorvariablen immer die 14 Beobachtungskategorien, das Alter der Trauernden, und das Pendant der vorhergesagten Belastungsvariablen zum ersten Zeitpunkt ein. Gerechnet wurden die Regressionsanalysen sowohl schrittweise vorwärts wie rückwärts, um allfällige Reihenfolgeprobleme zu umgehen. Die Ein- und Ausgangsgrenzwahrscheinlichkeiten wurden auf .10 und .15 festgelegt, um der relativ kleinen Anzahl Fälle gerecht zu werden. Die Absicherung gegen Zufallsergebnisse erfolgt durch die Verwendung mehrerer Kriteriumsvariablen.

Ergebnisse

Das Alter spielte nur gerade in der Gesamtsymptombelastung (GSI) eine geringe Rolle als Prädiktorvariable ($\beta = .19$, $p < .05$) für den zweiten Messzeitpunkt. Bei allen anderen Kriterien erreichte Alter als Prädiktorariable die relaxierte Signifikanzschwelle von 10% nicht mehr.

Für die Gesamtsymptombelastung zum zweiten Zeitpunkt waren weitere Prädiktoren die Belastung zum ersten Zeitpunkt, form 2 (Regulationen durch zeitlich verzerrte Darstellung, $\beta = .31$, $p < .01$), schema 5 (Regulation durch Instanzenwechsel, $\beta = .19$, $p < .05$), sowie, tendenziell negativ, form 5 (Regulation durch Wechsel des Aktivationsniveaus, $\beta = -.13$, $p < .10$).

Die kritische Rolle der Regulierung mittels zeitlich verzerrter Darstellung wurde auch für erlebte Trauer ($\beta = .46$, $p < .01$), für Intrusionen ($\beta = .38$, $p < .01$) sowie für Vermeidung ($\beta = .30$, $p < .05$) deutlich.

Für erlebte Trauer spielten neben der Trauer zum ersten Zeitpunkt wieder form 5 (Aktivationswechsel, $\beta = -.29$, $p < .05$), sowie tendenziell Konzeptwechsel (inhalt 2, $\beta = .21$, $p < .10$) eine Rolle als Prädiktorvariablen.

Intrusionen zum Zeitpunkt zwei konnten zusätzlich zu Intrusionen gemessen am ersten Messzeitpunkt durch form 2 (siehe oben) und durch schema 4 (wechselnde Norm- und Wertereferenzen) erklärt werden ($\beta = -.36$, $p < .05$).

Trauerspezifisches Vermeidungsverhalten zum Zeitpunkt zwei wurde neben dem Vermeidungsverhalten zum Zeitpunkt eins durch form 2 (zeitliche Verzerrungen, siehe oben), durch schema 4 (wechselnde Normen und Wertereferenzen) erklärt. Im Gegensatz zu «Intrusionen» als abhängige Variable war hier das Gewicht wieder positiv ($\beta = .35$, $p < .01$). Negativ war dagegen das Gewicht für die inhaltliche Wiederbewertung der im Interview berichteten Ereignisse mit Vermeidung ($\beta = -.29$, $p < .05$).

Für Depression, gemessen mit dem BDI zum zweiten Zeitpunkt, erreichten nur gerade zwei Variablen die kritische Signifikanzschwelle: Depression zum Zeitpunkt eins und Konzeptwechsel während des Interviews (inhalt 2, $\beta = .29$, $p < .05$).

Interpretation der Ergebnisse der Regressionsanalysen für den zweiten Zeitpunkt

Es fällt auf, dass nur wenige Kategorien der Emotionsregulation als Prädiktorvariablen für psychische Belastung in Frage kommen. Es sind dies vor allem zeitliches Verschieben, das Ändern des Aktivitätsniveaus, Konzeptwechsel, Wiedereinschätzen und Neubewertungen sowie Änderungen der Wertnormen. Alle anderen Beobachterkategorien scheinen klinisch weniger relevant zu sein. Die meisten dieser klinisch relevanten Kategorien scheinen maladaptiver Natur zu sein. Mit Ausnahme von form 5 (Aktivitätsniveau), inhalt 3 (Wiedereinschätzen) und schema 4 (Wertnormen) sagen sie eine grösseren Belastung vorher, wenn sie vermehrt im Interview festgestellt worden waren. Mit wechselnder Kriteriumsmessung scheinen die Kategorien auch differentiell unterschiedlich zur Belastung beizutragen. Auffällig ist die Kategorie schema 4 (Werte und Normen), welche sich negativ zu Intrusionen, aber positiv zu Vermeidung verhält.

Intrusionen und Vermeidung sind die spiegelverkehrten Phänomene akuter oder posttraumatischer Belastung. Das Oszillieren zwischen der Fixierung an die Erinnerung und dem angestrengten, absichtsvollen Vermeiden zeichnet diesen Zustand aus. Regulationen auf der Normen- und Werteebene spiegeln demnach starkes Vermeidungsverhalten. Allerdings muss dies nicht schon als pathologisch gewertet werden, denn diese Kategorie trägt nicht zur Gesamtbelastung oder zu verstärkter Trauer oder Depression bei.

Die «pathologischste» Form der Emotionsregulierung scheint die Verzerrung der zeitlichen Ebene im Bericht oder in der Erinnerung zu sein. Ob und in welchem Ausmass diese Kategorie aber bereits selbst als Symptom betrachtet werden muss, bedarf weiterer Analysen. Es muss angemerkt werden, dass es sich bei der zeitlichen Verzerrung um relativ seltene Ereignisse handelt und keineswegs um häufig zu beobachtende Regulationen. Wenn im Bericht einer Erinnerung an den verstorbenen Partner zeitlich reguliert wird, könnte es diagnostisch wertvoll sein, dies für die weitere Auseinandersetzung oder Therapie mit einer trauernden Person zu berücksichtigen. Um mildere Formen der Regulation scheint es sich bei den inhaltlichen Kategorien zu handeln.

Hier wird an der Erinnerung oder am Bericht zwar weiter festgehalten, jedoch mit Einschränkungen in der Art, dass emotional weniger belastende Aspekte sequentiell aneinandergereiht werden oder dass mit einer zusätzlichen Bemerkung die Botschaft nachträglich emotional entschärft wird. Gerade die zuletzt erwähnte Strategie scheint eine gute Form, mit emotional belastenden Erinnerungen umzugehen, wirkt sie doch der «groben» Vermeidung (gemessen mit der IES) langfristig entgegen.

2.3.3 Trauer und Belastung zwei Jahre nach dem Verlust

Fragestellung

Die Fragestellung war dieselbe wie für den zweiten Zeitpunkt. Es sollte geprüft werden, inwieweit die im Interview erfassten Kategorien zur Emotionsregulation die Entwicklung der Belastung im Verlauf der Trauer vorhersagen konnte.

Methode

Zum dritten Zeitpunkt, 25 Monate nach dem Partnerverlust, reduzierte sich die Zahl der eingeschlossenen Fälle auf 35 für erfasste Trauer und 33 für Depression, die übrigen Kriteriumsvariablen erfassten 34 Fälle. Die Methode war dieselbe wie für den zweiten Zeitpunkt; eine Kombination von stepwise und backward Regressionsanalysen sollte gewährleisten, dass der Reihenfolge-Effekt der Variablen möglichst ausgeschlossen wurde. Die Ergebnisse haben aber, bedingt durch die kleine Anzahl eingeschlossener Personen, noch stärker als für den zweiten Zeitpunkt einen explorativen Charakter.

Ergebnisse

Die Ergebnisse der verschiedenen Regressionsanalysen zeigten, dass der Einfluss der Symptome, gemessen zum ersten Zeitpunkt, hinsichtlich des dritten Messzeitpunktes geringer wurde. Die Kategorien der Emotionsregulation wiesen im Durchschnitt grössere Betagewichte auf als für den zweiten Zeitpunkt, was zum Teil auf die geringere Stichprobengrösse zurückgeführt werden muss.

Im Einzelnen zeigte sich, dass das Alter nur gerade für die Gesamtsymptombelastung einen bedeutsamen Anteil an Varianz erklären konnte (β –.37, $p < .05$). Das Alter hing zwei Jahre nach dem Verlust, im Gegensatz zum zweiten Zeitpunkt, negativ mit der Gesamtsymptombelastung zusammen.

Das könnte bedeuten, dass jüngere Menschen sich eher an ein Leben ohne den bisherigen Partner gewöhnen können.

Der stärkste Zusammenhang ergab sich mit der Kategorie «plötzliche, scheinbar unmotivierte Bewegungen» ($\beta = .50$, $p < .01$). Auch das Wiederbewerten des eigenen Berichtes hing positiv mit der Gesamtbelastung zusammen ($\beta = .35$, $p < .10$), wenn auch nur tendenziell. Die Gesamtsymptombelastung zum ersten Zeitpunkt konnte nur noch einen geringen Anteil der Varianz zum dritten Zeitpunkt erklären ($\beta = .35$, $p < .05$). Die backward Prozedur der Regressionsanalyse ergab für die Gesamtsymptombelastung zum dritten Zeitpunkt geringfügig andere Werte, was die Betagewichte der einzelnen Prädiktorvariablen leicht veränderte, ohne aber das Ergebnis grundsätzlich zu verändern.

Für die erlebte Trauer erreichte nur gerade die Kategorie «maskierendes Lächeln, Grimassieren» neben der Trauer zum ersten Zeitpunkt einen signifikanten Wert ($\beta = -.40$, $p < .01$). Diese Form der Emotionsregulation hatte für die untersuchten Trauernden eine späte Wirkung auf die erlebte Trauer: Je mehr Regulationen dieses Typs beobachtet wurden, desto geringer war die Trauer zum dritten Zeitpunkt. Die backward Analyse bestätigte dieses Ergebnis. In der backward Prozedur wurden aber noch zwei andere Beobachtungskategorien statistisch bedeutsam, nämlich form 4 (Bewegungen, $\beta = .33$, $p < .05$) und schema 2 (veränderte Wahrnehmung des verstorbenen Partners, $\beta = .29$, $p < .05$), welche beide einen positiven Zusammenhang mit der erlebten Trauer zum dritten Zeitpunkt aufwiesen.

Für stressbedingte Intrusionen zum dritten Zeitpunkt wurde eine ganze Reihe von Beobachtungskategorien statistisch signifikant. Form 1 (Maskierendes Lächeln, Grimassieren) wies einen negativen Zusammenhang mit Intrusionen zum dritten Zeitpunkt auf ($\beta = -.32$, $p < .01$). Gleichfalls einen negativen Zusammenhang zeigte sich für die «Werte- und Norm-Kategorie», welche einen starken negativen Effekt auf die berichteten Intrusionen zum dritten Zeitpunkt aufwies ($\beta = -.43$, $p < .01$). Wie schon für Trauer und Belastung zeigte sich ein positiver Zusammenhang mit Bewegungen als Emotionsregulation (form 4, $\beta = .50$, $p < .01$); zusätzlich trugen Aufmerksamkeitswechsel (inhalt 1, $\beta = .33$, $p < .01$) und Wiedereinschätzen des Gesagten (inhalt 3, $\beta = .34$, $p < .05$) zu berichteten Intrusionen zum dritten Zeitpunkt bei. Das Ausmass an stressbedingten Intrusionen zum ersten Zeitpunkt erklärte den grössten Varianzanteil für den dritten Zeitpunkt ($\beta = .75$, $p < .01$). Eine backward Prozedur ergab die identische Lösung.

Auch für stressbedingte Vermeidung zum dritten Zeitunkt trugen viele Beobachtungskategorien zur Erklärung der Gesamtvarianz bei. Stressbedingte

Vermeidung zum ersten Zeitpunkt trug jedoch nicht zur Erklärung der Varianz bei. Wichtigste Prädiktorvariable war die Regulation über Zeitverschiebungen (form 2, $\beta = .60$, $p < .01$). Daneben war auch das Blockieren von Erinnerungen (inhalt 4, $\beta = .33$, $p < .05$), und die Regulationen der Beziehungsskripte (schema 3, $\beta = .35$, $p < .05$) positiv mit dem Vermeiden zum dritten Zeitpunkt verbunden. Paradoxe Darstellungen des Gesagten (form 3, $\beta = -.30$, $p < .05$) und das Verändern der Sichtweise des verstorbenen Partners (schema 2, $\beta = -28$, $p < .05$) resultierte in weniger Vermeidung zum dritten Zeitpunkt. Die backward Prozedur ergab dasselbe Resultat. Insgesamt erklärte das Modell 61% (adjustiert 51%) der Gesamtvarianz für Vermeidung zum dritten Zeitpunkt.

Für Depression zum dritten Zeitpunkt fiel der Einfluss der Depression zum ersten Zeitpunkt ebenfalls aus der Gleichung. Zu Depression trugen Bewegungen (form 4, $\beta = .75$, $p < .01$) und veränderte Selbstwahrnehmung (schema 1, $\beta = .47$, $p < .05$) bei. Das Maskieren der geäusserten Gefühle (form 1) hatte ein negatives Gewicht auf das Ausmass an Depression zum dritten Zeitpunkt ($\beta = -.39$, $p < .05$). Die backward Prozedur ergab dasselbe Ergebnis. Hier erklärten die drei Regulationskategorien 47 % (adjustiert 40%) der Varianz für Depression zum dritten Zeitpunkt.

Interpretation der Ergebnisse der Regressionsanalysen für den Zeitpunkt 2

Der Einfluss der Regulationskategorien wurde auf den entfernteren Zeitpunkt nach dem Trauerereignis nicht etwa geringer, sondern stärker hinsichtlich der abhängigen Kriteriumsvariablen. Trotz möglicher methodischer Einwände wie die geringe Stichprobengrösse sollte man das Ergebnis nicht als zufällig werten. Wie mit Emotionen umgegangen wird, kann sich durchaus langfristig auf das Befinden auswirken. Es ist anzunehmen, dass solche Regulationen im hohen Masse automatisiert und deshalb relativ schwer zu verändern sind. Der Einfluss der zeitlichen Regulation auf das Befinden scheint sich allerdings zu verflüchtigen. Nur gerade für das Vermeiden, eines wichtigen Indikators für die posttraumatische Belastungsstörung, zeigte sich der Einfluss dieser Regulation. Ein wichtiger Prädiktor für zukünftige psychische Belastung ist form 4, also die Regulation über die (unwillkürliche) Motorik. Dies zeigte sich sowohl für die Gesamtsymptombelastung als auch für das Erleben von Intrusionen, Vermeiden und Depression. Es wäre möglich, dass das Regulieren über den Bewegungsapparat bereits eine Dysregulation darstellt, also ein Merkmal einer misslungenen Emotionsregulation ist. Dagegen spricht allerdings, dass das bewusste Regulieren über die physische Aktivität eine sehr potente Form der Emotionsregulation darstellt (Thayer et al., 1994). Vielleicht stellt die beobachtete Kategorie auch eine Art «Übersprungshandlung» dar, welche dann einsetzt, wenn kognitive Strategien nicht mehr zur Regulierung ausreichen. Aber auch die kognitiven Regulationen tragen eher zu einer erhöhten Symptombelastung zum dritten Zeitpunkt, 25 Monate nach dem Verlust des Partners, bei. Sowohl das nachträgliche Wiedereinschätzen einer Erinnerung, als auch das Ändern des Aufmerksamkeitsfokus wiesen ein positives Gewicht für berichtete Intrusionen und die Gesamtsymptombelastung auf. Das Blockieren, also das abrupte Unterbrechen einer Erinnerung, trug ebenfalls positiv zum Vermeiden im dritten Zeitpunkt bei. Für die Schema-Kategorien ergab sich kein einheitliches Bild: Einerseits war die Regulation über Norm- und Wertereferenzen negativ mit dem Erleben von Intrusionen und die veränderte Sichtweise der verstorbenen Person negativ mit dem Vermeiden zum dritten Zeitpunkt verbunden, andererseits zeigte sich ein positiver Zusammenhang der Veränderung des Beziehungsskriptes mit dem Vermeiden.

Die folgende Analyse ist darauf ausgerichtet, die Rolle der Emotionsregulation für die Entwicklung von Angst spezifisch zu untersuchen.

2.3.4 Angst und Emotionsregulation

In der Stresstheorie von Horowitz (1986; Horowitz & Znoj, 1999) kommen den emotionalen Regulationsstrategien eine besondere Rolle in der Verarbeitung traumatischer Ereignisse zu. In einer konzeptuellen Neufassung von Prozessen, welche bisher unter dem Label «Abwehrprozesse» beschrieben wurden, wurde eine umfassende Theorie zur Regulation und Kontrolle von Emotionen formuliert, die durch traumatische Ereignisse ausgelöst werden. Die Theorie postuliert, dass ein durch einen «perzeptuellen mismatch» ausgelöster emotionaler Alarm durch Kontrollprozesse, welche auf der inhaltlichen Ebene, auf der Ebene der Ausdrucksform oder auf der Ebene der Personenrepräsentationen (Schema) wirken, reduziert werden. Diese Konzeption gleicht der frühen «Signalangst-Theorie» von Freud (1941), die einen engen Zusammenhang zwischen der Signalangst und protektiven Selbstschutzmechanismen kognitiver Natur postuliert. Die Annahme solcher – als Abwehrprozesse definierter – Mechanismen diente einer ganz bestimmten theoretischen Konzeption, der Verdrängung. Die Verdrängung – nach der Unterscheidung von Erdeliy (1993) Suppression genannt, wenn teilweise bewusst und Repression, wenn nicht bewusst – war ein zentrales Konstrukt im Struktur-Modell, welches die psychischen Funktionen in ein triebhaftes Unbewusstes, in ein Normen setzendes Überich und in ein zwischen diesen Instanzen vermittelndes Ich einteilte. Diese Auffassung hat heute nur noch historischen Wert, doch die postulierten Kontrollmechanismen haben sich in der Psychologie als Copingmechanismen bewährt (siehe auch Zeidner & Endler, 1996).

Aus den obengenannten Gründen sollten emotionale Kontrollmechanismen besonders wirksam für die Kontrolle von Angst sein. Allerdings bleibt die Frage offen, welche Kontrollmechanismen zur Regulierung von Angst besonders wirksam sind. Eine Korrelation der Residualwerte von Angst von Zeitpunkt zwei nach Zeitpunkt eins brachte keine klaren Ergebnisse. Nur gerade Form 4 (Bewegungen) und Form 5 (Aktivitätswechsel) zeigten einen klaren Zusammenhang mit dem Residuum von Angst (für form 4 $r = -.30$, $p < .05$), für form 5 $r = -.32$, $p < .05$). Mit anderen Worten, wer mehr Bewegungen zeigt und das allgemeinen Aktivitätsniveau im ersten Zeitpunkt mehr ändert, der hat die stärksten Änderungen im Angstniveau von ersten Zeitpunkt zum zweiten Zeitpunkt. Mehr nonverbale Anzeichen von Unruhe und Erregung zum ersten Zeitpunkt korrelieren mit der Abnahme des Angstniveaus zum zweiten Messzeitpunkt.

Clusteranalytische Untersuchung zur Angstentwicklung

Um die Funktion aller Regulationsstrategien zusammen hinsichtlich ihrer Funktion zur Angstreduktion zu analysieren, wurden die teilnehmenden Personen nach der vorherrschenden Art der verwendeten Regulationsstrategien eingeteilt. Das Ziel dieses Ansatzes war zu sehen, wie sich die berichtete Angst in diesen Personengruppen vom ersten zum zweiten Zeitpunkt verändern würde. Es wurde angenommen, dass es sich bei den erschlossenen Regulationsstrategien um habituelle, also relativ stabile Verhaltensweisen handelt, die sich eine Person im Laufe ihres Lebens angeeignet hat. Diese habituellen Muster von emotionalen Kontrollhandlungen sollten vorhersagen können, bei welchen Personen die Angst am besten abgebaut wird und damit Hinweise auf wirksame Strategien liefern. Es handelt sich hier um eine rein explorative Fragestellung ohne spezifisch gerichtete Hypothesen.

Methode

Zur Ermittlung der verschiedenen Regulationstypen wurde eine Clusteranalyse mit den 14 Kategorien der emotionalen Kontrollprozesse gerechnet. Die untersuchten Personen waren dieselben wie die der vorherigen Berechnungen. Als Angstmass wurde der Beck Anxiety Inventory (BAI) von Beck und Mitarbeitern (1988) verwendet.

Entsprechend den oben ausgeführten Annahmen ermittelte ich mittels einer Clusteranalyse drei Personengruppen mit unterschiedlich häufig beobachteten Anzeichen emotionaler Regulation. Diese Aufteilung entspricht einer empirischen Zuordnung, wobei die Gruppenzugehörigkeit durch die Verwendung der entsprechenden Emotionsregulationskategorien gegeben ist.

Die Einteilung der trauernden Personen in verschiedene «Regulationstypen» (Clusteranalyse) ergab drei Gruppen (Gruppe 1 $N = 13$; Gruppe 2 $N = 24$; Gruppe 3 $N = 9$) mit unterschiedlichen Strategien, wobei sich die dritte Gruppe ($N = 9$) gegenüber den beiden anderen dadurch auszeichnete, dass hier mehr Ausdruckskontrollstrategien («maskieren» und «logische Fehler») vorkamen, die Mitglieder dieser Gruppe häufiger ihre spezifischen Erinnerungen neu einschätzten, in einem höherem Mass sich und den signifikanten Anderen (hier den verstorbenen Partner) in der Darstellung in einem zu guten oder schlechten Licht präsentierten und auch wesentlich mehr als die Personen der beiden anderen Gruppen an ein übergeordnetes Wertesystem appellierten.

Die beiden anderen Gruppen unterschieden sich wenig voneinander; die erste Gruppe ($N = 13$) wies etwas mehr Regulationen des Inhaltes – vor allem Aufmerksamkeitswechsel und Wiedereinschätzen des Gesagten – auf als die zweite und dritte Gruppe. Die zweite Gruppe ($N = 24$) zeichnete sich vor allem durch relativ viel Emotionsregulation durch Bewegen und Konzeptwechsel aus; diese Gruppe gebrauchte weniger häufig als die beiden anderen Gruppen Wechsel in der Darstellung des verstorbenen Partners und wies auch weniger Wiedereinschätzungen des Gesagten und weniger Blockierungen des Inhaltes auf als die beiden anderen Gruppen.

Es zeigte sich, dass die Belastung zum Zeitpunkt der Beobachtung in der dritten Gruppe am höchsten war; vor allem zeigten diese Personen eine höhere Symptombelastung, sie litten mehr unter Depressionen und Angst, sie berichteten mehr Stimmungsstörungen und sie schätzten sich selbst als trauriger ein.

Rund acht bis neun Monate später, zum zweiten Zeitpunkt war die Symptombelastung in allen Gruppen geringer (hochsignifikanter multivariater Effekt). Die Symptombelastung nahm in der dritten Gruppe am stärksten ab. Ein Vergleich zeigte, dass die dritte Gruppe in allen Symptommassen reduzierte Werte aufwies. Eine signifikante Wechselwirkung als Gruppeneffekt ergab sich aber nur zu Angst, wobei tendenziell auch in Depression und Stimmungsstörungen ein Effekt nachzuweisen war.

Dieser Zusammenhang ist in Tabelle 4 dokumentiert.

Tabelle 4. Zusammenstellung der varianzanalytischen Auswertung für Angst in den drei Clustergruppierungen für die 14 Regulationsstrategien

Quelle der Varianz	QS	DF	MQ	F
Fehler «zwischen Gruppen»	6222.44	41	151.77	
Clustergruppe	1047.92	2	523.96	3.45*
Fehler «innerhalb»	1482.86	41	36.17	
Zeit	253.22	1	253.22	7.00**
Clustergruppe × Zeit	373.14	2	186.57	5.16**

Anmerkungen: Die Clustergruppe wurde nach den verwendeten Regulations-Kategorien statistisch ermittelt
* $p < .05$; ** $p < .01$; Gruppe 1 $N = 12$; Gruppe 2 $N = 23$; Gruppe 3 $N = 9$.
Zeit = Dauer zwischen der ersten Erhebung und der zweiten Erhebung (ca. 8 Monate)

Dieser Interaktionseffekt wird klarer, wenn die Mittelwerte für Angst (BAI) aufgetragen werden. Jetzt wird deutlich, dass sich die relativ kleine Gruppe mit den unterschiedlichen Kontrollstrategien und mit der höchsten Symptombelastung von den beiden anderen Gruppen zum zweiten Zeitpunkt nicht länger unterschied.

Diskussion der clusteranalytischen Untersuchung zur Angstentwicklung

Die erwähnten Regulationsstrategien der dritten Gruppe lassen darauf schliessen, dass der Wiederbewertung der belastenden Ereignisse, zusammen mit einer gewissen Ausdruckskontrolle (maskieren des Affektausdrucks und leichte Verzerrungen der Darstellungsweise) und einer verzerrten, in den meisten Fällen einer «zu positiven», Darstellung[3] der Rolle des Anderen im eigenen Leben ein adaptiver Wert zukommt. Da diese Gruppe aber zum Zeitpunkt des Interviews gleichzeitig auch am höchsten belastet war, lässt sich über den adaptiven Wert der Regulationsstrategien nichts Abschliessendes sagen. Die als Regulationsstrategien postulierten Verhaltensweisen könnten ja auch Äusserungen der erlebten

3 Diese Aussage lässt sich aus den Kategorien der Emotionsregulation nicht ableiten. Die verbalen Aussagen der Trauernden liessen aber keinen Zweifel aufkommen, dass höchst selten die verstorbene Person als «zu schlecht» dargestellt wurde. Im Gegenteil zeichneten die interviewten Personen in vielen Situationen ein idealisierendes Bild ihres ehemaligen Lebenspartners.

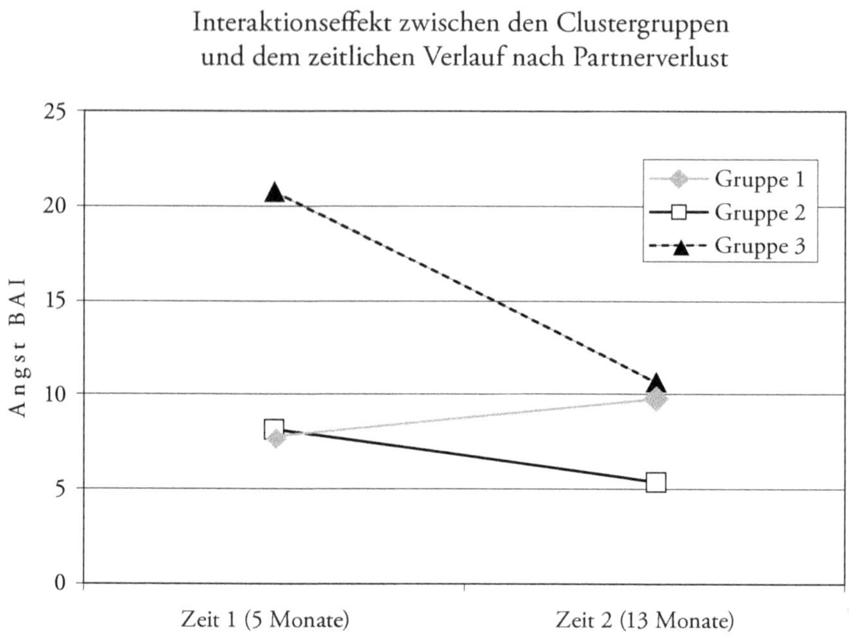

Abbildung 4. Interaktionseffekt für die Clusterzugehörigkeit und der Zeit nach Verlust.

Der Interaktionseffekt ist auf dem 1%-Niveau statistisch signifikant.

Belastung darstellen. Dennoch bleibt die Frage zu klären, welche Funktion den beobachteten Emotionsregulationsstrategien zukommt. Beobachtet wurde ja nicht Personen in einer typischen Angstsituationen, sondern Trauernde, die sich an Ereignisse erinnerten, die sie mit dem verstorbenen Partner teilten. Die beobachteten verbalen und nonverbalen Verhaltensweisen dienten offensichtlich dazu, sich gegen einen Affekt zu schützen, der in dem Augenblick als unangebracht und unangenehm erlebt wurde. Es ist zu vermuten, dass diese habituellen Verhaltensweisen sich nicht auf die beobachtete Interviewsequenz beschränkten, sondern auch im übrigen Leben der häufiger eingesetzt wurden. Und genau hier sehe ich die Wirkung dieser Kontrollprozesse: Ihr Einsatz schützt nicht nur im Moment vor der Überflutung durch unangenehme Emotionen und Affekte, sondern bewirkt damit langfristig eine Abnahme des Erlebens solcher Gefühle oder Zustände. Dies solange, bis wieder ein Niveau erreicht wird, das einen adaptiven Umgang mit der Umwelt erlaubt. Genau dieses Bild sehen wir in der

Grafik: Die dritte Gruppe mit dem höchsten Angstniveau zum ersten Zeitpunkt erreichte rund sechs Monate später das Niveau der anderen Trauernden. Die Gruppe 1 allerdings bewegt sich tendenziell auf ein höheres Niveau zu. Auch wenn dies aus statistischen Gründen nicht interpretiert werden sollte, so muss doch konstatiert werden, dass es den Trauernden dieser Gruppe nicht gelungen war, das Niveau des allgemeinen Angsterlebens weiter zu senken, so wie dies die übrigen Trauernden zeigten.

2.4 Diskussion

Die Untersuchung an Trauernden mit den Beobachtungskategorien zur Emotionsregulation hat gezeigt, dass sich solche Regulationsvorgänge reliabel erfassen lassen. Die Einteilung der Beobachtungs-Segmente in 30-Sekundenabschnitte hat sich bewährt, trotz der unterschiedlichen Auftretenswahrscheinlichkeiten der einzelnen Kategorien. Allerdings hat sich auch gezeigt, dass diese Regulationsprozesse sich nicht an die theoretische Einteilung in Inhalt, Form und Personenschemata halten. Sie treten oft miteinander kombiniert auf und es ist fraglich, ob die Unterscheidung, abgesehen vom klassifikatorischen Aspekt, sinnvoll ist. Die einzelnen Kategorien hingen in unterschiedlichem Ausmass mit dem Alter der untersuchten Trauernden zusammen. So zeigte sich, dass das Alter negativ mit inhaltlichem Blockieren und tendenziell mit weniger motorischer Regulation, weniger Regulation über die Ebene der Wert- und Normenreferenzen und weniger mit Instanzenwechsel korreliert war. Die Regulationskategorien waren auch in unterschiedlichem Ausmass mit Persönlichkeitsvariablen korreliert. Die Neurotizismus-Skala korrelierte positiv mit dem Wiedereinschätzen von Erinnerungen, mit der Ebene der Norm- und Werteebene und tendenziell mit der Regulation über die Zeitrepräsentation.

Die wichtigsten Ergebnisse ergaben sich aus den Untersuchungen zum zeitlichen Verlauf. Die Methode der Regressionsanalyse erlaubte, sowohl den Einfluss des momentanen Befindens, als auch der Regulationskategorien hinsichtlich des später berichteten Befindens über verschiedene Kriteriumsvariablen zu überprüfen. Die Ergebnisse sind allerdings explorativer Art und müssen an weiteren Untersuchungen validiert werden. Ein vielversprechendes Ergebnis ist sicher, dass sich der Einfluss der Regulationskategorien auf das später erhobene Befinden nicht abschwächt. Sollte es gelingen, dieses Ergebnis zu replizieren, käme diesen Kategorien eine klinisch-diagnostische Bedeutung zu. Sie wären für Menschen, welche mit Trauernden therapeutischen Kontakt haben, wichtige Indikatoren für den Verlauf der Trauerreaktion. Allerdings muss auch hier einschränkend bemerkt werden, dass im Einzelfall idiosynkratische Regulationen noch nichts über den Trauerverlauf aussagen.

Neben der mit der Zeit zunehmenden Bedeutung der Emotionsregulation für den Verlauf der Trauer zeigten sich auch differentielle Effekte: Die Muster der Prädiktoren für die verschiedenen Kriteriumsvariablen variierten über die verschiedenen Messzeitpunkte und die verschiedenen Messmittel, was aufgrund der unterschiedlichen gemessenen Symptome auch plausibel erscheint. Die Kategorien, deren Beziehung sich zu den entsprechenden Kriteriumsvariablen umkehrt, müssen einer genaueren Betrachtung unterzogen werden. Dabei ist zu berücksichtigen, dass die erlebte Trauer stärker mit Intrusionen als mit Vermeidung, hingegen Vermeidung stärker mit der erlebten Gesamtsymptombelastung zusammenhängt (dies gilt für den zweiten Zeitpunkt, zum dritten Zeitpunkt hängen die Symptome ebenfalls stärker mit Intrusionen zusammen). Diese komplexen Zusammenhänge lassen sich nur aufgrund dieser einen Untersuchung nicht restlos klären; die Zusammenhänge mit den Kategorien der Emotionsregulation sind jedoch nachvollziehbar. Durchgehend scheinen die Funktionen der Regulationen der Formebene erst zu einem späteren Zeitpunkt wirksam zu werden. Damit konnte gezeigt werden, dass diese Regulationen nicht die Anzeichen einer Symptomatik messen, sondern im Gegenteil über die Symptomatik hinausweisen und eine hohe prognostische Bedeutung haben. Auch fällt auf, dass zum dritten Zeitpunkt praktisch alle theoretisch postulierten Formen der Emotionsregulation einen Zusammenhang mit den Kriteriumsvariablen aufweisen.

Im Zusammenhang mit der «Signalangst-Theorie» wurde postuliert, dass die Strategien der Emotionskontrolle besonders für die Angstreduktion wirksam sind. Mittels einer Clusteranalyse wurden Personen gruppiert, die sich hinsichtlich der 14 Kategorien zur Emotionsregulation unterscheiden. Dabei zeigte sich, dass eine Personengruppe mit einem charakteristischen Muster an Kontrollstrategien psychisch besonders hoch belastet war. Es wurde argumentiert, dass eine psychische Belastung defensive Strukturen aktiviert, die besonders wirksam für die Reduktion der Angst sind (Freud, 1941; Znoj & Grawe, 2000). Diese Frage wurde varianzanalytisch geprüft.

Das gefundene Ergebnis bestätigt auf eine unkonventionelle Art die Stressverarbeitungs-Phasentheorie von Horowitz (1986), welche besagt, dass nach Phasen der Überwältigung Phasen der Verleugnung oder des Abgestumpftseins folgen. Dies wird nach der Kontrolltheorie (Horowitz & Znoj, 1999) unter anderem durch die beschriebenen Emotionsregulations-Verhaltensweisen bewirkt.

Das Ergebnis zur Klassifizierung nach den beobachteten Regulationsformen macht deutlich, dass nicht einzelne isolierte Kontrollmechanismen für die Verarbeitung eines kritischen Lebensereignisses eine Rolle spielen, sondern das Zusammenspiel verschiedener Verhaltensweisen, die eine Person habituell zur Regulation von Gefühlszuständen oder Affekten einsetzt. Bei stärkeren Affekten werden auch verstärkt Kontrollmechanismen wirksam. Es ist bekannt, dass fast alle psychischen Erkrankungen sich durch einen hohen Anteil von Vermeidungsverhalten auszeichnen (Hayes, Wilson, Gifford, Follette & Strohsal, 1996); Kontrollmechanismen scheinen demnach in der Natur eines «Symptoms» fest eingebaut zu sein. Das Problem damit ist, dass sich in diesem Fall Kontrollmechanismen weitgehend vom Entstehungskontext gelöst haben (siehe auch Grawe, 1998, 2004) und damit funktionell autonom werden. Es ist anzunehmen, dass in der Entstehungsgeschichte von «psychiatrischen Erscheinungsbildern» immer auch starke Affekte aufgetreten sind, die zu kontrollieren die eingebauten Strukturen des emotional-kognitiven Systems zumindest zeitweise überfordert hat. Damit wird unter Umständen einer Entwicklung stattgegeben, die bewirkt, dass ein Ordnungszustand der Informationsverarbeitung nicht mehr adaptiv auf die momentanen Anforderungen reagieren kann und, im übertragenen Sinn, «einfriert» und zur festen Struktur wird.

Es ist nicht immer leicht, die beschriebenen Verhaltensweisen der Emotionsregulation von symptomatischen Anzeichen zu trennen. Im Fall dieser Untersuchung trifft das in besonderem Masse zu, wurden doch auch schon für den ersten Zeitpunkt Korrelationen einzelner Emotionsregulationsformen mit Belastungs- und Symptomskalen festgestellt.

Die Ergebnisse dieser Untersuchung können sicher als Fortschritt hinsichtlich der Entwicklung eines validen Instrumentes zur Erfassung von Emotionsregulation gewertet werden. Das Instrument kann bereits in der vorliegenden Form als Trainingswerkzeug für Therapeuten eingesetzt werden (Horowitz & Znoj, 1999). Dies ist vor allem hinsichtlich maladaptiver Formen der Emotionsregulation nützlich und könnte Therapeuten helfen, diese oft automatisch eingesetzten Strategien zu verändern.

In der folgenden Untersuchung soll die Frage geprüft werden, ob sich diese Verhaltensweisen auch verändern lassen und welche Rolle sie in einer therapeutischen Situation spielen.

3 Beobachtungsuntersuchung Teil 2

3.1 Emotionsregulation im therapeutischen Prozess

Das therapeutische Gespräch gleicht einer Handelssituation, wobei das Handelsgut spezifische Information über eigenes Denken und Verhalten darstellt, welches in der therapeutischen Interaktion vom Einen offengelegt und vom Anderen reflektiert, nachgefragt, auf einen neuen Kontext bezogen und bewertet wird. Diese Einseitigkeit der Situation – auf der einen Seite die Offenbarung von Schwäche, auf der anderen Seite das Korrigieren und damit eine Demonstration der Stärke – kann nur solange ausgehalten werden, als die Rahmenbedingungen einer solchen Situation klar definiert sind. Eine Interaktion zwischen zwei Menschen läuft auf mehreren Ebenen ab. Status wie soziale Herkunft, Macht, individuelle Fähigkeiten, Geschlecht, Aussehen und viele andere Faktoren haben Einfluss auf die Gestaltung der Beziehung. Aus der Psychotherapieforschung ist bekannt, dass die Aktivierung von Ressourcen, also die «Befähigung» des Patienten, einer der wichtigsten Prädiktoren von Therapierfolg ist (Becker, 1992; Grawe, 1998; Grawe & Grawe-Gerber, 1999; Orlinsky, Grawe, & Parks, 1994; Willutzky, 2000, Znoj & Grawe, 2004). Daher kommt der Beziehungsgestaltung in der Therapie eine grosse Bedeutung zu. Für den Therapeuten ist es besonders wichtig, nicht nur die Schwächen und offenkundigen Verhaltensdefizite, sondern auch die positiven Aspekte problematischen Verhaltens, also die zugrundeliegenden Bedürfnisse, Ziele und Bestrebungen des Patienten (Grawe, 1992) anzusprechen. Dennoch wird es immer wieder zu Situationen kommen, in denen aufkommende Gefühle von Scham, Wut, Ärger oder Angst dazu führen, dass Patienten die Ebene der «working alliance» (Tichenor & Hill, 1989), des abgemachten Arbeitsbündnisses verlassen. Das kann auf mehreren Ebenen geschehen, zum Beispiel durch einen Versuch, das Thema lächerlich zu machen, die eigene Rolle im Geschehen zu verändern oder sich der Solidarität des Therapeuten zu versichern.

Patienten haben – wie andere Menschen auch – ein hohes Bedürfnis nach Konsistenz (Grawe, 1998). Unter Konsistenz wird das Verhältnis eigener Wünsche, Bedürfnisse und Absichten mit den Gegebenheiten der objektiven Umwelt verstanden. Eine hohe Inkonsistenz resultiert in Unwohlsein und Angst, eine hohe Konsistenz vermittelt ein relatives Wohlbefinden, das die Voraussetzung für Zufriedenheit und für Gefühle des Glücks darstellt. Das Phänomen solcher Inkonsistenzsicherungen ist lange bekannt, schon Freud hatte in der Traumdeutung von Widerstand gesprochen (Freud, 1900) was dann, wie schon in der Einleitung beschrieben, von Anna Freud (1936) aufgenommen und in ein System verschiedener Mechanismen gebracht wurde. Wachtel (1982) brachte diese Begriffe einer allgemeineren Auffassung von Psychotherapie näher. Dennoch sind diese Phänomene in der allgemeinen Psychotherapie als wichtige Prozessvariable wenig etabliert und entsprechend kaum systematisch erforscht (siehe auch Caspar, 1985; 1993; Znoj, 1987). Das hat zum einen damit zu tun, dass «Widerstand» als Prozessvariable sich einer genaueren Operationalisierung entzieht – nach Dewald (1982) sich «proteusartig» in der Form wandelt – auch, weil eigentlich jedes Verhalten in einem bestimmten Kontext als «widerständig» betrachtet werden kann.

Eine wichtige Grundregel therapeutischen Handelns ist es, «Widerstandsverhalten» gar nicht erst aufkommen zu lassen; das Bemühen des Therapeuten sollte demnach sein, durch gezieltes Ansprechen von Ressourcen das Selbstwertgefühl des Patienten zu stärken. Subtilere Formen defensiver Regulationsprozesse werden jedoch oft schon eingesetzt, bevor sie vom Therapeuten oder Patienten bewusst wahrgenommen werden. Der Begriff «Widerstand» scheint zudem unglücklich, denn er bezieht sich ausschliesslich auf die Wahrnehmung des Therapeuten oder einer therapeutischen Perspektive, die einseitig die Position des Therapeuten einnimmt. Demgegenüber soll hier vorgeschlagen werden, dass von beobachtbaren Regulationsprozessen die Rede ist. Von beobachtbaren emotionalen Anzeichen und den Versuchen, entsprechende Emotionen zu kontrollieren, zu sprechen, hat den Vorteil, keine wertende Haltung einzunehmen.

Es ist anzunehmen, dass solche Regulationen immer dann auftreten, wenn im therapeutischen Prozess Themen berührt werden, die nicht geklärt sind. Unsicherheiten bezüglich der eigenen Rolle, nicht gefestigte Wertungen, problematische Interaktionen mit anderen und getroffene Entscheidungen, die sich später unter anderen Umständen als falsch erwiesen haben, sind alles Faktoren, die zu einer solchen «schwachen» Repräsentation beitragen. Dazu gehören gespeicherte Erinnerungen, die mit einer hohen emotionalen Komponente verbunden sind, wie zum Beispiel Verlusterlebnisse oder Enttäuschungen. Dazu gehören auch nicht eingestandene Bedürfnisse oder Motive, die aus Gründen erlebter oder eingebildeter kognitiver Barrieren aus der eigenen Erfahrungswelt ausgeschlossen werden. Die Situation eines Patienten in der Interaktion mit dem Therapeuten in solchen Momenten bedeutet denn auch eine Gefährdung bisheriger Annahmen über sich selbst und der persönlichen Erfahrungswelt. Diese Bedrohung äussert sich in Alarmsignalen und kann beobachtet werden. Die Arbeiten von Ekman (1988) über das Lügen können deshalb zum Vergleich einer solchen therapeutischen Situation herangezogen werden, weil im Lügenverhalten und Betrug auch Signale beobachtet werden können, die einer ungefestigten schematischen Repräsentation entsprechen. Verbale Ausrutscher, nonverbale Anzeichen einer Anspannung wie spannungslösendes Schulterzucken, Anzeichen von unausgeführtem emotionalem Ausdrucksverhalten oder paraverbale Anzeichen wie eine brüchige Stimme oder eine zu monotone Stimmlage können dazu dienen, Lügner von Nichtlügnern zu unterscheiden. Im Gegensatz zu einem ausgeführten emotionalen Ausdruck werden beim Lügen emotionale Kontrollanstrengungen beobachtbar, weil der volle Emotionsausdruck den Lügner verraten würde. Selbstverständlich sollen Patienten nicht mit Lügnern verglichen werden, aber auch in der therapeutischen Situation gibt es Momente, in denen die Konsequenz eines Gedankens gefährlich wird, weil bislang geglaubte oder intendierte Gewohnheiten und Verhaltensweisen nicht an das volle Licht des Bewusstseins gelangen dürfen.

Aus der Sicht des Therapeuten sind diese Anzeichen mitunter ein Grund, nicht weiter zu insistieren und das Spiel des Patienten mitzumachen. Dies kann verschiedene Gründe haben, davon sollen hier nur zwei erwähnt werden: Der Therapeut anerkennt das Recht des Patienten, in der Therapie selbst zu bestimmen, wie weit er in der Exploration seines Gefühlslebens gehen will oder er ist als soziales Wesen trainiert, niemanden zu verletzen und nimmt diese Anzeichen zum Anlass, von seinem ursprünglichen Vorhaben abzuweichen. Beier (1966) sieht dies als unbewussten Prozess der Interaktionsgestaltung, die den therapeutischen Wert der Arbeit behindert. Die Arbeit des Therapeuten sei es, «to be asocial in social places». Bänninger-Huber und Widmer (1999) haben diesen letzten Effekt gemeint, wenn sie von «traps», also Fallen sprechen, in denen Therapeuten vom Patienten auf eine falsche Fährte gelockt werden sollen. Es kann für Therapeuten immanent wichtig sein, solche Fallen zu erkennen und das therapeutische Vorgehen nicht solchen Steuerungsversuchen zu opfern.

Aus den Ausführungen dürfte hervorgegangen sein, dass dem Erkennen solcher Stellen in der Interaktion mit dem Patienten in der Therapie ein gewisser Wert zukommen kann. Sind aber solche Anzeichen verstärkter Regulationstätigkeit auch reliabel zu beobachten und – falls dies positiv beantwortet werden kann – haben sie einen diagnostischen Wert für die Beurteilung der Güte einer therapeutischen Interaktion? Diesen und weiteren Fragen widmet sich das folgende Kapitel. Ausgehend von der Annahme, dass Versuche, Emotionen zu kontrollieren, in der Therapie relativ häufig vorkommen, wurde eine

Versuchsanordnung gewählt, die zufällig herausgegriffene Therapiesegmente auf solche Emotionsregulationen hin untersucht und in Beziehung mit dem Therapieverlauf und dem Therapieerfolg setzt.

3.2 Psychische Störungen und Emotionen

> Mental problems, to a large extent, reflect a breakdown of emotional order. (LeDoux, 1996, p. 20)

Die Verbindung zwischen psychischen Störungen und emotionaler Dysregulation ist bekannt (Grawe, 1998; Summerfeldt & Endler, 1996; Greenberg, Rice & Elliott, 1996; Leventhal, Suls & Leventhal, 1993). Greenberg und Mitarbeiter (1993) vermuten, dass nicht die Emotionen als solche gestört sind, sondern deren Aktivierung und Verarbeitung. Traumatische Erfahrungen können Verarbeitungsmuster (Schemata) bilden, welche die Informationswege («Chreoden» – Znoj, 1992a) ablenken, inhibitieren oder sonstwie verzerren, so dass die resultierenden Emotionen dysfunktional und vom auslösenden Ereignis weitgehend entkoppelt werden. Auch können Emotionen verzerrt oder gar nicht wahrgenommen (bewusst erlebt) werden und entsprechend kann deren Informationsgehalt für die kognitive Verarbeitung nicht mehr zur Verfügung stehen. Dies kann zu einer Verflachung des Gefühlslebens führen wie bei der Depression, es kann aber auch dazu führen, dass ganz fundamentale Entscheidungsprozesse nicht mehr optimal ablaufen (Damasio, 1994). Die enge Verbindung der Amygdala mit der Hirnrinde (LeDoux, 1995) lässt im Übrigen darauf schliessen, dass katastrophisierende Denkmuster einen intensivierenden Einfluss auf das emotionale Erleben haben können. Dies scheint beispielsweise bei Angststörungen eine grosse Rolle zu spielen, besonders bei einer chronifizierten Angstproblematik, beispielsweise bei einer bestehenden Agoraphobie mit Panikattacken (Rosen & Schulkin, 1998).

Extreme Gefühlsschwankungen sind aber auch aus anderen Störungen wie der Schizophrenie bekannt und können ebenfalls als Störungen der Regulation betrachtet werden, auch wenn in diesen Fällen der Auslöser der Dysregulation weniger in einer Traumatisierung besteht, sondern in einer Fehlfunktion von kognitiven Steuerungsprozessen.

Bekannt sind aber nicht nur Dysregulationen, die zu intensivierten und scheinbar unkontrollierbaren Angstzuständen führen. Impulsivitätsstörungen sind Dysregulationen der Ärgeremotion, die zu jähen, rasenden Wuterleben

(«Jähzorn») führen; unregulierte Freude führt zum typischen Bild der lachenden «Polyanna», einer Schiessbudenfigur, die immerwährend in grässliche Lachanfälle ausbricht; Störungen der Ekelreaktion wurde in Zusammenhang mit Blutphobie gebracht (Page, 1994), Tierphobien wurden mit Ekel in Zusammenhang gebracht (Merckelbach, deJong, Muris & van den Hout, 1996; Davey, 1994). Gross und Levenson (1997) glauben sogar, dass über die Hälfte der Achse-I Störungen (DSM-IV), die nicht auf Substanzeinfluss zurückzuführen sind, und sogar sämtliche Achse-II Störungen (Persönlichkeitsstörungen) durch irgendeine Form der Dysregulation von Emotionen bedingt sind.

Der Modifikation von dysregulierten Emotionen kommt daher in der Psychotherapie ein hohes Gewicht zu (Greenberg & Safran, 1987). Ein Ziel, das laut Greenberg und Safran (1987) in der Therapie erreicht werden sollte, ist es, diese fehlgeleiteten Emotionen wieder in die richtige «Bahn» zu leiten, also eine stimulusadäquate Emotionsreaktion im Patienten zu erreichen. Tatsächlich wird dem «richtigen» Ausdruck von Emotionen ein hoher Stellenwert zugemessen. Die Arbeiten von Pennebaker (Pennebaker, 1993; 1990; Pennebaker, Kiecolt-Glaser & Glaser, 1988) deuten darauf hin, dass ein richtiger und situationsangepasster Ausdruck (beispielsweise durch das Aufschreiben emotionaler Ereignisse) von Gefühlen einen hohen gesundheitlichen Wert hat. Durch einen formalisierten, aber dennoch gefühlsbetonten Ausdruck und durch eine persönliche Auseinandersetzung mit dem traumatischen Ereignis wird die Integration des Ereignisses in die eigene Informationsstruktur erreicht. Dies kann sich sogar positiv auf das körpereigene Immunsystem auswirken, wie Pennebaker und Mitarbeiter nachweisen konnten (Pennebaker, 1993).

3.3 Die Rolle der emotionalen Kontrollprozesse für die Genese von Symptomen

Die Theorie der emotionalen Kontrollprozesse bezieht sich auf interne Informationsverarbeitungsprozesse, auf die Schnittstelle zwischen emotionaler Alarmreaktion und kognitiver Weiterverarbeitung. Hier geschieht die zentrale Regulation, die ein ausgeglichenes Gefühlsleben garantiert, solange diese Regulationsprozesse nicht «ausgeregelt» werden. Unter «Ausregelung» verstehe ich einen Zustand, der sich ober- oder unterhalb eines kritischen Schwellenwertes befindet und demzufolge einkommende Information nicht mehr richtig weiterleiten kann. Eine solche Überlastung kann zur Folge haben, dass es zu fehlangepassten Reaktionen kommt, aber es hat auch zur Folge, dass der Regelmechanismus versucht, sich selbst zu «reparieren», indem die Schwelle für eintreffende Information verändert wird. Diese Schwellenwertänderung kann sich auf verschiedenen kognitiven Ebenen auswirken, nach der Theorie auf der Form-Ebene, also der Regulation des Ausdruckes, auf der semantischen Ebene (Inhalt) oder auf der Ebene der Beziehungsschemata. Das Ziel dieser Veränderungen ist die Herstellung eines neuen emotionalen Gleichgewichts, welches allerdings nur durch eine Einschränkung der Informationsverarbeitung erreicht werden kann. Die Einschränkung betrifft die Art und Weise, wie Informationen wahrgenommen, mit anderen Informationen verknüpft und weitergeleitet werden. Diese Regulationsprozesse geschehen weitgehend automatisch, also ohne Beteiligung bewusster Entscheidungsprozesse, was nicht heisst, dass die Auswirkungen solcher Regulationsprozesse nicht bewusst erlebt oder beobachtet werden können.

Das Beobachtungsinstrument dieser «Kontrollmechanismen» wurde bereits dargestellt; es wurden 14 beobachtbare Kategorien identifiziert. Eine erste Untersuchung an verwitweten Personen zeigte, dass ein Teil dieser Kategorien für die Verarbeitung der Trauer einen prognostischen Wert haben; die Untersuchung liess aber auch eine Menge Fragen offen. So blieb unklar, wie stabil diese Regulationen über die Zeit sind und wie sie von der Störung selbst beeinflusst werden.

In der vorliegenden Studie sollen die 14 Kategorien des Beobachtungsinstrumentes anhand von Videoaufzeichnungen von Therapiesitzungen erhoben und untersucht werden.

3.3.1 Fragestellung

Eine erste Frage gilt der Messgüte des Beobachtungsinstrumentes hinsichtlich therapeutischer Interaktionen. Damit zusammenhängend stellt sich die Frage, ob die Auftretenshäufigkeiten dieser Kategorien von der Art der Störung des emotionalen Erlebens beeinflusst sind und ob es Hinweise darauf gibt, dass die Verhaltenskorrelate der Emotionsregulation störungsspezifisch häufiger oder seltener auftreten.

Weitere Fragen stellen sich im Zusammenhang mit dem Verlauf und Erfolg einer Therapie: Verändern sich die Häufigkeiten der Emotionsregulation im Laufe der Psychotherapie? Verändern sie sich erfolgsabhängig? Ist die Häufigkeit der Regulationen abhängig von der Art der therapeutischen Intervention?

Ist das Auftreten von bestimmten Regulationen oder der Summe aller Regulationen themenspezifisch, je nachdem, ob relevante Themen angesprochen werden? Gibt es Unterschiede, die auf personentypische Variablen zurückgeführt werden können?

Diese Fragen können nach bestimmten Themen geordnet werden.

Therapieerfolg

Für die klinische Relevanz der Kategorien der Emotionsregulation ist es entscheidend, ob sie hinsichtlich des Therapieerfolges differenzieren. Damit verbunden ist die Frage, ob sich Unterschiede in den Regulationen bei Therapiebeginn oder bei Therapieende als wichtig für den Therapieerfolg herausstellen. Wenn schon in der Anfangsphase Unterschiede erkennbar wären, so müssten diese künftig in der Therapieplanung berücksichtigt werden, falls die Unterschiede nicht auf andere Faktoren zurückzuführen sind. Vorstellbar ist aber auch, dass sich solche Unterschiede erst im Laufe der Therapie einstellen und Differenzen im Auftreten solcher Regulationen ursächlich auf die Therapie zurückgeführt werden können. Dies ist nach der Theorie der emotionalen Kontrollprozesse auch die plausiblere Annahme: Wenn es dem Therapeuten und Patienten gemeinsam gelingt, die Schwellenwerte der Emotionstätigkeit und -regulation zu normalisieren, bedeutet dies, dass die Integration problematischer Erfahrungen gelungen sein muss, was sich auf die Symptomatik positiv auswirken sollte. Wie bereits erläutert, gibt es viele Hinweise darauf, dass viele, wenn nicht die meisten psychischen Störungen auf Störungen der Emotionsregulation zurückzuführen sind (LeDoux, 1996; Gross & Levenson, 1997; Hayes et al., 1996).

Eine symptomatische Verbesserung sollte sich daher auch auf das Vorkommen der Kategorien der Emotionskontrolle auswirken. Es kann aber auch bedeuten, dass nicht einfach weniger reguliert wird, sondern die Variationsbreite und Varianz der beobachteten Kategorien am Ende der Therapie erweitert, erfolgreichen Patienten mithin ein grösseres Repertoire an Regulationen zur Verfügung steht. Diese Hypothese steht in Einklang mit der Copingforschung, dass nicht eine einzelne Strategie adaptiv oder maladaptiv ist, sondern deren invariante Gebrauch in stressreichen Situationen (Zeidner & Saklovske, 1996).

Auf die Therapiesituation bezogen heisst dies, dass Patienten lernen sollten, auf potentiell emotionsauslösende Interventionen des Therapeuten nicht mit der Intensivierung von nur einer Regulationsstrategie zu reagieren. Da mit den Beobachtungskategorien vor allem die Auswirkungen intensiver Emotionsregulierungen beobachtet werden können, so würden wir nach dieser Hypothese erwarten, dass die Häufigkeit der Emotionsregulationen bei Therapieerfolg insgesamt abnimmt.

Zeitlicher Verlauf

Die zeitliche Stabilität der Emotionsregulation soll durch den Vergleich von Anfangs- zu Endsitzungen geprüft werden. Eine Veränderung der Symptomatik sollte mit einer Veränderung der Emotionsregulation einhergehen, wobei aber berücksichtigt werden muss, dass die Regulation von Emotionen einem anderen zeitlichen Rhythmus unterliegt und somit kaum eine lineare Beziehung nachgewiesen werden kann. Wohl ist eine psychische Symptomatik auf fehlerhafte Emotionsregulation zurückzuführen, aber es kommen noch andere Faktoren dazu, die entscheiden, ob eine Symptomatik ausgebildet wird. So muss auch ein Störungsattraktor (zum Begriff siehe Grawe, 2004) vorhanden sein, wie beispielsweise eine problematische Beziehung oder ein motivationaler Konflikt.

Der Regelung der Emotionen kommt die Rolle eines «schnelleren» Prozesses zu, der eine notwendige, wenn auch nicht hinreichende Bedingung für die Ausbildung eines psychischen Symptoms (langfristige Regelung) darstellt. Wie in einem Räderwerk greifen langsamere Prozesse und schnellere Prozesse ineinander ein, diese Räder sind aber nicht mechanisch miteinander verbunden, sondern nur aneinander gekoppelt (wie äussere und innere Ringe in einer Flüssigkeit), so dass die Aufhebung eines problematischen Ablaufs nicht notwendig auch die Aufhebung eines anderen problematischen Ablaufs bedingt.

Aus diesen Überlegungen erwarte ich nicht, dass ein Therapieerfolg sich unmittelbar auf die beobachtbaren Verhaltenskorrelate der Emotionsregulation auswirkt, allenfalls können Tendenzen beobachtet werden. Zudem kann angenommen werden, dass die Kategorien der Emotionsregulation relativ personentypische Ereignisse sind, deren Vorkommen im Verlauf der Therapie relativ konstant bleiben sollte. Da es sich bei solchen Regulationsvorgängen aber immer auch um interaktionelle Ereignisse handelt (in der Interaktion werden Auswirkungen von Emotionsregulation, wie weiter oben schon angesprochen, immer auch als «Mitteilungen» verstanden), ist es vorstellbar, dass sich vor allem die Kategorien der Personenschemata über den zeitlichen Verlauf verändern.

Eingeschätzte Emotionalität

Sitzungen werden von Patienten unterschiedlich erlebt. Sie können als langweilig, aufreibend, nervtötend, anregend und so fort empfunden werden. Es ist anzunehmen, dass in Sitzungen, die von Patienten als hochemotional eingeschätzt werden, Bereiche angesprochen oder aktiviert wurden, die vom Patienten als relevant empfunden werden. Zumindest in der Anfangsphase einer Therapie muss dies aber nicht der Fall sein; aus bereits erwähnten Gründen könnten Patienten nachträglich die eigene Betroffenheit in den angesprochenen Themen leugnen oder gar nicht mehr wahrnehmen. Dieses Phänomen ist ja auch aus dem Alltag bekannt, beispielsweise nach einer heftigen Auseinandersetzung: «Was, *das* soll ich gesagt haben? Das habe ich bestimmt anders gemeint!», ist eine Aussage, die darauf hindeutet, dass eine erregte Äusserung in der Erinnerung nicht vollständig repräsentiert ist, oder die Konsequenzen, die eine solche Äusserung haben kann, geleugnet werden (selbstverständlich sind solche Korrekturen auch als Emotionsregulation zu werten, sie fallen hier aber aus dem Geltungsbereich der untersuchten Ereignisse).

Trotz dieser Einschränkung ist zu erwarten, dass in Sitzungen, die vom Patienten als hoch emotional gegenüber Sitzungen, die als niedrig emotional eingeschätzt werden, Unterschiede in den Verhaltenskorrelaten der Emotionsregulation beobachtet werden können. In einer idealen Welt (Patienten können ihren eigenen emotionalen Zustand richtig einschätzen und die entsprechenden Sequenzen in der jeweiligen Sitzung wurden tatsächlich beobachtet) kann auch eine Interaktion zwischen Therapieerfolg, Therapieverlauf und eingeschätzter Emotionalität bezüglich der Emotionsregulation erwartet werden.

Der wichtigste Punkt ist jedoch, dass die eingeschätzte Emotionalität Hinweise darauf zulässt, ob motivationale Schemata angesprochen wurden. Negative emotionale Schemata – Repräsentationen mit einer negativen emotionalen Färbung – müssen in der Therapie aktiviert werden (Grawe, 1998). Erst die Aktivierung solcher Repräsentationen ermöglicht die wirkungsvolle Veränderung und damit einen therapeutischen Fortschritt. Dies kann am Beispiel einer Höhenphobie leicht gezeigt werden: Die Phobie bleibt solange bestehen, als die Exposition erfolgreich vermieden wird. Sie wird deshalb vermieden, weil schon allein die Vorstellung, keinen Grund mehr unter den Füssen zu haben, starke Angst auslöst. Damit ist aber der Weg zur Heilung verstellt. Erst die vollständige Aktivierung dieses Schemas – also aller mit der Höhenphobie assoziierten Vorstellungen und impliziter Reaktionsmuster – ermöglicht die Habituation an diese Situation. Der Grund liegt darin, dass die Repräsentation solcher motivationaler Schemata nicht wie in einem Massenspeicher physikalisch fest gespeichert ist, sondern sich vielmehr im Bedarfsfalle aufbaut und allein durch die Aktivierung existiert. Veränderungen der motivationalen Schemata setzen damit voraus, dass sie zuvor aktiviert werden, was im Falle solcher Vermeidungsschemata mit dem Erleben schmerzhafter Gefühle verbunden ist.

Therapeutische Ziele

In vielen Therapiepraxen und psychotherapeutischen Einrichtungen werden zu Beginn der Therapie auch individuelle Ziele erfasst. Diese Therapieziele sind unterschiedlichen Inhaltes und brauchen nicht unbedingt mit der Symptomatik zu korrelieren. Es ist anzunehmen, dass je näher an einem solchen Ziel gearbeitet wird, auch mehr Emotionen beteiligt sind und entsprechend auch mehr Regulationsanstrengungen zu beobachten sind. Solche individuelle Inhalte müssten vor allem dann eine hohe Regulationstätigkeit auslösen, wenn sie noch relativ ungelöst, also konflikthaft sind. Je besser individuelle Ziele realisiert werden können, desto weniger Regulationen sind notwendig, um ein relatives Wohlbefinden aufrechtzuerhalten. In Znoj (1992b) wurde ein Modell der therapeutischen Interaktion dargestellt, worin die bearbeiteten thematischen Inhalte das Therapiegeschehen weitgehend bestimmen.

Besteht eine hohe Diskrepanz zwischen dem Bedürfnisattraktor (Therapieziel) und den Möglichkeiten, dieses Bedürfnis zu befriedigen (Inkonsistenz), so äussert sich das in der Therapie in der Art, dass ein Annäherungs-Vermeidungskonflikt entsteht. Ein solcher zentraler Konflikt kann als negatives emotionales Schema (Grawe, 1986) bezeichnet werden. Der Konflikt äussert sich so, dass Themen nur intermittierend angesprochen werden. Auch das Wechseln zwischen «hot topics», also Themen mit einer potentiell hohen Emotionalität und Allerweltsthemen ist eine Emotionskontrolle, welche ja auch im Kategoriensystem als solche erfasst wird. Diese Abfolge wurde von Znoj (1992a) anhand einer Einzelfallstudie untersucht. In diesem Fall wurden verschiedene Themenbereiche angesprochen (Arbeit, Selbstbild, Therapiebeziehung, sonstige Tätigkeiten, Freundschaften), die im Laufe der Therapie gehäuft festgestellt werden konnten. Eine inhaltliche Analyse ergab eine schlüssige Abfolge von problematischen zu weniger problematischen Themen, die dann jeweils wieder in problematische Themenbereiche führte. Dieses «zyklische Annähern» an einen offensichtlich vermiedenen Themenbereich, an das negative Selbstkonzept («ich bin ein schlechter Mensch») kann auch als emotionale Regulierung interpretiert werden.

Die Abbildung 5 illustriert die Abfolge mehr oder weniger emotionaler Themen.

Zusammenfassend kann also erwartet werden, dass sich erfolgreiche von wenig erfolgreichen Patienten darin unterscheiden, wie stark sie ihre Emotionen in Abhängigkeit von der thematischen Nähe zu einem individuellen Therapieziel regulieren.

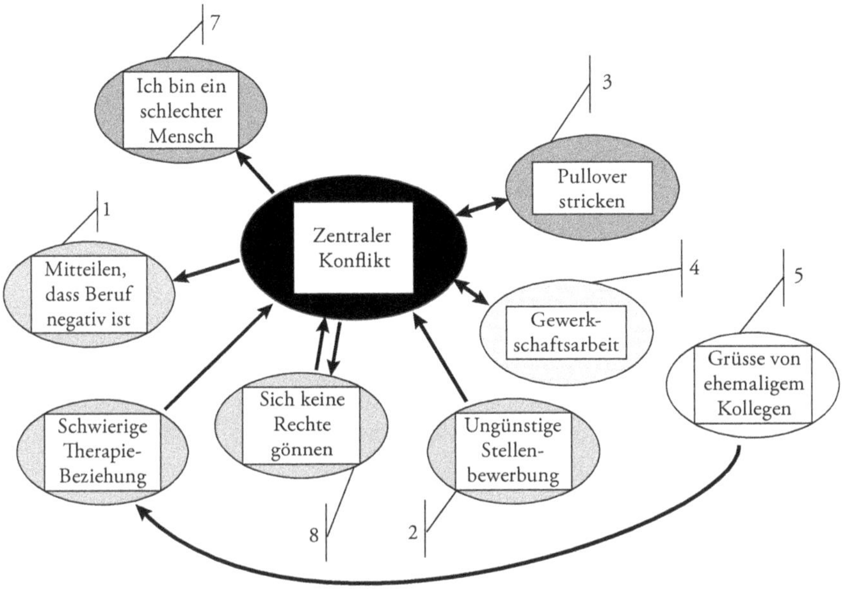

Abbildung 5. Das Modell der zyklischen Annäherung an den problematischen Kern

Diese Zeichnung soll illustrieren, was unter der Emotionsregulation durch Themenwechsel verstanden wird. Der zentrale Konflikt wirkt als Attraktor, der jedem gewählten Ausweichthema eine Progression hin zum zentralen Konflikt aufzwingt. Die meisten in diesem Abschnitt unterschiedenen Subthemen weisen auf die problematische Verarbeitung der Klientin hin (Themenentwicklung). Die Zahlen geben die Reihenfolge an, wie sie im entsprechen Beispiel aus einer Therapie beobachtet wurden. Die Graustufen symbolisieren den Grad an «negativer emotionaler Bedeutung», je dunkler, desto problematischer. Ein Themenwechsel wurde (sowohl von der Patientin, als auch von der Therapeutin) dann eingeleitet, wenn aversive Emotionen auftauchten. Das jeweils folgende Subthema ist weniger «gefährlich», jedoch so ähnlich, dass die gleiche Problematik (der Aktivismus) ebenfalls gesehen werden kann. Die Progression des Subthemas erreicht bald wieder eine ähnliche emotionale Qualität wie im vorangegangen Subthema und führt wieder zu einem Themenwechsel (entnommen und adaptiert aus Znoj, 1992a, p. 195).

Bearbeitungsangebot des Therapeuten

Es kann davon ausgegangen werden, dass therapeutische Interventionen beim Patienten Emotionsregulationsprozesse aktivieren und dies umso stärker, je bedeutungsvoller die Intervention ist. Interventionen sind immer auch Bearbeitungsangebote. Die Bearbeitungsangebote richten sich nach der eingeschätzten Therapiemotivation und den momentan verfügbaren Ressourcen des Patienten (Regli, Smith & Grawe, 1999). Dabei können niedrig- und hochschwellige Angebote unterschieden werden. Als niedrigschwellige oder flache Bearbeitungsangebote gelten einfache Fragen nach dem Befinden oder Terminplanungen, als tiefe Bearbeitungsangebote Interventionen, die eine zentrale Bedeutung und weitreichende Implikationen für den Patienten haben (Sachse, 1988).

Milbrath, Bond, Cooper, Znoj, Horowitz und Perry (1999) zeigten einen klaren Zusammenhang zwischen vertiefenden Therapieangeboten und nachfolgenden defensiven verbalen Äusserungen von Patienten. Bei vertiefenden Therapieangeboten reagierten Patienten einerseits mit höherer Emotionalität, diese führte aber wiederum dazu, dass Patienten sich weniger äusserten (Dyselaboration) und sich gegenüber dem Therapeuten verschlossener zeigten, was sich in verschiedenen Kategorien der Kontrolle des verbalen Inhaltes zeigte. Darüber hinaus ergaben sich deutliche Hinweise darauf, dass Therapeuten ihren Interventionsstil der momentanen Befindlichkeit des Patienten anpassten. Bei Patienten mit höherer Symptombelastung wurde mehr unterstützt und mehr auf der praktischen Ebene gearbeitet. Dies entspräche in der Sprache der Bearbeitungsangebote den niedrigen Stufen. Entsprechend wurden an Patienten mit einem guten GAF (Global Assessment of Functioning, DSM-IV) durchschnittlich höhere Bearbeitungsangebote registriert. Dieser Zusammenhang ergab sich auch aufgrund der Einschätzung der momentanen Befindlichkeit; bei eingeschätzter guter Befindlichkeit wurden hohe (vertiefende) Bearbeitungsangebote registriert und vice versa.

Entsprechend den Ergebnissen von Milbrath et al. (1999) kann erwartet werden, dass sich hohe therapeutische Angebote in intensiverer (häufigerer) Aktivität der verschiedenen Verhaltenskorrelate der Emotionsregulation zeigen. Es können auch Wechselwirkungen zwischen Therapieerfolg, zeitlichem Verlauf und Emotionsregulation für die therapeutischen Bearbeitungsangebote erwartet werden.

3.4 Methode

3.4.1 Durchführung und Design der Untersuchung

Die Untersuchung wurde im Zeitraum 1997 bis 1998 in den Räumlichkeiten der Psychotherapeutischen Praxisstelle der Universität Bern durchgeführt. Dabei wurden Videoaufzeichnungen von abgeschlossenen Therapien hinsichtlich der Beobachtungskategorien der emotionalen Kontrollprozesstheorie und der therapeutischen Bearbeitungsangebote eingeschätzt. Bei der Auswahl der Therapieabschnitte wurde darauf geachtet, nur vollständig dokumentierte Fälle von Einzeltherapien zu erfassen, die für die Forschung freigegeben waren, was die Auswahl auf 68 Patienten limitierte. Für die Auswahl der Therapieabschnitte wurden die eingeschätzte Emotionalität im Patientenstundenbogen und der zeitliche Verlauf der Therapie berücksichtigt. Diese beiden Faktoren bildeten zusammen mit dem Therapieerfolg die Ausgangslage für eine varianzanalytische Auswertung. Für die Auswahl der Therapien nicht relevant war der dritte Faktor, der Therapieerfolg, welcher drei-stufig operationalisiert wurde. Pro Patient wurden vier 10-minütige Therapieabschnitte eingeschätzt.

Der 10-Minutenausschnitt wurde auf die Mitte der Therapiestunde festgelegt (von Minute 20 bis Minute 30 der durchschnittlich 50 Minuten dauernden Therapiesitzungen). In den wenigen Fällen, in denen gerade in diesem Zeitabschnitt ein Rollenspiel oder eine Verhaltensübung gemacht wurde, wurde das Zeitfenster in diejenige Richtung verschoben, wo das Mittekriterium am besten aufrechterhalten werden konnte.

Insgesamt wurden 67 Patienten mit dem Beobachtungsbogen zur Emotionsregulation in der Therapie (BET) untersucht. Die sieben Patienten mit den schlechtesten Werten der Raterübereinstimmung (siehe Abschnitt Ergebnisse: Reliabilitätsüberprüfung) wurden von der weiteren Analyse ausgeschlossen, so dass die Zellenverteilung ausgeglichen war und in jeder Zelle 20 Fälle vorkamen (je 20 für relativ erfolgreiche, 20 mittlere und 20 relativ erfolglose Fälle, vier Messwiederholungen für den Verlauf und die eingeschätzte Emotionalität).

Aus Gründen der Messgüte und im Sinne einer fortlaufenden Reliabilitätsüberprüfung (Qualitätssicherung) des Ratings wurde jede Sitzung mindestens von zwei Ratern unabhängig voneinander eingeschätzt.

Patientenbeschreibung, Therapiebedingungen, Therapiedauer

Alle Therapien wurden im Zeitraum zwischen 1988 und 1997 an der Praxisstelle durchgeführt. Sie wurden alle nach dem Verfahren einer allgemeinen Psychotherapie behandelt (Grawe, Grawe-Gerber, Heiniger, Ambühl & Caspar, 1996). Vierzehn Therapien wurden innerhalb eines Projektes (Grawe, 1986) durchgeführt; es waren keine Unterschiede bezüglich des Therapierfolgs oder anderer Variablen zwischen diesen Bedingungen feststellbar. Die Therapien dauerten zwischen 6 und 97 Sitzungen ($M = 39$, $SD = 22$).

Das Alter der Patienten betrug durchschnittlich $M = 34$ Jahre ($SD = 9.8$); 33 (55%) waren weiblichen, 27 (45%) männlichen Geschlechts. Es ergab sich kein Zusammenhang zwischen Therapieerfolg und diesen Variablen. Die Mehrheit der Patienten litt unter einer affektiven Störung (Depression, und – weniger häufig – Angst). Viele Patienten hatten eine Achse-II Störung (Persönlichkeitsstörung). Nur bei wenigen wurde eine Essstörung oder eine psychosomatische Störung diagnostiziert.

Beobachtungsbogen zur Emotionsregulation in der Therapie (BET)

Der BET ist eine direkte Adaption des Beobachtungsinstrumentes, welches in der Untersuchung an den verwitweten Personen in der San Francisco «extensive study» erstmals angewandt wurde. Die Anpassung des Instrumentes beschränkte sich auf wenige Änderungen in der Instruktion und Erläuterungen zu den einzelnen Kategorien. Die Zahl der Beobachtungskategorien wurde beibehalten (14), auch die zeitliche Segmentierung der Beobachtungseinheiten wurde wie in der ersten Untersuchung auf 30 Sekunden festgelegt. Allerdings wurden die einzelnen Kategorien noch mit Beispielen bereichert. Diese Beispiele wurden aus den früheren Erfahrungen, aber auch aus Therapieszenen, die als Trainingseinheiten dienten, gewonnen. Da die Definitionen der einzelnen Kategorien bereits hinreichend beschrieben wurden, wird an dieser Stelle auf eine Wiederholung verzichtet. Es sei aber auf die Arbeiten von Nick (1999), Michel (1999), Odermatt (1999) oder Kellenberger (2000) verwiesen, welche im Rahmen dieser Untersuchung ihre Lizentiatsarbeiten verfertigt haben.

Das genaue Vorgehen beim Einschätzen des BET, sowie die Ergebnisse der Messgüte-Überprüfung werden später beschrieben.

Bearbeitungsangebot

Das Bearbeitungsangebot der Therapeuten wurde ebenfalls für jedes 30-Sekunden-Segment eingeschätzt. Grundlage dazu war ein vereinfachtes Ratinginstrument, das auf der Theorie der Steuerung des Explizierungsprozesses durch zentrale Bearbeitungsangebote von Sachse (1988; Sachse & Maus, 1991) beruht und von Znoj (1992a) vereinfacht wurde. Diese vereinfachte Form hatte sich bereits in einer anderen Untersuchung bewährt (Lindner & Nüesch, 1992). Das System ist sechs-stufig und folgt einer ähnlichen Logik wie die «Psychodynamic Intervention Scale» von Cooper und Bond (1992), die Abstufung erfolgt bezüglich des Explizierungsprozesses. Auf der Stufe 0 erfolgt keine Bearbeitung relevanter Inhalte. Stufe 0 wird immer dann angegeben, wenn keine problemrelevanten Themen angesprochen werden (z. B. Terminplanung). Als Stufe 1 werden Interventionen eingeschätzt, die nicht im Sinne des Explikationsprozesses zu interpretieren sind, die aber dennoch therapeutisch notwendig sein können (Lob, Rückmeldungen, Diagnostik, Evaluation des therapeutischen Vorgehens, Interventionen, die auf Verhaltensänderungen abzielen). Auf der Stufe 2 werden einfache Berichte oder intellektualisierende Interventionen eingeschätzt (Frage nach Fakten, Verständnisfragen, Einordnungen in einen gegebenen Zusammenhang). Auf der Stufe 3 werden Interventionen eingeschätzt, in welchen Therapeuten Patienten auffordern, eine Bewertung zu geben («Finden Sie das gut?»; «Wie finden Sie das?»). Auf Stufe 4 werden Interventionen eingeschätzt, die Patienten zu einer persönlichen gefühlsbetonten Beurteilung auffordern («Wie ist das für Sie?»; «Was löst das bei Ihnen aus?»; «Was fühlen Sie dann?»). Auf Stufe 5 fordern Therapeuten Patienten auf, Aspekte ihres inneren Bezugssystems zu explorieren, und gehen damit direkt auf die Stufe der schematischen Repräsentation. Hier fragen Therapeuten nach Gründen, Motiven, Ursachen von Bewertungen und Emotionen der Patienten. Die Aufmerksamkeit der Patienten wird auf Zusammenhänge von Situationen, Verhalten und Gefühlen gelenkt («Was bringt Sie dazu, so zu handeln?»; «Was lässt Sie bezüglich dieses Inhaltes in dieser Weise fühlen?»; «Wieso fühlen Sie sich bei dieser Thematik so verunsichert?»).

Die Einschätzung des Bearbeitungsangebotes bezog sich ausschliesslich auf die Aussagen des Therapeuten, unabhängig davon, auf welcher Explizierungsstufe Patienten antworteten oder welche Explizierungsstufen vorangegangen waren.

Zielnähe und Zieldistanz

Die Einschätzung der thematischen Nähe zum Therapieziel erfolgte mittels eines neuentwickelten Ratingverfahrens, welches in der Arbeit von Michel (1999) detailliert beschrieben ist. Die individuellen Ziele, gemeinsam von Patient und Therapeut zum Therapiebeginn festgelegt, können als Erfolgsmass (Kiresuk und Sherman, 1968) benützt werden. Hier dienten die festgelegten Ziele dazu, die besprochene Thematik im therapeutischen Gespräch auf ihre Zielnähe hin einzuschätzen. Der Definition der Probleme kam deshalb eine zentrale Rolle zu, sollten doch für jedes 30-Sekunden-Segment auf einer Skala die Nähe zum individuellen Therapieziel geratet werden. Dabei bedeutet eine 0, dass keinerlei Nähe zum Therapieziel gesehen wird und eine 10, dass genau der Inhalt des therapeutischen Zieles Inhalt der therapeutischen Interaktion ist. Da in den meisten Fällen zwei bis drei solcher Probleme definiert wurden, bezog sich die Einschätzung auf die Nähe des jeweilig angesprochenen Bereiches. In den meisten Sitzungen wurden aber nur eines oder maximal zwei solche Ziele angesprochen.

Therapieerfolg

Grundlage für die Zuordnung zu den drei Erfolgsgruppen war eine für jeden Patienten zum Posttest-Zeitpunkt ermittelte integrierte Effektstärke über eine grosse Anzahl von Erfolgsmassen. In die Effektstärke gingen die direkten Erfolgseinschätzungen der Patienten und Therapeuten für den globalen Therapieerfolg und für jeden Patienten individuell konstruierte Zielerreichung ein, ausserdem die prä-post Differenzen in etwa 40 vom Patienten eingeschätzten standardisierten Testskalen. Die Messungen, auf denen die integrierten Effektstärken beruhen, sind bei Grawe, Caspar und Ambühl (1990) detailliert beschrieben. Dabei flossen ein: Die Nachbefragung des Therapeuten und des Patienten, das Goal-Attainment Scaling (GAS) von Kiresuk und Sherman (1968) und der Veränderungsfragebogen (VEV) von Zielke und Kopf-Mehnert (1978). Diese Messmittel dienen vor allem dazu, den empfundenen (subjektiven) Therapieerfolg zu erfassen. Zusätzlich wurden die standardisierten Testskalen des Unsicherheitsfragebogens von Ullrich de Muinck und Ullrich (1977), das Emotionalitätsinventar derselben Autoren, die Symptom-Checkliste von Derogatis (1977, deutsch von Franke, 1995), ein Fragebogen zu Kontrollüberzeugungen (Krampen, 1981), sowie der Giessen-Persönlichkeitstest (Beckmann, Brähler & Richter, 1990) verwendet. Im Durchschnitt wurde bei den untersuchten Patienten eine Effektstärke von $ES = 1.63$ mit diesem gemischten Erfolgsmass erreicht.

Die drei Erfolgsgruppen hatten folgende mittlere Erfolgswerte (gemessen in Effektstärken): Die erfolgreiche Gruppe $M_{ES} = 1.94$ ($SD = .21$), die mittelerfolgreiche Gruppe $M_{ES} = 1.37$ ($SD = .14$) und die wenig erfolgreiche Gruppe $M_{ES} = .72$ ($SD = .26$). Auch die wenig erfolgreiche Gruppe hatte im Durchschnitt eine Verbesserung von fast einer dreiviertel Standardabweichung vom Ausgangswert erzielt.

Eingeschätzte Emotionalität

Die Emotionalität der einzelnen Sitzungen wurde im Sitzungs-Nachbefragungsbogen der Patienten mittels zweier Items erfasst: «Was wir heute in der Therapiestunde gemacht haben, war für mich teilweise sehr unangenehm» und «heute habe ich in der Therapiestunde schmerzhafte Gefühle erlebt». Damit wird vor allem negative Emotionalität erfasst, die mit der Aktivierung von motivationalen Vermeidungsschemata verbunden ist. Die mittlere Ausprägung der Emotionalität in niedrig emotionalen Sitzungen betrug $M = -1.82$ ($SD = 1.09$) und für die hoch emotionalen Sitzungen $M = +1.00$ ($SD = 1.37$) auf einer Skala von –3 bis +3.

Durchführung des Ratings

Den Ratern wurden die Videobänder kodiert übergeben, sie waren weder über den individuellen Erfolg, die eingeschätzte Emotionalität noch über die Gesamtdauer der Therapie informiert. Die Bänder zeigten auf der linken unteren Seite einen Zeitkode mit der Echtzeit der aufgenommen Sitzung. Jeder ausgewählte Sitzungsabschnitt wurde von zwei Personen unabhängig geratet. Die Reihenfolge der Sitzungen war zufällig verteilt. Die Datenerhebung erfolgte in Blöcken von 4 bis 5 Stunden täglich. Dabei wurde durchschnittlich eine Therapie (vier Einheiten zu 10 Minuten) eingeschätzt. Jedes 30-Sekunden-Therapiesegment wurde bis zu viermal betrachtet; die Auswahl der Rater zu den Therapien erfolgte ebenfalls zufällig. Von den über 60 eingeschätzten Therapien wurden 11 von allen vier Ratern gemeinsam eingeschätzt. Bei dieser Gelegenheit wurde das Rating kalibriert, indem nach jedem (unabhängigen) Einschätzen des entsprechenden Segmentes eine Konsensdiskussion erfolgte.

Das Einschätzen der Stufen des Bearbeitungsangebotes erfolgte zeitgleich mit dem Rating des Beobachtungsbogens zur Emotionsregulation (BET) und war ebenfalls unabhängig und blind gegenüber Erfolgs- und anderen Therapie-Kriterien.

3.4.2 Reliabilität der Ratings

Interrater-Übereinstimmung des BET

Die Übereinstimmung des BET-Ratings wurde mit Cohen's κ erhoben. Dieses Mass berücksichtigt das Verhältnis der tatsächlichen gegenüber der zufällig zu erwartenden Übereinstimmung zwischen zwei Einschätzungen. Zudem wurde die Übereinstimmung auf der Basis der Sitzungs-Summenwerte als biseriale Korrelation berechnet. Als Berechnungsgrundlage der Übereinstimmung dienten alle eingeschätzten Therapien also total 240 Sitzungsausschnitte zu 20 einzelnen Segmenten ($N = 4800$).

Die durchschnittliche Übereinstimmung für alle 14 Kategorien des BET betrug $\kappa = .71$ (von $\kappa = .62$ «Zeitverschiebungen» bis zu $\kappa = .87$ «Instanzenwechsel»); die durchschnittliche Übereinstimmung der Sitzungs-Summenwerte betrug $r_S = .74$ (von $r_S = .43$ «Maskieren» bis zu $r_S = .90$ «Instanzenwechsel»). Die niedrigen Werte der einzelnen Kategorien sind teilweise darauf zurückzuführen, dass die Ereignisse selten vorkamen oder es nicht klar war, ob es sich beim Ereignis um ein neues Ereignis handelte. Bei der Kategorie «Maskieren» wich ein Rater gegenüber den anderen Einschätzern stark im Verständnis der Kategorie ab; der Mittelwert der biserialen Korrelation für die drei anderen Rater betrug für Maskieren $r_S = .93$. Maskieren ist also keine grundsätzlich schwierig einzuschätzende Kategorie. Insgesamt waren die Übereinstimmungen gut und entsprechen den Werten der früheren Untersuchung. Die durchschnittliche Test-Retest-Reliabilitäten für die vier Rater war mit $\kappa = .57$ knapp befriedigend.

Um den Einfluss von therapiespezifischen Faktoren, insbesondere des emotionalen Klimas abschätzen zu können, wurden die Reliabilitätskoeffizienten mit der Emotionalität und der Reliabilität korreliert. Die Güte des Ratings war unabhängig von der eingeschätzten Emotionalität der Sitzung ($r = -.02$, $p > .90$).

Zur Erstellung der Datengrundlage für die Berechnung wurde für jedes Segment der Mittelwert der Rater gebildet.

Interrater-Übereinstimmung für das therapeutische Bearbeitungsangebot

Auch die Einschätzung des Bearbeitungsangebotes wurde von mindestens zwei Ratern unabhängig voneinander eingeschätzt. Die Raterübereinstimmung wurde auf der Basis der 4800 Einzelsegmente berechnet, obwohl für die meisten Berechnungen Summenwerte verwendet wurden. Für die durchschnittliche

Übereinstimmung zwischen den verschiedenen Raterpaaren wurde ein Cohens Kappa von $\kappa = .66$ (von $\kappa = .63$ bis $\kappa = .70$) berechnet, was für die meisten Berechnungen eine Unterschätzung der tatsächlich erreichten Übereinstimmung darstellt (siehe auch Wirtz & Caspar, 1994). Auf der Sitzungsebene betrug die durchschnittliche Übereinstimmung der Rater $r_S = .83$ (von $r_S = .77$ bis $r_S = .94$).

Wie für die Kategorien der Emotionsregulation wurde auch für das Bearbeitungsangebot das Mittel der verschiedenen Einschätzungen als Berechnungsgrundlage gebildet.

Interrater-Übereinstimmung für das Zielnähe-Rating

Die Übereinstimmung der Rater im Bestimmen der Nähe des Besprochenen zu einem der definierten Ziele (GAS-Problem) wurde mittels non-parametrischen Rangreihenkorrelationen (biseriale Korrelationen) berechnet. Die Korrelationen lagen auf der Segmentebene zwischen $r_S = .30$ bis $r_S = .90$, die mittlere Übereinstimmung auf der Segmentebene war $r_S = .55$. Die auf die Sitzung gemittelte Reliabilität betrug $r_S = .70$ (von $r_S = .55$ bis $r_S = .95$).

Zur Erstellung der Daten für die Berechnung wurde auch für die GAS-Ratings ein Mittelwert zwischen den Ratern für jedes Segment gebildet. Aus den bis zu fünf einzelnen GAS-Werten für die individuell formulierten Probleme wurde ein mittlerer GAS-Wert berechnet.

Auswertungsstrategien

Neben rein deskriptiven Verfahren wurden je nach Verteilung der Variablen parametrische oder non-parametrische Verfahren verwendet. Mittelwertsvergleiche wurden nach Möglichkeit mit dem Students *t*-Test berechnet, andernfalls mit den voraussetzungsfreien Wilcoxon oder Mann-Whitney-*U*-Testverfahren; daneben wurden Varianzanzanalysen (mit wiederholter Messung) und Korrelationen zur Berechnung von Zusammenhängen gerechnet. Um die Interaktion von unabhängigen Variablen zu prüfen, wurden ebenfalls Varianzanalysen gerechnet, welche relativ robust gegenüber Verletzungen der Normalverteilung (Hayes, 1973) sind.

In einem zweiten Schritt wurde sequentiell ausgewertet, d. h. Abfolgen von Emotionsregulationskategorien in Abhängigkeit voneinander und vom therapeutischen Angebot wurden aufgrund loglinearer Modelle analysiert. Diese Auswertung stellt in dieser Arbeit ein eigenes Kapitel dar und wird später detaillierter beschrieben.

3.5 Ergebnisse: Analyse auf der Ebene der Summenwerte

3.5.1 Beschreibende Statistik für die Kategorien des BET, Einfluss von Zeit und eingeschätzter Emotionalität

Eine Überprüfung der Verteilungen ergab, dass die Kategorien des BET nicht normalverteilt waren (Kolmogoroff-Smirnov). Zudem waren die Auftretens-Häufigkeiten der einzelnen Kategorien unterschiedlich, was bereits aus der früheren Untersuchung mit den trauernden Witwen und Witwern hervorging. Vor allem die Kategorien «Zeitverschiebungen», «Blockieren» und Regulationen auf der Beziehungsebene wurden selten angegeben.

Die Kategorien der Emotionsregulation erwiesen sich stabil im zeitlichen Verlauf: Es zeigten sich nur in den Kategorien «Wertnormen» und «Instanzenwechsel» statistisch signifikante Unterschiede vom Zeitpunkt eins (Therapiebeginn) zum Zeitpunkt zwei (Therapieende). Es spielte für das Vorkommen der Regulationskategorien keine Rolle, ob die Sitzung im Nachhinein als emotional belastend oder unbelastend wahrgenommen wurde. Allerdings zeigte sich der Einfluss der eingeschätzten negativen Emotionalität insofern, als die Abnahme im Gebrauch der Wertnormen-Regulation nur gerade in hochemotionalen Sitzungen statistisch signifikant war und bei Instanz nur gerade in wenig emotionalen Sitzungen. Die Mittelwerte und Standardabweichungen werden hier nicht dargestellt, es sei auf die Arbeiten von Kellenberger (2000) und Michel (1999) verwiesen.

Die über die Sitzung aufaddierten Summenwerte der Regulationskategorien, welche in der Auswertung die wichtigste Rolle einnehmen, waren normalverteilt.

3.5.2 Der Einfluss von Erfolg, demographischer Variablen und der Symptomatik auf die BET-Kategorien

Die Kategorien des BET unterschieden sich nicht darin, ob eine Therapie erfolgreich oder relativ wenig erfolgreich war. Nur gerade für die Kategorie «Zeitverschieben» ergaben sich Hinweise auf einen differentiellen Effekt, jedoch auch nur für hoch emotionale Sitzungen, der jedoch aufgrund des seltenen Vorkommens nicht überbewertet werden sollte.

Die Zusammenhänge der einzelnen Emotionsregulationskategorien mit der Symptomatik der Patienten waren uneinheitlich und nur in wenigen Fällen statistisch bedeutsam. Für den SCL-90 Gesamtsymptomindex beispielsweise ergab sich nur gerade für die Kategorie «Paradoxe Darstellung» ein positiver Zusammenhang ($r = .27$, $p < .05$). Die mittlere Anzahl aller Regulation korreliert schwach mit Zwanghaftigkeit ($r = .27$, $p < .05$) zum ersten Zeitpunkt. Diese Zusammenhänge gelten nicht mehr für den post-Therapie Zeitpunkt. Es gab auch keine Zusammenhänge zwischen dem durch die Therapie veränderten Erleben und Verhalten (VEV) und den Kategorien der Emotionsregulation.

Dagegen ergaben sich deutliche Zusammenhänge der einzelnen Verhaltenskorrelate der Emotionsregulation mit dem Alter der Patienten: Die Häufigkeit des Gebrauchs von Zeitverschieben, der paradoxen Darstellung des Inhaltes, von Aufmerksamkeitswechseln, von Beziehungsschema-, Wertschema- und Instanzenwechsel korrelierte positiv mit dem Alter (von $r = .29$ bis $r = .40$). Versuche, den Gefühlsausdruck zu maskieren und sich mit Bewegung emotionale Erleichterung zu verschaffen, waren dagegen Strategien, die sich an jüngeren Patienten öfter beobachten liessen ($r = -.34$; resp. $r = -.38$). Alle angegeben Korrelationen waren auf dem 5%-Niveau statistisch signifikant.

3.5.3 Diskussion der Haupteffekte

An dieser Stelle soll auf die Ergebnisse der Haupteffekte bezüglich Zeit, Emotionalität und Therapieerfolg eingegangen werden. Die Verhaltenskorrelate der Emotionsregulation erwiesen sich als relativ stabil. Es sind habituelle, «personentypische» Verhaltensweisen, die sich teilweise durch eine hohe zeitliche Invarianz auszeichnen. Für alle Patienten zeigte sich aber eine deutliche Abnahme der beiden Kategorien «Wertnormen» und «Instanzenwechsel».

Dies kann auf die Effekte der Therapie zurückgeführt werden: Der Gebrauch der Kategorie «Wertnormen» ist eine Rechtfertigungsstrategie, die in sozialen Begegnungen, also auch in der Psychotherapie, eine grössere Rolle spielen mag als andere Emotionsregulationsstrategien. In der Therapie sollten solche Prozesse aber eine zunehmend kleinere Bedeutung bekommen, denn Patienten sollen sich nicht rechtfertigen müssen, sondern die Möglichkeit erhalten, sich selbst besser kennenzulernen, ohne sich auf andere beziehen zu müssen. Gestützt wird diese Interpretation durch die ebenfalls zu beobachtende Abnahme der Instanzenwechsel. Nicht beobachten lassen sich hingegen Veränderungen im Gebrauch anderer Regulationskategorien. Es ist nicht auszuschliessen, dass es sich bei der zeitlichen Invarianz um einen Untersuchungs-Artefakt handelt. Die Intensität der Regulationen wurde nicht erhoben und möglicherweise werden damit subtilere Veränderungen, die sich im Laufe der Therapie einstellen, nicht erfasst.

Für das Fehlen eines Haupteffektes für die Emotionsregulation hinsichtlich der Einschätzung der Emotionalität in der jeweiligen Sitzung, erhoben im Patientenstundenbogen, gelten ähnlich Argumente: Es lassen sich einige Unterschiede im Gebrauch der Regulationen feststellen. Vor allem die Kategorie «Aktivation» und «Wertnormen» kamen in den Sitzungen häufiger vor, die als hoch-emotional vom Patienten beurteilt wurden. Für die Kategorie «Aktivation» liess sich auch eine positive Korrelation mit dieser eingeschätzten Emotionalität nachweisen. Das Verhaltenskorrelat «Aktivation» ist dadurch charakterisiert, dass Patienten öfter die Tonalität der Stimme ändern – sie fangen an schneller oder langsamer zu sprechen; die Klarheit der Sprache kann sich ändern, intensive Aufmerksamkeit wechselt ab mit Desinteresse (z. B. durch ein Gähnen manifestiert). Für die Kategorie «Maskieren» konnte der umgekehrte Effekt beobachtet werden: Hier wurden in Stunden, die nachträglich als wenig belastend beschrieben wurden, mehr Verhaltensweisen beobachtet, welche auf eine Diskrepanz zwischen Mimik und Inhalt hindeuten. Unter Umständen sind Versuche, die eigene Emotion über «Display-Regeln» zu beeinflussen, von grösserem Erfolg gekrönt. Die Versuche von Gross und Levenson (1997) deuten ebenfalls darauf hin, dass die Anstrengung, den Ausdruck der Gefühle zu kontrollieren, ein wirksames Mittel darstellt, entsprechende Gefühle auch weniger intensiv wahrzunehmen.

Die Null-Zusammenhänge der einzelnen Verhaltenskorrelate der Emotionsregulation mit dem Therapieerfolg waren unerwartet deutlich.

Die Hypothese, dass erfolgreichen Patienten eine grössere Bandbreite an Regulationsstrategien zur Verfügung steht, die er oder sie auch flexibler einsetzen kann, muss zurückgewiesen werden. Aber auch die einfachere Annahme, dass erfolgreichere Patienten weniger regulieren müssen, weil sie einen besseren Zugang zu ihren Emotionen haben, konnte nicht beibehalten werden. Dafür gibt es verschiedene Gründe. Möglicherweise reichte die Teststärke nicht aus, d. h. es kann sich um kleine Effekte handeln, für deren Erfassung die statistische Power nicht ausreichte. Es kann auch sein, dass die zufällig ausgewählten 10-Minuten-Ausschnitte für die Therapien nicht relevant waren, die therapeutisch wichtigen Interaktionen mithin nicht erfasst wurden. Dieser Punkt wird durch die hohe zeitliche Stabilität der erfassten Prozesse jedoch weitgehend entkräftet. Die relativ hohe Stabilität, welche die Verhaltenskorrelate der Emotionsregulation auszeichnet, könnte darüber hinweg täuschen, dass spezifische Umstände dennoch eine Änderung der jeweiligen Regulation bewirken. Damit greife ich eine Diskussion auf, welche die Copingforschung seit ihren Anfängen begleitet hat, nämlich die Frage, ob es sich beim Copingverhalten um personentypische, also relativ stabile Verhaltensweisen handelt, oder ob das Copingverhalten nicht besser als spezifisch auf die jeweilige Situation angepasst betrachtet und operationalisiert werden sollte und nur in der Interaktion zur jeweiligen Situation sinnvoll erfasst werden kann (Mischel & Shoda, 1995; Lazarus & Launier, 1978).

Eine weitere Fehlerquelle könnte die unterschiedliche Problematik der untersuchten Patienten darstellen. Die sehr heterogenen Diagnosen der Patienten könnten die Effekte hinsichtlich des Therapieerfolges negativ beeinflusst haben. Allerdings ergaben sich keine Hinweise darauf, dass die Formen der Emotionsregulation in irgendeinem Zusammenhang mit der Symptomatik der Patienten standen. Für die weiteren Auswertungen auf der Kategorienebene muss das Alter der Patienten mit berücksichtigt werden, ergaben sich hier doch signifikante, wenn auch schwache Zusammenhänge mit den Kategorien der Emotionsregulation. Ältere Patienten gebrauchten häufiger als junge Patienten Formen der Emotionskontrolle, die darauf schliessen lassen, dass der Inhalt der Repräsentation verändert wird. Die beobachteten Verhaltenskorrelate deuten darauf hin, dass ältere Menschen stärker auf der kognitiven Ebene und hier besonders auf der Ebene der Beziehungsschemata regulieren. Dazu kommen Aufmerksamkeitswechsel, welche dazu dienen können, emotional gefährliche Inhalte gar nicht erst prozessieren zu müssen. Jüngeren Patienten dagegen stehen diese Mittel vielleicht noch nicht im gleichen Ausmass zur Verfügung: Sie versuchen mit stärkerer Ausdruckskontrolle die erlebten Gefühle zu dämpfen, reagieren aber auch über motorische Aktivität ihre Gefühle ab. Die Regulation der Gefühle über motorische Aktivität wurde von Rosenthal (1993) als eine wirksame Strategie beschrieben, negative Gefühle zu kontrollieren; auch in der Psychotherapie gibt es Ansätze, mittels motorischer Aktivierung das Gefühlsleben zu beeinflussen (z. B. Rümmele, 1990). Es gibt aber trotz dieser Altersdifferenzen im Gebrauch der verschiedenen Strategien keinen Hinweis darauf, dass ältere Menschen generell öfter regulieren. Bildet man einen Index für alle Regulationen (den Summenwert aller Regulationen zusammen), so ergeben sich keine Altersunterschiede in der untersuchten Stichprobe. Die Summe der Regulationsaktivitäten ist altersunabhängig, für die Art der Regulation ist dies offensichtlich nicht der Fall. Dieser Befund könnte damit zusammenhängen, dass ältere Menschen kognitive Schemata ausgebildet haben, welche sparsamer mit Ressourcen umgehen als verhaltenssteuernde regulative Aktivitäten. Der Nachteil dieser kognitiven Regulationsprozesse könnte in der Informationsverarbeitung liegen. Alle Informationen werden in grösserem Umfang verzerrt, d. h. sie steht dem Menschen nicht mehr in der ganzen Bandbreite zur Verfügung. Diese kognitiven Mechanismen färben unser Alltagserleben. Zum Beispiel nehmen wir Ereignisse positiver wahr, schätzen unsere eigene Attraktivität höher ein, betrachten uns als überdurchschnittliche Autofahrer oder schätzen die eigene Zukunft rosiger ein, als es die Wahrscheinlichkeit erwarten liesse (Taylor & Brown, 1988; Weinstein, 1980). Es gibt Hinweise, dass das Alter mit psychischen Symptomen positiv korreliert ist, was auch darauf deuten könnte, dass diese kognitiven Mechanismen nicht nur positive Auswirkungen haben. Für die vorliegende Fragestellung genügt es aber, festgestellt zu haben, dass die einzelnen Verhaltenskorrelate der Emotionsregulation nicht mit psychischen Symptomen zusammenhängen.

Dieser Befund steht etwas im Gegensatz zu der Untersuchung an den Trauernden, in der solche Zusammenhänge gefunden wurden, selbst wenn für das Alter der Personen kontrolliert wurde. So ergaben sich insbesondere für die Kategorien der Personenschemata (Werte-Schema, Selbstschema) und Wiederbewertung (Inhalt) Zusammenhänge mit der Symptombelastung. Diese Korrelationen könnten auf die spezifische Belastung der Trauernden zurückzuführen sein, auch wenn sich kein direkter Zusammenhang der Verhaltenskorrelate der Emotionsregulation mit dem spezifischen Trauermass ergeben hatte. Die Symptome, die sich teilweise bei den Trauernden nach dem Verlust gebildet haben, waren unmittelbarer mit der Regulation des Emotionserlebens verbunden, als dies für die Therapiepatienten der Fall ist: Im Gegensatz zu den Therapiepatienten war die Dysregulation des Gefühlslebens vermutlich in vielen Fällen der Auslöser für eine Symptomatik. Für die Therapiepatienten ist ein solcher Zusammenhang nicht gegeben. Vielmehr muss mit Grawe (1998) angenommen werden, dass sich bei den untersuchten Patienten die Symptomatik verselbständigt und von den ursprünglich motivationalen Konflikten und entsprechenden Gefühlskorrelaten weitgehend entkoppelt hat.

Im nächsten Abschnitt soll auf die Wechselwirkung der therapeutischen Situation mit der Emotionsregulation eingegangen werden. Damit wird die spezifische Situation, welche die regulatorische Aktivität nach der Stress- und Copingtheorie beeinflussen sollte, berücksichtigt.

3.6 Emotionsregulation in Abhängigkeit von angesprochenen therapeutischen Zielen

Nach den Ausführungen in der Einleitung sollten Patienten stärker emotional reagieren, wenn der Inhalt der therapeutischen Interaktion ein problemrelevantes Thema ist; damit kann auch erwartet werden, dass in stärkerem Ausmass reguliert wird, wenn in der Sitzung das zentrale Problem des Patienten angesprochen wird. Ein solches Thema ist für den Patienten belastend, auch wenn das Motiv, eine Therapie zu beginnen, aus dem Bewusstsein entspringt, diese Probleme zu lösen. Diese paradoxe Situation resultiert daraus, dass die Aufrechterhaltung konsistenter Bewusstseinsinhalte eines der stärksten Motive ist, die das Verhalten eines Menschen steuern (Znoj & Grawe, 2000; Grawe, 1998).

Eine Überprüfung der GAS-Ratings mit den Kategorien der Emotionsregulation ergab jedoch keine direkten Zusammenhänge von Emotionsregulation zur eingeschätzten Problemnähe. Die Annahme, dass ein direkter Zusammenhang zwischen den Häufigkeiten der Verhaltenskorrelate der Emotionsregulation zu problemnahen Themen existiert, kann aufgrund der Datenlage nicht aufrechterhalten werden. Es besteht allerdings Grund zur Annahme, dass erfolgreiche Patienten sich von weniger erfolgreichen Patienten darin unterscheiden, wie im Laufe der Therapie mit solchen Themen umgegangen wird. Wenn über alle Sitzungen, unabhängig vom therapeutischen Erfolg gemittelt wird, können solche Zusammenhänge verdeckt bleiben. In einem nächsten Schritt werden daher die Interaktionen zwischen der Emotionsregulation und dem Therapiezeitpunkt, sowie dem therapeutischen Erfolg in Abhängigkeit zu den GAS-Problembereichen untersucht.

3.6.1 Methode

Zur Erhöhung der Kontraste wurden zwei Erfolgsgruppen gebildet: Die Gruppe der weniger erfolgreichen Patienten erreichte in den standardisierten Messmitteln eine durchschnittliche Effektstärke von $ES \leq .42$ ($N = 20$), die erfolgreiche Gruppe eine $ES \leq .80$ ($N = 20$). Zur Ermittlung der Gruppenunterschiede in den einzelnen Kategorien der Emotionsregulation wurden non-parametrische Verfahren verwendet (für den Vergleich der Zeitpunkte und der erlebten Emotionalität innerhalb der Erfolgsgruppen mittels der Wilcoxon Methode, für den Vergleich zwischen den Erfolgsgruppen mittels Mann-Whitney, für Korrelationen mittels Spearman).

3.6.2 Ergebnisse

Bei beiden Erfolgsgruppen nahm die Wertnormenregulation im Lauf der Therapie ab ($z = -2.61$, $p < .01$). Bei den wenig erfolgreichen Patienten konnte eine Zunahme von Aufmerksamkeitswechseln gegen das Ende der Therapie festgestellt werden ($z = 2.22$, $p < .05$).

Gemittelt über alle Sitzungen, ergaben sich in der Gruppe mit gutem therapeutischen Erfolg negative Zusammenhänge der einzelnen Regulationen mit der GAS-Einschätzung:

Änderungen des Selbstschemas und Änderungen des Andern-Schemas (beide $r_S = -.47$, $p < .05$) sowie Wechsel im Beziehungsschema ($r_S = -.57$, $p < .01$). Auch die Summe aller Regulation war in der erfolgreichen Gruppe negativ mit der Annäherung an das problematische Ziel korreliert ($r_S = -.48$, $p < .05$). In der wenig erfolgreichen Gruppe ergaben sich keine signifikanten Zusammenhänge der Regulationen mit der Zielnähe.

Unter Berücksichtigung der von den Patienten eingeschätzten Emotionalität ergab sich bei beiden Gruppen eine Zunahme in der Kategorie Aktivation, wenn die Sitzung nachträglich als hoch emotional eingeschätzt wurde ($z = 3.43$, $p < .01$). In der Gruppe der erfolgreichen Patienten ergaben sich weiter Unterschiede in den Kategorien Zeitverschiebung ($z = -2.03$, $p < .05$) und Aufmerksamkeit ($z = -2.02$, $p < .05$), die beide in niedrig emotionalen Sitzungen weniger häufig beobachtet wurden.

Therapieerfolg, besprochene Probleme und Emotionsregulation

Zusammenfassend deuten die Ergebnisse darauf hin, dass sich erfolgreiche von wenig erfolgreichen Patienten hinsichtlich der Emotionsregulation unterscheiden, wenn der Inhalt des Gespräches problemrelevant ist. In erfolgreichen Therapien lässt sich ein negativer Zusammenhang zwischen angesprochenen problemrelevanten Inhalten und der Summe aller Regulationen deutlich nachweisen. Die Regulation der Beziehungsschemata scheint besonders sensitiv auf die problemrelevanten Inhalte anzusprechen.

Erfolgreiche Psychotherapiepatienten unterscheiden sich offensichtlich darin, wie sie sich selbst mit den Problembereichen konfrontieren. Die Ergebnisse für die Regulationen in den Beziehungsschemata deuten darauf hin, dass es darauf ankommt, sich den Problemen ohne Selbstentlastung zu stellen. Wer einen Wechsel in der Selbstdarstellung (Rollenwechsel), oder in der Repräsentation der Rolle von anderen während der Problemkonfrontation macht, gefährdet den Therapieerfolg. In diesen Kategorien ergaben sich in der wenig erfolgreichen Gruppe positive Zusammenhänge, die jedoch die Schwelle der statistischen Signifikanz nicht erreichten. Es ist jedoch anzunehmen, dass in einer tatsächlich erfolglosen Patientengruppe diese Zusammenhänge deutlicher würden. Wirklich aussagekräftig ist die negative Korrelation der Anzahl der Regulierungen zur inhaltlichen Nähe des relevanten Problembereiches in der erfolgreichen Gruppe. Mit Ausnahme der Kategorien «Wiedereinschätzen», «Maskieren», «Zeitverschieben» und «Bewegung» sind die Zusammenhänge negativ. Die vier Ausnahmen bewegen sich im Nullbereich, so dass davon ausgegangen werden kann, dass diese Kategorien für die inhaltliche Zielnähe und damit für den therapeutischen Prozess weniger relevant sind. Das bedeutet, dass die Gruppe der erfolgreichen Patienten, wenn sie mit problemrelevanten Inhalten konfrontiert wurden, weniger Anzeichen emotionaler Regulation zeigten. Daraus kann geschlossen werden, dass das Ansprechen solcher problematischer Bereiche in dieser Gruppe weniger konsistenzsicherndes Verhalten auslöste.

Durch die Bildung von Extremgruppen gelang der Nachweis, dass sich erfolgreiche von wenig erfolgreichen Patienten darin unterscheiden, wie stark diese emotionsregulierende Formen zur Konsistenzsicherung einsetzen. Es kann vermutet werden, dass es erfolgreichen Patienten durch die Therapie gelungen ist, ihre problemrelevanten Schemata so zu verändern, dass diese nicht länger eine Bedrohung für das Selbst darstellen.

3.6.3 Emotionsregulation in Interaktion mit angesprochenen therapeutischen Zielen und dem Therapieverlauf unter Berücksichtigung der eingeschätzten Emotionalität

In diesem Abschnitt wird die Frage geprüft, ob sich die Emotionsregulation in den beiden Erfolgsgruppen im Verlauf der Therapie unterscheidet, wenn zusätzlich die eingeschätzte Emotionalität der Sitzung berücksichtigt wird. Dazu wurden separat für die verschiedenen Sitzungen und die Erfolgsgruppen Korrelationen der Kategorien der Emotionsregulation zur eingeschätzten Zielnähe gerechnet. Bei den wenig erfolgreichen Therapien zeigte sich kein Zusammenhang zwischen der Einschätzung der Nähe zum zentralen Problem und den Emotionsregulationen, wenn über alle Sitzungen gemittelt wurde; in den hoch emotional eingeschätzten Sitzungen zeigte sich aber in den wenig erfolgreichen Therapien ein positiver Zusammenhang für die Kategorien «paradoxe Darstellung» ($r_S = .58$, $p < .01$), «Aufmerksamkeitswechsel» ($r_S = .51$, $p < .05$), «Konzeptänderungen» ($r_S = .38$, $p < .10$); «Wechsel in der Selbstdarstellung»

($r_S = .38$, $p < .10$) und «Wechsel in den Wertnormen» ($r_S = .39$, $p < .10$). Für die erfolgreichen Patienten ergaben sich keine Zusammenhänge in den hochemotionalen Sitzungen.

Die Aufteilung für eingeschätzte Emotionalität zeigte, dass in Sitzungen, die als schmerzhaft und emotional aufwühlend empfunden wurden, wenig erfolgreiche Patienten stärker als erfolgreiche Patienten regulierten. Die Summe aller Regulation erreichte das Signifikanzkriterium nicht, war jedoch ebenfalls positiv korreliert mit der GAS-Nähe ($r = .33$, $p = .16$).

Wird neben dem Erfolg auch der Zeitpunkt berücksichtigt, ergaben sich Zusammenhänge, die auf eine Wechselwirkung von Therapiephase und dem erreichten Erfolg hinsichtlich der angesprochenen Probleme hindeuten. Die Wechselwirkungen bezüglich der eingeschätzten Emotionalität waren weniger deutlich, es zeigte sich aber, dass in der wenig erfolgreichen Gruppe vor allem in hoch emotionalen Sitzungen dann stärker reguliert wurde, wenn der Inhalt als problemrelevant eingeschätzt wurde.

Eine varianzanalytische Überprüfung (repeated measurement design) ergab, dass der Einfluss der Zielnähe hinsichtlich des therapeutischen Erfolgs, der Emotionalität und des Zeitverlaufs auf die gesamte Regulationstätigkeit gering war. Diese Varianzanalyse verdeutlichte, dass die Zielnähe allein keinen Einfluss auf die Regulationstätigkeit hatte.

In einem nächsten Schritt wurde der Einfluss der Emotionsregulation auf die eingeschätzte Emotionalität nach der Sitzung geprüft. Damit sollte die Frage beantwortet werden, ob sich hinsichtlich der beiden Erfolgsgruppen Differenzierungen ergeben, ob Patienten im Therapieverlauf lernen, ihre Gefühle stärker zuzulassen, ohne sie gleichzeitig kontrollieren zu müssen.

Es ergab sich wie erwartet eine Wechselwirkung zwischen dem Zeitverlauf und der eingeschätzten negativen Emotionalität nach der Sitzung, sowie eine zweifach-Interaktion zwischen dem Therapieverlauf (Anfang–Ende), der eingeschätzten negativen Emotionalität und dem therapeutischen Erfolg für die beiden Extremgruppen. Die Tabelle 5 stellt diese Zusammenhänge in einer Übersicht dar.

Diese Wechselwirkung wird in ihrer Bedeutung deutlicher, wenn sie grafisch dargestellt wird (Abbildungen 6a und 6b).

Die Abbildungen 6a und 6b zeigen die Wechselwirkung zwischen dem therapeutischem Erfolg und dem zeitlichem Verlauf für a) Sitzungen mit hoher Aktivierung von motivationalen Vermeidungsschemata und b) für Sitzungen mit relativ niedriger Aktivierung von motivationalen Vermeidungsschemata. Die Gruppe der erfolgreichen Patienten zeigte zum Therapiebeginn bei hoher eingeschätzter negativer Emotionalität stärker als die weniger erfolgreiche

Tabelle 5. Zusammengefasste Ergebnisse der zwei-Weg Varianzanalyse für die aggregierten Emotionsregulationen in Abhängigkeit vom therapeutischen Erfolg, vom Therapieverlauf und der im Sitzungs-Nachstundenbogen angegebenen negativen Emotionalität.

Quelle	DF	MS	F
Therapeutischer Erfolg	1	.01	.91
Therapieverlauf	1	.12	.32
Negative Emotionalität	1	.68	1.70
Erfolg × Therapieverlauf	1	.00	.00
Erfolg × negative Emotion	1	.10	.24
Verlauf × negative Emotionalität	1	.89	4.04 *
Erfolg × Verlauf × negative Emotionalität	1	.87	3.99 *
Fehler	38	.22	

Anmerkung: N = 40; * $p < .05$

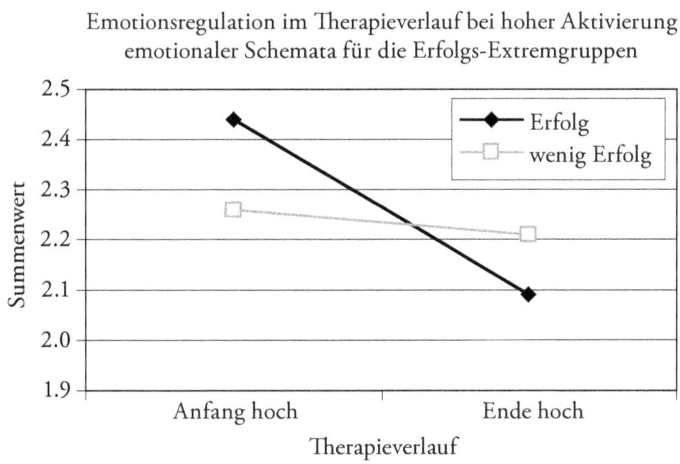

Abbildung 6a.

Die Abbildung verdeutlicht den Interaktionseffekt der Summe aller Regulationen mit dem Verlauf der Therapie in Abhängigkeit mit der eingeschätzten negativen Emotionalität der Sitzung für die sehr erfolgreiche und die wenig erfolgreiche Gruppen (je N = 20). Abbildung 6a zeigt den Interaktionseffekt für emotional hoch eingeschätzte Sitzungen, also hoher Aktivierung problemrelevanter Schemata.

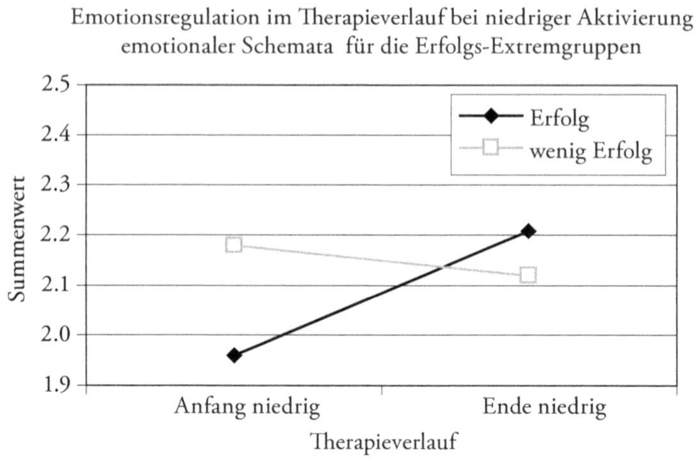

Abbildung 6b.

Die Abbildung verdeutlicht den Interaktionseffekt der Summe aller Regulationen mit dem Verlauf der Therapie in Abhängigkeit mit der eingeschätzten negativen Emotionalität der Sitzung für die sehr erfolgreiche und die wenig erfolgreiche Gruppen (je N = 20). Abbildung 6b zeigt den Interaktionseffekt für emotional niedrig eingeschätzte Sitzungen, also wenig Aktivierung problemrelevanter Schemata.

Gruppe Aktivitäten, die von den Beobachtern als Versuche aufgefasst wurden, die Gefühle zu kontrollieren. Am Ende der Therapie kehrte sich das Verhältnis um: Die erfolgreiche Gruppe regulierte gegenüber der wenig erfolgreichen Patientengruppe in den emotional belastend eingeschätzten Sitzungen schwächer.

Dieses Ergebnis bestätigt die oben geäusserte Vermutung, dass bei erfolgreichen Patienten die problematischen Repräsentationen im Laufe der Therapie verändert wurden. Die Wechselwirkung über den Therapieverlauf verdeutlicht zudem, dass später erfolgreiche Therapiepatienten sich anfänglich stärker auf den therapeutischen Prozess einlassen. Zu Beginn einer Therapie werden in dieser Gruppe die entsprechenden problematischen Schemata emotional stark aktiviert, was sich in einem Anstieg an konsistenzsichernden Regulierungen äussert. Dieser Effekt ist am Ende einer Therapie aufgehoben, was als Zeichen dafür gewertet werden kann, dass erfolgreiche Therapiepatienten gelernt haben, früher problematische Situationen ohne deutliche Anzeichen emotionaler Kontrolle auszuhalten.

3.7 Emotionsregulation und das therapeutische Bearbeitungsangebot

Im vorangegangenen Abschnitt wurde gezeigt, dass die Regulation des emotionalen Befindens in einer Wechselwirkung zum Zeitverlauf, der eingeschätzten emotionalen Belastung und zum Therapieerfolg steht. Das bedeutet, dass erfolgreiche Therapiepatienten über den zeitlichen Verlauf einer Therapie, wenn sie mit problematischen Inhalten konfrontiert werden, anders regulieren als ihre weniger erfolgreichen Therapiepatienten. Die Aktivierung der emotionalen Regulierung wird aber auch durch die thematische Nähe zum Problem beeinflusst. Der thematische Inhalt beeinflusst die Emotionsregulation nicht direkt, sondern wird erst durch die Bildung von Erfolgs-Untergruppen deutlich.

Es kann davon ausgegangen werden, dass die Emotionsregulation nicht nur davon beeinflusst wird, ob das individuell festgelegte Problem angesprochen wird, sondern auch davon, wie dies geschieht. Wird das Problem oberflächlich behandelt, so sollte weniger reguliert werden, umgekehrt sollte stärker reguliert werden, wenn für den Patienten wichtige Aspekte eingehend behandelt werden.

In diesem Abschnitt soll untersucht werden, welchen Einfluss das vom Therapeuten eingebrachte Bearbeitungsangebot auf die Emotionsregulation ausübt. Diese Formulierung soll nicht darüber hinwegtäuschen, dass auch das Bearbeitungsangebot an die momentane Aufnahmebereitschaft (Ambühl & Grawe, 1988) laufend angepasst wird, dass also nicht von einer unidirektionalen Beeinflussung ausgegangen werden kann.

3.7.1 Einfluss der Bearbeitungstiefe auf einzelne Kategorien

Zusammenhänge zum ersten Zeitpunkt

Die einzelnen Kategorien der Emotionsregulation korrelierten teilweise signifikant mit der Bearbeitungstiefe. Für den ersten Zeitpunkt, bei hoher erlebter Emotionalität, waren Bewegung ($r_S = .29$, $p < .05$) und Regulationen der Veränderung des zeitlichen Rahmens tendenziell ($r_S = .25$, $p < .10$) mit der Bearbeitungstiefe verbunden.

Bei niedrig erlebter Emotionalität ergaben sich statistisch signifikante Zusammenhänge mit Regulationen des Anderen-Schema ($r_S = .28$, $p < .05$), Blockieren des Inhaltes ($r_S = .31$, $p < .05$), Ändern des Konzeptes ($r_S = .32$,

$p < .05$) und Wiedereinschätzen ($r_S = .51$, $p < .01$. Daneben ergaben sich tendenzielle Zusammenhänge für Aktivität ($r_s = .23$, $p < .10$), paradoxe Darstellung ($r_S = .22$, $p < .10$) und negativ mit Wechsel der ausführenden Instanz ($r_S = -.22$, $p < .10$).

Zusammenhänge zum zweiten Zeitpunkt

Für den zweiten Zeitpunkt bei hoher Emotionalität waren Aktivität ($r_S = .33$, $p < .05$), Blockieren des Inhaltes ($r_S = .34$, $p < .01$), Wiedereinschätzen ($r_S = .33$, $p < .01$) und Zeitverschiebungen ($r_S = .37$, $p < .01$) signifikant mit der Bearbeitungstiefe korreliert. Eine Tendenz ergab sich auch für die Kategorie Anderen-Schema ($r_S = .23$, $p < .10$).

Für niedrige Emotionalität zum zweiten Zeitpunkt ergaben sich folgende Zusammenhänge: Bewegung ($r_S = .28$, $p < .05$), Maskieren des Gefühlsausdrucks ($r_S = .34$, $p < .01$), Selbstschema-Wechsel ($r_S = .33$, $p < .05$), Wiedereinschätzen ($r_S = .30$, $p < .05$), sowie ein negativer Zusammenhang mit Wechsel der ausführenden Instanz ($r_S = -.27$, $p < .05$). Für paradoxe Darstellung ergab sich ein tendenziell negativer Zusammenhang ($r_S = -.23$, $p < .10$).

Kommentar und Einschätzung

Die Zusammenhänge der Bearbeitungstiefe mit den Kategorien der Emotionsregulation scheinen in der zweiten Hälfte der Therapie deutlicher zu werden, was vor allem darauf zurückzuführen ist, dass in der zweiten Hälfte der Therapie auch in den hoch emotional erlebten Sitzungen der Einfluss der Bearbeitungstiefe auf die Verhaltenskorrelate der Emotionsregulation deutlicher wird. Eine Regressionsanalyse über alle 240 Sitzungen für das Bearbeitungsangebot des Therapeuten (als abhängige Variable) und den Kategorien der Emotionsregulation klärte über 20 % der Varianz des Bearbeitungsangebotes auf. Eine schrittweise hierarchische Regression ergab für 8 der 14 Variablen der Emotionsregulation einen signifikanten Einfluss auf das Bearbeitungsangebot ($F(8, 231) = 8.65$, $p < .001$). Diese Kategorien waren Aktivität ($\beta = .19$, $p < .01$), Anderen-Schema ($\beta = .13$, $p < .05$), Aufmerksamkeitswechsel ($\beta = -.18$, $p < .01$), Bewegung ($\beta = .17$, $p < .01$), Blockieren ($\beta = .17$, $p < .01$), Maskieren des Gefühlsausdrucks ($\beta = .11$, $p < .05$), Wiedereinschätzen des Inhaltes ($\beta = .20$, $p < .01$), und zeitliches Verschieben ($\beta = .20$, $p < .01$). Insgesamt war die multiple Korrelation mit $R = .48$ der Emotionsregulationskategorien mit dem therapeutischen Angebot sehr deutlich.

Im nächsten Abschnitt soll untersucht werden, wie sich die Aktivierung der emotionalen Kontrolle bezüglich des Bearbeitungsangebotes verhält, wenn gleichzeitig der Therapieverlauf und die vom Patienten erlebte negative Emotionalität berücksichtigt werden.

3.7.2 *Einfluss der Bearbeitungstiefe auf die Summe aller Regulationen*

Die Summe aller Regulationen, zusammengefasst über alle vier Messpunkte korrelierte mit $r = .31$ ($p < .05$) mit dem therapeutischen Bearbeitungsangebot. Wie oben bereits berichtet, differenzierten die einzelnen Messzeitpunkte diesen Zusammenhang. Am stärksten war der Zusammenhang zum Zeitpunkt eins bei niedriger Emotionalität, am schwächsten zum Zeitpunkt eins bei hoher Emotionalität. In Tabelle 6 werden diese Zusammenhänge abgebildet.

Tabelle 6. Die Zusammenhänge für das therapeutische Bearbeitungsangebot und der Summe aller Aktivitäten der Emotionsregulation für hoch- und niedrig emotional empfunden Sitzungen zum Therapieanfang und zum Therapieende.

	Bearb-Ang 1T	Bearb-Ang 1H	Bearb-Ang 2T	Bearb-Ang 2H
Sum_Reg 1T	.48**	–.01	.24⁺	.01
Sum_Reg 1H	.22⁺	.15	.26*	.09
Sum_Reg 2T	.16	.00	.34**	.02
Sum_Reg 2H	.19	.13	.28*	.24⁺

Anmerkung: N = 60, Pearson Korrelationen, 2-seitig getestet;
** = $p < .01$; * = $p < .05$; ⁺ = $p < .10$
Bear-Ang = Bearbeitungsangebot; Sum_Reg = Summe aller beobachteten Regulationen
1T = erster Zeitpunkt, niedrige Emotionalität; 1H = erster Zeitpunkt, hohe Emotionalität
2T = zweiter Zeitpunkt, niedrige Emotionalität; 2H = zweiter Zeitpunkt, hohe Emotionalität.

Kommentar zum Einfluss der Bearbeitungstiefe

Das therapeutische Angebot hängt in hohem Mass mit der Summe aller Regulationen zusammen. Deutlich wird, dass vor allem in den Sitzungen, die als wenig belastend erlebt wurden, ein Zusammenhang von Aktivitäten der Emotionsregulation mit dem therapeutischen Angebot festgestellt werden konnte.

Das könnte im Sinne der Funktion der Emotionsregulation, so wie sie hier operationalisiert wurde, interpretiert werden: Je stärker in Wechselwirkung mit dem therapeutischen Angebot reguliert wird, desto weniger belastend wird die Sitzung im Nachhinein erlebt.

Diese Vermutung soll mittels einer Varianzanalyse (repeated measurement design) direkt geprüft werden.

3.7.3 Zusammenspiel zwischen dem therapeutischen Bearbeitungsangebot, dem Therapieverlauf, der eingeschätzten Emotionalität und dem therapeutischen Erfolg

Sowohl das therapeutische Angebot, als auch der Therapieverlauf und die (negative) Emotionalität übten einen Einfluss auf die beobachtete Regulationstätigkeit aus. Als zusätzliche Variable kommt der therapeutische Erfolg dazu. Für diese Analyse wurde der therapeutische Erfolg dichotomisiert (d. h. je 30 Therapien wurden entweder als erfolgreich oder relativ erfolglos klassiert). Damit ergibt sich ein 2 × 2 × 2 Design, wobei die Faktoren Zeit und Emotionalität als wiederholte Messvariablen gerechnet werden.

Diese Aufteilung entspricht der Annahme, dass bei erfolgreichen Therapien eine hohe Aktivierung problematischer Bereiche mit einem vertiefenden therapeutischen Angebot einhergeht. Für die wenig erfolgreichen Therapien kann angenommen werden, dass ein vertiefendes therapeutisches Angebot eine schwächere Wirkung auf die erlebte emotionale Intensität hat, weil die Patienten weniger bereit sind, auf das Angebot einzugehen (Ambühl & Grawe, 1988).

Dieser Zusammenhang zwischen therapeutischem Angebot und der emotionalen Aktivierung sollte sich bei den erfolgreichen Therapien im Laufe der Therapie verstärken, weil den Patienten, die viel Veränderung erfahren, das Erleben der entsprechenden Gefühle nach Greenberg und Safran (1987) bewusster wird.

Die varianzanalytischen Auswertungen ergaben für die Summe aller Regulationen einen hoch signifikanten Regressionseffekt und einen Wechselwirkungseffekt für Therapieverlauf × Emotion. Die Ergebnisse werden in der Tabelle 7 detaillierter aufgeführt.

Der Effekt der Wechselwirkung zwischen dem Therapieverlauf und der erlebten negativen Emotionalität (erfasst im Nachstundenbogen) auf die beobachtete Emotionsregulation, kann auf verschiedene Arten dargestellt werden.

Tabelle 7. Schrittweise Darstellung der zwei-Weg Varianzanalyse mit den Faktoren therapeutischer Erfolg, Therapieverlauf und negative Emotionalität für die aggregierte Summe aller Formen der Emotionsregulation, kontrolliert für die Tiefe des therapeutischen Bearbeitungsangebotes

	Quelle	DF	MS	F
1)	Regression Bearbeitungsangebot	1	1655.22	6.34 *
	Therapeutischer Erfolg	1	1.21	.28
2)	Regression Bearbeitungsangebot	1	216.70	2.77
	Therapieverlauf	1	184.97	2.37
	Erfolg × Therapieverlauf	1	10.36	.13
3)	Regression Bearbeitungsangebot	1	481.65	8.58 **
	negative Emotionalität	1	3.39	.06
	Erfolg × negative Emotionalität	1	28.90	.51
4)	Regression Bearbeitungsangebot	1	219.27	4.44 *
	Verlauf × negative Emotionalität	1	254.68	5.16 *
	Erfolg × Verlauf × negative Emotionalität	1	43.13	.35
	Fehler	57	49.40	

Anmerkung: * $p < .05$, ** $p < .01$

In den ersten Abbildungen (Abbildung 7a und 7b) wird das therapeutische Bearbeitungsangebot in Abhängigkeit von Therapieverlauf und dem therapeutischen Erfolg dargestellt. Wie zuvor schon dargestellt, reflektiert die erlebte negative Emotionalität die Aktivierung problematischer Schemata während der Therapie.

Abbildung 7 auf der folgenden Seite zeigt die Wechselwirkung zwischen dem Therapieverlauf und dem therapeutischen Angebot bezüglich des therapeutischen Erfolges. Die Abbildung 7a bildet die Wechselwirkung zwischen Erfolg und dem therapeutischen Angebot für hohe Aktivation emotionaler Schemata und die Abbildung 8b die Wechselwirkung für niedrige Aktivation ab.

Es zeigt sich sowohl für hoch, als auch für niedrig emotionale Sitzungen eine Wechselwirkung im zeitlichen Verlauf hinsichtlich des therapeutischen Bearbeitungsangebotes: Erfolgreiche Therapien zeichneten sich durch einen Anstieg der Tiefe des Bearbeitungsangebotes aus, in wenig erfolgreichen Therapien wird das therapeutische Angebot im Therapieverlauf flacher.

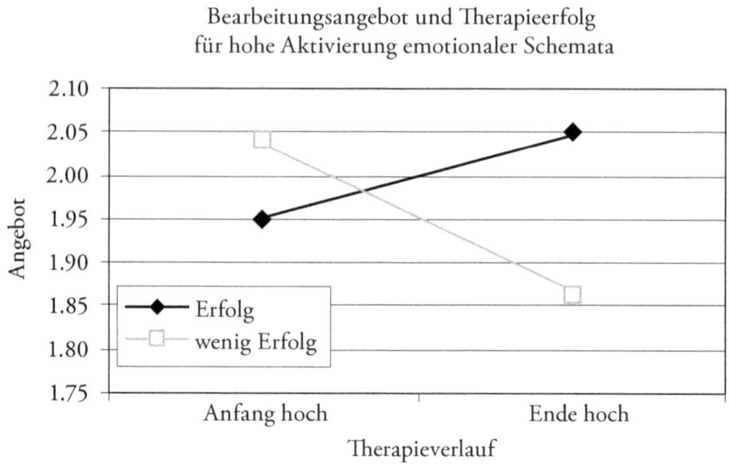

Abbildung 7a.

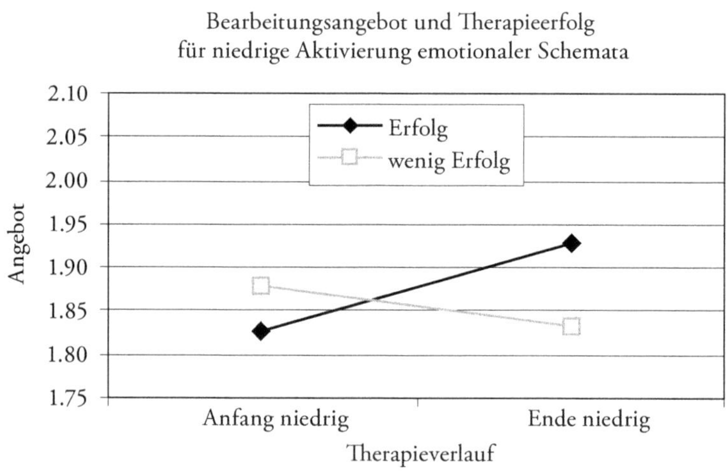

Abbildung 7b.

Die Abbildungen 7a und 7b zeigen die Wechselwirkung zwischen dem therapeutischen Erfolg für die beiden Extremgruppen und dem Therapieverlauf für die Sitzungen, welche als hoch oder niedrig belastend eingestuft wurden. In den Graphiken wurde die Tiefe des therapeutischen Bearbeitungsangebotes in Abhängigkeit vom therapeutischen Verlauf und dem therapeutischen Erfolg in den Vordergrund gerückt.

Berücksichtigt man auch das absolute Niveau des Bearbeitungsangebotes, so wird deutlich, dass in den Sitzungen, die sich durch eine relativ niedrige Aktivierung der motivationalen Vermeidungsschemata auszeichnen, das therapeutische Angebot für beide Erfolgsgruppen flacher ist. In der Gruppe der erfolgreichen Patienten werden die vertiefenden therapeutischen Angebote erst gegen Ende der Therapie gemacht und, so ist anzunehmen, auch angenommen, während in der Gruppe der wenig erfolgreichen Patienten die (zu) vertiefenden Bearbeitungsangebote abflachen.

In beiden Erfolgsgruppen stieg die Regulationstätigkeit von der niedrig zur hoch emotionalen Sitzung zu Beginn an, während in der Endphase der Therapie genau der umgekehrte Effekt zu beobachten war. Diese Wechselwirkung ist statistisch auf dem 5%-Niveau signifikant.

3.7.4 Diskussion des Kapitels Emotionsregulation und Bearbeitungsangebot

Die Ergebnisse am Schluss des letzten Abschnittes bestätigen teilweise die Ergebnisse, die mit den Erfolgs-Extremgruppen erzielt worden waren. Vor allem zeigen die Ergebnisse einen engen Zusammenhang zwischen der beobachteten Regulationsaktivität und der aktuellen therapeutischen Situation, die durch drei Faktoren operationalisiert wurde: Zum einen durch das therapeutische Angebot, zum anderen durch die Phase der Therapie (Anfang-Ende) und durch die nach der Sitzung vom Patienten eingeschätzten negativen Emotionalität während der Sitzung. Alle drei Faktoren beeinflussen und werden beeinflusst durch die beobachteten Verhaltenskorrelate der Emotionsregulation.

Die Effekte bewegen sich in einem mittleren Bereich. Eine Poweranalyse zeigte, dass die Zahl der Versuchspersonen für den erwarteten Haupteffekt (dem direkten Einfluss des Faktors Erfolg und dessen Wechselwirkungen mit dem zeitlichen Verlauf) nicht ausreichte. Es kann davon ausgegangen werden, dass die Haupteffekte sehr schwach und daher für das therapeutische Geschehen nicht von unmittelbarer Relevanz sind. Insgesamt unterstützen die Ergebnisse die Annahmen der Kontrolltheorie der emotionaler Regulation (Horowitz et al., 1996). Es wird angenommen, dass die Aktivierung von Kontrollmechanismen zur Emotionskontrolle hauptsächlich durch situative Einflüsse ausgelöst wird, also primär durch das therapeutische Angebot. Weiter wurde angenommen, dass die beobachteten Formen der Emotionsregulation sich auf das Erleben der emotionalen Qualität auswirken. Auch für diese Annahme fanden sich bestätigende empirische Hinweise.

Betrachtet man die Ergebnisse unter dem Gesichtspunkt der Konsistenzsicherung, wird deutlich, dass erfolgreiche Patienten am Anfang einer Therapie bei hoher Schemaaktivierung zwar stärker regulieren als ihre weniger erfolgreichen Mitpatienten, dass sich dieser Effekt aber mit dem Therapieverlauf verflüchtigt und gegen Therapieende sogar umkehrt. Eine hoch emotional eingeschätzte Therapiesitzung hat für erfolgreiche Patienten am Ende einer Therapie eine andere Bedeutung, sie steht nicht mehr im direkten Zusammenhang mit der Aktivierung problematischer Repräsentationen. So ist auch zu verstehen, dass sich in der erfolgreichen Patientengruppe das therapeutische Angebot bei hoher Schemaaktivierung erhöht, während es in der wenig erfolgreichen Gruppe gleich bleibt oder sogar abnimmt.

Die Annahme, dass die Regulationstätigkeit, zumindest in der vorliegenden Operationalisierung als Verhaltenskorrelat, unmittelbar von situativen Faktoren beeinflusst wird, bestätigte sich weitgehend.

Es fanden sich keine Hinweise darauf, dass die beobachteten Regulationen mit der Symptomatik oder dem sonstigen Befinden der Patienten zusammenhängen. Die Hypothese, dass die angesprochenen problemrelevanten Themen die Regulationstätigkeit direkt beeinflussen, konnte allerdings nicht vollständig bestätigt werden. Entgegen den Annahmen aus dem Modell zur Themenabfolge gelang es nicht, einen solchen Effekt durchgehend nachzuweisen. Eine genauere Analyse zeigte aber, dass in den erfolgreichen Therapien ein solcher Zusammenhang vorhanden war. Besonders deutlich wurde der Zusammenhang zwischen dem Ansprechen problemrelevanter Themen und den Kategorien der Beziehungsschemata. In erfolgreichen Therapien wurde weniger stark reguliert, wenn ein problemrelevantes Thema gemeinsam besprochen wurde. Umgekehrt konnte allerdings kein positiver Zusammenhang zwischen der Regulationsaktivität und problemrelevanten Themen in der Gruppe der wenig erfolgreichen Patienten festgestellt werden.

Es zeigte sich, dass es weniger darauf ankommt, welche Inhalte besprochen, als wie sie in der Therapie angegangen werden. In Anlehnung an Sachses (1988) Manual zur prozessualen Beobachtung von zentral gemeinten Aussagen (1990) wurde das therapeutische Angebot hinsichtlich der Regulationsaktivität der Patienten untersucht. Hier wurde durchgängig ein Zusammenhang zwischen einem vertiefenden therapeutischen Angebot und der Regulationstätigkeit festgestellt. Dies zum einen für acht von insgesamt 14 Verhaltenskategorien, zum anderen aber auch für den aggregierten Summenwert sämtlicher Verhaltenskorrelate der Emotionsregulation. Wie weiter oben dargestellt wurde, ergab sich ein solcher Zusammenhang auf der Sitzungsebene besonders in den Sitzungen, die durch wenig schmerzhafte Gefühle geprägt waren. Dieses

Ergebnis wurde bereits als Hinweis für die Wirksamkeit der Emotionsregulation gewertet: Wenn die Emotionsregulation erfolgreich den subjektiven Leidensdruck, der durch die therapeutische Arbeit ausgelöst wird, lindern kann, so werden auch die entsprechenden Sitzungen als weniger negativ gefärbt empfunden.

Umgekehrt ergaben sich keine deutlichen Zusammenhänge zwischen dem therapeutischen Angebot und der emotionalen Regulationsaktivität in den Sitzungen, die als hoch negativ gefärbt erlebt wurden. Zusammengenommen bilden diese Ergebnisse die zwei Seiten des gleichen Effektes ab: Die beobachteten Verhaltenskorrelate der Emotionsregulation lindern das subjektive Empfinden negativer Emotionalität; sie mögen aber andererseits auch den therapeutischen Fortschritt behindern, weil die entsprechenden problematischen Repräsentationen nur durch deren Aktivierung verändert werden können.

Die genaue Analyse des Einflusses des therapeutischen Erfolges auf die Regulationsaktivität ergab jedoch keinen Hinweis für eine differentielle Wirkung der untersuchten Regulationsformen. Erfolgreiche Patienten unterscheiden sich hinsichtlich der Aktivitäten, die der Emotionsregulation dienen, nicht von weniger erfolgreichen Patienten, zumindest nicht in dieser Untersuchung. Diese Einschränkung muss gemacht werden, denn die Analyse der Therapieeffektstärken ergab, dass nur der kleinste Teil der hier untersuchten Patienten überhaupt nicht von der Therapie profitieren konnte. So betrachtet wurde der Faktor Erfolg-Misserfolg ungenügend operationalisiert.

Sehr klar ergab sich jedoch eine Wechselwirkung von der Therapiephase oder dem zeitlichen Verlauf bezüglich der Regulationstätigkeit: Während sich in der Anfangsphase eine Zunahme der Regulationsaktivität von der niedrig zur hoch emotionalen Sitzung feststellen liess, so kehrte sich das Verhältnis der Regulationsaktivität in der Endphase der Therapie um: Jetzt nahm die Regulationstätigkeit von der niedrig zur hoch emotional gefärbten Sitzung ab. Dies kann so interpretiert werden, dass die Emotionsregulation in der zweiten Therapiehälfte besser funktionierte. Die wahrscheinlichere Interpretation ist jedoch, dass es in der zweiten Hälfte der Therapie nicht mehr im gleichen Mass nötig war, auf vertiefende therapeutische Angebote mit viel Regulationsaktivität zu antworten, um das emotionale Wohlbefinden herzustellen.

Als Fazit dieser Analysen mit den aggregierten Summenwerten der Kategorien der Emotionsregulation kann geschlossen werden, dass sich Hinweise auf die konsistenzsichernde Funktion der beobachteten Aktivitäten zeigten. Bei hohen therapeutischen Angeboten wurde mehr reguliert. Dies läuft nur scheinbar den Bedürfnissen der Patienten zuwider, ihre Probleme zu behandeln; die beobachteten konsistenzsichernden Aktivitäten sind ein sichtbarer

Ausdruck dafür, dass tatsächlich emotionale Schemata aktiviert wurden. Auch wenn die eingesetzten Strategien der Emotionskontrolle momentan wirksam sind, sollte dieses Verhalten nicht als «widerständig» gewertet werden, sondern als Versuch, das Tempo der Veränderung den eigenen Ressourcen anzupassen und das relative Wohlbefinden aufrechtzuerhalten.

In der folgenden Analyse werden nicht mehr die Summenmittelwerte der einzelnen Kategorien über die beobachteten 10-Minuten-Ausschnitte untersucht, sondern die einzelnen Segmente (30-Sekunden-Abschnitte) werden in ihrer Abfolge dargestellt. Damit ist es möglich, den direkten Einfluss des therapeutischen Angebotes auf die Kategorien der Emotionsregulation zu analysieren und auch der Frage nachzugehen, wie sich die einzelnen Regulationen in der zeitlichen Abfolge beeinflussen.

3.8 Emotionsregulation im Therapieprozess: Sequenzanalytische Auswertungen

3.8.1 Einleitende Bemerkungen

In diesem Abschnitt werden die Ergebnisse aus dem vorigen Kapitel noch einmal aufgenommen. Die Fragestellung verändert sich insofern, als jetzt die eigentliche Prozessebene im Vordergrund steht. Damit verschiebt sich die Ebene der Beobachtung vom Therapieabschnitt, über den die Beobachtungskategorien aggregiert wurden (20 × 30"), zu den Beobachtungseinheiten von je 30 Sekunden. Diese Verkleinerung des Beobachtungsausschnittes machte es allerdings notwendig, die Zahl der Beobachtungskategorien zu reduzieren. Zum einen stellte sich heraus, dass für die einzelnen 30"-Abschnitte die erzielte Übereinstimmung der Rater durch die vielen Nullnennungen sich nicht von einer zufälligen Übereinstimmung unterschied, obwohl das durchschnittliche Kappa grösser als .70 war (Nick, 1999). Eine Verbesserung der Raterübereinstimmung für die Beobachtungseinheit konnte also nur durch die Bildung von Überkategorien geschehen (Wirtz & Caspar, 1994). Zum anderen verlangt die Methode der sequentiellen Analysen, dass jeder zeitliche Abschnitt inhaltlich definiert ist. Auch reichte die Datenmenge zur Berechnung von Übergangswahrscheinlichkeiten für alle 14 Kategorien der Emotionsregulation nicht aus (Bakeman & Gottman, 1986).

3.8.2 Zusammenfassung der 14 Kategorien zu sinnvollen Klassen

Die Überkategorien der Beobachtungseinheiten zur Regulation im therapeutischen Geschehen (BET) wurden mittels verschiedener Methoden zur Datenreduktion entwickelt. Eine Komponentenanalyse über die aggregierten Beobachtungskategorien ergab drei sinnvoll zu interpretierende Komponenten, welche 39.3% der Varianz erklärten.

Die Klassen wurden wie folgt festgelegt (für eine detaillierte Darstellung siehe Nick, 1999):

- *Zögerndes Eingehen*, sich Distanzieren, sich Herumdrücken (Klasse 2), Kernkategorie = Konzeptwechsel
- *Vermeiden*, Verantwortung ablehnen (Klasse 1), Kernkategorien = Selbstschema und Aufmerksamkeitswechsel
- *Entschuldigendes Überspielen* (Klasse 3), Kernkategorie = Maskieren

Alle drei Klassen beinhalten Regulationen mit einer Vermeidungskomponente, die jedoch unterschiedlich stark ausgeprägt ist.

In «zögerndem Eingehen» kommt zum Ausdruck, dass die grundsätzliche therapeutische Einstellung, am problematischen Bereich zu arbeiten, zwar vorhanden ist, dass aber verschiedene Mittel gebraucht werden, die emotionale Bedeutung des Inhaltes abzuschwächen. Diese Mittel beinhalten Wechsel in der «Logik» der Darstellungsweise (Form), also beispielsweise ein Festhalten an unnötigen Details, geäusserte Wünsche oder berichtete eigene Handlungen in der «man»-Form, schnell hingeworfene Neueinschätzungen der emotionalen Situation («eigentlich war es nicht so schlimm, wie man meinen möchte ...») sowie Werthaltungen oder Wertreferenzen («heutzutage laufen ja alle so rum ...»). Diese Abschwächungen verzögern die unmittelbare Wirkung der emotionalen Betroffenheit, die eine therapeutische Intervention auslösen kann, verhindern sie aber nicht ganz. Diese Kategorie kann deshalb auch im Sinne einer konstruktiven Auseinandersetzung mit den therapeutischen Inhalten unter der gleichzeitigen Wahrung der psychischen Konsistenz betrachtet werden.

In «Verantwortung ablehnen» ist die Vermeidungskomponente stärker vorhanden. Aufmerksamkeitswechsel und Blockieren werden diesem Faktor zugerechnet. Der Patient lenkt seine (oder ihre) Aufmerksamkeit auf ein völlig anderes Thema, eigene Beziehungen und Darstellungen der eigenen oder einer fremden Person werden in einer unrealistischen Weise idealisiert oder dämonisiert. Zudem ist diese Klasse am stärksten mit Aktivationswechseln verbunden, der Bereitschaft, sich zu engagieren oder zu de-engagieren. Dies deutet weiter darauf hin, dass Verhaltensweisen, die diese Klasse prägen, nicht nur darauf zielen, die emotionale Bedeutung abzuschwächen, sondern den ganzen Bereich zu vermeiden, wo solche Gefühle auftreten können.

Im «entschuldigenden Überspielen» ist die Vermeidungskomponente nur schwach vorhanden. Vielmehr widerspiegelt diese Klasse ein soziales Abschwächen der Bedeutung wie sich zu entschuldigen, den Therapeuten mit eigenen Belanglosigkeiten oder eigenen Schwierigkeiten zu belästigen. Die Abschwächung des Inhaltes (auf den sehr wohl eingegangen wird) geschieht vielfach über den körpersprachlichen Ausdruck. Ein prototypisches Verhalten wäre eine Klage, begleitet von einem Lächeln oder einem Achselzucken.

Die so gewonnenen Kategorien wurden nochmals einer Reliabiltätsüberprüfung unterzogen. Es resultierte ein Kappa von $\kappa = .63$. Dieser, gegenüber dem durchschnittlich erreichten Kappa von allen 14 Kategorien, leicht geringere Wert ist darauf zurückzuführen, dass die vielen Nullnennungen nicht mehr in die Berechnung eingehen. Insgesamt verbesserte sich aber das Verhältnis zwischen zufälligen und vorhandenen Übereinstimmungen deutlich, die zufallsbereinigte prozentuale Übereinstimmung stieg von 60% auf 78%.

3.8.3 Auswertungsmethoden

Mit den neu gebildeten Regulationsklassen wurden die Auswertungen für die 14 Einzelkategorien repliziert, indem mit den Summenwerten gerechnet wurde. Je nach Verteilung der Variablen wurden parametrische oder non-parametrische Verfahren gerechnet. Zur Berechnung von Interaktionen wurden zweifaktorielle Varianzanalysen gerechnet, die gegenüber Normalverteilungsverletzungen relativ robust sind (Hayes, 1973).

Die sequentiellen Auswertungen basieren auf a) Kontingenztabellen, b) auf der Berechnung von Übergangswahrscheinlichkeiten und c) auf loglinearen Modellen, wobei bei letzteren die Wahrscheinlichkeit berechnet wird, ob die Verteilungen von zeitlich separierten Datenreihen signifikant vom Zufall abweichen. Die Zeitverschiebungen werden in «lags» angegeben, wobei lag_1 bedeutet, dass es sich um eine Zeitverschiebung erster Ordnung, also unmittelbar auf das Ereignis folgend, handelt. Das Prinzip dieser Kontingenztabellen ist sehr allgemein. Es können deshalb auch kategoriale Daten als Dimension berechnet werden. Somit können, wie in der Varianzanalyse, auch Effekte anderer Faktoren wie beispielsweise Therapieerfolg ermittelt werden.

Die einzelnen Therapien wurden gepoolt (aneinandergereiht), was nach Bakeman und Gottman (1986) zulässig ist, wobei berücksichtigt wurde, dass

Segmente am Anfang einer Therapie nicht als Nachfolger eines Segmentes am Schluss einer Sitzung betrachtet werden dürfen.

Bei der Analyse der Übergangswahrscheinlichkeiten von therapeutischem Angebot und der entsprechenden Emotionsregulationsklasse entspricht die «Nachfolge» der künstlichen Aufteilung in die 30-Sekundenabschnitte und widerspiegelt damit nicht die real beobachtbaren Aktionswechseln in der Therapie. Trotzdem erlaubt die Aufteilung in vorher und nachher Aussagen, in welchen Ereignisfolgen beschrieben werden.

3.9 Ergebnisse zu den Regulationsklassen auf der aggregierten Summenebene

Die folgende Darstellung ist eine summarische Zusammenfassung der Ergebnisse der drei Überkategorien oder Regulationsklassen. Eine detaillierte Analyse findet sich in Nick (1999).

Die erlebte emotionale Qualität der Sitzung liess sich nicht direkt auf die Emotionsregulationsklassen beziehen. Vielmehr ergab sich ein kurvilinearer Zusammenhang zwischen eingeschätzter Emotionalität in der Sitzung und der Summe aller Emotionsregulationen. Bei mittlerer Emotionalität wurde am wenigsten reguliert. Für die Klasse «Vermeiden» ergab sich ein linearer Zusammenhang. Der Unterschied zwischen hoch und niedrig eingeschätzter Emotionalität war statistisch signifikant;

$$t_{(59)} = 2.82, p < .01.$$

Mit Ausnahme von «Zögerndem Eingehen» (Wilcoxon $T_{(60)} = 605, p < .05$) gab es keinen Zusammenhang mit dem Therapieverlauf.

Auch der Therapieerfolg hing weder mit der Summe aller Regulation, noch mit einer einzelnen Regulationsstrategie, noch mit einer der drei Emotionsregulationsklassen direkt zusammen.

Das Geschlecht der Therapiepatienten übte keinen Einfluss auf die angewandten Strategien aus. Das Alter hingegen hatte, wie bereits in den Befunden zu den einzelnen Regulationsstrategien berichtet, einen Effekt auf die beobachteten Emotionsregulationsformen: Das Alter der Therapiepatienten hing zwar nicht mit der Summe aller Regulationen ($r_s = -.03$, $p > .80$), wohl aber mit den einzelnen Emotionsregulationsklassen zusammen: Für «zögerndes Eingehen» war $r_s = .31$, $p < .05$; für «Vermeiden» ergab sich $r_s = .29$, $p < .05$ und für «entschuldigendes Überspielen» ergab sich eine negative Korrelation von $r_s = -.41$, $p < .01$.

Die Korrelationen mit dem therapeutischen Arbeitsangebot lagen für die drei Emotionsregulationsklassen unter dem Wert, den die Summe aller Regulationen erzielte (zur Erinnerung, $r = .33$, $p < .01$); dennoch waren Zusammenhänge erkennbar: Für «zögerndes Eingehen» war $r_s = .17$, $p < .01$; für «Vermeiden» ergab sich $r_s = .22$, $p < .01$ und für «entschuldigendes Überspielen war $r_s = .24$, $p < .01$. Es war erkennbar, dass ein linearer Zusammenhang nur für den Bereich niedriges bis mittleres Bearbeitungsangebot galt; bei höheren Bearbeitungsangeboten blieb die Regulationstätigkeit konstant.

Es fand sich auch eine komplexe Art des Zusammenhangs von therapeutischem Bearbeitungsangebot und dem therapeutischen Verlauf: Je höher das mittlere Bearbeitungsangebot einer Therapie war, umso mehr nahm der Gebrauch von «zögerndem Eingehen» gegen Therapieende ab ($T_{(20)} = 35$, $p < .01$, Effektstärke $d = .71$).

3.9.1 *Zusammenfassende Ergebnisdarstellung für die drei Klassen der Emotionsregulation*

Der Zusammenhang der drei Klassen der Emotionsregulation mit dem Alter ist ein interessantes Ergebnis: Zwar ändert sich die Summe der Regulationen nicht, wohl aber die Qualität: Jüngere Menschen sind offenbar impulsiver, und regulieren mehr über das soziale Umfeld, ältere Menschen verstehen es besser, kognitive Strategien anzuwenden. Weil das Alter der untersuchten Patienten für die entsprechenden Klassen der Emotionsregulation einen bedeutsamen Zusammenhang aufwies, wurde in den entsprechenden Analysen dafür kontrolliert.

Ein weiterer wichtiger Befund war, dass Therapeuten ihr therapeutisches Angebot offensichtlich gut auf ihre Patienten abstimmen. Sie vertiefen ein Thema nur dann, wenn Patienten bereit sind für diese Art von Intervention (siehe auch Ambühl & Mühlemann, 1991). Deshalb findet sich für hohe Bearbeitungsangebote kein linearer Anstieg der Emotionsregulation, obwohl man erwarten müsste, dass bei höherer emotionaler Belastung (operationalisiert durch das Bearbeitungsangebot) Patienten stärker versuchen, ihre Gefühle zu kontrollieren. Diese gute Passung der therapeutischen Interventionen mit der

Aufnahmebereitschaft der Patienten verhindert, dass sich ein linearer Zusammenhang feststellen lässt. Offensichtlich machen Therapeuten jedoch Versuche, vertieft zu intervenieren, auch wenn Patienten keine Aufnahmebereitschaft signalisieren: Deshalb fand sich auf den «unteren Ebenen» der Bearbeitungsstufen ein linearer Zusammenhang zwischen konsistenzsichernden Regulationen und dem therapeutischen Angebot.

In den folgenden Analysen, die der Beantwortung der Frage dienen, wie stark die drei Klassen der Emotionsregulation durch die Faktoren Therapieerfolg, Therapieverlauf und Aktivierung problematischer Schemata («Emotionalität») beeinflusst werden, wurde für das Alter und das therapeutische Bearbeitungsangebot statistisch kontrolliert.

Gerechnet wurden Kovarianzanalysen, bei denen der therapeutische Erfolg als unabhängige Variable dichotomisiert wurde. In die Kovarianzanalysen gingen als unabhängige Variablen zusätzlich der Zeitpunkt und die eingeschätzte Emotionalität nach der Sitzung als Mass für die Aktivierung von Vermeidungsschemata als wiederholte Faktoren ein.

Für die Klasse «zögerndes Eingehen und sich emotional Distanzieren» zeigte sich ein klarer Zusammenhang mit dem therapeutischen Verlauf: Unabhängig von anderen Variablen wie dem therapeutischer Erfolg oder der eingeschätzten Emotionalität verringerte sich die Häufigkeit dieser Form der Emotionsregulation im Verlauf der Therapie. Als weiteres Ergebnis ergab sich auch eine Wechselwirkung zwischen dem zeitlichen Verlauf und den schmerzhaft erlebten Gefühlen in der Sitzung: Während in den niedrig emotional aktivierten Sitzungen der Einsatz dieser Regulationen unabhängig vom Erfolg relativ konstant blieb, wurde «zögerndes Eingehen» in der zweiten Hälfte der Therapie bei emotional hoch eingeschätzten Sitzungen für beide Erfolgsgruppen weniger oft beobachtet.

Für die Regulationsformen «Vermeiden und Verantwortung ablehnen» zeigte sich deutlich ein Zusammenhang mit dem Alter der Patienten, nicht aber mit dem therapeutischen Angebot. Der stärkste Effekt war für die eingeschätzte Aktivierung schmerzhafter Gefühle während der Therapien zu verzeichnen. Auch dieses Ergebnis erwies sich als unabhängig vom therapeutischen Erfolg. Je stärker problematische Schemata aktiviert wurden, desto stärker kamen als konsistenzsichernde emotionale Regulationen «Vermeiden und Verantwortung ablehnen» vor.

Die Regulationsformen der Klasse «entschuldigendes Überspielen» zeigten sowohl einen deutlichen Regressionseffekt für das Alter der Patienten, – je älter, desto weniger kam diese Klasse vor – als auch für das therapeutische Angebot. Je emotional vertiefender das Angebot war, desto mehr wurde die gefühlsmässige Beteiligung maskiert, unabhängig vom Alter der Patienten. Auch hier zeigte sich, wie schon beim «zögernden Eingehen», eine Wechselwirkung zwischen dem zeitlichen Verlauf und der negativen Befindlichkeit während der Sitzung.

3.10 Diskussion der bisherigen Analysen

Die Analyse mit den drei Klassen der Emotionsregulationsformen bestätigte die Ergebnisse aus der ersten Teiluntersuchung mit den 14 Einzelkategorien und dem Gesamtsummenwert aller Regulationen. Die Auswertungen zeigen aber auch, dass es Sinn macht, die Emotionsregulation differenzierter zu betrachten. So wurde in den bisherigen Analysen, welche die Summe aller Regulationen zur Basis hatten, der Einfluss des Alters übersehen. Offenbar spielt das Alter aber insofern eine Rolle, als die Form der Emotionsregulation davon beeinflusst wird. Über die Gründe dafür kann nur offen spekuliert werden; allerdings gibt es in der Literatur Hinweise darauf, dass viele ältere Menschen ihre Emotionen kognitiv besser regulieren können, sie sind ausgeglichener, eventuell sogar weiser (Vaillant, 1993; Baltes & Smith, 1990). Unabhängig vom Alter zeigte sich der erwartete Zusammenhang mit dem therapeutischen Bearbeitungsangebot, wenn auch in abgeschwächter Form und auch hier nur gerade in einer Kategorie, dem maskierenden Überspielen, welches durch Verhaltensauffälligkeiten charakterisiert ist, welche von Verhaltensforschern manchmal als «emotional leaks» bezeichnet werden. Offensichtlich stärker ist der Zusammenhang mit dem eingeschätzten negativen Befinden nach der Sitzung, welches, wie schon zuvor betont, eigentlich die Aktivierung motivationaler Vermeidungsschemata erfasst. Wie nach der Theorie der emotionalen Kontrollprozesse zu erwarten war, zeigte sich für die verschiedenen Formen der Emotionsregulation eine Abnahme über den Therapieverlauf. Die ständige Auseinandersetzung mit problematischen Themen erfordert eine Neuorganisation der entsprechenden Schemata und demzufolge werden Prozesse, die dem «Selbstschutz» dienen (konsistenzsichernde Prozesse) weniger notwendig.

Die zweifache Interaktion zwischen dem therapeutischen Erfolg, dem Verlauf und der Emotionalität konnte allerdings nicht nachgewiesen werden. Dafür gibt es zumindest zwei Gründe: Erstens weist diese Untersuchung eine zu geringe statistische Power auf, solche Interaktionen statistisch abzusichern. Nur sehr grosse Effekte haben bei dieser Anzahl an Versuchspersonen überhaupt eine Chance, entdeckt zu werden. Zum andern spricht ein inhaltlicher Grund gegen eine solche Entdeckung: Wie schon zuvor bemerkt, liessen sich in unserer Stichprobe nur wenige Versuchspersonen finden, die wenig bis überhaupt nicht von der Therapie profitieren konnten. Damit trennt der unabhängige Faktor «Therapieerfolg» zu wenig stark zwischen möglichen Erfolgsgruppen – die Patienten dieser Stichprobe waren zum grossen Teil erfolgreich therapiert worden; wenn ein differentieller Effekt für Erfolg gefunden werden kann, dann nur unter einer künstlichen Auftrennung in noch kleinere Untergruppen, wie dies im vorigen Kapitel bei der Summenwertanalyse teilweise gemacht wurde.

Im nächsten Abschnitt erfolgt eine Differenzierung der bisherigen Ergebnisse, indem die Regulationsformen der Klassen in den einzelnen Segmenten als Abfolgen einerseits zu sich selbst, andererseits als Reaktion auf das Therapieangebot hin analysiert werden.

3.11 Übergangswahrscheinlichkeiten zwischen den Regulationsklassen

Eine Analyse der Abfolgesequenzen muss damit beginnen, die Übergangswahrscheinlichkeiten zwischen den Regulationsklassen festzustellen. Nach dem im Methodenteil beschriebenen Entscheidungsverfahren wurde jedem 30-Sekunden-Segment eine der drei Regulationsklassen zugeteilt. Als Berechnungsgrundlage diente die gesamte Anzahl aller Segmente aller Therapien. Die Segmente wurden gepoolt und die resultierende Kette von insgesamt 4800 Segmenten stellte die Berechnungsgrundlage für die Auswertung dar. Die Berechnung der Kontingenztabellen erfolgte so, dass jeweils diese «Ketten» um eine Stelle («lag») verschoben wurden, so dass die Übergänge als zeitliche Verschiebungen betrachtet werden konnten. Um die Übergänge derselben Kategorie berechnen zu können, wurde die Kette «verdoppelt» und ebenfalls um einen lag verschoben.

Als nächstes wurde das einfachste loglineare Modell gesucht, das die Daten der so erstellten Kontingenztabelle passend beschreibt. Hier erwies sich nur das gesättigte Modell adäquat:

$$[reg_0][reg_1][reg_0\ reg_1]$$

Dieser Ausdruck bedeutet, dass die Interaktion $[reg_0][reg_1]$ statistisch signifikant war; die Abfolge der Emotionsregulationen liess sich als Markovprozess erster Ordnung beschreiben: Die Emotionsregulation im lag_1 wird beeinflusst von der Emotionsregulation im lag_0.

Um zu bestimmen, welche der einzelnen Übergangswahrscheinlichkeiten statistisch bedeutsam sind, wurden gemäss Bakeman und Gottman (1986) *z*-Werte berechnet. Diese *z*-Werte entsprechen den adjustierten Residuen des ungesättigten $[reg_0][reg_1]$ – Modells. Sie sind ein Mass für die Differenz zwischen der beobachteten und der aufgrund der Randhäufigkeiten erwarteten Übergangswahrscheinlichkeit in einer Zelle der Kontingenztabelle. Wenn dieser Wert grösser als 1.96 ist, kann man bei einer 5% Irrtumswahrscheinlichkeit annehmen, dass die Übergangswahrscheinlichkeit in dieser Zelle signifikant vom Zufall abweicht. Allerdings gibt es mit zwei vier-stufigen Dimensionen 16 Übergänge, also 16 Testungen. Um eine Irrtumswahrscheinlichkeit von 5% erhalten zu können, wird diese korrigiert (Bonferroni Korrektur), was bei zweiseitigem Test einem *z*-Wert von ungefähr $z = 3$ entspricht. Dieser Wert gilt im Folgenden als Signifikanzgrenze, wenn nichts anderes erwähnt ist.

Die Abbildung 8 zeigt die Übergangswahrscheinlichkeiten dargestellt als Markov-Diagramm. Sie enthält auch die z-Werte der Übergangswahrscheinlichkeiten. In diesem Diagramm werden die Übergangswahrscheinlichkeiten der «vier» Regulationsklassen – die vierte ist die Nullkategorie – untereinander sichtbar gemacht. Die ausgezogenen dicken Pfeile bezeichnen Übergangswahrscheinlichkeiten, die signifikant höher ausfielen als nach Zufall erwartet werden durfte, die unterbrochenen Linie solche, die überzufällig selten vorkamen. Die Darstellung macht deutlich, dass die vier Kategorien zeitlich relativ stabil vorkamen. Die Übergänge von einer Kategorie zu einer anderen waren von Ausnahmen abgesehen, seltener als die Übergänge zu sich selbst. Die Ausnahmen betrafen die Übergänge von der Nullkategorie zu «entschuldigendem Überspielen» und von «Vermeiden» zu «zögerndem Eingehen».

Insgesamt konnte festgestellt werden, dass das Vorkommen einer Regulationsklasse die Auftretenswahrscheinlichkeit der folgenden beeinflusst. Am offensichtlichsten galt dieser Effekt für dieselbe Kategorie. Für die Nullkategorie galt dies nur bedingt, denn sie folgt sich selbst nur mit einer Wahrscheinlichkeit von $p = 0.23$ (23%). Diese Wahrscheinlichkeit war dennoch um vieles grösser als nach dem Modell nullter Ordnung (dem $[lag_0][lag_1]$-Modell) zu erwarten war. Für die drei Regulationsklassen galt dies auch absolut (44% für «Überspielen» und «zögernde Hinwendung», 31% für «Vermeiden»). Die Kehrseite davon ist, dass die Wahrscheinlichkeit, dass eine andere Kategorie der ersten Regulation folgt, fast immer viel kleiner als erwartet ist. Das Vorkommen von «zögerndem

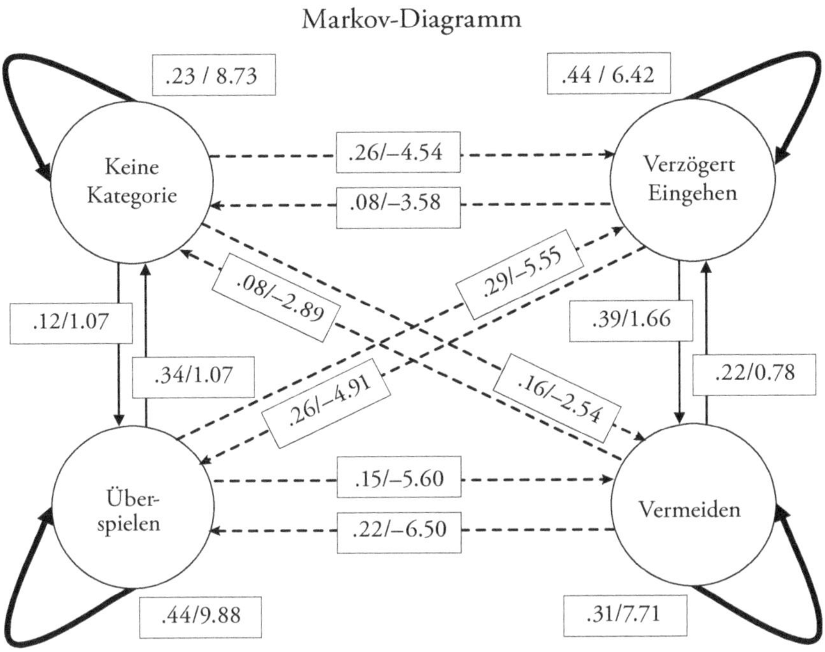

Abbildung 8. Übergangswahrscheinlichkeiten zwischen den Regulationsklassen

Da eine Regulationsklasse mehrere Regulationsstrategien umfasst, kann man sie sich, in Anlehnung an das «states of mind» Konzept (Horowitz, 1987), als Zustand eines emotionalen Regulationssystem vorstellen. In diesem Sinne zeigt die Abbildung die drei Klassen und die Nullkategorie als diskrete Zustände mit ihren Übergangswahrscheinlichkeiten. Aus der Darstellung wird auch ersichtlich, dass sich die Kategorien mit hoher Wahrscheinlichkeit wiederholen, was für eine gewisse zeitlich Stabilität spricht. Daneben ergeben sich auch Wechselwirkungen für verschiedene Kategorien, beispielsweise folgt auf die Kategorie «entschuldigendes Überspielen» mit $p = 0.29$ ($z = -5.55$) weniger oft als erwartet die Regulation «zögernde Hinwendung».

Hinwenden» unterdrückte in der Folge «Überspielen», so dass letztere Kategorie signifikant seltener ($z = -4.91$) vorkam als zu erwarten war.

Es liessen sich zwei Formen der Regulation ausmachen, die sich gegenseitig am Auftreten zu hindern schienen. «Zögerndes Hinwenden» und «Vermeiden» unterdrückten das Vorkommen der Nullkategorie und von «Überspielen», folgten sich jedoch gegenseitig mit einer Wahrscheinlichkeit, die nicht von den zu erwartenden abwich. Auf «Vermeiden» folgte sogar mit grösster Wahrscheinlichkeit «zögerndes Hinwenden» (39%). Gerade komplementär verhielten sich die Nullkategorie und «Überspielen»: Auf die erste folgte am ehesten «Überspielen» (34%), aber signifikant seltener «zögerndes Hinwenden» oder «Vermeiden» (tendenziell) und ähnlich verhielt sich «Überspielen», auf das viel weniger «zögerndes Hinwenden» oder «Vermeiden» folgte als erwartet.

Diese Zusammenhänge lassen sich wie folgt umschreiben:

> Würde man diese vier Zustände mit ihren Übergangswahrscheinlichkeiten als Geflecht von Rollbahnen für Kügelchen betrachten, bei dem die Kügelchen bei jeder Kategorie mit einer Wahrscheinlichkeit, die den jeweiligen Übergangswahrscheinlichkeiten entspräche, die Rollbahn zur nächsten Kategorie wählten, dann würden am meisten dieser Kügelchen entweder bei «Überspielen» oder «zögerndem Hinwenden» landen, egal wo sie starten. (Nick, Frühling 1999, schriftliche Mitteilung)

3.11.1 Gruppenunterschiede in den Übergangswahrscheinlichkeiten

Um die Unterschiede in den Übergangswahrscheinlichkeiten zwischen Sitzungsgruppen zu testen, wurden hierarchische loglineare Modelle benutzt, mit den beiden Faktoren «Regulation in lag_0» und «Regulation in lag_1» und einem weiteren Faktor, der die Variable enthielt, welche die Sitzungsgruppen voneinander trennte, also zum Beispiel durch den Faktor «Sitzungszeitpunkt».

Für die folgenden Analysen wurde eine Reihe von hierarchisch-logarithmischen Modellen (HILOG-Modelle) konstruiert, mit den Faktoren Anfangs- und Endsitzungen, Sitzungen tiefer, mittlerer und hoher Emotionalität, und Sitzungen mit tiefem, mittlerem und hohem Bearbeitungsangebot, sowie dem Therapieerfolg.

Alle Sitzungsgruppen liessen sich mit einfachen Interaktionen der drei Faktoren beschreiben. Sie unterschieden sich in den Übergangswahrscheinlichkeiten nicht voneinander. Die Modelle sind in Nick (1999) aufgelistet und werden hier nicht speziell ausgeführt. Anders ausgedrückt waren die Abfolgen der verschiedenen Regulationskategorien zueinander für die verschiedenen Bedingungen gleich. Das bedeutet, dass der Einfluss von externen Faktoren auf die Aktivierung der emotionalen Regulation relativ gering ist. Dieses Ergebnis ist aus den vorangegangenen Analysen bekannt – auch dort ergaben sich keine Haupteffekte dieser Faktoren auf die aggregierten Regulationskategorien.

3.11.2 Patientengruppen aufgrund unterschiedlicher Übergangswahrscheinlichkeit

Mit Hilfe dieser hierarchischen log-linearen Modelle kann gezeigt werden, dass sich erfolgreiche Therapien durch eine erhöhte Ordnung in der Abfolge solcher Regulationsstrategien auszeichnen. Dieses Ergebnis kann im Sinne einer Ordnungszunahme in einem weiteren Sinne verstanden werden («order out of chaos») und wurde von Nick (1999) auch entsprechend interpretiert. Als Ordnungsmass können die benötigten Interaktionsterme genommen werden, die für die gute Anpassung an die Daten gebraucht werden. Ein einfacher Interaktionsterm bedeutet, dass man einen zeitlichen Schritt (lag) zurückgehen muss, um die Auftretenswahrscheinlichkeit eines Zustands zu bestimmen, einem zweifachen Interaktionsterm entsprechen zwei lags.

Als Hypothese wird formuliert, dass vor allem in den erfolgreichen Therapien ein Anstieg der Unabhängigkeit vom vorangehenden therapeutischen Angebot erwartet werden kann. In erfolgreich verlaufenden Therapien wird die Abhängigkeit bezüglich des therapeutischen Angebotes reduziert, was sich als Zunahme an Freiheitsgraden bezüglich des vorangegangenen therapeutischen Angebotes operationalisieren lässt.

Als Mass für die Abhängigkeit oder Beeinflussbarkeit wurde der Mittelwert aller 12 Übergangswahrscheinlichkeiten (der Mittelwert aller *z*-Werte der drei Bearbeitungsangebotsstufen hinsichtlich aller vier Regulationskategorien) genommen.

Im Gegensatz zu den Anfangssitzungen reichte in den Endsitzungen der erfolgreichen Therapien der einfache Interaktionsterm ($reg_0 \times reg_1$) nicht mehr aus, die Daten genügend gut zu beschreiben. Für die Endsitzungen der erfolgreichen Therapien mussten zweifach-Interaktionen als «generierende Modelle» herangezogen werden, was bedeutet, dass die Auftretenswahrscheinlichkeit eines Zustandes – hier der entsprechenden Regulationskategorie – nur mit zwei Zeitschritten zurück genügend gut zu beschreiben war. Der Regulationszustand der erfolgreichen Therapien in den Endsitzungen entspricht damit einem höheren Ordnungszustand, weil die Regulationsaktivität in sich konsistenter ist.

Wenn die Regulationskategorien stärker durch sich selbst als durch das vorangegangene therapeutische Angebot beeinflusst werden, bedeutet dies, dass die Regulationstätigkeit im lag1 wenig beeinflusst wird (oder wenig abhängig von äusseren Einflüssen ist). Wenn das therapeutische Angebot nicht mehr zwingend die nachfolgende emotionale Regulation beeinflusst, so steigt damit insgesamt die Flexibilität des Systems, die Freiheitsgrade der

Reaktionsmöglichkeiten steigen mit der Unabhängigkeit des Ereignisses im lag_1 zu den Ereignissen im lag_0 an.

Die mittleren *z*-Werte der Übergangswahrscheinlichkeiten vom therapeutischen Bearbeitungsangebot und der folgenden Regulationskategorien sind in der Tabelle 8 dargestellt, die von Nick (1999, p. 89) übernommen wurde.

Tabelle 8. Die nach therapeutischem Erfolg unterschiedene Variabilität in Abhängigkeit vom therapeutischen Bearbeitungsangebot von Therapieanfang bis zum Therapieende.

	Erfolglose Therapien		Mittel erfolgreiche Therapien		Erfolgreiche Therapien		Alle Therapien	
	Anfang	Ende	Anfang	Ende	Anfang	Ende	Anfang	Ende
M_{sign}	1.14	1.11	1.49	1.93	2.63	0.89	3.05	2.06
SD	0.45	0.50	0.90	1.16	1.68	0.45	1.34	1.16
N	12	12	12	12	12	12	12	12
t	0.22		–2.02		3.29		2.32	
DF	11		11		11		11	
d	.07		.43		1.17		0.75	
p (2–*s*)	0.83		0.07		0.01		0.04	

Anmerkung: t = *t*-Test für abhängige Daten; *DF* = Freiheitsgrad; *d* = Effektstärke (Cohens's *d*). M_{sign} = mittlerer *z*-Wert aller 12 Übergangswahrscheinlichkeiten (der drei Bearbeitungsangebotsstufen und der vier Regulationsklassen).

Auch hinsichtlich des Bearbeitungsangebotes zeigte sich, dass gerade in erfolgreichen Therapien am Schluss weniger variabel auf entsprechende Bearbeitungsangebote eingegangen wurde. Das bedeutet, dass das therapeutische Angebot im lag_0 die Regulationstätigkeit im lag_1 weniger beeinflusste als dies am Anfang der Therapie der Fall war. Dieser Befund lässt sich gut mit dem oben gefundenen Ergebnis vereinbaren. Aus Tabelle 8 wird ersichtlich, dass für die Zunahme an Ordnung, operationalisiert als mittlere Übergangswahrscheinlichkeit vom Bearbeitungsangebot im lag_0 zur Regulation im lag_1, ausschliesslich die erfolgreichen Therapien verantwortlich waren.

Im Gegensatz zu den Sitzungen der erfolgreichen Therapien blieb die Abhängigkeit der Emotionsregulation im lag_1 vom Bearbeitungsangebot im

lag_0 bei den relativ weniger erfolgreichen Gruppen gleich oder stieg tendenziell sogar an. Der Umstand, dass in den erfolgreichen Therapien die Übergangswahrscheinlichkeiten kleiner wurden, kann als Hinweis dafür gelten, dass sich in den erfolgreichen Therapien das Regulationssystem der Patienten stabilisiert und damit unabhängiger vom therapeutischen Angebot wird.

Daran schliesst sich unmittelbar die Frage an, wie und wie stark das jeweilige therapeutische Bearbeitungsangebot auf die Regulation im nachfolgenden Segment wirkt. Diese Frage wurde ebenfalls sequenzanalytisch geprüft. Die Tabelle 9 gibt die Übergangswahrscheinlichkeiten für die verschiedenen Stufen des Bearbeitungsangebotes für die vier Regulationskategorien an.

Tabelle 9. Übergangswahrscheinlichkeiten (und hinter dem Schrägstrich der entsprechende z-Wert) vom Bearbeitungsangebot in lag_0 (BAG) zur Regulationskategorie in lag_1, ausgerechnet für alle 240 gepoolten Sitzungen

	lag_1				
BAG in lag_0	Keine Regulation	Zögerndes Eingehen	Vermeiden	Überspielen	N
flach	0.16 / 6.70*	0.30 / –5.14*	0.16 / –4.46*	0.37 / 4.71*	1749
mittel	0.08 / –3.94*	0.39 / 3.23*	0.23 / 2.76+	0.29 / –3.10*	2434
vertiefend	0.06 / –3.42*	0.41 / 2.22	0.24 / 2.00	0.29 / –1.75	612
N	522	1741	998	1534	4795

Anmerkung: BAG. = Therapeutisches Bearbeitungsangebot
* *z*-Werte grösser als 2.90 sind auf dem 5%-Niveau signifikant;
+ tendenziell auffällige *z*-Werte (10%-Niveau).
Die Zeilen und Spalten «N» zeigen jeweils die Auftretenshäufigkeiten der Kategorien der Emotionsregulation, beziehungsweise der Bearbeitungsangebot-Stufen an.

Wie aus der Tabelle ersichtlich wird, kamen nach einem flachen Bearbeitungsangebot die Klassen «keine Regulation» und «entschuldigendes Überspielen/Maskieren» überzufällig häufig vor. «Zögerndes Eingehen» auf den Inhalt, begleitet von häufigen Konzeptwechseln und «Vermeiden» war dagegen bei einem flachen Bearbeitungsangebot überzufällig selten zu beobachten. Bei einem mittleren Bearbeitungsangebot des Therapeuten waren die Verhältnisse gerade umgekehrt: Hier kamen «Vermeiden» und «zögerndes Eingehen» signifikant häufiger als erwartet vor. Bei einem vertiefenden Angebot war dies tendenziell auch der Fall. Ein vertiefendes Angebot kam jedoch vergleichsweise seltener vor, was sich auf den statistischen Nachweis nachteilig auswirkte.

Nick (1999) zeigte in seiner Arbeit, dass nicht nur die Regulationen selbst über mehrere Zeitabschnitte (lags) stabil sind, sondern auch die Bearbeitungsangebote über mehrere lags stabil bleiben. Ein flaches Bearbeitungsangebot wird in der Regel also nicht durch ein vertiefendes abgelöst, sondern hat überzufällig oft ein flaches Angebot zur Folge. Auch die entsprechenden Regulationskategorien, die zeitlich auf ein Bearbeitungsangebot folgen, bleiben über mehrere Zeitabschnitte erhalten. Die wahrscheinlichste Kategorie nach einem flachen Bearbeitungsangebot war mit 37% «Überspielen». Dieses gemeinsame Auftreten kam auch in folgenden beiden lags überzufällig häufig vor. Nach einem mittleren Bearbeitungsangebot folgte überzufällig häufig die Kategorie «zögerndes Eingehen» und blieb bis nach fünf lags nach dem therapeutischen Angebot statistisch signifikant. Auch die Kategorie «Vermeiden» folgte häufig auf ein mittleres Angebot, allerdings nur drei lags lang überzufällig. Nach einem vertiefenden therapeutischen Angebot liess sich keine deutliche Folge feststellen, allerdings kam die Kategorie «Vermeiden» unmittelbar häufiger vor im lag_1 um nach drei weiteren «Leerstellen» nochmals überzufällig häufig vorzukommen:

Vertiefendes BAG. → Vermeiden → X → X → X → Vermeiden → Vermeiden

Zusammenfassend lässt sich feststellen, dass die Analyse länger dauernder Sequenzen grundsätzlich das gleiche Ergebnis ergab, wie die Analyse der unmittelbaren Auswirkungen des Bearbeitungsangebotes auf die Emotionsregulation. Für eine detailliertere Darstellung dieser Ergebnisse sei nochmals auf die Arbeit von Nick (1999) verwiesen.

Die folgende Analyse schliesst die Faktoren des ursprünglichen Untersuchungsdesigns wieder ein, es wurde also nach dem Zeitpunkt, der erlebten Emotionalität der Sitzung, des therapeutischen Erfolges, sowie der Interaktion Bearbeitungsangebot und anschliessender Emotionsregulation ausgewertet.

3.11.3 Einfluss der Sitzungsqualität, des Therapieerfolges und des therapeutischen Bearbeitungsangebotes im lag_0 auf die nachfolgenden Klassen der Emotionsregulation

Die nachfolgenden Berechnungen beantworten die Frage, in welchem Verhältnis die nachfolgenden Emotionsregulationsklassen vom vorausgehenden therapeutischen Bearbeitungsangebot, differenziert aufgelöst nach den Gruppenbedingungen, die dem ursprünglichen Untersuchungsplan zugrunde liegen, abhängen. Diese Faktoren sind die Therapiephase, die nach der Sitzung eingeschätzte negative Emotionalität, sowie der therapeutische Erfolg. Dazu wurden hierarchische log-lineare Modelle gerechnet, die als «generating class» folgenden Term haben:

$$[\text{Zeitpunkt} \times \text{Emotionalität} \times \text{Erfolg} \times BAG_0 \times \text{Regulation}_1]$$

Das Ergebnis dieser Analyse ist in Tabelle 10 aufgeführt.

Tabelle 10. Interaktionsterme im loglinearen Model

Interaktionsterme im loglinearen Modell	DF	G^2
$BAG_0 \times REG_1$	6	145.60***
Zeit $\times BAG_0 \times REG_1$	6	15.89**
Erfolg $\times BAG_0 \times REG_1$	12	15.18
Emotionalität $\times BAG_0 \times REG_1$	12	9.34
Zeit × Erfolg $\times BAG_0 \times REG_1$	12	33.27***
Erfolg × Emotionalität $\times BAG_0 \times REG_1$	24	24.76
Zeit × Emotionalität $\times BAG_0 \times REG_1$	12	10.31

Anmerkung: G^2 = partielles Chi-Quadrat; * $p < .05$; ** $p < .01$; *** $p < .001$

Die statistisch signifikanten Interaktionsterme in Tabelle 10 bedeuten, dass sowohl der Zeitpunkt der Therapie, als auch die Interaktion Zeitpunkt × Erfolgsbedingung einen signifikanten Einfluss darauf haben, wie Patienten nach einem therapeutischen Bearbeitungsangebot regulieren. Neben dem bereits festgestellten direkten Einfluss des Bearbeitungsangebotes auf die nachfolgende

Regulation ($BAG_0 \times REG_1$) kommt es nach diesen Ergebnissen auf den Zeitpunkt und auf die Interaktion der Therapiephase mit dem Erfolgskriterium an, welche Formen der Emotionsregulation eingesetzt werden. Dieses Ergebnis bestätigt und erweitert die Aussagen aus den vorherigen Kapiteln (Auswertung auf Summenbasis), dass besonders die erfolgreichen Patienten im Laufe der Therapie verschieden auf das therapeutische Angebot ansprechen.

Die nächsten Abschnitte gehen der Frage nach, welche Übergangswahrscheinlichkeiten sich in welcher Bedingung verändern. Zu diesem Zweck wurden die einzelnen Bedingungen getrennt untersucht.

3.11.4 Einfluss der Therapiephase

Geprüft wurde der Einfluss des Zeitpunktes (Therapiephase) mittels sogenannter Logit-Modelle; es handelt sich dabei um Kontingenztabellen, in denen die Variablen in unabhängige Prädiktorvariablen und abhängige Variablen unterteilt werden. Dabei werden anstelle von Häufigkeiten die Verhältnisse (ratios) der Häufigkeiten berechnet. Als Ergebnis erhält man eine Wahrscheinlichkeitsangabe (odds ratio), die angibt, mit welcher Wahrscheinlichkeit ein Ereignis eintritt.

Ein odd ratio von 1 bedeutet dabei, dass die Wahrscheinlichkeit eines Ereignisses zwischen einer oder mehreren Alternativen gleich gross ist.

Das zu prüfende einfachste Modell ohne Interaktionen lautet:

$$[REG_1]\ [BAG_0\ REG_1]\ [\text{Zeitpunkt}\ REG_1]$$

Um die Passung des Modells an die Daten zu bestimmen, wird dabei das einfachste Modell ohne Interaktionen dem gesättigten Modell (alle Interaktionen) gegenübergestellt. Als Ergebnis dieser Kontingenztabellen erhält man (adjustierte) Residuen, welche als Abweichungen vom erwarteten Wert – als *z*-Wert – interpretiert werden können (Gigerenzer, 1981).

Bei separater Betrachtung der Therapiephasen ergaben sich bedeutsame Unterschiede für die verschiedenen Formen der Emotionsregulation. Die Tabelle 11 auf der folgenden Seite stellt die Ergebnisse in einer summarischen Übersicht dar. In den Anfangssitzungen folgte auf ein flaches therapeutisches Bearbeitungsangebot eher die Kategorie «entschuldigendes Überspielen» als «zögerndes Eingehen», bei einem vertiefenden therapeutischen Angebot jedoch eher «zögerndes Eingehen» und weniger «entschuldigendes Überspielen». Dieses Muster war in den Endsitzungen aufgehoben.

Der hauptsächliche Unterschied zwischen den beiden Therapiephasen betrifft die Patientenreaktion auf ein vertiefendes therapeutisches Angebot: Während in der ersten Phase vermehrt mit «zögerndem Eintreten» und tendenziell weniger häufigem «Überspielen» reguliert wurde, waren solche Zusammenhänge in der letzten Therapiephase nicht länger fest zu stellen.

Tabelle 11. Übergangswahrscheinlichkeiten und z-Werte vom therapeutischen Bearbeitungsangebot in lag_0 (BAG_0) zur Regulationskategorie in lag_1 für Anfangs- und Endsitzungen

a) für die 120 Anfangssitzungen

	REG_1				
BAG_0	«keine»	zög. Eingehen	Vermeiden	Überspielen	$N_{(BAG)}$
niedrig	.17 / 5.95*	.29 / –4.94*	.17 / –2.75	.36 / 3.65*	820
mittel	.08 / –3.23*	.41 / 2.41	.23 / 1.46	.28 / –1.66	1290
hoch	.05 / –3.22*	.47 / 3.25*	.25 / 1.55	.23 / –2.63	290
$N_{(REG)}$	260	912	501	727	2400

Anmerkung: * $p < .05$

b) für die 120 Endsitzungen

	REG_1				
BAG_0	«keine»	zög. Eingehen	Vermeiden	Überspielen	$N_{(BAG)}$
niedrig	.15 / 3.59*	.31 / –2.29	.16 / –3.51*	.38 / 2.94*	932
mittel	.09 / –2.32	.38 / 2.04	.24 / 2.45	.30 / –2.62	1145
hoch	.08 / –1.68	.35 / 0.02	.24 / 1.30	.34 / –0.02	323
$N_{(REG)}$	262	831	499	808	2400

Anmerkung: Zur Korrektur der Irrtumswahrscheinlichkeit wurde eine Bonferroni-Korrektur der *z*-Werte gerechnet. Erst *z*-Werte grösser als 2.90 werden als statistisch signifikant auf dem 5%-Niveau betrachtet.
* $p < .05$

Wertung der Ergebnisse für die Übergangswahrscheinlichkeiten vom therapeutischen Angebot zur entsprechenden Emotionsreguation

Die Veränderungen der Übergangswahrscheinlichkeiten von der Anfangs- zur Schlussphase einer Therapie könnten bedeuten, dass sich das System «Therapeut-Patient» aufeinander abgestimmt hat: Therapeuten machen einerseits keine vertiefenden Angebote, wenn sie davon ausgehen müssen, dass mit viel Emotionsregulation reagiert wird, andererseits haben die problematischen Bereiche, die durch ein vertiefendes Bearbeitungsangebot aktiviert werden und viel Regulation auslösen, in der Endphase der Therapie nicht mehr die gleiche Bedeutung für die Patienten, weil die entsprechenden Repräsentationen verändert wurden. Dabei müsste jedoch auch der therapeutische Erfolg eine Rolle spielen. Um genau diesen Einfluss zu prüfen, wurde in einem nächsten Schritt auch der therapeutische Erfolg in der Analyse mit berücksichtigt.

3.11.5 Einfluss der Therapiephase hinsichtlich des therapeutischen Erfolges

Für diese Analyse wurden in Anlehnung an Michel (1999) drei Erfolgsgruppen gebildet: Je eine gleich grosse Gruppe mit relativ hohem, niedrigem und mittlerem Erfolg. Das ungesättigte Logit-Modell (Verzicht auf die Interaktionen für die Faktoren Sitzungszeitpunkt, Bearbeitungsangebot im lag_0 und Regulationskategorie in lag_1) für jede Erfolgsgruppe besteht aus den Termen:

$$[REG_1]\ [BAG_0\ REG_1]\ [Zeitpunkt\ REG_1]$$

Dabei können Unterschiede zwischen dem ungesättigten und dem gesättigten Modell auf die nicht berücksichtigten Interaktionen von Sitzungszeitpunkt und Wirkung des Bearbeitungsangebotes auf die nachfolgenden Regulationen zurückgeführt werden.

Es wurde deutlich, dass dieses Modell nur für die erfolgreichste Therapiegruppe galt. Der CHI-Quadrat-Test ergab für diese Gruppe $\chi^2_{(6,20)} = 42.85$ ($p < .001$). Für die zwei anderen Gruppen waren die Übergangswahrscheinlichkeiten zwischen dem therapeutischen Angebot und der nachfolgenden Regulation für beide Zeitpunkte gleich. Für die niedrig erfolgreiche Gruppe war $\chi^2_{(6,20)} = 1.85$ ($p = .93$), für die mittel erfolgreiche Gruppe betrug $\chi^2_{(6,20)} = 3.83$ ($p = .70$).

Die Zusammenstellung der Übergangswahrscheinlichkeiten für die Erfolgsgruppe erfolgt in der gleichen Weise wie für die Gesamtgruppe und ist in Tabelle 12 dargestellt.

Tabelle 12. Übergangswahrscheinlichkeiten und z-Werte vom therapeutischen Bearbeitungsangebot in lag_0 (BAG_0) zur Regulationskategorie in lag_1 für die 40 Anfangs- und Endsitzungen der 20 erfolgreichsten Therapien.

a) für die 40 Anfangssitzungen

	REG_1				
BAG_0	«keine»	zög. Eingehen	Vermeiden	Überspielen	$N_{(BAG)}$
flach	.21 / 4.79*	.21 / –5.52*	.16 / –1.12	.42 / 3.44*	266
mittel	.07 / –2.60	.43 / 2.11	.20 / 0.52	.30 / –0.88	417
vertiefend	.04 / –2.28	.58 / 4.27*	.21 / 0.70	.17 / –3.48*	117
$N_{(REG)}$	89	306	149	727	800

b) für die 40 Endsitzungen

	REG_1				
BAG_0	«Keine»	Zög. Eingehen	Vermeiden	Überspielen	$N_{(Bag)}$
Flach	.13 / 0.78	.33 / –0.31	.18 / –1.37	.36 / 0.99	229
mittel	.11 / 0.01	.37 / 1.06	.23 / 0.57	.29 / –1.58	394
vertiefend	.09 / –0.90	.30 / 1.23*	.24 / 0.70	.37 / 1.24	177
$N_{(REG)}$	90	272	176	262	800

Anmerkung: Zur Korrektur der Irrtumswahrscheinlichkeit wurde eine Bonferroni-Korrektur der *z*-Werte gerechnet. Erst *z*-Werte grösser als 2.90 werden als statistisch signifikant auf dem 5%-Niveau betrachtet.
$^* p < .05$

Im Vergleich der Anfangs- zu den Endsitzungen der erfolgreichen Gruppe konnte eine deutliche Wechselwirkung beobachtet werden. Diese Wechselwirkung besagt, dass in der erfolgreichsten Gruppe bei einem vertiefenden Bearbeitungsangebot mit deutlichem «zögerndem Eingehen» reguliert wurde, während gleichzeitig weniger «entschuldigendes Überspielen» vorkam. Das «zögernde Eingehen» ist durch eine Reihe von Regulationsstrategien charakterisiert, die deutlich machen, dass der problematische Kern eines Problems zu Beginn der Therapie viel Kontrollverhalten auslöst, darunter Verhaltensweisen wie paradoxe Darstellung des Inhaltes, häufige Instanzenwechsel («man» statt «ich»), Wechsel in der konzeptuellen Ausführung und Verkettung der Gedanken, sowie viele Referenzen an als allgemein geglaubte Überzeugungen oder Einstellungen.

Gleichzeitig war in der erfolgreichen Gruppe bei flachen therapeutischen Angeboten ein weniger häufiges Auftreten von maskierendem Verhalten, unwillkürlichen Bewegungen und Umdeuten des thematischen Inhaltes zu beobachten («entschuldigendes Überspielen»).

In den Endsitzungen zeigten sich diese Wechselwirkungen von flachen zu vertiefenden therapeutischen Angeboten nicht mehr.

Die Änderung der Übergangswahrscheinlichkeiten vom therapeutischen Angebot und der darauf folgenden Emotionsregulation kann als Wechselwirkung über den therapeutischen Verlauf interpretiert werden.

Dieser Zusammenhang ist in den Abbildungen 9a und 9b verdeutlicht.

Ein Vergleich der Erfolgsgruppen untereinander zeigte, dass sich die erfolgreiche Gruppe nur bezüglich der Anfangssitzungen von den weniger erfolgreichen Patientengruppen unterschied. Das entsprechende Logit-Modell lautet:

$$[\mathrm{REG}_1]\ [\mathrm{Erfolg}\ \mathrm{REG}_1]\ [\mathrm{BAG}_0\ \mathrm{REG}_1]\ [\mathrm{Erfolg}\ \mathrm{BAG}_0\ \mathrm{REG}_1]$$

Dabei wurden zwei Parameter statistisch signifikant: Der erste unterscheidet die Anfangssitzungen der erfolglosen Gruppe von der erfolgreichen (estimate = 1.40, $z = 3.47$, $p < .01$), der zweite die Anfangssitzungen der mittel erfolgreichen von der erfolgreichen Gruppe (estimate = 1.47, $z = 3.11$, $p < .01$). Die Unterschiede betreffen das Verhältnis von «zögerlichem Eingehen» und «Überspielen» von einem flachen zu einem vertiefenden therapeutischen Angebot. Während die erfolgreiche Gruppe sich durch eine grosse Änderung der Übergangswahrscheinlichkeiten von flachen zu vertiefenden therapeutischen Angeboten auszeichnete (von .15 am Anfang zu 1.13 am Ende der Therapie), so änderte sich dieses Verhältnis bei den relativ erfolglosen oder mittelmässig erfolgreichen Gruppen kaum. Die Tabelle 13 schlüsselt diese Verhältnisse auf.

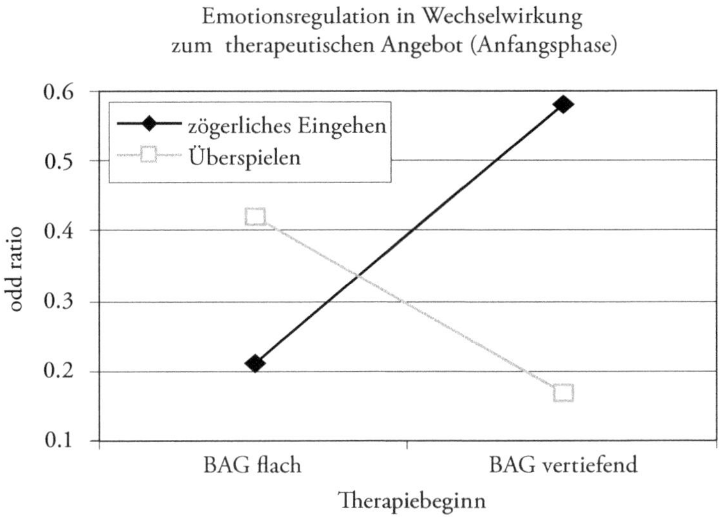

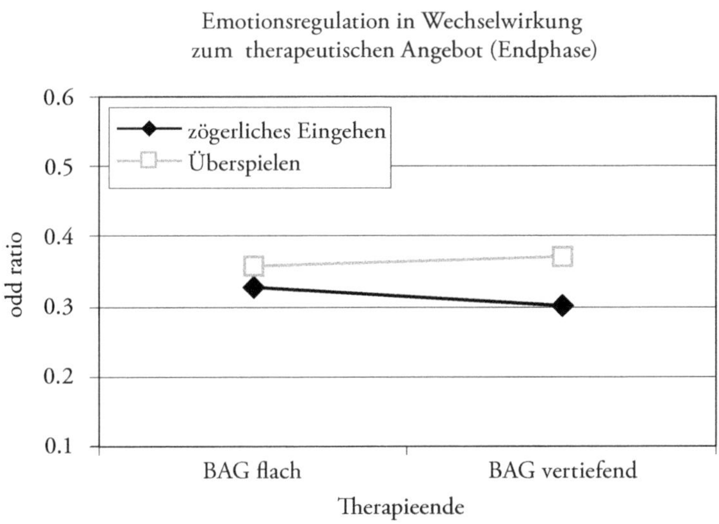

Abbildungen 9a (ganz oben) und 9b (oben). Wechselwirkungen für die erfolgreiche Patientengruppe

Dargestellt sind die Verhältnisse der Übergangswahrscheinlichkeiten von einem flachen und einem vertiefenden Bearbeitungsangebot in lag_0 auf die beiden Regulationskategorien «zögerliches Eingehen» und «Überspielen» im lag_1 für die erfolgreiche Patientengruppe am Anfang und am Ende der Therapie.

Tabelle 13. Odds-ratio der Übergangswahrscheinlichkeiten nach den drei Erfolgsgruppen.

GRUPPE	odds ratio für «zög. Eingehen» von $BAG_{niedrig}$ zu BAG_{hoch}	odds ratio 2. Ordnung (Anfang ÷ Ende)
Anfang erfolglos	.63	.63 ÷ .57 = 1.11
Ende erfolglos	.57	
Anfang mittel erfolgreich	.71	.71 ÷ .58 = 1.22
Ende mittel erfolgreich	.58	
Anfang erfolgreich	.15	.15 ÷ 1.13 = 0.13
Ende erfolgreich	1.13	

Anmerkung: Die zweite Spalte enthält das Verhältnis der odds von «zögerlichem Eingehen» bei flachen Bearbeitungsangeboten zu den odds bei vertiefenden Bearbeitungsangeboten für die drei Erfolgsgruppen für Therapieanfang und Therapieende. Die dritte Spalte gibt an, wie stark sich das Verhältnis von Therapieanfang zu Therapieende geändert hat. Dabei ist ersichtlich, dass sich das Verhältnis der Übergangswahrscheinlichkeiten nur in der erfolgreichen Gruppe geändert hat. In der erfolgreichen Gruppe ist die odds-ratio in den Endsitzungen sieben mal grösser als in den Anfangssitzungen.

Die Kategorie «Vermeiden» verhält sich ähnlich wie «zögerliches Eingehen», das Ergebnis ist aber weniger ausgeprägt. Dasselbe gilt, wenn statt «Überspielen» die Nullkategorie eingesetzt wird.

3.12 Interpretation der sequenzanalytischen Auswertung

Das Ergebnis dieser Logit-Analysen verdeutlicht nochmals die Rolle des therapeutischen Angebotes auf die nachfolgende Emotionsregulation. Besonders klar wird diese Rolle aber erst, wenn als zusätzliches Kriterium der therapeutische Erfolg mit berücksichtigt wird. Getrennt für die drei Erfolgsgruppen wurde die Dynamik der Veränderung bezüglich der Aktivation von problematischen Inhalten prägnanter herausgearbeitet, als dies mit der Summenauswertung möglich war. Auf ein hohes therapeutisches Angebot reagieren in der Anfangsphase alle Patienten mit mehr emotionaler Kontrolle oder sichtbaren Kontrollbemühungen. Dies gilt für alle drei Erfolgsgruppen gleichermassen:

Wenn Therapeuten mit ihrem Interaktionsverhalten auf den emotionalen Kern eines Sachverhaltes oder eines gerade besprochenen Inhaltes hinzielen, so löst die Aktivierung der entsprechenden Repräsentationen emotionale Signale aus, die durch entsprechendes Regulierungsverhalten gedämpft werden. Dieses Regulierungsverhalten ist beobachtbar und äussert sich durch inhaltliche Ablenkungsmanöver, durch formale und sprachlogische Verzerrungen sowie durch Andeutungen und Referenzen an allgemein geglaubte Wertvorstellungen («Männer müssen hart sein»). Dies unterscheidet die Patienten der erfolgreichen Gruppe nicht von denen der weniger erfolgreichen Gruppen. In der Schlussphase einer Therapie sind diese konsistenzsichernden Reaktionen auf vertiefende therapeutische Angebote weitgehend verschwunden. Eine genaue Überprüfung zeigte aber, dass dieser Effekt fast ausschliesslich auf die erfolgreiche Patientengruppe zurückzuführen war. In der Endphase (letztes Viertel der Therapie) reagierten die erfolgreichen Patienten auf vertiefende therapeutische Angebote nicht länger abwehrend. Durchschnittlich wurde bei den erfolgreichen Patienten gegenüber der Anfangsphase über sieben mal weniger mit solchem defensiven Regulierungsverhalten auf ein vertiefendes therapeutisches Angebot reagiert.

Ein gegenteiligen Effekt ergab sich hinsichtlich eines flachen therapeutischen Angebotes. Hier wurde erwartet, dass weniger zögerliches Eingehen auf die besprochenen Inhalte zu beobachten war. Dies war auch der Fall. Alle Patienten, unabhängig vom späteren therapeutischen Erfolg, reagierten bei einem niedrigen therapeutischen Angebot mit stärkerem Überspielen im nächsten Abschnitt. Dieses Ergebnis ergibt einen Erklärungsnotstand, der im Folgenden diskutiert werden soll.

Die Auswertungslogik legt eine kausale Beziehung zwischen therapeutischem Angebot und nachfolgender Emotionsregulation nahe. Das passt jedoch nicht in die Ergebnislage zur Klasse «maskierendes Überspielen». Hier reagieren Patienten (und auch hier wieder besonders stark die erfolgreichen Patienten) widersprüchlich zur Logik der Theorie emotionaler Kontrollprozesse. Nach dieser kann ein positiver Zusammenhang zwischen der Höhe des therapeutischen Angebotes und der nachfolgenden Emotionsregulation erwartet werden. Tatsächlich ergab sich (für die erfolgreichen Patienten allerdings nur in der Anfangsphase) paradoxerweise ein negativer Zusammenhang. Je flacher das therapeutische Angebot war, desto stärker wurde maskiert und desto mehr Unruhe kam bei den Patienten auf. Die einzelnen Beobachtungseinheiten dieser Klasse weisen einen starken Signalcharakter für die Umgebung auf: Lächeln bei offensichtlich schmerzhaften Themen, sichtbares und deutliches Herumrutschen, Bewegungen von Kopf, Armen und Händen, deutliches, meist positives Wiedereinschätzen (reappraisal) von Situationen, Personen oder Beziehungen. Diese Verhaltensweisen weisen unmissverständlich darauf hin, dass negative Emotionen abgewehrt werden müssen. Und gerade diese Hinweisfunktion ist es, die wir uns für die Interpretation des Ergebnisses verdeutlichen müssen. Die Bedeutung dieser Verhaltensweisen ist nicht nur für die unabhängigen Beobachter offensichtlich und reliabel einschätzbar, sondern ist auch den Therapeuten unmittelbar evident.

Wenn die kausale Kette, die uns das Auswertungsdesign nahelegt, umgekehrt wird, so ist das Ergebnis nicht nur plausibel, sondern auch von hoher klinischer Relevanz. Angenommen, dass – entgegen der Auswertungslogik – zuerst das emotionale Kontrollverhalten vorhanden ist, wird plausibel, weshalb Therapeuten mit einem flachen oder niederschwelligen Bearbeitungsangebot reagieren. Die Therapeuten übernehmen einen Teil der Emotionsregulation der Patienten, indem sie den Patienten vom emotionalen Kern wegbringen. Anstelle noch mehr Öl ins Feuer zu giessen, versuchen Therapeuten, die Patienten mit verflachenden Bearbeitungsangeboten emotional zu beruhigen. Diese therapeutische Schonhaltung ermöglicht den Patienten, sich vom emotionalen Stress zu erholen. Umgekehrt und mit gleichem Recht kann das Ergebnis aber auch bedeuten, dass Patienten mit diesem Verhalten dem Therapeuten signalisieren: «Bis hier her und nicht weiter!», was dann bedeuten würde, dass Therapeuten eine Schonhaltung einnehmen, die mit den therapeutischen Zielen nicht vereinbar ist. In diesem Sinn ist das Ergebnis plausibel, dass bei den erfolgreichen Patienten dieser Zusammenhang in der Schlussphase der Therapie nicht mehr vorhanden ist, insgesamt, bedingt durch die relativ erfolglosen oder nur mässig erfolgreichen Patienten, aber dennoch statistisch signifikant bleibt.

Die Wechselwirkung von «zögerlichem Eingehen» und «maskierendem Überspielen», die auch grafisch beschrieben wurde, ist demnach keine echte Wechselwirkung, sondern repräsentiert, spiegelverkehrt, den gleichen Sachverhalt. Ein therapeutischer Erfolg ist nur dann gewährleistet, wenn hohe Bearbeitungsangebote kein hohes emotionales Kontrollverhalten als Konsistenzsicherungsmassnahme auslösen. Im Fall des «maskierenden Überspielens» wird dem Therapeuten vom Patienten aus verunmöglicht, ein hohes therapeutisches Angebot zu machen, im Fall des «zögernden Eingehens» kommt vom Therapeuten zwar ein hohes Bearbeitungsangebot, wird aber vom Patienten auf ein subjektiv erträgliches Mass von gefühlter Beteiligung reduziert.

Die Frage bleibt, weshalb für offensichtliches Vermeidungsverhalten kein starker Zusammenhang zum Bearbeitungsangebot gefunden werden konnte. Ein Grund dürfte sein, dass offensichtliches Vermeidungsverhalten relativ selten zu beobachten war. Ein anderer Grund könnte darin liegen, dass die meisten Patienten nicht wirklich vermeiden wollen, wenn sie in die Therapie kommen. Betrachtet man die Häufigkeiten, so wird tendenziell ein kurvilinearer Zusammenhang zwischen dem therapeutischen Angebot und dem «Vermeiden» deutlich. In der mittleren Ausprägung des therapeutischen Angebotes ergeben sich offensichtlich die stärksten Übergangswahrscheinlichkeiten zum Vermeiden wie einem abrupten Themenwechsel, zu Änderungen im Aktivationsniveau oder zu einer verzerrten Selbst- oder Fremdsicht. Dies könnte damit erklärt werden, dass Therapeuten bei Patienten, die noch nicht bereit sind, wenigstens «zögerlich» problematische Bereiche zu bearbeiten, gelegentlich eine Stufe «höher» intervenieren, jedoch nicht auf diesem Niveau bleiben, wenn das Vermeidungsverhalten deutlich wird. Dieses therapeutische Abtasten der Arbeitsbereitschaft von Patienten ist in Prochaska, Norcross und DiClemente (1994) ausführlich beschrieben worden.

3.13 Schlussfolgerungen

Die sequenzanalytische Auswertung der beobachteten Emotionsregulationsprozesse an Psychotherapiepatienten bestätigte die früher gefundenen Zusammenhänge und Interaktionen, die mit der Summenbildung aller Regulationskategorien über den beobachteten Zeitraum berechnet wurden. Es ergaben sich aber auch Befunde oder Ergebnisse, die dafür sprechen, dass nur eine aufwändige Analyse den therapeutischen Prozessen wirklich gerecht wird. Mit der Beschränkung auf emotionale Regulierungen und der notwendigen Vereinfachung der Komplexität, die therapeutischen Interventionen immanent ist, wird diese Untersuchung nur unzureichend dem Anspruch einer umfassenden Prozessforschung gerecht. Dafür gibt es empirisch geleitete und der therapeutischen Wirklichkeit wesentlich besser gerecht werdende Ansätze (siehe Grawe, 1998; Grawe, Regli, Smith & Dick, 1999). Dennoch konnte gezeigt werden, dass sich bei allem forschungsbedingten Reduktionismus die therapeutische Situation sehr gut abbildete. Nicht nur wurde ersichtlich, dass eine hohe interaktionelle Stabilität Voraussetzung für eine erfolgreiche Behandlung darstellt, sondern die Ergebnisse haben auch die Dynamik, die sich zwischen Therapeut und Patient ergibt, verdeutlicht. In allen Endsitzungen, als auch in allen Sitzungen der erfolgreichen Patienten konnte eine konsistentere Abfolge von therapeutischem Angebot und emotionaler Regulierung als zu Beginn beobachtet werden.

Die Interaktion zwischen Therapeut und Patient kann als eine Handelssituation beschrieben werden, bei der Informationen von hoher persönlicher Relevanz ausgetauscht werden. Dabei geht es auch um sensible Informationen, die hohen privaten Charakter (Kruse, 1980) haben und entsprechend intensive Gefühle auslösen können (die ja ihrerseits auch wieder Informationscharakter haben). Deshalb ist das sich Öffnen der Patienten ein schwieriger und oftmals schmerzhafter Vorgang, der nicht ohne emotionale Alarmsituationen stattfinden kann. Diese Alarme werden nicht nur gefühlt, sondern weisen auch eine starke Signalwirkung auf andere Menschen auf. Therapeuten haben nicht zuletzt auch deshalb diesen Beruf gewählt, weil sie empfindlich auf solche Signale reagieren (können). Für die therapeutische Arbeit ist dies vorteilhaft, kann sich aber auch zum Nachteil wenden, wenn genau dieses Einfühlungsvermögen den Therapeuten hindert, eine notwendige und potentiell schmerzhafte Intervention zu machen. Dieses Verhalten hat Beier gemeint (1966), als er darauf hinwies, dass sich Therapeuten in der Therapie «asozial» verhalten sollten. Die Ergebnisse der sequenzanalytischen Auswertung weisen darauf hin, dass sich die Therapeuten bei den nur mittel erfolgreichen und den relativ erfolglosen Therapien offensichtlich durch das Regulierungsverhalten der Patienten vom therapeutischen Ziel abbringen lassen. Gerade den «sensiblen» Therapeuten scheint es schwer zu fallen, trotz Anzeichen von Unruhe und maskierendem Verhalten mit hochschwelligen und zentralen therapeutischen Angeboten zu reagieren. Ich habe schon im vorherigen Abschnitt darauf hingewiesen, dass der Versuchsplan eine solche Interpretation nicht eben nahelegt. Zusammen mit den Ergebnissen, dass sowohl das therapeutische Angebot als auch das Regulierungsverhalten der Patienten über die Zeit relativ stabil bleibt, kann diese Interpretation dennoch aufrechterhalten bleiben.

Zurück zur Dynamik: Es konnte in dieser Untersuchung gezeigt werden, dass das emotionale Regulierungsverhalten für den therapeutischen Prozess von hoher Bedeutung ist, auch wenn kein direkter und linearer Zusammenhang vom Regulierungsverhalten zum Therapieerfolg nachgewiesen werden konnte. Ein solcher Zusammenhang wäre aber theoretisch auch nicht zu erwarten, es sei denn, das Regulierungsverhalten würde mit Symptomen oder psychischen Beschwerden gleichgesetzt. Ein solcher Zusammenhang liess sich allerdings nicht nachweisen.

Trotz der äusserst hohen zeitlichen und personentypischen Konsistenz dieser Regulierungen zeigte sich, dass die gefunden Zusammenhänge immer im Zusammenhang mit a) entweder potentiell Emotionen auslösenden Interventionen oder mit b) nachträglich als emotional belastend empfundenen Situationen oder Sitzungen auftraten. Dieser Befund spricht für die hohe Konstruktvalidität des Beobachtungssystems. Ich möchte aber nochmals auf ihre Bedeutung im therapeutischen Prozess hinweisen. Das Regulierungsverhalten weist wie fast alle menschlichen Handlungen mehrere Funktionsebenen auf. Einerseits dient es der Reduktion gefühlter Bedrohung, anderseits kann es auch Bedrohung signalisieren. Dieser Signalaspekt kann von anderen Menschen verschieden aufgefasst werden. Entweder als Bedrohung für das Selbst – als gefühlte «Übertragung» von emotionalen Zuständen – oder als Aufruf zur Hilfe. Die wahrgenommen Signale können empathisches Verhalten auslösen, im Sinne altruistischen Handelns. Beide Effekte sind für das therapeutische Handeln ungünstig, wenn unreflektiert entsprechendes, also situationsadäquates Handeln erfolgt: Im ersten Fall fühlt sich der Therapeut selbst bedroht und entsprechend wird auch mit Vermeidungs- und Fluchtverhalten reagiert; im zweiten Fall fällt der Bedrohungsaspekt dahin, bedingt durch Übung oder durch therapeutische Selbsterfahrung, aber der zweite Aspekt ist immer noch wirksam und entsprechend nimmt der Therapeut eine empathische Schonhaltung an und verhindert auf diese Weise, dass eine vollständige Konfrontation des Patienten mit vermiedenen Inhalten erfolgen kann. Beide Handlungsweisen sind unprofessionell, kommen aber vor und sind, wie unsere Untersuchung gezeigt hat, mit therapeutischem Misserfolg verbunden.

Abgesehen davon, dass Therapeuten sich durch signalisierte Emotionsregulation von ihrer Arbeit abhalten lassen, hat die Untersuchung gezeigt, dass eine «gute» Emotionsregulation von enormer Bedeutung ist. Diesen Aspekt möchte ich im Folgenden begründen. In der Anfangsphase einer Therapie reagieren wohl die meisten Patienten auf emotionale Interventionen mit «abwehrendem» Verhalten, dies trotz der Absicht, sich mit den eigenen Problemen auseinanderzusetzen und therapeutische Fortschritte zu erzielen. Es scheint sich dabei um «gutartige» Regulierungen zu handeln, die eine weniger starke Signalwirkung aufweisen. Es scheint, dass diese zweite Art der emotionalen Regulierung vor allem darauf ausgerichtet ist, das eigene Gefühlsleben zu stabilisieren. Therapeuten werden der Datenlage nach nicht daran gehindert, dennoch hochschwellige therapeutische Angebote zu machen. Insgesamt zeigte sich, dass erfolgreiche Patienten aber im Laufe der Therapie «lernen», mit diesen therapeutischen Angeboten umzugehen, ohne emotionales Regulierungsverhalten zu aktivieren. Selbstverständlich wird ständig und kontinuierlich emotional reguliert, aber sichtbares und beobachtbares Regulierungsverhalten ist immer auch ein Ausdruck von Vermeidungsverhalten und als solches dem therapeutischen Erfolg abträglich.

Nach Horowitz (1986) geschieht die Adaption an die Wirklichkeit nach einem traumatischen Ereignis graduell und Kontrollprozesse spielen dabei eine zentrale Rolle (Horowitz & Znoj, 1999). Es scheint, dass ähnliche Prozesse auch in der Therapie zu beobachten sind. Selbst bei den erfolgreichen Patienten ist in der Anfangsphase eine deutliche Emotionsregulation nach hohen therapeutischen Angeboten festzustellen. Im Gegensatz zu den weniger erfolgreichen Patienten bleiben sie aber nicht dabei, sondern reagieren in der Schlussphase der Therapie mit deutlich weniger «zögerndem Eingehen» als ihre weniger erfolgreichen Mitpatienten. Ja, es gilt sogar, dass gerade bei den erfolgreichen Patienten ein signifikanter Zusammenhang zwischen einem hohen Therapieangebot und entsprechendem Vermeidungsverhalten, ausgedrückt in Übergangswahrscheinlichkeiten, festgestellt werden konnte, nicht aber bei den wenig erfolgreichen Patienten.

Zusammengenommen spricht das für die These der gegenseitigen Regulation (Patienten regulieren Therapeuten über Signale der Emotionsregulation, Therapeuten regulieren Patienten durch angepasste therapeutische Interventionen – und vermutlich ebenfalls mittels emotionaler Signale) und auch dafür, dass eine anfängliche «emotionale Grenze» überschritten werden muss, die zu überschreiten jedoch schmerzhaft ist. Wie diese Grenze modelliert werden kann, wurde bereits in Znoj (1992a) beschrieben und als Begriff unter dem Ausdruck «inhibitierte Bereiche» zusammengefasst.

3.14 Implikation für die weitere Forschung

Die Beschäftigung mit emotionalen Kontroll- und Regulierungsmechanismen im therapeutischen Prozessgeschehen hat eine Fülle von Ergebnissen gebracht, die sich teils ergänzen und teils bestätigen. In allen Analysen hat sich gezeigt, dass die Regulierung von Emotionen oder Gefühlszuständen in Abhängigkeit von situativen Gegebenheiten erfolgt, obwohl gezeigt werden konnte, dass es sich bei der emotionalen Regulierungstätigkeit um eine äusserst stabile und wohl auch personentypische Aktivität handelt. Dennoch wurde ersichtlich, dass das Zusammenspiel der verschiedenen Faktoren – Therapiephase, erlebte negative Emotionalität in der Sitzung, und Therapieerfolg – auf die Emotionsregulation in spezifischer Weise einwirken.

Dies wurde noch deutlicher, wenn die Aktivität der Therapeuten zusätzlich berücksichtigt wurde. Interventionen, die näher am emotionalen Kern und somit näher auf die persönliche Bedeutung ausgerichtet waren, bewirkten eine grössere Regulierungsaktivität. Dieser Zusammenhang war besonders ausgeprägt, wenn die Sitzung nachträglich als wenig belastend erlebt wurde, was zusätzlich für die Validität des Instrumentes spricht. In gleicher Weise ergab sich ein Zusammenhang, wenn die Therapieziele angesprochen wurden. Je stärker diese angesprochen wurden, desto mehr regulierten Patienten, besonders deutlich wurde der Zusammenhang aber erst, wenn in der Analyse zusätzlich auch das Erfolgskriterium mit berücksichtigt wurde.

Die Ergebnisse der in diesem Kapitel beschriebenen sequentiellen Auswertung erweitern die Aussagen der Auswertungen auf der Summenebene und lassen zusätzlich das dynamische Wechselspiel von therapeutischer Intervention und der Regulierungsaktivität von Patienten deutlicher werden.

Insgesamt konnte gezeigt werden, dass sich die Beschäftigung mit der emotionalen Regulierung nicht nur deshalb lohnt, weil es sich um eine relativ neue Perspektive handelt, sondern es konnte auch die hohe klinische Relevanz nachgewiesen werden, die sich erst erschliesst, wenn nicht nur die Haupteffekte betrachtet werden.

Methodisch mussten aber auch einige Abstriche gemacht werden: So wurde die Kategorien der Emotionsregulation nur als Checkliste in 30-Sekundenabschnitten erhoben. Dadurch ging viel Information verloren. Es hat sich auch in dieser Untersuchung gezeigt, dass die einzelnen Kategorien nicht gleich häufig vorkommen und auch nicht der gleichen zeitlichen Strukturierung gehorchen. Einige dieser Regulationen sind kurze, flüchtige Ereignisse, andere dauern länger. Beginn und Ende einer Regulation kann auch nicht immer klar festgelegt werden. Während bei anderen Verhaltensbeobachtungen on- und offsets klarer sind (z. B. beim Weinen, Lachen, Sprechen, Schlagen etc.), zeichnen sich die Kategorien der Emotionsregulation oft durch weiche Übergänge aus und sind entsprechend oft auch nicht ausgeprägt vorhanden.

Eine weitere Schwierigkeit stellt die idiosynkratische Ausprägung der beobachtbaren Anzeichen von Emotionsregulation dar. Während der Eine sich kratzt, ist beim Anderen häufiges Gähnen zu beobachten, oder beim Dritten eine gesteigerte Aufmerksamkeit, gekoppelt mit unpräzisen Äusserungen. Auch wenn bisher bereits zwei Untersuchungen mit diesem Instrument vorliegen, so müssen für weitere Untersuchungen nochmals methodische Überlegungen angestellt werden, damit diesen systemimmanenten Schwierigkeiten begegnet werden kann.

Ein Vorschlag zur Weiterentwicklung dieses Instrumentes soll hier gewagt werden. Wenn es möglich wäre, mit einer begrenzten Kategorienzahl nicht das absolute Vorkommen einzuschätzen, sondern stattdessen die Intensität und die Dauer des Verhaltens, so wäre die Schwierigkeit beseitigt, nur den Beginn dieser Regulierungen zu beachten und die Dauer nach Möglichkeit zu ignorieren. Man gelangte damit zu einem Mass, das der aktuellen Reglierungstätigkeit eines Patienten oder einer sonstigen Person gerechter würde. Ein solches Mass hätte auch noch weitere Vorteile: Es liesse sich unter Umständen ökonomischer erheben, es wäre reliabler und die Dauer der einzelnen Regulierungen könnte direkt in die Definition einfliessen. Für den Einschätzer ergäbe sich eine geringere kognitive Belastung, da, ist erst einmal das Verständnis über das zu beobachtende Phänomen etabliert, das eigentliche Rating nur noch wenige Kategorien einschliesst.

Als solche Superkategorien bietet sich an, die drei von Nick (1999) vorgeschlagenen Klassen als Grundlage zu akzeptieren. Erstens basiert dieser Vorschlag auf einer grossen Datenmenge und wurde empirisch erarbeitet und zweitens ergaben sich auf Grund dieses Vorschlages auch interessante Ergebnisse. Die Interpretation dieser Klassen der Regulationsformen in eine auf interne Regulierung des Gefühlslebens (zögerndes Eingehen), eine auf Konfrontationsvermeidung (Vermeidung), sowie eine auf den Interaktionsparter gerichtete soziale «Besänftigung» oder «soziale Warnung» (entschuldigendes Überspielen) Regulation emotionaler Zustände macht auch inhaltlich Sinn.

Ich könnte mir vorstellen, dass diese drei Klassen nicht auf deren Vorkommen, sondern auf deren Intensität eingeschätzt werden müssten. Dies zum einen, weil es sich um eine Zusammenfassung verschiedener Verhaltensweisen handelt, zum anderen, weil dieser Aspekt bisher nicht berücksichtigt wurde. Verloren ginge allerdings der «puristische» Aspekt der Verhaltensbeobachtung einzelner, getrennt wahrgenommener Phänomene. Die Wahl der Beobachtungseinheiten ist natürlich immer auch eine Frage der Auflösung, die für die Beantwortung einer bestimmten Forschungsfrage benötigt wird. Ich denke, dass für eine therapeutische Prozessforschung «genauer» nicht immer «besser» bedeutet. Die Untersuchung von Labov & Fanshel (1977) macht beispielsweise deutlich, dass ein kurzer Ausschnitt eines therapeutischen Diskurses fast nach Belieben aufgelöst werden kann. Dies trägt jedoch zum Verständnis des therapeutischen Prozesses wenig bei, weil über die Effektivität eines bestimmten Vorgehens im Sinne eines therapeutischen Problemlösens kaum etwas ausgesagt werden kann. Die Ausrichtung der Prozessforschung auf verwertbare Aussagen entspricht auch der Forschungsphilosophie von Grawe und Mitarbeitern, die therapeutische Wirkfaktoren untersuchen und in der Regel auf 10-Minuten-Segmenten als Analyseeinheit abstellen (z. B. Regli, Grawe, Gassmann & Dick, 1998).

Für weitere Prozessanalysen sollte man allerdings auch den dynamischen Prozess, also die Interaktion zwischen Therapeut und Patient mit berücksichtigen. Schon Bales (1950, 1965) hat darauf hingewiesen, dass es sich bei der Interaktion zweier (oder mehrerer) Gruppenmitglieder um eine fein abgestimmte, auf mehreren Ebenen ablaufende «Melodie» handelt, die möglichst in einem Gleichgewicht gehalten werden muss, damit sie nicht abbricht. Diese «Melodie» verlangt einen gewissen Auflösungsgrad, damit sie noch als solche wahrgenommen werden kann. Ich denke, dass mit den in dieser Untersuchung gewählten 30-Sekunden-Segmenten die wesentlichen Aspekte der gegenseitigen Einflussnahme noch gut abgebildet werden konnten, wenn auch selbstverständlich nicht mehr auf der konkreten Ebene, wie dies bei Diskursanalysen der Fall ist. Es ist eine offene Frage, ob dieser Effekt auch bei einer gröberen Auflösung noch erfasst werden kann, aber es gibt wenig Gründe, die dagegen sprechen, es nicht auf einer Minutentaktebene zu versuchen, zumal die gewonnene Ökonomie des Einschätzens erlauben würde, insgesamt grössere Therapieausschnitte einzuschätzen.

Neben dem Aspekt der Forschung möchte ich am Schluss auch noch den Aspekt der Praxis einbringen. Es zeigt sich immer wieder, dass der Beziehungsgestaltung in der Therapie grosse Bedeutung zukommt (z. B. Orlinsky, Grawe und Parks, 1994; Grawe, 1998; Znoj, 2004), dass genau diese Beziehungsgestaltung in der Therapie aber schwierig zu operationalisieren ist oder dem Ressourcenaktivierungsaspekt subsumiert wird (Grawe, 1998). Dies wird aber der Dynamik der Beziehungsgestaltung in der therapeutischen Situation kaum gerecht. Es könnte sein, dass das, was Therapeuten oft als «Kunst» bezeichnen, die Meisterschaft darstellt, die Beziehung zum Patienten therapeutisch optimal zu gestalten und im Sinne der therapeutischen Ziele fruchtbar einzusetzen. Dabei ist anzunehmen, dass hierbei der gegenseitigen Emotionsregulation eine wichtige Rolle zukommt. Einen ersten Hinweis dafür hat diese Untersuchung geliefert, auch wenn die ursprüngliche Fragestellung nicht auf eine bessere Erfassung der therapeutischen Beziehung ausgerichtet war. In einer zukünftigen Untersuchung sollte auch die Emotionsregulation der Therapeuten mit erfasst werden und der Aspekt der gegenseitigen Beeinflussungsversuche mehr in den Vordergrund gerückt werden.

Insgesamt konnte gezeigt werden, dass die beobachteten Verhaltenskorrelate als konsistenzsichernde Mechanismen betrachtet werden können, die jedoch auch gleichzeitig einen hohen Grad an emotionaler Beteiligung signalisieren. Therapeutisch wertvoll ist diese Aktivierung deshalb, weil sich problematische

Repräsentationen nur verändern lassen, wenn sie aktiviert sind. Da in diesem Fall die Aktivierung der entsprechenden Schemata gleichzeitig mit einem hohen Ausmass an negativen Gefühlen gekoppelt ist, werden die entsprechenden Zustände sowohl «nach innen» wie «nach aussen» reguliert. Diese Regulationen beeinflussen sowohl die bewusste Repräsentation, als auch die Umgebung einer Person. Die indirekten Zusammenhänge von Therapieverlauf, Therapieerfolg und dem therapeutischen Angebot mit diesen konsistenzsichernden Regulationen weisen darauf hin, dass in der Therapie ein komplexes Zusammenspiel zwischen Therapeut und Patient stattfindet, welches im besten Fall dazu führt, dass Patienten ihre problematischen Repräsentationen ändern können, ohne allzu starken negativen Emotionen ausgesetzt zu sein. In diesem Zusammenhang ist der Befund auch wichtig, dass diese konsistenzsichernden emotionalen Regulationen keinen Zusammenhang mit der berichteten Symptomatik oder der psychischen Belastung aufweisen.

Mit diesen Schlussüberlegungen soll dieser Untersuchungsteil vorerst abgeschlossen werden. Die folgenden Untersuchungen befassen sich mit der Entwicklung, vor allem aber Anwendung eines Fragebogens zur emotionalen Regulation in verschiedenen Arbeitsfeldern der Klinischen Psychologie.

4 Der Fragebogen zur Erfassung emotionaler Regulation

4.1 Einleitung

Im Rahmen der Beschäftigung mit der Kontrollprozesstheorie wurde auch ein Fragebogen zur Erfassung regulativer Strategien konzipiert. Dieser Fragebogen lehnte sich ebenfalls stark an das operationalisierte Konzept von Horowitz, Znoj und Stinson (1996) an. Der Fragebogen ist als Weiterentwicklung eines Q-sort-Verfahrens zu verstehen, bei dem einzelne Aussagen durch klinisch erfahrene Experten (Psychiater und Psychologen) auf einer Skala bezüglich ihrer Wirksamkeit eingeschätzt wurden. Hier konnte bereits gezeigt werden, dass sich adaptive von maladaptiven Strategien empirisch gut trennen lassen. Den Experten gelang es ohne Schwierigkeiten, die adaptiven von den maladaptiven Items zu trennen. Die theoretische Trennung zwischen adaptiven und maladaptiven Items konnte vom klinischen Standpunkt aus als bestätigt betrachtet werden. Deshalb wurden in der Entwicklung des Fragebogens von Anfang an zwei Skalen geplant, welche diese Unterscheidung abbilden sollten. Auf einer zweiten Achse wurde auch die Unterscheidung zwischen Regulationen der Form, des Inhaltes und der interpersonellen Repräsentationen (Personenschemata) insofern gewahrt, als Items aus allen diesen Ebenen verwendet wurden. Der Fragebogen wurde als «2 × 3» Matrix konzipiert, wobei die «2» auf die Unterscheidung zwischen Emotionsregulationen mit einem normalerweise adaptiven, langfristig gutartigen Ergebnis und einem maladaptiven, langfristig schädlichen Ergebnis, deutet. Als Beispiele eines maladaptiven Ergebnisses einer Emotionsregulation ist das völlige Vermeiden irgendwelcher Situationen zu verstehen, welche mit dem emotionsauslösenden Ereignis assoziiert sind. Die «3» der Matrix bezieht sich auf die drei Kategorien der emotionalen Kontrolltheorie, also des Inhaltes mentaler oder kommunizierter Aktivitäten, der Form solcher Aktivitäten oder der schematischen Organisation von Identität und Beziehungserfahrungen.

Der Fragebogen war so konstruiert, dass über die subjektive Erfassung der eigenen emotionalen Reaktion mentale Kontrollprozesse erschlossen werden sollten (siehe auch Scherer, 1982; Leventhal & Scherer, 1987; Frijda, 1986). Eine erste Version des Fragebogens wurde in englischer Sprache formuliert und an einer kombinierten Stichprobe von Studierenden und Trauernden hinsichtlich der internen und externen Validität überprüft.

In einer ersten Operationalisierung wurden zwei unterschiedliche Untersuchungsgruppen miteinander kombiniert. Eine Faktorenanalyse ergab, dass sich die «2x3» Matrix der emotionalen Kontrolltheorie mit dem Fragebogen nur gerade auf der Dimension adaptiv -maladaptiv empirisch nachweisen liess. Der erste Faktor repräsentierte die maladaptiven oder problematischen Formen, mit Emotionen umzugehen. Fünf der Fragen, die hoch auf diesem Faktor luden, waren Formulierungen, welche die Form und den Ausdruck von mentalen und kommunikativen Vorgängen abbildeten. Der zweite Faktor, adaptive Regulationen, beinhaltete hauptsächlich Formen der Emotionsregulation, die den Inhalt von Gedanken oder Äusserungen verändern. Damit erbrachte die empirische Überprüfung eine teilweise Bestätigung der ursprünglich angelegten Matrix: Der Fragebogen bildete die Dimension adaptiv-maladaptiv sehr eindeutig ab; zum zweiten zeigte sich, dass verschiedene Typen von Kontrollformen unterschiedlich in den beiden Dimensionen vertreten waren. In den adaptiven Formen der Emotionskontrolle dominierten die Kontrollen des Inhaltes, in den maladaptiven Formen Kontrollen des Ausdrucks.

Kontrollen der Beziehungsschemata, welche die Art und Weise der Selbstdarstellung, der Darstellung des Anderen, der Beziehung und Wertvorstellungen abbilden, waren indessen weniger oft vertreten. Das könnte als Hinweis dafür dienen, dass solche Kontrollmechanismen schwieriger an sich selbst festzustellen sind als Kontrollen des Inhaltes.

Dass die adaptivsten Formen der Emotionsregulation solche des Inhaltes darstellen, mag zunächst verwundern. Die entsprechenden Fragen decken jedoch einen Bereich ab, der schon von Pennebaker (1993) als heilsam für die Verarbeitung von stressreichen Ereignissen beschrieben wurde, nämlich den sprachlichen Ausdruck der entsprechenden Emotionen, den kreativen Umgang und die aktive Auseinandersetzung mit den Inhalten des Ereignisses. Maladaptive Formen der Emotionsregulation beinhalten verschiedene Aspekte des Vermeidens und der kognitiven Verzerrung, wie andere missverstehen oder eine Konfusion der Repräsentation, die sich in zeitlichen Verschiebungen oder anderen unlogischen Verknüpfungen äussern.

Der Befund einer ersten Validierungsuntersuchung mit Personen, die einen Lebenspartner verloren hatten und einer studentischen Stichprobe (siehe auch Znoj & Grawe, 2000), dass die Gruppe der Studenten weniger adaptive Strategien zur Kontrolle unangenehmer Gefühle benutzte als die Gruppe der Trauernden, liess sich teilweise auf das Alter der teilnehmenden Personen zurückführen. Tatsächlich korrelierte das Alter positiv mit adaptiven Regulationsstrategien.

Dieses Ergebnis lässt sich so interpretieren, dass die Studierenden weniger erfahren sind im Umgang mit bedrohlichen Lebensereignissen und Verlusterlebnissen. Diese Interpretation lässt sich gut mit berichteten Ergebnissen der Stress- und Copingforschung verbinden (Aldwin, 1991; Folkman, Lazarus, Pimley & Novacek, 1987; McCrae, 1982). Aldwin (1991) berichtet, dass ältere Personen in stressreichen Lebenssituationen generell mehr Kontrolle empfinden. Kobasa, Maddi und Kahn (1982) berichten im Rahmen ihrer Untersuchungen, dass kumulative Erfahrungen mit schwierigen Lebensereignissen oft mit Erfahrungen persönlichen Wachstums und einer inneren Reifung verbunden sind; dies trifft allerdings nicht auf alle Personen gleich zu: Während viele daran reifen, gibt es auch solche, die durch solche Erfahrungen Symptome entwickeln und an solchen Lebensereignissen brechen. Vor allem im Zusammenhang mit Trauer wurden solche Befunde auch zunehmend empirisch untersucht (Stroebe & Stroebe, 1987; Tedeschi & Calhoun, 1995). Die berichteten Unterschiede zwischen den Trauernden und den Studierenden dieser Untersuchung bestätigen die Vermutung, dass Verlusterlebnisse, wenn sie lange genug zurückreichen, adaptive Wege im Umgang mit problematischen Gefühlen fördern. Die konkurrierende Auffassung, dass stressreiche Lebensereignisse erfolgreiches Bewältigen verhindern, fand hier keine Unterstützung. Anhänger dieser Sichtweise betonen vor allem, dass eine hohe emotionale Belastung durch negative Emotionen zu einer niedrigeren Denkleistung führt (Sullivan & Conway, 1989). Diese Sichtweise wird empirisch durch Experimente gestützt, in denen Versuchspersonen unter verschiedenen Bedingungen kognitive Aufgaben lösen müssen. Auch die Sichtweise Kuhls (1998) legt nahe, dass die Erfahrung negativer Emotionen zu einem verengten Denken führt, welches in der Folge zu zunehmenden Schwierigkeiten führen kann. Unter dieser Perspektive kommt der Kontrolle negativer Emotionen und Gefühlszuständen eine besondere Funktion zu. Je besser es gelingt, solche Gefühlszustände schon im Entstehen zu regulieren und damit das Wohlbefinden zu erhöhen, desto besser gelingt auch die erfolgreiche Bewältigung weiterer Lebensaufgaben.

Die Beziehung zwischen dem Emotionsregulationsfragebogen zur Kontrolle bedrohlicher Gefühle und positiven mentalen Zuständen, stressbedingten Intrusionen und berichteter Angst lag in der erwarteten Richtung.

Dieses Ergebnis unterstützt die Validität eines Fragebogens zur Emotionsregulation und zeigt vor allem, dass die Unterscheidung zwischen adaptiven und maladaptiven Emotionsregulationsstategien auch im Selbstbericht reliabel eingeschätzt werden kann und hinsichtlich der möglichen Aussagen sinnvoll ist.

Die folgenden Studien untersuchen die erweiterte deutschsprachige Form des ursprünglichen Fragebogens in verschiedenen Populationen.

4.2 Der Fragebogen in deutscher Sprache: EMOREG-24

4.2.1 Übersetzung und Weiterentwicklung

Ausgehend von der ursprünglichen ersten Version des Fragebogens zur Emotionsregulation wurde eine deutsche Version entwickelt. Dabei wurden einerseits die validen Items der englischen Ursprungsversion berücksichtigt, andererseits wurden etliche Items ergänzt oder in der Formulierung verbessert. Die einzelnen Vorversuche mit der deutschsprachigen Version sollen hier nicht alle aufgeführt werden. Eingesetzt wurde der Fragebogen in der Rohfassung unter anderem zur Erfassung der Emotionsregulationsformen bei Psychotherapiepatienten, in einer Untersuchung zum Verlust eines Kindes in einer Elternstichprobe, sowie in einer Stichprobe von querschnittgelähmten Personen.

Die eigentliche Entwicklungsarbeit wurde aber an zwei zu unterschiedlichen Zeitpunkten (1998 und 1999) erhobenen Stichproben an einer Normalpopulation geleistet. Dabei wurde weniger Gewicht auf die möglichst genaue Operationalisierung der emotionalen Kontrolltheorie geachtet, als vielmehr auf eine möglichst hohe interne Konsistenz bei gleichzeitig weitgefächerter inhaltlicher Aussage. Die Trennung in adaptive und maladaptive Regulationsstrategien wurde beibehalten, da dies für die klinische Validität unabdingbar erschien. Die aus der Kontrolltheorie abgeleiteten Regulationsebenen «Inhalt», «Form» und «Personenschemata» hatten sich dagegen schon in der amerikanischen Untersuchung als nicht eindeutig replizierbar dargestellt und so wurde von vornherein darauf verzichtet, diese Struktur empirisch zu validieren. Die deutschsprachige Entwicklung wird unter dem Arbeitstitel «EMOREG» (EMOtionsREGulationsbogen) referenziert.

In diesem ersten Kapitel zum EMOREG werden die beiden Stichproben aus der Normalbevölkerung zu einem Datenpool zusammengefasst. Dieser Datenpool dient zur Skalenentwicklung und zur Überprüfung der internen Konsistenz und zur Erfassung der Faktorenstruktur. In den darauf folgenden Kapiteln werden die einzelnen Stichproben zur Validierung der Emotionsregulationsskalen getrennt betrachtet. Auch soll die Faktorenstruktur des EMOREG in den beiden Normalstichproben verglichen werden.

In den beiden Stichproben kamen leicht unterschiedliche Versionen des Fragebogens zur Anwendung, die sich jedoch hinsichtlich der Items nur in der Reihenfolge unterschieden. Allerdings kamen in den beiden Stichproben eine Anzahl unterschiedlicher Items hinzu, die dazu dienten, konkurriernde Items einzuführen. Diese Strategie führte jedoch nicht dazu, dass zur englischen

Version völlig unterschiedliche Fragen Eingang in das Instrument gefunden hätten. Die ursprünglich formulierten Items konnten beibehalten werden und wurden auch nur geringfügig gegenüber der englischen Form modifiziert.

4.2.2 Faktorenstruktur, Skalen und interne Konsistenz des EMOREG

Zur Skalenentwicklung des EMOREG wurde von 26 Itemformulierungen ausgegangen, die in den verschiedenen Voruntersuchungen gut eingeschätzt werden konnten und die auch, bis auf wenige Ausnahmen, in der ursprünglichen englischen Fassung bereits Bestandteil des Fragebogens waren.

Alle Items wurden mit der folgenden Einleitung eingeführt: «Wenn ich überwältigenden Gefühlen ausgesetzt bin, ...». Die Einschätzung erfolgte auf einer sechs-stufigen Likert-Skala. Die Ankerpunkte waren: 1 = «stimmt überhaupt nicht» bis 6 = «stimmt genau». Die Instruktion lautete:

> Jeder der folgenden Sätze schildert Wege und Strategien, die Menschen im Umgang mit stärksten Gefühlen und Erinnerungen (auch Phantasien) als Folgen von massiven Verletzungen, Verlusten, Terror und Missbrauch angewandt und beschrieben haben. Bitte geben Sie im folgenden an, inwieweit diese Sätze Ihrer Erfahrung gemäss auf Sie selbst zutreffen (nicht was Sie denken, dass man in solchen Fällen tun sollte). Falls eine Strategie immer auf Sie zutrifft, kreuzen Sie bitte die sechs (6) an, falls sie überhaupt nicht zutrifft die eins (1). Wenn Ihre Antwort irgendwo zwischen diesen beiden Extrempolen sehen, kreuzen Sie einfach die Zahl (2, 3, 4, 5) an, die Ihrer Beurteilung am besten entspricht.
> Bevor Sie jetzt die Fragen beantworten, nehmen Sie sich ein wenig Zeit und versuchen Sie, sich an eine aussergewöhnlich stark emotionale Situation zu erinnern, die Sie selbst erlebt haben.

Es waren 26 Aussagen in dieser Weise einzuschätzen.

Insgesamt wurden 830 Personen in die Untersuchung eingeschlossen. Diese Personen rekrutierten sich aus zwei separaten Stichproben, die im Jahr 1998 und 1999 erhoben wurden. In beiden Untersuchungen wurde neben anderen Instrumenten der EMOREG und der Berner Wohlbefindensfragebogen von Grob (1995, 1993) gegeben.

Das Durchschnittsalter betrug $M = 38$ Jahre ($SD = 15.01$), die Geschlechtsverteilung war 56% Frauen ($N = 464$) und 44% Männer ($N = 365$), über eine Person existierte keine Angabe. Verheiratet waren 300 Personen (36.1%), ledig waren 438 (52.8%), wieder verheiratet 12 (1.4%), getrennt oder geschieden 57 (6.9%) und verwitwet 18 (2.2%). Fünf Personen verweigerten die Aussage.

Vierundfünfzig Prozent (N = 453) waren reformierter Konfession, 27.8% (*N* = 231) katholisch, 4.1% (*N* = 34) freikirchlich, eine andere Konfession gaben 6.7% (*N* = 56), keine Religionszugehörigkeit 6.5% (*N* = 54) an. Über zwei Personen existierten keine Angaben.

4.2.3 Ergebnisse zur internen Konsistenz des EMOREG

Das Verhältnis von 1 zu 32 der Items zu der Zahl der Versuchspersonen überstieg das allgemein für eine Faktorenanalyse als notwendig erachtete Verhältnis von 1 zu 5 bis 1 zu 10 (z. B. Gorsuch, 1988) bei weitem. Insgesamt ergab die Hauptkomponentenanalyse sieben Faktoren mit einem Eigenwert grösser als Eins, die 53.1% der Gesamtitemvarianz erklärten.

Ein Scree-Test ergab bei optischer Überprüfung jedoch eine sinnvollere Beschränkung auf entweder vier oder nur drei Faktoren (40.9%, resp. 35.7% erklärte Varianz). Beide Faktorenlösungen ergaben nach der Varimax-Rotation sinnvoll zu interpretierende Faktoren. Die Dreifaktoren-Lösung ist in Tabelle 14 dargestellt.

Beschreibung der Dreifaktoren-Lösung

Diese Lösung befriedigte insofern, als alle drei Faktoren mindestens vier Items mit hoher Ladung aufwiesen. Allerdings fielen zwei Items aus der Faktorenlösung, nämlich «kann ich ganz anderer Meinung sein als jemand anderes und dennoch diese Beziehung aufrechterhalten» sowie «mache ich Witze über Themen, mit denen ich schlecht umgehen kann.»

Der erste Faktor ist wie in der Vierfaktoren-Lösung ein adaptiver Faktor, der jetzt mit einer Ausnahme den ursprünglich vierten Faktor bei sonst gleicher Struktur beinhaltet. Das Item «kann ich ganz anderer Meinung sein als jemand anderer und dennoch diese Beziehung aufrechterhalten» lud nicht mehr auf diesem adaptiven Faktor.

4.2.4 Interpretation der explorativen Faktorenanalyse

Die Lösung der Hauptkomponentenanalyse mit orthogonaler Varimax-Rotation der Faktoren ergab für beide besprochenen Lösungen eine stabile und inhaltlich sinnvolle Aufteilung der Items. Die Aufteilung der Items in adaptive und maladaptive Strategien konnte erfolgreich repliziert werden. Es scheint aber sinnvoll,

Tabelle 14. Faktorenladungen des EMOREG in der Dreifaktoren-Lösung

	Faktor 1	Faktor 2	Faktor 3
bin ich meiner Stärken bewusst …	.74		
weiss ich sowohl, wann ich mir …	.67		
vertraue ich auf mich und …	.65		
entscheide ich sorgfältig …	.63		
kann ich gut entscheiden …	.60		
kann ich mich sowohl entspannen, …	.59		
benehme ich mich in meinen …	.58		
arbeite ich hart, gönne mir aber auch …	.51		
probiere ich neue Wege des Denkens …	.48		
wäge ich sorgfältig alles ab, …	.46		
nehme ich Dinge falsch oder …	–.41	.40	
lenke ich mich nach Möglichkeit …		.61	
bin ich ruhelos und beschäftige …		.60	
muss ich mich selbst und/oder …		.56	
breche ich wichtige soziale …		.55	
vermeide ich Spannungen, indem …		.50	
gehe ich Gedanken, die mich …		.48	
habe ich die Nase schnell mal …		.47	
vermische ich Gedanken oder …		.47	
fühle ich mich missverstanden …		.47	
spreche ich ausführlich über …			.70
drücke ich meine starken Gefühle …			.62
reagiere ich manchmal über …			.58
spreche ich, wenn ich mit …			.55
kann ich ganz anderer Meinung …			
mache ich Witze über Themen …			

Anmerkung: Ladungen < .40 wurden für die Darstellung der Faktorenlösung unterdrückt auch einen dritten Faktor anzunehmen, der eine Mischung von adaptiven und maladaptiven Aussagen enthält. Dieser Faktor kann als «Katharsis» bezeichnet werden. Das Herauslassen von Emotionen, um inneren Druck abzubauen ist sicherlich mehrheitlich adaptiv (siehe auch Pennebaker, 1993, 1990), kann aber zu Kontrollverlust führen. Solch emotionales «Herauslassen» kann auch sozial stigmatisierend wirken und wurde wohl nicht zuletzt aus diesem Grund auch in unserer Gesellschaft ritualisiert (z. B. in der Beichte oder durch ritualisierte Handlungen in Zeiten der Trauer). Insgesamt scheint es aber sinnvoll, diese Klasse von Regulationen im Fragebogen beizubehalten, auch weil der gesundheitliche Wert solcher Regulationen untersucht werden sollte.

Die inhaltliche Analyse der Faktoren führte zu einer Interpretation von «adaptiv» als «Impulskontrolle», als eine gelungene Einschränkung des emotionalen Erlebens, wenn dieses Erleben als unangenehm empfunden wird. Es muss in der Folge untersucht werden, ob eine solche Einschränkung des Erlebens tatsächlich einen gesundheitlichen Wert besitzt. Im Gegensatz zu den adaptiven Items scheinen sich die als maladaptiv bezeichneten Aussagen dadurch zu charakterisieren, dass in ihnen eine fehlerhafte Regulation des emotionalen Systems zum Ausdruck kommt, die dann aber durch Mittel wie Rückzug aus dem sozialen Gefüge, mittels Ablenkungsstrategien und mit Vermeidung kompensiert wird. Ob und in welchem Ausmass diese fehlende «Autokontrolle» schon als Anzeichen psychischer Symptomatik gewertet werden muss, werden die folgenden Untersuchungen zeigen. Es könnte sich auch um Persönlichkeitsmerkmale handeln, die in den genannten Regulationsformen verhaltenswirksam werden.

Ob und in welchem Ausmass diese verschiedenen Formen der Emotionskontrolle mit der psychischen Gesundheit zusammenhängen, soll in den folgenden Untersuchungen einer genauen Analyse unterzogen werden.

4.3 Bildung der Skalen des EMOREG

Die Struktur der Faktorenlösung legte nahe, zumindest zwei Items von der weiteren Analyse auszuschliessen, so dass sich der Itempool des EMOREG auf 24 Items beschränkt. Die ausgeschlossenen Items trugen zu den jeweiligen Faktoren wenig bei und messen offensichtlich andere Aspekte der Emotionsregulation als die übrigen Fragen. Bei Beschränkung auf 24 Items bleibt die Faktorenstruktur erhalten, die drei Faktoren erklären 37.6% der Itemvarianz.

Die inhaltlichen Aussagen des maladaptiven Faktors schienen zwei unterschiedliche Aspekte von Emotionsregulation zu erfassen: Einerseits eine ungenügende Regulation des emotionalen Systems, welche sich in Wahrnehmungsstörungen und impulsivem Verhalten äussert und andererseits eine Überregulation, die dadurch charakterisiert ist, dass auf ursprüngliche Vorhaben verzichtet und Ablenkung und Zerstreuung gesucht wird und in der Folge Beziehungen abgebrochen werden. Deshalb wurde mit den Items, die theoretisch als maladaptiv konstruiert wurden, auch eine Faktorenlösung gesucht. Die Faktorenanalyse ergab zwei klare Faktoren (wiederum nach dem scree-Kriterium), die zusammen 39.9% der Varianz der maladaptiven Items erklärten. Diese Faktorenlösung ist in Tabelle 15 aufgeführt.

Tabelle 15. Zweifaktoren-Lösung für die maladaptiven Items des EMOREG

	Faktor 1	Faktor 2
lenke ich mich nach Möglichkeit ab, um …	.70	
gehe ich Gedanken aus dem Weg, die …	.68	
breche ich wichtige soziale Beziehungen ab …	.56	
bin ich ruhelos und beschäftige mich ständig …	.56	
vermeide ich Spannungen, indem ich …	.55	
habe ich die Nase schnell mal voll und …	.43	
fühle ich mich missverstanden und reagiere …		.71
nehme ich Dinge falsch oder verzerrt wahr …		.68
reagiere ich übertrieben emotional …		.67
vermische ich Gedanken oder Erinnerungen …		.50
muss ich mich selbst und/oder andere beobachten …		.48

Anmerkung: N = 830

Die wiedergegebene Faktorenstruktur folgt dem inhaltlichen Eindruck, dass sich der maladaptive Faktor des EMOREG in zwei maladaptive Skalen einteilen lässt, welche eine bessere Interpretation der zugrunde liegenden Regulationsstrategie erlauben.

Im ersten maladaptiven Faktor (25.9%) finden sich Aussagen, die Regulationsformen beinhalten, welche die Auswirkungen einer misslungenen automatischen Kontrolle korrigieren sollen. Dies geschieht entweder durch Ablenkung, gedanklicher Vermeidung oder sozialem Rückzug aus potentiell aufregenden Situationen. Es geschieht aber auch durch eine verstärkte Aktivität (Hyperaktivität), charakterisiert durch Ruhelosigkeit und sich ständigem Beschäftigen.

Der zweite maladaptive Faktor (14%) zeigt symptomhafte Züge. Hier spiegeln sich bereits defensive Strukturen, die offensichtlich als «Flickwerk» des kognitiven Systems gebildet werden, wenn die «normale» internale Kontrolle nicht mehr ausreicht oder wenn die Regulationsanstrengungen auf der Verhaltensebene (maladaptiver Faktor 1) nicht ausreichen, das emotionale Gleichgewicht wiederherzustellen. Wahrnehmungsverzerrungen, Missinterpretationen, überschiessende Emotionalität und eine Hypersensitivität für «Warnzeichen» für problematische, potentiell starke Emotionen auslösende Ereignisse prägen diesen Faktor.

Der zweite Faktor ist nach dieser Interpretation ein maladaptiverer Faktor als der erste und sollte auch stärker mit Symptomen, gemessen mit den üblichen Messmitteln für Angst, depressiver Stimmung oder allgemeiner Belastung zusammenhängen als der erste Faktor.

Dieser Deutung der maladaptiven Faktoren wird in den Validierungsuntersuchungen nachgegangen.

Dieselbe Prozedur nur mit den adaptiven Items des EMOREG ergab die praktisch identische Faktorenlösung wie in der Faktorenlösung für den Gesamtfragebogen. Es wird deshalb hier auf die Darstellung der Untergruppe der adaptiven Items des EMOREG verzichtet. Der erste adaptive Faktor (29.5% erklärte Varianz) beinhaltet Aussagen, die eine gelungene Impulskontrolle ausdrücken. Ausserdem drückt sich in dem Faktor eine ausgewogene und wertschätzende Haltung gegenüber anderen Personen und sich selbst aus. Dies äussert sich auch in einem Vertrauen in die eigene Handlungsfähigkeit, welche nicht durch einschiessende Emotionen/Affekte gefährdet ist und somit eine stabile Basis für Entscheidungen und Handlungsausführungen gewährleistet. Dem Bedürfnis nach Ruhepausen und emotionaler Entspannung wird stattgegeben. Dieser Faktor beinhaltet viele Aussagen, die sich gut mit dem Konzept der emotionalen Intelligenz (siehe Salovey & Mayer, 1990) vereinbaren lassen.

Auf dem zweiten adaptiven Faktor (12.6% erklärte Varianz) laden drei Items, die den Ausdruck eigener Gefühle in verschiedenen Facetten betonen. Die entsprechenden Items drücken Klarheit und Eindeutigkeit der eigenen Gefühle aus, sowie das Sprechen mit anderen Personen über eigene Gefühlszustände und damit den Einbezug anderer in das eigene Gefühlsleben. Die

Adaptivität dieses Faktors ist etwas gefährdet durch einen übertriebenen, im Extremfall vielleicht gar exaltierten Ausdruck des Befindens, der sich in der Faktorenlösung des Gesamtfragebogens dadurch ausdrückte, dass auf diesem Faktor auch die Aussage «reagiere ich manchmal übertrieben emotional» positiv lud. Es ist somit wieder eine empirische Frage, wo diese Skala, gebildet aus den drei adaptiven und dem einen maladaptiven Item, hinsichtlich der Gesundheit und Symptomatik zu positionieren ist.

Die bisherigen Analysen legen vier Skalen nahe: Eine adaptive Skala der Emotionsregulation, welche eine gelungene Kontrolle ausdrückt und eine zweite adaptive Skala, die den Ausdruck und das soziale Teilen des Befindens thematisch umfasst. Zwei maladaptive Skalen bilden die misslungene Kontrolle ab, die einerseits durch korrektiv vermeidende Verhaltensweisen und anderseits durch kognitive Verzerrungen, Hypersensitivität und defensive Impulsivität charakterisiert wird. Die Klasse kann auch als problematische automatische Kontrolle bezeichnet werden.

4.3.1 Die vier EMOREG-Skalen: Reliabilitätsanalyse

Eine Reliabilitätsanalyse der Skala «Adaptive Kontrolle» ergab für die 10 Items einen Reliabilitätskoeffizienten von $\alpha = .80$ (Cronbach Alpha). Die Items wiesen alle eine hohe Trennschärfe auf ($r_S < .35$). Eine leichte Verbesserung des Reliabilitätskoeffizienten liess sich dadurch erzielen, wenn die Items «probiere ich neue Wege des Denkens und Handelns aus» und «wäge ich sorgfältig ab, wenn ich eine harte Entscheidung fällen muss» weggelassen wurden. Mit den acht übrigen Items betrug der Reliabilitätskoeffizient $\alpha = .81$; die Trennschärfe war in diesem Fall grösser als $r_S > .40$ für jedes der Items in dieser Skala.

Der (geringe) Zuwachs an Reliabilität spricht für die Eliminierung dieser Fragen. Die Interpretation der Skala kann beibehalten werden, auch wenn die beiden Items wegfallen.

Da eines der Items aber Teil des ursprünglichen Fragebogens war («probiere ich neue Wege des Denkens und Handelns aus»), werden für die externale Validierung beide Varianten beigezogen.

Für die zweite adaptive Regulationsskala «Ausdruck und Mitteilen» ergab sich ein Reliabilitätskoeffizient von $\alpha = .58$. Es zeigte sich, dass das maladaptive Item «reagiere ich übertrieben emotional» ein nur geringe Trennschärfe mit der Skala aufwies ($r_S = .24$). Bei Eliminierung dieses Items erhöhte sich der Reliabilitätskoeffizient auf $\alpha = .60$, die verbliebenen Items hatten eine Mindesttrennschärfe von $r_S > .33$. Diese Skala genügt nur knapp den üblichen teststatistischen Reliabilitätskriterien. Aus explorativen Gründen soll die Skala, allerdings in der bereinigten Form mit den drei adaptiven Items, beibehalten werden.

Die erste maladaptive Regulationsskala, «Vermeiden» besteht aus sechs Items. Die Aussage «habe ich die Nase schnell mal voll und breche die Beziehung/Bekanntschaft ab, wenn mich was ärgert» wies die geringste Trennschärfe auf ($r_S = .29$), erhöht aber die Reliabilität der Skala von $\alpha = .62$ auf $\alpha = .64$, weshalb das Item beibehalten wurde. Alle anderen Items weisen Trennschärfen von mindesten $r_S > .35$ mit der Skala auf. Der Reliabilitätskoeffizient von $\alpha = .64$ darf für Forschungszwecke als ausreichend bezeichnet werden.

Die zweite maladaptive Regulationsskala, «Verzerren» beinhaltet fünf Aussagen. Alle Items luden mit einer Mindestrennschärfe von $r_S > .34$ auf diese Skala. Der Reliabilitätskoeffizient nach Cronbach betrug $\alpha = .63$. Auch dieser Wert ist nicht hoch, darf aber als genügend bezeichnet werden.

Weil die beiden maladaptiven Skalen eine eher geringe teststatistische Kennzahlen aufwiesen, wurde auch eine *maladaptive Gesamtskala* berechnet.

Dabei wurden beide Skalen zusammengelegt. Eine erste Analyse ergab, dass die Aussage «gehe ich Gedanken, die mich in Stress versetzen, aus dem Weg» nur eine geringe Trennschärfe mit der Gesamtskala maladaptive Regulationsstrategien aufwies ($r_S = .22$). Nach Eliminierung dieses Items betrug der Reliabilitätskoeffizient der maladaptiven Regulationsstrategien $\alpha = .71$. Die Mindestrennschärfe betrug $r_S = .27$ («reagiere ich übertrieben emotional»), alle anderen Items wiesen befriedigende Werte ($r_S > .31$) auf.

Die Tabelle 16 fasst die Ergebnisse dieser Reliabilitätsanalysen zusammen.

4.3.2 Der Zusammenhang der EMOREG-Skalen untereinander

Die adaptiven Skalen waren mit den maladaptiven Skalen negativ korreliert, was die Ergebnisse der amerikanischen Untersuchungen bestätigt. Im Gegensatz zur amerikanischen Studie fanden sich aber stärkere Zusammenhänge zwischen «internaler, adaptiver Kontrolle» und den maladaptiven Regulationsskalen. Dagegen war die adaptive Skala «Ausdruck und Mitteilen» nicht mit der maladaptiven Skala «Verzerren» korreliert. Auch untereinander korrelieren die adaptiven Skalen nur schwach, was dafür spricht, sie separat zu behandeln. «Vermeiden» korrelierte mit «Verzerren» mittelhoch und beide maladaptiven Subskalen korrelieren mit «maladaptiven Regulationen» sehr hoch. In der Tabelle 17 sind die Zusammenhänge zwischen den Skalen im Einzelnen aufgeführt.

Tabelle 16. EMOREG 24. Teststatistische Validierung: Trennschärfen, Skalen-Reliabilitätskoeffizienten und Korrelationen der Items und Skalen mit Zufriedenheit und depressivem Befinden erhoben mit dem Berner-Wohlbefindensfragebogen (BWE-E, Grob, 1995)

	rs	α	Zufriedenheit	depressives Befinden
Adaptive Kontrolle		.80	.38	–.27
probiere ich neue Wege …	.35		.15	–.13
wäge ich sorgfältig alles ab …	.33		.28	–.26
kann ich gut entscheiden …	.48		.17	–.10
bin ich mir meiner Stärken …	.65		.30	–.20
weiss ich sowohl, wann ich …	.56		.30	–.19
kann ich mich sowohl entspannen …	.52		.24	–.17
benehme ich mich in Beziehungen …	.48		.27	–.18
arbeite ich hart, gönne mir aber …	.41		.19	–.15
vertraue ich auf mich und meine …	.54		.30	–.19
entscheide ich sorgfältig, auch …	.52		.26	–.21
Ausdruck & Mitteilen		.60	.27	–.25
drücke ich meine starken Gefühle	.41		.28	–.26
spreche ich ausführlich über …	.49		.18	–.15
spreche ich, wenn ich mit …	.33		.16	–.15
Vermeiden		.64	–.31	.29
gehe ich Gedanken aus dem Weg	.37		–.10	.09
breche ich wichtige soziale …	.37		–.29	.28
habe ich die Nase schnell mal voll	.30		–.13	.17
lenke ich mich nach Möglichkeit ab	.47		–.21	.18
bin ich ruhelos und beschäftige	.37		–.20	.18
vermeide ich Spannungen, indem	.35		–.20	.20
Verzerren		.63	–.28	.24
reagiere ich übertrieben emotional	.36		–.09	.03
nehme ich Dinge falsch und …	.45		–.20	.15
vermische ich Gedanken oder …	.34		–.20	.19
muss ich mich selbst und/oder …	.34		–.21	.20
fühle ich mich missverstanden …	.44		–.19	.19
Maladaptive Regulationen		.71	–.36	.33

Anmerkung: Für die Zusammenhänge von EMOREG mit den beiden Wohlbefindensskalen beträgt $N = 805 - 816$ (wegen fehlender Angaben). Mit Ausnahme der Items «reagiere ich übertrieben emotional» sind alle Korrelationen auf dem 1%-Niveau signifikant mit depressiver Stimmung und Zufriedenheit korreliert.

Tabelle 17. Der Zusammenhang zwischen den fünf Skalen des EMOREG-24

Variable	Adaptive Kontrolle	Ausdruck & Mitteilen	Vermeiden	Verzerren
Ausdruck & Mitteilen	.16**			
Vermeiden	–.21**	–.26**		
Verzerren	–.41**	.05 *	.34**	
Maladaptive Regulationen	–.40**	–.10**	.77**	.84**

Anmerkung: N = 823; ** $p < .01$

4.3.3 Zusammenhang mit Massen der Befindlichkeit

Wie in Tabelle 16 aufgeführt, korrelierten sowohl die Skalen, als auch die Items der Skalen in der erwarteten Richtung mit dem Befinden. Als Befindlichkeitsmasse wurden depressive Stimmung und Zufriedenheit, beide gemessen mit dem BWF-E (Grob, 1995) gewählt, da sich dieses Instrument in der Normalbevölkerung bereits gut bewährt hat und auch gute teststatistische Kennwerte aufweist.

Das Ergebnis dieser Korrelationsanalyse bestätigte die Konzeption der verschiedenen Itemformulierungen als adaptiv und maladaptiv. Ohne Ausnahme waren alle adaptiven Items positiv mit Zufriedenheit und negativ mit depressiver Befindlichkeit assoziiert. Dies traf auch auf die Skalen zu, in denen das Verhältnis noch deutlicher wird, d. h. die Skalen wiesen höhere Korrelationskoeffizienten aus als jedes der Items für sich genommen. Das Gleiche traf auch für die Items der maladaptiven Skalen zu. Auch hier korrelierten ohne Ausnahme alle Items in die erwartete Richtung, nämlich positiv mit depressiver Stimmung und negativ mit Zufriedenheit. Mit einer Ausnahme waren die Korrelationen auf dem 1%-Niveau signifikant.

Die Mittelwerte und Standardabweichungen der von hier an benutzten Form des EMOREG, also der fünf Skalen gebildet aus 24 Itemformulierungen sind in Tabelle 18 aufgeführt. Diese Werte dienen als Referenzwerte für andere Populationen und weitere Untersuchungen.

Ein Vergleich der adaptiven mit den maladaptiven Items und Skalen zeigte deutlich, dass die Itemschwierigkeit für die adaptiven Items kleiner war als für die maladaptiven. Das heisst, dass die Personen aus der Normalstichprobe im Durchschnitt die adaptiven Items als für sie eher zutreffend angegeben hatten.

Die untersuchten Personen schätzten die Skalen «adaptive Kontrolle» und «Ausdruck & Mitteilen» als eher stimmend ($M = 3.87$, resp. $M = 4.11$ von 1–6), die maladaptiven Regulationen «Vermeiden» und «Verzerren» als eher nicht stimmend oder neutral ($M = 2.92$, resp. $M = 3.18$ von 1–6) ein.

Der Range (Differenz zwischen Minimal- und Maximalwerten) zeigte deutlich, dass die volle Breite der Skalen benützt worden war; dies traf auch für die Skalenmittelwerte zu.

Ein Befund aus der amerikanischen Version des EMOREG war der Zusammenhang mit dem Alter der untersuchten Personen. Adaptive Regulationen waren positiv ($r = .22$, $p < .01$), maladaptive negativ ($r = -.35$, $p < .01$) mit dem Alter der Personen korreliert. Der Zusammenhang des Alters der befragten Personen mit den Regulationsstrategien konnte auch in der revidierten Fassung des EMOREG gefunden werden, allerdings nicht für alle Skalen und weniger deutlich. Eine gelungene Kontrolle von Emotionen war mit dem Alter der untersuchten Personen schwach positiv korreliert ($r = .16$, $p < .01$). Dagegen gaben ältere gegenüber jüngeren Personen ihren Gefühlen eher weniger Ausdruck oder teilten diese weniger oft mit ($r = -.11$, $p < .01$). Tendenziell schienen ältere Menschen eher zu vermeiden ($r = .07$, $p < .10$); dafür gebrauchten sie die Strategie des «Verzerrens» weniger häufig ($r = -.10$, $p < .01$). Insgesamt ergab sich aber kein Zusammenhang von maladaptiven Regulationsstrategien und dem Alter der untersuchten Personen aus der Normalbevölkerung.

4.4 Interpretation der bisherigen Analysen

Die Höhe der Korrelationen des EMOREG mit den verwendeten Indikatoren für das Wohlbefinden spricht für eine durchschnittlich kleine bis mittlere Effektstärke: Die Emotionsregulation, so wie sie im EMOREG definiert und operationalisiert wurde, hing nicht stark mit dem Wohlbefinden zusammen. Die gegenseitige Beeinflussung von Wohlbefinden und Emotionsregulation war aber gross genug, dass sie sich statistisch eindeutig nachweisen liess. Vor allem ist hervorzuheben, dass die aus klinischen Vorversuchen erarbeiteten Itemformulierungen sich hervorragend bestätigt und auch für Menschen aus der Normalbevölkerung Gültigkeit bewiesen haben. Die Aufteilung zwischen adaptiven und maladaptiven Emotionsregulationsformen hat sich auch in dieser Bevölkerungsgruppe bewährt. Dieses Ergebnis kann zur Diskussion hinsichtlich

Tabelle 18. EMOREG-24: Itembezeichnung, Skalenzugehörigkeit, Mittelwerte und Standardabweichung, sowie Minimal- und Maximalwerte

Wenn ich überwältigenden Gefühlen ausgesetzt bin,	Skala	M	SD	min	max
1) probiere ich neue Wege des Denkens und Handelns aus	adaptive Kontrolle	3.69	1.46	1	6
2) gehe ich Gedanken, die mich in Stress versetzen, aus dem Weg	Vermeiden	3.16	1.50	1	6
3) breche ich wichtige soziale Beziehungen ab, um Scham- oder Peinlichkeitsgefühle zu vermeiden	Vermeiden	2.25	1.37	1	6
4) drücke ich meine starken Gefühle klar aus	Ausdruck	3.94	1.40	1	6
5) wäge ich sorgfältig alles ab, wenn ich eine harte Entscheidung fällen muss	adaptive Kontrolle	4.54	1.33	1	6
6) spreche ich ausführlich über emotional wichtige Themen	Ausdruck	4.08	1.42	1	6
7) reagiere ich übertrieben emotional	Verzerrung	3.53	1.51	1	6
8) kann ich gut entscheiden, ob ich im Moment das Wohl der Gemeinschaft oder meine persönlichen Bedürfnisse in den Vordergrund stelle	adaptive Kontrolle	3.77	1.33	1	6
9) bin ich mir meiner Stärken und Schwächen bewusst und fühle mich in den meisten Situationen kompetent	adaptive Kontrolle	3.57	1.33	1	6
10) weiss ich sowohl, wann ich mir wirklich Sorgen machen muss, als auch, wann ich eine Sache auf sich beruhen lassen kann	adaptive Kontrolle	3.84	1.24	1	6
11) spreche ich, wenn ich mit einem engen Freund/ einer engen Freundin zusammen bin, über Themen, die sehr stressvoll für mich sind	Ausdruck	4.32	1.53	1	6
12) habe ich die Nase schnell mal voll und breche eine Beziehung/Bekanntschaft ab, wenn mich was ärgert	Vermeiden	2.28	1.30	1	6
13) lenke ich mich nach Möglichkeit ab, um schmerzhafte Gefühle zu vermeiden	Vermeiden	3.36	1.44	1	6
14) nehme ich Dinge falsch oder verzerrt wahr oder verstehe, was andere meinen, nicht richtig	Verzerren	3.06	1.37	1	6

Wenn ich überwältigenden Gefühlen ausgesetzt bin,	Skala	M	SD	min	max
15) kann ich mich sowohl entspannen, als auch harten Einsatz leisten	adaptive Kontrolle	3.41	1.52	1	6
16) benehme ich mich in meinen Beziehungen so, dass wir einander wertschätzen können	automatische Kontrolle	4.21	1.17	1	6
17) vermische ich Gedanken oder Erinnerungen aus der Vergangenheit mit der Gegenwart und mit Zukunftserwartungen oder Gedanken aus der Gegenwart mit solchen aus der Vergangenheit	Verzerren	3.47	1.56	1	6
18) arbeite ich hart, gönne mir aber auch genügend Ruhe	adaptive Kontrolle	3.54	1.34	1	6
19) bin ich ruhelos und beschäftige mich ständig, damit keine unangenehmen Gefühle und Gedanken aufkommen	Vermeiden	2.93	1.44	1	6
20) muss ich mich selbst und/oder andere ständig beobachten	Verzerren	2.92	1.45	1	6
21) fühle ich mich missverstanden und reagiere deshalb aggressiv auf andere	Verzerren	2.93	1.41	1	6
22) vermeide ich Spannungen, indem ich bestimmten sozialen Ereignissen aus dem Weg gehe	Vermeiden	3.59	1.45	1	6
23) vertraue ich auf mich und meine Fähigkeiten	adaptive Kontrolle	3.96	1.37	1	6
24) entscheide ich sorgfältig, auch wenn die Situation komplex ist	adaptive Kontrolle	4.19	1.23	1	6
Skalen des EMOREG					
Funktionierende adaptive Kontrolle	adaptiv	3.87	.80	1.20	5.90
Ausdruck und Mitteilen	adaptiv	4.11	1.08	1.00	6.00
Vermeiden	maladaptiv	2.92	.86	1.00	5.67
Verzerren	maladaptiv	3.18	.93	1.00	6.00
Maladaptive Emotionsregulation	maladaptiv	3.03	.75	1.00	5.80

Anmerkung: Für die Items N = 815–821 (wg. fehlender Werte), für die Skalen N = 823. Die Skala «maladaptive Regulationen» wird aus den Subskalen «Vermeiden» und «Verzerren» ohne das Item 2 («gehe ich Gedanken, die mich in Stress versetzen, aus dem Weg») gebildet.

der Adaptivität von Bewältigungsstrategien beitragen (Zeidner & Saklovske, 1996). Nach diesen Ergebnissen kann es sehr sinnvoll sein, Strategien der Emotionsregulation als gesundheitsfördernd oder gesundheitsabträglich zu formulieren. Damit entgeht man auch dem gewichtigen Kritikpunkt, dass bisher emotionszentrierte Bewältigungsstrategien konfundiert formuliert wurden (für die ausführliche Kritik siehe Stanton et al., 1994).

Die Skalen des EMOREG waren schwach bis mittelhoch miteinander korreliert, so dass davon ausgegangen werden kann, dass sie voneinander weitgehend unabhängige Dimensionen der Emotionsregulation messen. Zur Erhöhung der Reliabilität erscheint es jedoch sinnvoll, die beiden maladaptiven Skalen «Vermeiden» und «Verzerren» zu einer Skala «maladaptive Regulationen» zusammenzufassen. Die Reliabilität der beiden maladaptiven Subskalen genügt jedoch für den Bereich der Forschung durchaus (Dawis, 1987).

Die neue Formulierung des EMOREG scheint weniger altersabhängig zu sein als die ursprüngliche amerikanische Version. Der positive Zusammenhang von adaptiven Emotionsregulationsstrategien mit dem Alter, namentlich der adaptiven Kontrolle von Emotionen, ist aber andererseits aus der Literatur bekannt (Vaillant, 1993; Folkman et al., 1987) und plausibel.

Der EMOREG als Instrument genügt damit sowohl internen wie externen Kriterien.

In den folgenden Kapiteln werden weitere Aspekte der Emotionsregulation behandelt. Insbesondere sollen in den weiteren Studien die Validität des Konstruktes untersucht und Zusammenhänge mit anderen bedeutenden psychologischen Variablen aufgezeigt werden.

Besondere Bedeutung kommt den Emotionsregulationsformen in den klinischen Untersuchungen zu, denen ein Grossteil dieser Arbeit gewidmet ist.

5 Emotionsregulation und psychische Vulnerabilität

> ... many forms of psychopathology can be conceptualized as unhealthy efforts to escape and avoid emotions, thoughts, memories, and other private experiences. (Hayes, Wilson, Gifford, Follette & Strohsal, 1996, p. 1152).

5.1 Therapiepatienten vor und nach der Therapie: Vergleich zur Normalbevölkerung

5.1.1 Einleitung und Ausgangslage

Der EMOREG wurde nach einigen Vorarbeiten in der ambulanten Psychotherapiestelle der Universität, der Praxisstelle, abgegeben. Bei der Praxisstelle der Universität Bern handelt es sich um eine öffentlich-rechtliche Einrichtung zur ambulanten psychotherapeutischen Behandlung von psychischen Störungen, die der direkten Leitung des Fachbereiches Klinische Psychologie und Psychotherapie des Instituts für Psychologie untersteht. Behandelt werden vor allem affektive Störungen wie Depressionen oder Angststörungen, therapiert werden aber auch psychosomatische Störungen und Störungen im Partner- und Familienleben. Etwa 40 % der behandelten Patienten sind männlichen, 60% weiblichen Geschlechts. Ausgenommen von der Behandlung sind nur wenige Störungen, die eine ambulante Behandlung ausschliessen (z. B. akute Schizophrenie, Suizidalität, schwerste Suchtproblematik). Behandelnde Psychologinnen und Psychologen sind vor allem Ausbildungskandidaten der postgradualen Ausbildung desselben Institutes, aber auch erfahrene Mitarbeiter, die diese Ausbildung leiten.

5.2 Fragestellung

Wie in dieser Arbeit wiederholt darauf hingewiesen wurde, sind Dysregulationen des emotionalen Erlebens eine mögliche Ursache von psychischen Störungen. Zum Beispiel hat Rutter (1991) gezeigt, dass im Laufe der ontogenetischen Entwicklung bestimmte affektive Störungen wie Depression vor allem in einem bestimmten Entwicklungsalter gehäuft auftreten und diskutiert diesen Umstand auf dem Hintergrund möglicher Dysregulationen im emotionalen Erleben. Allgemein wird davon ausgegangen, dass eine Dysfunktion emotionaler Reaktionen eine Entwicklung von schweren psychischen Störungen prädisponiert (Kring & Bachorovsky, 1999; Hayes et al., 1996; Garber & Dodge, 1991).

Hayes und Mitarbeiter (1996) gehen davon aus, dass vor allem die Vermeidungskomponente der Emotionsregulation der ausschlaggebende Faktor für die Entwicklung von Symptomen darstellt.

Diese psychopathologischen Formen können als problematische Lösungsversuche betrachtet werden:

> In the current view many forms of psychopathology are not merely bad problems, they are also bad solutions, based on dangerous and ineffective use of experiential avoidance strategies. (Hayes et al., 1996, p. 1162)

Kring und Bachorowsky (1999) betrachten dagegen die Entwicklung einer ganzen Reihe von psychopathologischen Zuständen darin, dass bestimmte Komponenten in der emotionalen Verarbeitung bei Menschen mit psychischen Störungen nicht ausreichend funktionieren. Die Funktion der Emotionen selbst soll sich nach den Autoren nicht von jener der Menschen ohne Störungen unterscheiden. Die Betrachtungsweise, dass einzelne Komponenten der emotionalen Verarbeitung unvollständig funktionieren, lässt weitgehend offen, welche Komponenten in der Verarbeitung beeinträchtigt sein können. Wichtig ist, dass eine solche Dysregulation die Adaptivität des emotionalen Funktionierens stark beeinträchtigt, wie dies beispielsweise bei Angststörungen sehr deutlich wird. Die adaptive Funktion der Emotionen, welche das motivationale System steuert (Hinwendung, Rückzug) wird durch den Ausfall kognitiver oder aufmerksamkeitssteuernder Komponenten des emotionalen Systems beeinträchtigt. Ausfälle einzelner Komponenten des emotionalen Systems können einerseits direkt zu Symptomen führen, andererseits kann im Sinne von Hayes et al. (1996) gefolgert werden, dass das psychische System diese Ausfälle zu kompensieren versucht. Diese Lösungsversuche können problematische Züge annehmen. Beispielsweise ist bekannt, dass Angstpatienten eine ganze Reihe von kognitiven Verzerrungen aufweisen, welche die Betroffenen sehr sensitiv auf Angststimuli reagieren lassen (z. B. Eysenck & Keane 1990; Williams, Mathews & Colin, 1996; Mathews & MacLeod, 1986; Mogg, Mathews & Weinman, 1987).

Nach Barlow (1991) erleben viele Angstpatienten auch Gefühle intensiver Angst, ja Panik, ohne dass dafür ein bestimmter Auslöser oder eine bestimmte Situation bezeichnet werden kann, was darauf hinweist, dass (unkontrollierbare) interne Stimuli eine solche intensive Emotionsreaktion auslösen können. Umgekehrt sind für das Störungsbild der Depression Schwankungen im motivationalen System prägend. Emotionale Reaktionen solcher exzessiven Variabilität im motivationalen System (Clark & Watson, 1991; Clark, Watson & Mineka, 1994; Fowles, 1994; Henriques & Davidson, 1991; Henriques, Glowacki & Davisdon, 1994) verursachen entsprechende emotionale Zustände, die von Anhedonie bis zu übermässiger Traurigkeit führen können. Nachgewiesen wurden für die Depression auch Unregelmässigkeiten in der elektrokortikalen Aktivation der Frontallappen (Henriques & Davisdon, 1991), einer Region, die in Verbindung mit dem motivationalen Aktivationssystem gebracht wurde (Tomarken & Keener, 1998; Tomarken, Davidson, Wheeler & Doss, 1992; Davidson & Tomarken, 1989), was weiter dafür spricht, dass Beeinträchtigungen in bestimmten Komponenten des emotional-motivationalen Systems mit der Entwicklung und Aufrechterhaltung psychischer Symptome einhergehen.

Zusammenfassend gehen Kring und Bachorowsky (1999) davon aus, dass die Aktivität des emotionalen Systems selbst in den allermeisten Störungsbildern nicht beeinträchtigt, die adaptive Funktion des emotionalen Erlebens durch die beschriebenen Funktionsausfälle jedoch nicht mehr gewährleistet ist. Für Menschen mit Panikattacken heisst das, dass sie während einer solchen «Attacke» eine strukturgleiche emotionale Reaktion erleiden wie Nichtbetroffene, wenn diese einer absolut furchterregenden Situation ausgesetzt sind, wie beispielsweise bei einem starken Erdbeben, einer Konfrontation mit einem grossen Raubtier oder bei einem Überfall. Der Unterschied besteht vor allem darin, dass die Personen mit einer Angststörung den Grund ihres intensiven Angsterlebens nicht kennen.

Die Unterscheidung im EMOREG zwischen adaptiven und maladaptiven Regulationen des emotionalen Erlebens deckt sich nicht vollständig mit der Komponenten-Auffassung der emotionalen Dysregulation, stimmt aber in wichtigen Punkten überein. So sind maladaptive Regulationsprozesse durch:

- zuviel Vermeidung
- kognitive Wahrnehmungsverzerrungen
- mangelnde Impulskontrolle (motivationales System)
- mangelnde kognitive Abschirmung gegenüber intrusiven Gedanken oder Bildern
- Ruhelosigkeit (motivationales System)
- und mangelnde formale Umsetzung in situationsangepasstes Verhalten gekennzeichnet.

Umgekehrt zeichnet sich eine gelungene Emotionsregulation dadurch aus, dass trotz hoher emotionaler Belastung die kognitiven Fähigkeiten weitgehend funktionieren, ein Gefühl des Selbstwertes erhalten bleibt und die Beziehungen zu anderen Personen nicht beeinträchtigt werden.

Daraus kann geschlossen werden, dass die Unterscheidung adaptiv-maladaptiv hauptsächlich die Verknüpfung des emotionalen Systems mit anderen Funktionssystemen in der Informationsverarbeitung betrifft und dass unter Emotionsregulation das Erhalten eines optimalen Gleichgewichtes unter belastenden Bedingungen im emotionalen Erleben verstanden wird. Diese Arbeitsdefinition der Emotionsregulation macht insofern Sinn, als es unmöglich ist, adaptive wie maladaptive Regulationen mittels bestimmter Verhaltenskorrelate zu bestimmen (Zeidner & Saklovske, 1996; siehe auch die Untersuchungen zum Beobachtungsinstrument in der vorliegenden Arbeit).

Diese Unterscheidung muss auf der Ebene der Bewältigungserfahrung getroffen werden und kann nur mittels Selbstberichten erhoben werden. Diese Berichte lassen indirekt darauf schliessen, ob und in welchen Bereichen eine Regulation in Situationen mit grossem emotionalen Potential gelingt. Der Vorteil standardisierter Instrumente liegt in der Vergleichbarkeit zwischen Personen und Personengruppen, aber auch in der Vergleichbarkeit innerhalb von Personengruppen. Mit dem EMOREG liegt ein hinreichend validiertes Instrument vor, welches genau auf die Frage der Adaptivität der Emotionsregulation zugeschnitten ist.

5.2.1 Fragen und Hypothesen

Die Auffassung, dass eine misslungene Emotionsregulation psychopathologischen Zustandsbildern vorausgeht, lässt auf einen Zusammenhang zwischen Emotionsregulation und psychischer Symptomatik schliessen. Erste Hinweise haben sich bereits aus den Untersuchungen mit der Normalstichprobe ergeben; so hingen adaptive Emotionsregulation stärker mit Wohlbefinden, maladaptive Regulation stärker mit schlechtem Befinden zusammen.

Neben der Frage zur Adaptivität der Emotionsregulation kommt der Frage bezüglich der Stabilität solcher Erfahrungen eine zentrale Bedeutung zu: Wenn die (unzureichende) Regulation der Emotionen eine Vulnerabilität für die Entwicklung von psychischen Symptomen darstellt, so müssten die erhobenen Skalenwerte der Emotionsregulation zeitlich relativ stabil sein, auch wenn zwischenzeitlich an der Symptomatik therapeutisch gearbeitet wurde.

Damit zusammenhängend stellt sich die Frage, ob und in welchem Ausmass die Emotionsregulation durch die Psychotherapie beeinflusst wird.

Aus den dargestellten Überlegungen lässt sich direkt die Hypothese ableiten, dass Menschen, die eine Psychotherapie aufsuchen, insgesamt weniger gut mit Emotionen umgehen können als dies normalerweise zu erwarten wäre. Es ist also anzunehmen, dass Psychotherapiepatienten, vor allem zum Zeitpunkt vor der Therapie, angeben, weniger adaptive und mehr maladaptive Formen der Emotionsregulation zu gebrauchen. Gleichzeitig müssten diese Personen, auch nach der Therapie, weniger gut als Personen aus der Normalbevölkerung mit ihren Emotionen umgehen können. Mit Epstein und Meiers (1989) Ansatz des «Konstruktiven Denkens» soll geprüft werden, ob und in welchem Ausmass die Formen der Emotionsregulation bereits durch basale Bewältigungsstrategien erfasst sind und in welchem Grad die Formen der Emotionsregulation über das Konstruktive Denken hinaus Symptomvarianz erklären können.

5.2.2 Methode

Therapiepatienten

Insgesamt füllten 225 Patienten den Fragebogen zum Zeitpunkt prä (vor Beginn der Therapie) und 80 Patienten den Fragebogen zum Zeitpunkt post (nach Abschluss der Therapie) vollständig aus. Es wurde keine Selektion der Patienten vorgenommen, allerdings wurden durch den Umstand, dass die Abgabe des EMOREG lange Zeit nicht als Teil der Testbatterie erfolgte, nicht alle Patienten erfasst, die im fraglichen Zeitraum (von 1997 bis 1999) die Praxisstelle aufgesucht hatten. Weiter ist anzumerken, dass verschiedene Versionen des EMOREG abgegeben wurden, was sich aber auf die dargestellten Skalen und Ergebnisse nicht auswirkte (siehe Kapitel 6.2.2, Instrumente).

Die Abklärungen und Therapien fanden im Zeitraum von Februar bis November 1999 statt. Viele Patienten liessen sich an der Praxisstelle psychologisch abklären, ohne dass es zu einer Therapie kam. Da die verwendete Messbatterie der Abklärung der prä-Messung entspricht, liegen für den fraglichen Zeitraum fast dreimal so viele prä- wie post-Messungen vor.

Das durchschnittliche Alter der Patienten (damit sind alle Personen gemeint, die im fraglichen Zeitraum die Praxisstelle aufgesucht haben) betrug $M = 35$ Jahre (*Range* = 16–62), davon waren 64% weiblichen und 36% männlichen Geschlechts. Die durchschnittliche Sitzungszahl betrug 21 Sitzungen (*Median* = 16, *Range* = 0–91, $N_{valid} = 133$). Die Störungsbilder der Patienten waren heterogen. Nach den AchseI Diagnosen (DSM-IV) wiesen 25% eine Störung im depressiven Bereich (296.00–296.50) auf; weitere 37% wiesen eine akute Angstsymptomatik (300.02–300.81) auf, 10% hatten eine Form der Schlafstörung (307.42–307.89), 9% eine Anpassungsstörung (309.00–309.90). Es kamen aber auch weitere Störungsbilder dazu (DSM-IV: 292.84; 293.90; 310.10; 311.00; 314.00; 799.90). Damit bildet sich die Heterogenität der Störungsbilder, die an der Praxisstelle behandelt werden, deutlich ab. Rund 50% aller Patienten wiesen ausserdem eine Zweitdiagnose auf. Bei 45% aller behandelten Patienten musste eine Persönlichkeitsstörung attestiert werden. Mit vielen Personen – vor allem wenn es nicht zu einer Therapie kam – wurde kein diagnostisches Interview durchgeführt, so dass insgesamt nur für etwa 40% der untersuchten Personen eine Diagnose vorliegt. Es ist aber anzunehmen, dass die Verteilung der Störungen insgesamt repräsentativ für die Praxisstelle ist. Die heterogene Verteilung und die lückenhafte Erfassung der Diagnosen beeinträchtigen jedoch die spezifische Zuordnung der Skalen der Emotionsregulation für die jeweiligen Störungsbilder.

Instrumente

Die Emotionsregulation wurde mit dem EMOREG erfasst. Der EMOREG umfasst fünf Skalen, zwei adaptive («adaptive, gelungene Emotionsregulation» und Emotionsregulation durch «soziales Mitteilen und Ausdruck»), und zwei Skalen, die zu einer maladaptiven Skala zusammengefasst werden können («Vermeiden» und «kognitive Verzerrungen»). Eine Überprüfung der Reliabilität ergab für die Patientengruppe ähnliche Werte wie für die Normalstichprobe.

Im Einzelnen ergaben sich für die erste adaptive Skala (automatische interne Kontrolle) ein Cronbach Alpha von $\alpha = .85$ ($N = 301$), für die zweite, die Regulation über den Ausdruck von Gefühlen ein $\alpha = .60$ ($N = 303$). Für die maladaptive Skala Vermeiden und Ablenken ergab sich $\alpha = .63$ ($N = 301$) und für Verzerren eine Reliabilität von $\alpha = .66$ ($N = 302$). Für die Sekundär-Skala maladaptive Regulationen wurde eine Reliabilität von $\alpha = .71$ ($N = 300$) errechnet. Insgesamt spiegelt das Ergebnis der Reliabilitätsprüfung das Ergebnis aus der Normalstichprobe wieder.

Die einzelnen Skalen korrelieren moderat miteinander, wie aus der Tabelle 19 ersichtlich wird.

Eine Überprüfung der Hauptkomponenten ergab ein ähnliches Ergebnis wie in der Normalstichprobe, allerdings mit dem Unterschied, dass in der Patientenstichprobe sich nicht die adaptiven, sondern die maladaptiven Skalen in zwei Komponenten aufteilten.

Insgesamt erklärten die drei Faktoren, die nach dem scree-Kriterium ausgewählt wurden, 41.7% der Itemvarianz. Auf dem ersten Faktor (Eigenwert = 6.49)

Tabelle 19. Korrelationen, Mittelwert und Standardabweichungen der EMOREG-Skalen für die Patientenstichprobe

EMOREG-Skalen	1	2	3	4	5	M (SD)
1 Autokontrolle	(.85)					3.26 (1.12)
2 Ausdruck	.43	(.60)				4.02 (1.33)
3 Vermeiden	–.38	–.35	(.63)			3.22 (1.04)
4 Verzerren	–.56	–.15	.33	(.66)		3.46 (1.15)
5 maladaptive Regulationen	–.59	–.28	.77	.84	(.71)	3.35 (0.95)

Anmerkung: N = 305, alle Korrelationen $p < .01$, Skalenwert min. 1–6 max. Die Skala maladaptive Regulationen setzt sich aus den Skalen Vermeiden und Verzerren (minus 1 Item) zusammen.

luden ausschliesslich Items, die theoretisch als adaptiv konstruiert worden waren. Auf dem zweiten Faktor (Eigenwert = 1.98) luden Items, die als kognitive Verzerrungen interpretiert werden können. Auf dem dritten Faktor (Eigenwert = 1.54) schliesslich luden Items, die als Ablenkung und Vermeiden sozialer Begegnungen interpretiert werden können. Es sind dieselben Items, die auch schon in der Normstichprobe auf diesem Faktor geladen hatten, wie auch die Struktur der Faktorenlösung der Lösung aus der Normalstichprobe gleicht.

Die Ergebnisse der Reliabilitätsüberprüfung und die Faktorenlösung zeigen, dass der EMOREG als Testkonstrukt sehr wohl geeignet ist, auch in einer klinischen Population verwendet zu werden.

Validierungs- und Outcome-Masse

Als Validierungsmasse wurden in dieser Studie der SCL-90R (Derogatis, 1977), der Berner Fragebogen zum Wohlbefinden Erwachsener (BFW/E, Grob, 1995), sowie der «Constructive Thinking Inventory» (CTI, Epstein & Meier, 1989, übersetzt von Maggi, 1992) verwendet.

Die SCL-90R ist eines der meist verwendeten Instrumente zur Erfassung psychologischer Belastung und misst auf neun verschiedenen Skalen (die alle hoch miteinander korrelieren) die Symptome von Angst bis zu somatischen Beschwerden. Ausserdem werden noch die Gesamtsymptombelastung, die Stärke der Beschwerden und die Zahl der Beschwerden zu Indices zusammengefasst. In der vorliegenden Untersuchung dient die SCL-90R dazu, allfällige differentielle Effekte der Emotionsregulation hinsichtlich spezifischer Symptome zu evaluieren.

Der Berner Fragebogen zum Wohlbefinden Erwachsener wurde ebenfalls bereits erwähnt. In dieser Studie wurden die Skalen «positive Lebenseinstellung», «Probleme», «körperliches Befinden», «Depressivität» und «Lebensfreude» untersucht.

Als wichtige Validierung bezüglich allgemeiner Bewältigungsformen wurden drei Skalen aus dem CTI verwendet: Emotionszentriertes Coping, behaviorales Coping, und globales Coping. Das Konzept, welches dem CTI zugrunde liegt, ist vom Standpunkt der Emotionsregulation äusserst interessant.

Der CTI von Epstein und Meier, resp. Epstein und Lauterbach (1989, resp. 1994) ist eingebettet in eine umfassende Theorie des Funktionierens des Menschen, der «cognitive-experiential self-theory» (CEST, Epstein, 1990). Nach dieser Theorie entwickelt jede Person eine implizite Theorie über sich selbst und die Welt und über die Verknüpfung zwischen dem Selbst und dieser Welt. Diese implizite Theorie ist hierarchisch in einem Netzwerk von Schemata organisiert. Die basalsten Annahmen betreffen die Sichtweise der Welt als «gut- oder bösartig», die ausübbare Kontrolle über diese Erfahrenswelt (ähnlich Banduras «self-efficacy», 1977), die Einschätzung anderer Personen als bedrohlich oder beschützend und schliesslich, wie wertvoll man sich selbst wahrnimmt und einschätzt.

Der Fragebogen basiert auf der Auffassung, dass der Mensch zwei grundsätzliche Funktionsmodi besitzt, einen implizit emotionalen und einen explizit rationalen. Beide Funktionsmodi ergänzen sich und haben je eigene Stärken und Schwächen. Der implizit emotionale ist schneller und kann auf höherem Niveau eine Quelle von Kreativität und «Weisheit» darstellen, ist aber durch Wissen und Sprache weniger gut zu beeinflussen, während der rationale explizite Funktionsmodus wie schon der Name nahelegt, der sprachlichen Ebene viel besser zugänglich ist und damit auch bewusster ist. Das sind die beiden «Copingdimensionen» des CTI. Eine dritte Dimension (hierarchisch übergeordnet) stellt die Epstein'sche Selbsttheorie dar. Das erlebte Selbst ist eine Art «persönliche Realitätstheorie», welche Postulate über das Funktionieren der Welt in Form von Schemata oder «scripts» enthält. Mit der globalen Skala des CTI wird eine «konstruierte» persönliche Weltsicht erfasst.

Für diese Untersuchung beschränkte ich mich auf diese drei Skalen (der originale CTI enthält deren 19, davon 1 Lügenskala, die sich aber gegenseitig überschneiden, d.h. ein Item kann auf verschiedenen Skalen laden). Sowohl die emotionale Copingskala wie auch die behaviorale Skala laden auf der globalen Skala, wie es theoretisch auch zu erwarten ist. Das konstruktive Denken misst den Grad, wie konstruktiv Menschen mit ihrer Umwelt und mit sich selbst umgehen und wie stark an maladaptiven Grundannahmen festgehalten wird. Anzufügen ist, dass die drei verwendeten Skalen des CTI in hohem Masse interkorreliert sind (emotion-focused und behavioral $r = .75$; global und emotion-focused $r = .90$; global und behavioral $r = .86$), was differenzierende Aussagen erschwert.

Vergleichsgruppen

Wie bereits erwähnt, wurde der EMOREG während zweier Messzeitpunkte abgegeben; ein erster Vergleich ergibt sich bereits durch den Vergleich des ersten und des zweiten Messzeitpunktes.

Die andere Vergleichsgruppe besteht aus den Personen der Normalstichprobe ($N = 830$), die bereits ausführlich vorgestellt wurde. In beiden Gruppen, der Patientenstichprobe wie der Normalstichprobe, wurde der EMOREG mit derselben Instruktion abgegeben, sich die aufwühlendsten Ereignisse vorzustellen und entsprechend jedes Item unter diesem Gesichtspunkt auf der Item-Skala zu gewichten. Ausserdem wurde in der Normalstichprobe auch der BFW/E abgegeben, so dass auch auf dieser Ebene ein Vergleich ermöglicht wurde.

Auswertungen

Der Vergleich der Messzeitpunkte wird mittels eines *t*-Tests für abhängige Stichproben gerechnet, drüber hinaus kommen auch multivariate Varianzanalysen und korrelative Verfahren zur Anwendung. Je nach Fragestellung ändert die Gruppenzusammensetzung, was jeweils angegeben wird.

5.3 Ergebnisse zur Symptombelastung und zum Wohlbefinden

Als Erstes wurde der Zusammenhang zwischen dem Befinden, den Symptommassen und den Skalen des EMOREG geprüft. Der EMOREG korrelierte sowohl zum ersten, als auch zum zweiten Zeitpunkt signifikant mit den Symptommassen des SCL-90R, mit den Befindlichkeitsskalen des BFW/E und mit den Skalen des CTI in der erwarteten Richtung. Die adaptiven Skalen des

EMOREG korrelierten positiv mit Wohlbefinden und konstruktivem Denken, die maladaptiven Skalen positiv mit Symptomen.

Da die einzelnen Korrelationen redundante Information aufweisen, werden diese Zusammenhänge, getrennt für die unterschiedlichen Zeitpunkte, tabellarisch berichtet. Tabellen 20a und 20b fassen die Zusammenhänge für den ersten und zweiten Zeitpunkt getrennt zusammen.

Tabelle 20a. Korrelationen der EMOREG-Skalen mit psychischen Symptomen und Symptombelastung getrennt für prä- und post-Zeitpunkt

	1	2	3	4	5	6	7	GSI
Adaptive Kontrolle T1	–.42**	–.28**	–.41**	–.33**	–.16*	–.31**	–.20**	–.37**
Adaptive Kontrolle T2	–.34**	–.19	–.24*	–.19	–.12	–.21	–.13	–.27*
Ausdruck T1	–.25**	–.04	–.17*	–.10	.06	–.18**	–.11	–.13
Ausdruck T2	.02	.00	–.01	.08	.09	–.01	.05	.01
Vermeiden T1	.25**	.20**	.22**	.22**	–.01	.21**	.13*	.22**
Vermeiden T2	.32**	.23*	.23*	.09	.15	.23*	.20	.29*
Verzerren T1	.37**	.29**	.27**	.43**	.22**	.36**	.25**	.36**
Verzerren T2	.44**	.22*	.33**	.36**	.24*	.25*	.34**	.37**
Maladapt. Reg. T1	.43**	.33**	.34**	.43**	.17*	.37**	.26**	.40**
Maladapt. Reg. T2	.45**	.28*	.35**	.29**	.26*	.32**	.34**	.41**

Anmerkungen: Ausgewählte Skalen des SCL-90 sind: 1 = Soziale Unsicherheit; 2 = Angst; 3 = Depression; 4 = Aggressivität; 5 = Somatisierung; 6 = Psychotizismus; 7 = Paranoides Denken.
T1 = Zeitpunkt prä; T2 = Zeitpunkt post
** $p < .01$; * $p < .05$;
$N_{prä} = 221$ für SCL-90; $N_{post} = 78$ für SCL-90

Die Zusammenhänge zeigen, dass das Verhältnis der EMOREG-Skalen zu den verschiedenen Symptommassen variierte. Insbesondere war die Skala «Ausdruck» nur gerade im ersten Zeitpunkt mit sozialer Unsicherheit, Depression und Psychotizismus negativ korreliert. Emotionsregulation über das Ausdrucksverhalten war nur schwach mit psychischen Problemen assoziiert. Dagegen waren sowohl die gelungene automatische Regulation, als auch die maladaptiven Regulationen, die durch übermässiges Vermeiden oder kognitives Verzerren gekennzeichnet sind, relativ stark mit der Symptombelastung, sowohl zum ersten wie auch zum zweiten Zeitpunkt, verbunden. Dabei ergaben sich durchaus differentielle Effekte für die verschiedenen Symptomausprägungen, am stärksten waren die Zusammenhänge mit sozialer Unsicherheit, Depression und Aggressivität, am schwächsten mit Somatisierung. Beim genaueren Betrachten fällt weiterhin auf, dass vor allem die adaptiven Skalen zum Zeitpunkt post nur mehr schwach mit den verschiedenen Symptommassen korrelierten. Dies galt für die maladaptiven Skalen Vermeiden und – in noch stärkerem Ausmass – Verzerren nicht. Hier waren die Zusammenhänge mit den Symptommassen grundsätzlich gleich hoch wie bei der prä-Messung, für Vermeidung zeichnete sich sogar ab, dass die Korrelationen stärker wurden.

Dieses Ergebnis kann als ein erstes Indiz dafür gewertet werden, dass die maladaptiven Regulationen einen Vulnerabilitätsfaktor für die Entstehung von psychischen Symptomen darstellen.

Tabelle 20b. Korrelationen der EMOREG-Skalen mit Wohlbefinden und konstruktivem Denken getrennt für prä und post-Zeitpunkt

	bfw-1	bfw-2	bfw-3	bfw-4	cti-glo	cti-em	cti-beh
Adaptive Kontrolle T1	.33**	–.22*	.56**	–.40**	.58**	.65**	.62**
Adaptive Kontrolle T2	.51	–.09	.12	–.48	.00	.02	.25
Ausdruck T1	.23*	.02	.27*	–.19	.22*	.17	.24*
Ausdruck T2	–.04	.26	.12	–.22	.22	–.19	.00
Vermeiden T1	–.11	.07	–.29**	.33**	–.21*	–.24*	–.13
Vermeiden T2	–.18**	.10	–.26	.25	–.73**	–.66*	–.55
Verzerren T1	–.12	.16	–.42**	.25*	–.49**	–.50**	–.40**
Verzerren T2	.09	.03	–.24	.45	–.75**	–.74**	–.53
Maladaptive Reg. T1	–.19	.20	–.49**	.41**	–.47**	–.49**	–.35**
Maladaptive Reg. T2	–.09	.11	–.31	.36	–.78**	–.75**	–.55*

Anmerkungen: bfw-1 = Lebensfreude; bfw-2 = Probleme; bfw-3 = Selbstwertgefühl; bfw-4 = depressives Befinden; cti-glo = globales konstruktives Denken; cti-em = emotionales konstruktives Denken; cti-beh = behavourales konstruktives Denken
T1 = Zeitpunkt prä; T2 = Zeitpunkt post
** $p < .01$; * $p < .05$;
$N_{prä}$ = 87 für BFW/E; 85 für CTI; N_{post} = 10 für BFW/E und 12 für CTI.
Die geringe Zahl der Versuchspersonen für den post-Zeitpunkt ist darauf zurückzuführen, dass viele Therapien mit der veränderten Messbatterie, welche den CTI und den BFW/E beinhaltet, zum Zeitpunkt der Untersuchung noch nicht abgeschlossen waren.

Die Wohlbefindensskalen reflektierten die Ergebnisse mit den Symptommassen, auch wenn die Werte der Korrelationskoeffizienten durch die geringe Zahl zum Zeitpunkt post-Therapie vorsichtig zu interpretieren sind. Dies gilt auch für die Werte bezüglich des konstruktiven Denkens. Vor allem zum Zeitpunkt post-Therapie waren ausserordentlich grosse Zusammenhänge zu beobachten, was darauf hindeutet, dass die Skalen der Emotionsregulation stark mit dem von Epstein propagierten basalen Weltverständnis korrelierten. Die starken Zusammenhänge der adaptiven internen Kontrolle mit konstruktivem Denken zum ersten Zeitpunkt sprechen sowohl für die Validität des EMOREG, als auch für die Theorie Epsteins, die neben dem aufgabenorientierten, expliziten Problemlösemodus als Bewältigungsstrategie auch einen impliziten, emotionalen, automatischen Bewältigungsmodus annimmt (Epstein, 1990). Der EMOREG korrelierte mit allen Skalen des CTI deutlich höher als mit den verschiedenen Befindlichkeitsmassen.

Es ist aus diesen Ergebnissen und aufgrund theoretischer Überlegungen zu vermuten, dass die therapeutische Behandlung einen Effekt nicht nur auf das Befinden und die Symptomatik, sondern auch auf die Skalen der Emotionsregulation ausübt.

Diese Frage wurde mittels eines Vergleichs der abhängigen Stichproben für den EMOREG geprüft. Es zeigte sich, dass sich nur gerade die adaptiven Skalen im Laufe der Therapie statistisch signifikant veränderten. Sowohl die adaptive Kontrolle nahm zu (t (65) = 2.73, $p < .01$), als auch die Kontrolle der Emotionen über den sozialen Ausdruck (t (64) = 2.35, $p < .05$). Statistisch nicht signifikant war die Abnahme der maladaptiven Skalen. In der Tabelle 21 wird dieser Vergleich detaillierter dargestellt.

Die relativ hohen und konstanten Korrelationen der EMOREG-Skalen zwischen den beiden Zeitpunkten beantwortet die Frage zur Stabilität der Emotionsregulation. Die Vermutung, dass die Emotionsregulation ein primärer Prozess ist, also einen Vulnerabilitätsfaktor für die Entwicklung von Symptomen darstellt, kann zumindest nicht zurückgewiesen werden. Es zeigte sich deutlich, dass sich die maladaptiven Regulationen über den Zeitraum der Therapie im Gegensatz zu den Symptomen und Befindlichkeitsmassen kaum veränderten. Die maladaptiven Regulationsprozesse zeichnen sich durch bestimmte kognitive Verzerrungen und eine Vermeidungstendenz aus, die frühe Ursprünge im Beziehungsverhalten haben kann (dazu weiter in der Diskussion). Diese Stabilität – vor allem der maladaptiven Skalen – kann verschiedene Gründe haben, z. B. könnte es sein, dass solche Regulationen in der Therapie nicht behandelt werden, weil diese Prozesse automatisiert ablaufen

Tabelle 21. Mittelwerte und Standardabweichungen, sowie die Korrelationen von Zeitpunkt prä zu post für die Skalenwerte des EMOREG in der Patientenstichprobe

	Zeitpunkt prä M (SD)	Zeitpunkt post M (SD)	Korrelation Prä - Post	t-Wert
Adaptive Kontrolle	3.28 (1.07)	3.62 (1.13)	.60**	2.73**
Ausdruck	4.00 (1.37)	4.33 (1.17)	.59**	2.35*
Vermeiden	3.24 (0.97)	3.15 (1.06)	.59**	0.80
Verzerren	3.45 (1.12)	3.31 (1.25)	.59**	1.00
maladaptive Regulation	3.36 (0.94)	3.22 (1.09)	.59**	1.16

Anmerkung: N = 65 (paarweise); ** $p < .01$; * $p < .05$;

und vom Therapeuten kaum aufgenommen werden können. Die Implikationen dieses prä-post-Vergleichs sollen an späterer Stelle diskutiert werden.

Um die Frage der Differenzialität des EMOREG bezüglich der häufigsten Symptomklassen zu prüfen, wurde eine multivariate Varianzanalyse für Depression ($N = 28$), Angst ($N = 38$), Schlafstörungen ($N = 10$) und Anpassungsstörungen ($N = 17$) gerechnet. Es ergaben sich keine differentiellen Effekte bezüglich der Symptomatik zum Zeitpunkt vor oder nach der Therapie.

Zusammenfassend lässt sich feststellen, dass die Emotionsregulationen des adaptiven Types sich durch eine Psychotherapie durchschnittlich in positiver Richtung veränderten: nach der Therapie gaben die ehemaligen Patienten höhere Werte in den adaptiven Items an als vor der Therapie.

Um die Frage zu prüfen, ob dieser Effekt allein auf die Therapie zurückzuführen ist, wurde eine Varianzanalyse (mit wiederholte Messung) mit dem abhängigen Faktor Verlauf und dem unabhängigen Faktor Therapieerfolg gerechnet. Als Erfolgsmass wurde die Gesamtsymptombelastung zum Zeitpunkt post-Therapie über den Median geteilt.

Sowohl für die beiden adaptiven Skalen als auch für die maladaptiven Skalen «Vermeiden» und «Verzerren» ergaben sich signifikante Effekte.

Diese Effekte blieben auch erhalten, wenn die Symptombelastung zum Zeitpunkt prä-Therapie kontrolliert wurde.

Für die adaptiven Skalen zusammen ergab sich ein multivariater Effekt (Hotellings $T^2(2, 61) = 4.28$, $p < .05$) für das Erfolgskriterium, für die Zeit selbst ergab sich ein Trend in die erwartete Richtung ($T^2(2,61) = 3.06, p < .10$). Für die maladaptiven Skalen ergab sich kein Haupteffekt, wohl aber eine interessante Wechselwirkung zwischen Erfolg und dem Therapieverlauf. Sowohl für die Skala «Vermeiden», als auch für die Skala «Verzerren» war die Wechselwirkung zwischen dem Ausmass an Symptomen zum Zeitpunkt post und dem Therapieverlauf statistisch signifikant. Für die Regulation «Vermeiden» betrug $F(1,62) = 4.31$, $p < .05$; für «Verzerren» betrug dieser Wechselwirkungseffekt $F(1,62) = 5.15$, $p < .05$.

Die Tabelle 22 zeigt die Zusammenfassung der Ergebnisse für die Kovarianzanalyse (mit Symptombelastung zum Zeitpunkt prä als Kovariate).

Die Abbildung 10 verdeutlicht den Interaktionseffekt für die maladaptiven Regulationen graphisch.

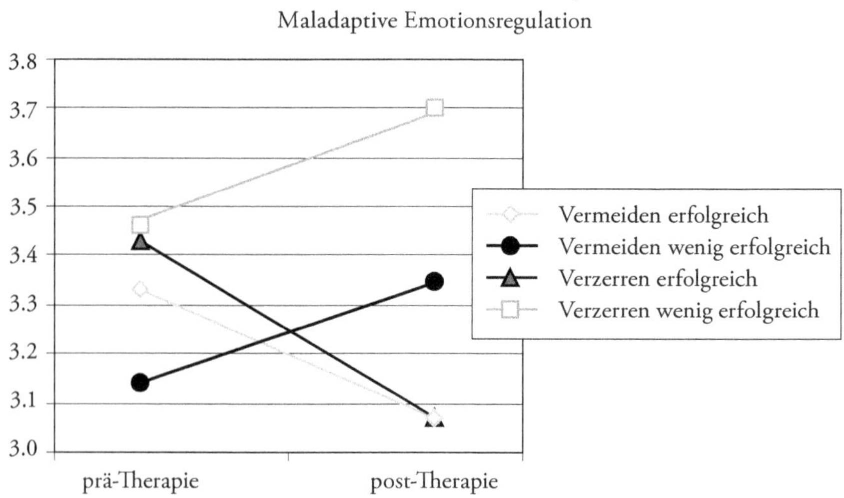

Abbildung 10. Effekte der Therapie für das Erfolgskriterium «psychische Belastung nach der Therapie».

Auf der y-Achse sind die Skalen-Mittelwerte angeben, auf der x-Achse der erschlossene Verlauf von Therapiebeginn bis Therapieende für die Skalen des EMOREG. Die Abbildung verdeutlicht den Verlauf für die maladaptiven Regulationen «Vermeiden» und «Verzerren». Für die maladaptiven Skalen ergab sich eine Wechselwirkung: In den erfolgreichen Therapien wurden nach Therapieende weniger maladaptive Regulationen angegeben, in den wenig erfolgreichen Therapien dagegen mehr als zum Therapiebeginn.

Tabelle 22. Ergebnisse der Kovarianzanalyse (repeated measurement design) für die vier Skalen des EMOREG mit den Faktoren «therapeutischer Erfolg» und «Verlauf» und der Symptombelastung zum Zeitpunkt prä als Kovariate.

	M erfolg	*M* wenig	β	MS	F
Adaptive Kontrolle					
Regression			–.21	4.43	2.37
Erfolg (*M* prä)	3.40	3.14		1.34	.40
Verlauf (*M* post)	3.78	3.26		2.09	4.82*
Erfolg × Verlauf				0.60	1.39
Ausdruck					
Regression			–.17	3.98	1.61
Erfolg (*M* prä)	3.75	4.31		8.03	3.25⁺
Verlauf (*M* post)	4.20	4.45		2.74	4.24*
Erfolg × Verlauf				0.76	1.18
Vermeiden					
Regression			.47**	18.30	13.95**
Erfolg (*M* prä)	3.33	3.14		2.28	1.74
Verlauf (*M* post)	3.07	3.35		0.02	0.04
Erfolg × Verlauf				1.73	4.31*
Verzerren					
Regression			.21	5.39	2.45
Erfolg (*M* prä)	3.43	3.46		0.54	0.25
Verlauf (*M* post)	3.07	3.70		0.11	0.19
Erfolg × Verlauf				2.87	5.14*

Anmerkungen: N = 64 ** $p < .01$; * $p < .05$; ⁺ $p < .10$
erfolg = erfolgreiche Gruppe N = 32; wenig = wenig erfolgreiche Gruppe N = 32 (Median split)

5.3.1 Weitere Auswertungen

Eine Serie von Regressionsanalysen diente dazu, das Ergebnis aus der Kovarianzanalyse zu bestätigen und weiter zu erfassen, in welchem Grad Emotionsregulation mit der Symptomatik zusammenhängt. Dazu wurde die Gesamtsymptombelastung zum Zeitpunkt post als abhängige Variable, die Symptombelastung zum Zeitpunkt prä und die jeweiligen Skalen des EMOREG zu beiden Zeitpunkten als Prädiktoren eingegeben.

Die Skalen der Emotionsregulation erklärten zusammen mit der Symptombelastung zum ersten Zeitpunkt durchschnittlich über 40% der Varianz. Für die Skala «adaptive Kontrolle» ergab sich ein signifikanter Beitrag zum Zeitpunkt post neben der Gesamtsymptombelastung zum Zeitpunkt prä ($\beta = -.41$, $p < .01$). Für die Emotionsregulation «Ausdruck» konnte kein solcher Beitrag nachgewiesen werden. Eine hohe Ausdruckskontrolle zum Zeitpunkt prä war jedoch ein schwacher Prädiktor für Symptome zum Zeitpunkt post ($\beta = .22$, $p < .10$). Die maladaptive Regulation «Vermeiden» erwies sich sowohl zum Zeitpunkt prä als auch zum Zeitpunkt post als signifikanter Prädiktor für die Gesamtsymptombelastung. Die Betagewichte betrugen für den Zeitpunkt prä $\beta = -.29$, $p < .05$ und für den Zeitpunkt post $\beta = .30$, $p < .05$. Auch für «Verzerren» konnte ein signifikanter Beitrag für den Zeitpunkt post nachgewiesen werden ($\beta = .44$, $p < .01$). Für die Sekundär-Skala «maladaptive Regulationen» waren diese Zusammenhänge ebenfalls deutlich (prä: $\beta = -.24$, $p < .10$; post: $\beta = .47$, $p < .01$).

5.4 Diskussion

Die Ergebnisse der Kovarianzanalyse deuten darauf hin, dass sich die verschiedenen Formen der Emotionsregulationen durch die Therapie verändern; dabei ist der Einfluss der Störung (der Symptomatik) nur gerade bei der Vermeidungskomponente der Emotionsregulation massgeblich, was den Aussagen von Hayes et al. (1996) entspricht. Nach Hayes und Mitarbeitern (1996) ist die Vermeidungskomponente *der* Vulnerabilitätsfaktor zur Entstehung einer psychischen Störung. In den beiden adaptiven Skalen des EMOREG wird der positive Einfluss der Therapie deutlich: Unabhängig von der Symptomatik und unabhängig vom Therapieerfolg werden nach Abschluss der Therapie häufiger adaptive Formen der Emotionsregulation angegeben,. Dieser Zusammenhang gilt nicht für die maladaptiven Formen der Emotionsregulation: Hier findet sich eine Wechselwirkung zwischen dem therapeutischen Erfolg (gemessen an der post-Therapie-Symptomatik) und dem zeitlichen Verlauf.

Veranschaulicht man sich diese Wechselwirkung, wird deutlich, dass, bei gleicher Ausganglage im Gebrauch maladaptiver Strategien zur Emotionskontrolle, erfolgreiche Patienten durch die Therapie lernen, diese Strategien weniger zu gebrauchen, wenig erfolgreiche Patienten jedoch am Ende der Therapie diese Strategien sogar noch stärker verwenden, als sie dies zu Beginn der Therapie taten. Der erwartete Haupteffekt, dass durch eine Therapie der Gebrauch maladaptiver Strategien zur Emotionskontrolle durchwegs abnehmen würde, konnte dagegen nicht nachgewiesen werden.

Dieses Ergebnis könnte bedeuten, dass eine relativ erfolglose Therapie durchaus auch Schaden anrichten kann: Gelingt es Therapeuten nicht, die «Abwehr» des Patienten zu durchbrechen und – nach Piaget – einen Akkommodationsprozess in Gang zu bringen, so werden unter Umständen im Patienten maladaptive kognitive Strukturen im Umgang mit Gefühlen, die als bedrohlich wahrgenommen werden, verstärkt und damit Voraussetzungen geschaffen, die dem Ziel der Therapie entgegenlaufen. Die Frage: «Kann Therapie schaden?» (Giese & Kleiber, 1989) muss also zumindest neu überdacht werden. Sogar wenn die Symptome reduziert werden, könnte durch die verstärkten Kontrollen maladaptiver Ausprägung, welche unmittelbar auf die Therapie zurückzuführen sind, ein Prozess in Gang gebracht werden, der den Weg für zukünftige Symptome ebnet.

Die Ergebnisse der Regressionsanalyse haben überdies verdeutlicht, welche Rolle die Vermeidungskomponente in der Emotionsregulation für die Symptomatik aufweist. Der Befund, dass «Vermeiden» zum Zeitpunkt prä negativ mit der Gesamtsymptombelastung zum Zeitpunkt post zusammenhängt, weist auf die komplexe Beziehung zwischen der Emotionsregulation, dem Befinden und der Symptombelastung hin. Man könnte das Ergebnis so interpretieren, dass die ursprüngliche Vermeidung zum Zeitpunkt vor der Therapie einen negativen Prädiktor für die Entwicklung einer Störung darstellt. Dies ist aber mit Sicherheit nicht der Fall: Vielmehr muss dieses Ergebnis in Relation mit den Ergebnissen der Kovarianzanalyse gesehen werden. Hier wurde eine Wechselwirkung zwischen dem therapeutischem Erfolg und dem zeitlichen Verlauf nachgewiesen. Unter diesem Wechselwirkungsaspekt ist auch das Ergebnis der Regressionsanalyse zu verstehen. Die Vermeidung zum Zeitpunkt prä ist deswegen ein signifikanter Prädiktor für die Symptombelastung, weil in der erfolgreichen Bedingung maladaptive Emotionsregulationen nach

Abschluss der Therapie von den Patienten weniger oft angegeben werden. In der wenig erfolgreichen Bedingung ist dies nicht der Fall; dort verstärkt sich der Gebrauch maladaptiver Regulationen noch, es wird also in dieser Bedingung nach Abschluss der Therapie eher stärker vermieden. Daher kommt auch der positive Zusammenhang von Vermeiden zum Zeitpunkt post mit der Gesamtsymptombelastung zum Zeitpunkt post. Mit Sicherheit ist aber anzunehmen, dass auch der Gebrauch maladaptiver Emotionsregulationen das Befinden kurzfristig positiv beeinflussen kann. Anders wäre gar nicht zu verstehen, weshalb solche Strategien überhaupt zur Anwendung gelangen.

5.5 Vergleich zwischen Therapiepatienten und Personen aus einer Normalstichprobe

Die Frage, die hier untersucht werden soll, folgt direkt aus den oben angestellten Überlegungen: Können Personen, die eine Psychotherapie aufsuchen, generell schlechter mit ihren Emotionen umgehen, als dies normalerweise Menschen können?

Untersucht wurde diese Frage mittels Varianzanalysen, wobei als Faktoren die Stichprobe und auch der Zeitpunkt der Testung für die Therapiepatienten eingingen.

Insgesamt ergab sich ein hochsignifikanter Gruppeneffekt (Hotellings $T^2(8,1125) = 17.92$, $p < .001$). Die Einzelkontraste waren ebenfalls für alle Skalen des EMOREG signifikant. Die Ergebnisse dieser Varianzanalysen sind in der Tabelle 23 zusammengefasst.

Die Mittelwerte der EMOREG-Skalen unterschieden sich signifikant von Gruppe zu Gruppe: Vom Zeitpunkt prä zu post (hier wurden die Gruppen als unabhängig voneinander behandelt, was statistisch nicht korrekt ist, die Ergebnisse der prä-post-Analyse jedoch bestätigt, welche mittels korrekter *t*-Testung ermittelt wurden) und vor allem auch von den Therapiepatienten zu den Personen der Normstichprobe. Bezüglich der Normstichprobe und der post-Messung der Therapiepatienten war jedoch nur in der Skala «Adaptive Kontrolle» ein signifikanter Unterschied erkennbar ($F(1, 903) = 4.54$, $p < .05$), alle anderen Skalen unterschieden sich nicht mehr signifikant von den Mittelwerten der Normstichprobe, obwohl der multivariate Effekt ebenfalls statistisch signifikant war ($T^2(4, 903) = 3.29$, $p < .05$).

Tabelle 23. Mittelwerte, Standardabweichungen, Ein-Weg-Varianzanalyse (ANOVA) und Effektstärken für die Gruppeneffekte (Patienten prä, Patienten post, Normalstichprobe) für die Haupt-Skalen des EMOREG

	Patienten - prä		Patienten - post		Norm		ANOVA	
	M	SD	M	SD	M	SD	F(2, 1125)	η^2
Adaptive Kontrolle	3.11	1.09	3.67	1.08	3.87	0.80	65.22**	.10
Ausdruck & Mitteilen	3.91	1.37	4.33	1.18	4.11	1.08	4.47*	.01
Vermeiden	3.26	1.02	3.10	1.08	2.92	0.86	12.43**	.02
Verzerren	3.53	1.13	3.27	1.19	3.18	0.93	11.02**	.02

Anmerkungen: Patienten - prä N = 225; Patienten - post N = 80; Normstichprobe N = 823
η = Effektstärke; ** $p < .01$; * $p < .05$

5.5.1 Diskussion der vergleichenden Analyse

Das Ergebnis der vergleichenden Analyse bedeutet, dass die Therapiepatienten sich den Werten der Normstichprobe nähern, diese aber nicht ganz erreichen. Immer – dies ist für die Validität des EMOREG entscheidend – lagen die Unterschiede im Gruppenvergleich in der erwarteten Richtung.

Die geringste Kapazität, aufkommende Emotionen adaptiv zu regulieren, zeigte die Patientenstichprobe zum Zeitpunkt vor dem Beginn der Therapie. Nach der Therapie ergab sich vor allem in der adaptiven Skala «Adaptive Kontrolle» ein statistisch signifikanter Effekt, während in den maladaptiven Skalen keine signifikante Verbesserung zu verzeichnen war. Dieses Ergebnis kann im Sinne der Vulnerabilitätshypothese interpretiert werden. Laut Znoj & Grawe (2000) führt eine Inkonsistenzerfahrung zu einem erhöhten Niveau negativer Emotionserfahrungen. Eine adaptive Regulation kann vor der Entwicklung von Symptomen schützen, die auftreten, wenn Inkonsistenzerfahrungen und besondere Lebensumstände einen neuen Ordnungszustand der psychischen Organisation erfordern (Grawe, 1998, 2004). Adaptive, automatische Kontrollen der Emotionsregulation stellen einen Mechanismus dar, der vor solchen Entwicklungen schützen kann. Wenn solche «gutartigen» Kontrollen nicht in ausreichendem Masse vorhanden sind, so treten maladaptive Regulationen auf, die bereits als unspezifische Vorzeichen einer beginnenden Symptomatik interpretiert werden können. Der festgestellte Umstand, dass gerade solche maladaptive Regulationen in einer Therapie kaum verändert werden, muss als Vulnerabilität für die Entwicklung neuer Symptome betrachtet werden. Hier bekommt die pessimistische psychodynamische Sichtweise der sogenannten «Symptomverschiebung» einen neuen Sinn:

Auch wenn erfolgreich an der Symptomatik gearbeitet wurde, so besteht doch eine gegenüber der Normalbevölkerung erhöhte Chance, dass ehemalige Patienten wieder eine Psychotherapie brauchen. Dies hat auch die Langzeituntersuchung von Latour (1999) gezeigt. Latour (1999) konnten in einer aufwändigen Katamnese-Untersuchung zeigen, dass ehemalige Patienten vielfach noch eine (in manchen Fällen sogar mehrere) Psychotherapie nach einer bereits erfolgten und auch erfolgreichen Therapie benötigten. Die psychische Vulnerabilität scheint in Patienten gegenüber einer Normstichprobe noch weiter zu bestehen. Diese Vulnerabilität betrifft kognitive und verhaltensgesteuerte «Mechanismen» oder Automatismen, die zum Schutz vor zu hoher negativer Emotionalitätserfahrung eingesetzt werden. Es bleibt im Rahmen dieser Untersuchung eine offene Frage, ob und inwieweit diese maladaptiven Regulationen im Rahmen einer – von psychodynamischer Seite her empfohlenen – Langzeittherapie beeinflusst werden können.

Wie schon oben angesprochen, muss die Frage gestellt werden, ob eine Therapie nicht sogar die Vulnerabilität für künftige Störungen erhöhen kann. Nach den Ergebnissen der Varianzanalysen, in denen neben der Zeit auch der absolute Therapieerfolg berücksichtigt wurde, gilt für die maladaptiven (nicht aber für die adaptiven Strategien der Emotionsregulation), dass bei wenig erfolgreichen Therapien diese ungünstigen Emotionsregulationen zunehmen. Für die Interpretation, dass bei relativ erfolglosen Therapien die kognitive Struktur nicht massgeblich verändert, sondern allenfalls eine Linderung der Symptomatik erreicht wurde (beispielsweise durch Erhöhung der personalen Ressourcen, durch Entspannungstraining, durch ein verändertes Umfeld), aber das problematische «working model» der Patienten bestehen blieb und damit letztlich auch die kognitiven Sicherungsmechanismen verstärkt wurden, für diese Interpretation spricht die psychodynamische Sichtweise, dass eine unvollständige Heilung nur einer Symptomverschiebung gleichkommt.

Der therapieüberdauernde Zusammenhang der maladaptiven Emotionsregulationen mit der Symptomatik der Patienten zeigt im Übrigen deutlich, dass in der Therapie vermehrt Gewicht auf emotionale Regulationsprozesse gelegt werden sollte. Therapeuten sollten den Patienten Wege aufzeigen, wie sie ihre Emotionen aushalten können und nicht andere Vermeidungstaktiken propagieren. Dieser Gedanke ist so neu nicht: Schon Hayes et al. (1996) fordern ein psychotherapeutisches Vorgehen, das auf die *Veränderung des Akzeptierens* eigener Gefühle und des Umgangs mit assoziierten Gedanken und Körpersensationen gerichtet ist. In ihren eigenen Worten lautet die Forderung:

> Instead of encouraging clients to use more clever ways to fight and win this war with their own thoughts, feelings, and bodily sensations, the ubiquity of problems associated with experiential avoidance suggests that it might be safer to help clients to step out of this war altogether. Acceptance-based treatments attempt to alter the impact of emotions and cognitions by altering the struggle with them rather than by attempting to change their form, frequency, or situational sensitivity. (Hayes et al., 1996, p. 1163)

In den hier untersuchten Therapien scheint diese Forderung noch nicht in ausreichendem Masse erfüllt zu sein, sonst wäre der gleichbleibende Zusammenhang der maladaptiven Regulationsstrategien «Vermeiden» und «Verzerren» nicht so stark mit den Symptomen sowohl zum ersten, als auch zum zweiten Messzeitpunkt verbunden.

5.6 Symptombelastung und Emotionsregulation

In diesem Abschnitt soll geprüft werden, ob und in welchem Ausmass Emotionsregulation bereits durch andere Konstrukte erfasst ist. Es wird geprüft, inwieweit die beschriebenen Dimensionen der Emotionsregulation über das Konstruktive Denken (und/oder «Emotieren») und über das aktuelle Befinden hinaus Varianz in der Symptombelastung erklären kann. Vor allem interessiert in diesem Abschnitt auch, ob sich allenfalls symptomspezifische Prädiktoren für die jeweiligen Störungen finden lassen.

5.6.1 Methode

Die Frage hinsichtlich der symptomspezifischen Prädiktoren wurde mit einer Serie von Regressionsanalysen geprüft. Als abhängige Variable wurde systematisch eine der Skalen der SCL-90R variiert, als Prädiktoren wurden folgende Variablen in die Gleichung eingegeben: Die vier Skalen des EMOREG (Adaptive Kontrolle, Ausdruck, Vermeiden, Verzerren), die globale Skala des Konstruktiven Denkens, und Skalen des Berner Fragebogen zum Wohlbefinden. Es wurde nur der erste Messzeitpunkt betrachtet, da zum zweiten Messzeitpunkt zu viele Daten in einzelnen Skalen fehlten.

5.6.2 Vorgehen

Mittels Korrelationsanalysen wurden unter den Prädiktorskalen des BWE/E diejenigen eliminiert, die zu hoch interkorrelierten. Für die einzelnen Störungen wurde jeweils eine schrittweise Regressionsanalyse gerechnet, bei der die Prädiktoren in der folgenden Reihenfolge eingegeben wurden: Globales Konstruktives Denken (CTI), Lebensfreude (BWE/E), Probleme (BWE/E), körperliches Wohlbefinden (BWE/E), Adaptive Kontrolle, Ausdruck, Vermeiden und Verzerren (die vier EMOREG-Skalen).

Die Ergebnisse werden jeweils für ein Störungsbild einzeln referiert. Dabei bleibt anzumerken, dass, obwohl die Skalen der SCL-90 hoch interkorrelieren, doch spezifische und klinisch relevante Unterscheidungen gemacht werden sollen.

5.6.3 Ergebnisse zur differentiellen Prädiktoranalyse

Gesamtsymptombelastung

Für die Gesamtsymptombelastung (GSI) waren das globale konstruktive Denken, Lebensprobleme, körperliches Befinden, sowie Vermeiden und Verzerren statistisch signifikante Prädiktoren. Zusammen erklärten diese Variablen 70% der Varianz der globalen Symptombelastung.

Lebensfreude und die adaptiven Skalen des EMOREG konnten keine zusätzliche Varianz aufklären.

Soziale Unsicherheit

Soziale Unsicherheit wurde durch die Prädiktoren globales konstruktives Denken ($\beta = -.47$, $p < .01$), Probleme haben ($\beta = .27$, $p < .01$) und Vermeiden ($\beta = .24$, $p < .01$) erklärt. Zusammen erklärten diese drei Variablen 55% der Varianz von sozialer Unsicherheit.

Generalisierte Angst

Generalisierte Angst wurde durch die Prädiktoren körperliches Wohlbefinden ($\beta = -.58$, $p < .01$), Vermeiden ($\beta = .19$, $p < .05$) und Verzerren ($\beta = .24$, $p < .01$) vorhergesagt. Zusammen erklärten diese drei Variablen 45% der Varianz der SCL-90 Skala «Generalisierte Angst».

Depression

Für Depression erreichten folgende Prädiktorvariablen die statistisch festgelegte Signifikanzgrenze von 5%: Probleme haben ($\beta = .63$, $p < .01$); körperliches Wohlbefinden ($\beta = -.35$, $p < .01$), Konstruktives Denken ($\beta = -.30$, $p < .01$) und Vermeiden ($\beta = .18$, $p < .05$). Zusammen erklärten diese Variablen 60% der erklärten Varianz der SCL-90 Skala «Depression».

Aggressives Verhalten, Aggression

Von den acht Prädiktoren erreichten nur zwei die Signifikanzgrenze von 5%: Körperliches Wohlbefinden ($\beta = -.53$, $p < .01$) und Emotionsregulation durch kognitives Verzerren ($\beta = .39$, $p < .01$). Damit konnte 43% der Varianz von Aggression aufgeklärt werden.

Somatisierung

Insgesamt konnten 59% der Varianz von Somatisierung aufgedeckt werden. Der signifikante Prädiktor war jedoch ausschliesslich das körperliche Wohlbefinden mit einem Betagewicht von $\beta = -.77$ ($p < .01$). Alle anderen Variablen erreichten die kritische Signifikanzschwelle nicht.

Psychotizismus

Für Psychotizismus (die unglückliche Bezeichnung entspricht einer Haltung, die durch Vereinsamung und einem Hang zur ausgeprägten inneren Bildern gekennzeichnet ist; sie ist wohl nur im Grenzfall mit halluzinatorischen Phänomenen gleichzusetzen) konnten vier Prädiktoren ausgemacht werden: Konstruktives Denken ($\beta = -.28$, $p < .01$), das Auftreten von Problemen ($\beta = .28$, $p < .01$), körperliches Wohlbefinden ($\beta = -.17$, $p < .05$) und kognitives Verzerren ($\beta = .31$, $p < .01$). Insgesamt erklärten diese Variablen 55% der Varianz der SCL-90 Skala «Psychotizismus».

Paranoia

Paranoia oder das Gefühl, verfolgt oder überwacht zu werden, konnte durch die Prädiktorvariablen Konstruktives Denken ($\beta = -.25$, $p < .01$), das Auftreten von Problemen ($\beta = .41$, $p < .01$) und körperliches Wohlbefinden ($\beta = -.26$, $p < .01$) zu 53% erklärt werden.

Phobie

Phobisches Denken und Fühlen konnte durch die Prädiktorvariablen körperliches Wohlbefinden ($\beta = -.32$, $p < .01$) und Emotionsregulation durch kognitives Verzerren ($\beta = .37$, $p < .01$) vorhergesagt werden. Die erklärte Varianz betrug für diese Skala 37%.

Zwang

Zwangsverhalten wurde durch Konstruktives Denken ($\beta = -.35$, $p < .01$), das Auftreten und Erleben von Problemen ($\beta = .32$, $p < .01$) und körperliches Wohlbefinden ($\beta = -.23$, $p < .05$) vorhergesagt. Diese drei Variablen erklärten 49% der Varianz der SCL-90 Skala «Zwang».

5.6.4 Diskussion der Ergebnisse zu den einzelnen Störungsbildern

Die Analyse der einzelnen Störungsbilder zeigte, dass die einzelnen Störungen, wie vermutet, auf unterschiedlichen Prozessen beruhen (vorausgesetzt, die verschiedenen verwendeten Masse können mit psychischen Prozessen gleichgesetzt werden). Die Analyse zeigte aber auch, dass das körperliche Wohlbefinden einen grossen Einfluss auf die verschiedenen Symptomskalen, zumindest in der untersuchten Stichprobe, ausübt.

Neben dem Wohlbefinden beeinflussten vor allem das Konstruktive Denken und die beiden Formen der Emotionsregulation – «Vermeiden» und «kognitives Verzerren» – die Symptomatik. Angenommen, dass nur gerade das Konstruktive Denken und die Skalen der Emotionsregulation (symptomgenerierende) psychische Prozesse abbilden, so bleibt ein geringer Anteil an Varianz übrig, der sich kognitiv beeinflussen lässt.

Die Analyse zeigt weiter, dass die adaptiven Emotionsregulationen weitgehend von positivem Wohlbefinden und vor allem dem Konstruktiven Denken abgedeckt werden und deshalb als Prädiktoren in den Gleichungen wegfallen. Dieses Ergebnis war zu erwarten, denn die adaptive Skala «Adaptive Kontrolle» ist neben den Wohlbefindensskalen des BFW/E ein signifikanter Prädiktor für das Konstruktive Denken. Theoretisch interessant ist jedoch, dass neben dem Wohlbefinden und dem konstruktiven Denken die maladaptiven Skalen der Emotionsregulation, nämlich «Vermeiden» und «Verzerren» signifikante Prädiktoren für einzelne Störungsbilder sind. Im Einzelnen galt dies für die Symptombilder «soziale Unsicherheit» (Vermeiden); «Angst» (Vermeiden und kognitives Verzerren); «Phobie» (kognitives Verzerren); «Depression» (Vermeiden); «Aggression» (kognitives Verzerren); sowie «Psychotizismus» (kognitives Verzerren).

Die maladaptive Emotionsregulation «Vermeiden» spielt offensichtlich bei Störungen wie der sozialen Unsicherheit, Angst und Depression eine grössere Rolle, während dem «kognitiven Verzerren» bei Störungsbildern eine prädiktive Funktion zukommt, die durch Wahrnehmungsausfälle oder Wahrnehmungseinschränkungen geprägt sind. Das Ergebnis ist plausibel und spricht für die Validität der Emotionsregulationsskalen. Dennoch sollte es nicht überinterpretiert werden: Zum Einen sind die Skalen der SCL-90R hoch interkorreliert, zum Anderen konnte bei der Überprüfung der einzelnen DSM-Diagnosen kein Hinweis auf differentielle Zusammenhänge gewonnen werden.

Die Aussagen, die bereits weiter oben zur Vulnerabilitätshypothese gemacht wurden, finden in den Ergebnissen der differentiellen Regressionsanalysen jedoch eine weitere Bestätigung: Die maladaptiven Formen, eigene Emotionen zu regulieren, stellen signifikante Prädiktoren für die einzelnen Störungsbilder dar. Sie vermögen neben dem psychischen Wohlbefinden und auch über das globale konstruktive Denken sensu Epstein und Meier (1989) hinaus die Symptombelastung zu erklären und tragen zu einer signifikanten Varianzaufklärung bei.

Die Vermeidungskomponente wurde in der Literatur zur Angst und Angstentstehung ausreichend dargestellt (z. B. Barlow, 1988). Auch in der Angst*behandlung* wird dem Vermeiden grosse Aufmerksamkeit zuteil (z. B. Margraf & Schneider, 1989). In der kognitiven Verhaltenstherapie werden grosse Anstrengungen unternommen, sogenannte Ablenkungsmanöver und Vermeidungshaltungen zu unterbinden (z. B. Margraf & Becker, 1997). Die oft beobachtete Entwicklung, dass aus einer relativ eng umgrenzten Angst-Auslöse-Situation eine allgemeine Einschränkung des gesamten Lebensraumes wird, ist vermutlich zur Hauptsache der Vermeidungskomponente der Angststörung zuzuschreiben. Durch Verstärkungslernen werden immer mehr potentiell Angst auslösende Situationen vermieden, bis zuletzt eine Personen auch räumlich derart eingeschränkt ist, dass sie auf Hilfe durch Aussenstehende angewiesen ist.

Neben der Regulation durch Vermeiden konnten aber in der letzten Zeit für verschiedene Ängste auch kognitive Fehlverarbeitungsprozesse aufgezeigt werden (für eine Übersicht: Foltys, 1999). Gilboa-Schechtman, Foa und Amir (1999) zeigten beispielsweise auf, dass soziale Phobiker Gesichtsausdrücke von anderen Menschen bewertend wahrnehmen und diese zu ihrem Nachteil interpretieren. McCabe (1999) zeigte, dass hoch ängstliche gegenüber nicht ängstlichen Personen bedrohliche Wörter unterschiedlich erinnern und anders auf sie reagieren. McNally (1998) fand ebenfalls Wahrnehmungsverzerrungen und eingeschränkte Informationsprozesse in Angstpatienten. Es scheint, dass die Skala «kognitives Verzerren» einige dieser Prozesse abzubilden in der Lage ist.

Dass die Regulation der Emotionen auch für den Ärger eine gewisse Rolle spielt, ist ebenfalls nachgewiesen (Kohlmann, 1997; Weber, 1994; Averill, 1982; Nell, 1989 (beide letztgenannten in Weber, 1994, p. 156)). So werden Ärgerreaktion häufig gedämpft, indem man sich irgendwie bemüht, sich zu beruhigen oder mit jemandem spricht (Weber, 1994). Nach Weber (1994) sind folgende Strategien besonders häufig, wenn Personen ihren Ärger loswerden wollen: schreien, toben, schimpfen (43%); sich um ein klärendes Gespräch bemühen (40%), sich irgendwie ablenken (32%), sich in Gedanken mit der Sache auseinanderzusetzen (28%), sich zurückzuziehen (26%), sich körperlich ausreagieren (24%), abwarten (18%), rauchen, essen, trinken (15%), mit Dritten darüber reden (10%). Der Umstand, dass schreien, toben und schimpfen an erster Stelle steht, würde ich damit erklären, dass es bei der Ärgerreaktion sehr schwer ist, überhaupt eine kognitive Kontrolle auszuüben und das Gefühl auszuhalten.[1] Für Menschen, die unter solchen Ärgergefühlen leiden, also eine Aggressionsproblematik aufweisen, liegt es nahe, dass sie wenig kognitive Mittel haben, diese Gefühle einzudämmen. Es liegt auch nahe zu vermuten, dass kognitive Verzerrungen ein Prädiktor für unangemessene Ärgerreaktionen darstellen. Hingegen dürfte die Vermeidungskomponente eine geringere Rolle spielen. Das entspricht genau dem Ergebnis der differentiellen Regressionsanalyse: Neben dem körperlichen Wohlbefinden war die Emotionsregulation durch kognitives Verzerren der einzige signifikante Prädiktor.

Dass für Psychotizismus schliesslich die Regulation über kognitives Verzerren ebenfalls ein signifikanter Prädiktor war, braucht hier nicht weiter diskutiert zu werden, gehört doch das kognitive Verzerren zur Differentialdiagnose dieser Störung.

1 Es gibt aber auch das instrumentelle öffentliche sich Ärgern. Für diese Form gilt die Interpretation nicht.

5.7 Ausblick und Schlussdiskussion

Abschliessend und für das ganze Kapitel der Überprüfung des EMOREG an einer klinisch relevanten Population gilt, dass sich der EMOREG als ein valides Instrument zur Erfassung der Emotionsregulation erwies. Mit dem EMOREG lassen sich sowohl Veränderungen in der psychischen Verarbeitung emotionaler Zustände erfassen, wie sie durch eine Psychotherapie bewirkt werden können, als auch differential-diagnostisch Prozesse abbilden, die in einer klinischen Population weniger optimal funktionieren als in der sogenannten Normalbevölkerung. Dabei handelt es sich bei dem EMOREG um ein Instrument mit hoher zeitlicher Stabilität, das zudem Reliabilitätswerte aufweist, die mit anderen etablierten Copinginstrumenten[2] vergleichbar sind. Die Veränderungsrichtungen der einzelnen Skalen stimmen mit den theoretisch postulierten überein: Nach der Therapie werden durchschnittlich höhere Werte in den adaptiven und niedrigere Werte in den maladaptiven Skalen angegeben. Auch das Verhältnis der klinischen Gruppe zu der Gruppe aus der Normalstichprobe ist theoriekonform.

Die Korrelationsstärken zu den verschiedenen Massen des Befindens bewegen sich in einem Rahmen mittlerer Effekte, das heisst, die Skalen der Emotionsregulation sind wohl mit Wohlbefinden assoziiert, erklären aber dennoch höchstens einen Anteil von unter 20% des Wohlbefindens und können daher nicht mit Wohlbefinden gleichgesetzt werden. Etwas anders verhält es sich mit dem Konstruktiven Denken nach Epstein und Meier (1989). Hier waren höhere Korrelationen zu verzeichnen, sowohl für die adaptive automatische interne Regulation (Autokontrolle), als auch für die maladaptiven Regulationen. Diese höheren Zusammenhänge waren jedoch ebenfalls zu erwarten. Auch das Konstruktive Denken soll nach Epstein und Meier (1989) Prozesse abbilden, welche die kognitive Verarbeitung von Reizen nach einem bestimmten impliziten Erfahrungszusammenhang zusammenfassend beschreibt. Die Konzepte der adaptiven Emotionsregulation und das implizite emotionale «Denken» oder «Emotieren» liegen in ihrem theoretischen Impetus nahe zusammen: Beide Konzepte sollen erklären, wie Menschen in einem komplexen, anforderungsreichen Lebenszusammenhang funktionieren können, ohne dabei rationale oder rationalistische (und explizite) Konstrukte zu Hilfe

2 Sowohl der Ways of Coping-Fragebogen (Folkman & Lazarus, 1988), als auch der COPE (Carver et al., 1989) weisen Skalen mit internen Konsistenzen um $\alpha = .60$ auf.

nehmen zu müssen.[3] Die automatische, interne Kontrolle von aufkommenden und potentiell störenden Gefühlen gleicht dabei einem frühen (impliziten) Überwachungssystem, welches dafür sorgt, dass wichtige Funktionsparameter erhalten bleiben, was sich unter anderem darin äussert, dass das Selbstwertgefühl einer Person auch unter widrigen Bedingungen aufrechterhalten bleibt. Dieses Überwachungssystem sorgt auch dafür, dass der Spielraum des emotionalen Erlebens möglichst erhalten bleibt und nicht an Systemgrenzen stösst. Dieses Überwachungssystem kann metaphorisch als «Gefühlsthermostat» bezeichnet werden (Horowitz, et al., 1996). Die hohen Korrelationen mit der «emotion coping scale» aus der CTI von Epstein und Meier (1989) sind theoriekonform und können als Zeichen interner Validität interpretiert werden.

Die weiteren Analysen mit dem EMOREG betreffen weitere Personengruppen, die von hoher klinischer Relevanz sind. Diesen Gruppen ist der folgende Teil dieser Arbeit gewidmet.

3 Es gibt Unterschiede in den theoretischen Konzeptionen. Diese betreffen vor allem die Funktion der Emotionsregulation in der Folge stressreicher Lebensereignisse.

6 Die Rolle der Emotionsregulation nach kritischen Lebensereignissen

6.1 Einleitung

Dieses und die folgenden Kapitel handeln von Gruppen und Menschen, die äusserst gravierende Einschnitte in ihrem Leben oder im Leben eines Angehörigen erfahren mussten. Diese Erfahrungen können einen Menschen prägen, sie können ein Teil der Identität werden, sie können aber auch geleugnet werden. Allgemein wird davon ausgegangen, dass kritische Lebensereignisse einen starken Einfluss auf das Wohlbefinden ausüben (Holmes & Rahe, 1967). Wie eingangs ausgeführt, wirken sich solche kritische Lebensereignisse besonders stark auf das emotionale Erleben aus. Oft ist das emotionale System durch den «Schock» so stark gestört, dass sich spezifische Symptome einstellen. Dazu gehören Hyperreagibilität oder das Gegenteil, emotionales «Einfrieren», panikartige Zustände, somatische Reaktionen oder das exzessive Vermeiden von allem, was mit dem Ereignis zusammenhängt. In der Folge geht es darum, das emotionale Erleben wieder zu «normalisieren». Der Fragebogen zur emotionalen Regulation soll darüber Aufschluss geben, wie betroffene Menschen mit ihren Emotionen umgehen; vor allem aber richtet sich das Forschungsinteresse darauf, ob die Art und Weise, wie Menschen habituell mit ihren Gefühlen umgehen, Einfluss auf die wahrgenommene Belastung hat. Es wird angenommen, dass die Art der Emotionsregulation eine kritische Grösse für die Entwicklung von psychischen Symptomen darstellt. Die weiteren Fragestellungen ergeben sich aus den spezifischen Untersuchungen.

Die erste Studie dieser Untersuchungsreihe handelt von Menschen, die eine Querschnittlähmung erlitten haben.

6.2 Die bleibende Verletzung des Rückenmarks: Querschnittlähmung

> Eine Querschnittlähmung kann definiert werden als eine Schädigung des Rückenmarks und/oder der im Wirbelkanal verlaufenden Nervenwurzeln, resultierend aus einer Kontinuitätsunterbrechung der aufsteigenden und absteigenden Nervenbahnen. (Buck & Beckers, 1993, p. 7)

Die Folgen einer Lähmung sind motorische Ausfälle, d. h. eine Lähmung und ein Ausfall sensibler Qualitäten unterhalb des Läsionsniveaus. Die Sensibilitätsstörung hat zur Folge, dass Berührung, Schmerz, Kälte und Wärme nicht mehr empfunden werden und Informationen über Haltung und Bewegung fehlen. Hinzu kommen vegetative Störungen wie ernsthafte Störungen der Blasen- und Darmfunktion, der sexuellen Funktionen, der Zirkulationsregulation, der Atmung, dem Gefässtonus und der Thermoregulation. Im Gegensatz zu einer kompletten Querschnittlähmung, bei welcher sämtliche Nervenimpulse vom Gehirn zur Peripherie als auch umgekehrt unterbrochen sind, bleiben bei einer inkompletten Lähmung Teile der Leitungsfunktion des Rückenmarks intakt, wobei Variationen von nahezu keinem bis zu fast völligem Ausfall möglich sind (Buck & Beckers, 1993).

6.2.1 Psychologische Überlegungen

Allein die Vorstellung, man könnte nach einem Unfall oder infolge einer Erkrankung für das übrige Leben gelähmt sein, ist für die meisten Menschen quälend und kaum erträglich. Die sichtbare Stigmatisierung von Gelähmten grenzt aus und hat für die Betroffenen oft schlimme soziale Folgen. Der Gedanke: «Dann lieber tot sein, als ein solches Leben führen,» ist, wenn auch selten offen geäussert, in vielen Menschen präsent und drückt sich in Begegnungen mit gelähmten Menschen aus. Manchmal wird diese Haltung auch überkompensiert und drückt sich in entsprechend unspontanen Äusserungen aus. Abgesehen von der sozialen Seite stellt die Anpassung an ein Leben mit eingeschränkter Bewegungsfreiheit und anderen physiologisch bedingten Komplikationen enorme Anforderungen, die zu meistern nahezu heroischer Anstrengungen bedarf.

Kognitive und emotionale Prozesse spielen bei der Neuanpassung an die durch die erlittene Lähmung veränderte Situation eine zentrale Rolle (Janoff-

Bulman, 1991). Um die Worte eines zuvor sportlich sehr aktiven Direktbetroffenen zu verwenden:

> Früher hatte mein Körper zu machen, was ich wollte. Heute will er etwas von mir, fordert er von mir eine grosse psychische Leistung. (zitiert nach Aellig, 2000)

Es ist auch bekannt, dass Menschen an diesen Anforderungen zerbrechen, sich suizidieren oder psychisch erkranken (De Vivo, Black, Richards & Stover, 1991). De Vivo und Mitarbeiter (1991) kommen zum Schluss, dass der Suizid die häufigste Todesursache für Personen mit kompletter Paraplegie darstellt. Nach Geisler, Jousse, Wynne-Jones und Breithaupt (1983) stehen Suizide, Lebererkrankungen und Alkoholabusus als die häufigsten Todesursachen für Menschen mit kompletter Paraplegie fest. Nach Heinemann (1995) ist die Suizidrate von Paraplegikern etwa sechs Mal höher als in der Normalbevölkerung. Doch es gibt auch Befunde, die querschnittgelähmten Menschen die gleiche oder nur geringfügig kleinere Lebensqualität bescheinigen wie Nichtbetroffenen (Schultz & Decker, 1985; Rintala, Young, Hart, Clearman & Fuhrer, 1992).

Mögliche Folgen einer erlittenen Querschnittlähmung

Emotionale Störungen in der Population der querschnittgelähmten Menschen wurden vor allem hinsichtlich Depression untersucht (z. B. Beutler, Engle, Oro'-Beutler, Daldrup & Meredith, 1986; Heinemann, 1995; Kemp, Krause & Adkins, 1999; Kennedy, Lowe, Grey & Short, 1995). Die Prävalenzraten für das Auftreten von Depression bei querschnittgelähmten Personen werden mit etwa 20% angegeben (Scivoletto, Petrelli, DiLucente & Castellano, 1997; Hancock, Craig, Dickson, Chang & Martin, 1993; Judd, Brown & Burrows, 1991).

Es kann somit als erwiesen gelten, dass eine Querschnittlähmung grosse psychische Konsequenzen hat, nicht nur für Direktbetroffene selbst, sondern auch für deren engeres Umfeld (z. B. Anson, Atanwyck & Krause, 1993; De Vivo, Hawkins, Richards & Go, 1995; Elliott, Shewchuk & Richards, 1999; Kreuter, Sullivan, Dahlhöf & Siösteen, 1998; Rintala, Young, Hart & Fuhrer, 1994; Weitzenkamp, Gerart, Charliflue, Whiteneck & Sacic, 1997). Diese Auswirkungen sind einerseits durch die Belastungen bedingt, die beispielsweise durch Pflegeaufgaben erwachsen, oder auch durch die verletzungsbedingt eingeschränkten Sexualfunktionen. Ausgedrückte Frustration der Direktbetroffenen hat oft zur Folge, dass sich Angehörige zurückziehen, was dann wiederum bei den Direktbetroffenen die Frustration nur noch stärkt. Diese Reziprozität der Beziehungen kann zu einer Verschlimmerung der Symptomatik führen, wenn sie nicht unterbrochen wird. Andererseits gibt es auch Hinweise dafür, dass soziale Unterstützung nicht nur positive Auswirkungen hat, sondern beispielsweise auch die Schmerzsymptome erhöhen kann (Lane & Hobfoll, 1992; Weitzenkamp et al., 1997; Whalley Hammell, 1992).

Die Angaben zur Prävalenzrate für Depression bei querschnittgelähmten Menschen variieren in Abhängigkeit von Definition, Zeitpunkt der Messung und Art der Messmittel sehr stark. Prozentuale Angaben zum Vorkommen klinisch relevanter Anzeichen von Depression reichen von 15% bis zu 35% (Frank, Chaney & Clay, 1992; Fuhrer, Rintala, Hart, Clearman & Young, 1993; Kemp et al., 1999; Scivoletto et al., 1997). Eine majore Depression wurde in bis 15% aller querschnittgelähmten Menschen diagnostiziert (Elliott & Frank, 1996). Diese Angaben übersteigen bei weitem die erwartete Prävalenzrate von nicht-behinderten Menschen. Verschiedene amerikanische, australische und englische Studien fanden übereinstimmend bei etwa einem Drittel der querschnittgelähmten Menschen im Zeitraum der Rehabilitation und der ersten Lähmungsjahre Anzeichen einer schweren Depression. (z. B. Cairns, Adkins & Scott, 1996; Frank, Kashani, Wonderlich, Lising & Visot, 1985; Fullerton, Harvey, Klein & Howell, 1981; Judd, Stone, Webber, Brown & Burrows, 1989).

Starke Ängste wurden bei einem ähnlich großen Anteil der Betroffenen gefunden (Craig, Hancock & Dickson, 1994). Da querschnittverletzte Menschen meist auch Unfallopfer sind, müsste man erwarten, dass posttraumatische Störungen (PTSD) überzufällig häufig auftreten. Bryant & Harvey (1996) berichten, dass 31% der von ihnen untersuchten hospitalisierten Unfallopfer (keine Querschnittslähmungen) hohe PTSD-spezifische Symptombelastung aufwiesen. Ähnlich hohe Zahlen werden auch von Blanchard, Hickling, Buckley, Taylor, Vollmer und Loos (1996) oder Schnyder und Buddenberg (1996) berichtet. Eine frühere Untersuchung von Brom, Kleber und Hofman (1993) fand eine etwas geringere Prävalenz von posttraumatischen Belastungsstörungen (20%) in einer experimentellen Studie, welche auch therapeutische Massnahmen einschloss. Rapaport (1987) publizierte einen Fallbericht, in dem die Vielzahl der Symptome im Fall eines 35-jährigen Mannes mit Paraplegie mit der Diagnose PTSD in Verbindung gebracht wird. Alden (1992) diskutierte die Folgen einer Querschnittverletzung in der Terminologie von posttraumatischen Belastungsstörungen, welche emotionalen Schock, Desorientierung, Angst, Verleugnung, Depressionen, Intrusionen, Vermeidung und Hyperreagibilität einschliessen können. Dass Dysphorie und Irritabilität einhergehen mit dem

Erleiden einer Lähmung findet sich auch in Overholser, Schubert, Foliart und Frost (1993). Eine kontrollierte Untersuchung, welche die posttraumatische Belastung bei Verunfallten mit Querschnittlähmung empirisch erfasst, steht bis heute noch aus.

Psychische Störungen und Rehabilitation

Solche psychische Störungen beeinträchtigen die Lebensqualität der Betroffenen massiv und wirken sich negativ auf den Rehabilitationsverlauf aus: So zeigte sich, dass Rehabilitierte, welche unter depressiven Symptomen litten, gegenüber der Therapie negativer eingestellt waren (Bracken, Shepard & Webb, 1981), längere Zeit im Rehabilitationszentrum verbrachten, bei Austritt grössere Schwierigkeiten in der Selbstpflege zeigten und stärker zu Selbstvernachlässigung neigten (Malec & Neimeyer, 1983; MacLeod, 1988). Zudem gibt es Hinweise darauf (Lawson, 1978), dass das Ausmass der während der Rehabilitation erlebten Depressivität negativ mit unabhängigem Wohnen und Erwerbstätigkeit nach Austritt zusammenhängt.

Die Zunahme der Todesfälle durch Suizid, Alkoholprobleme und Selbstvernachlässigung zeitgleich mit dem Rückgang der Sterbefälle infolge lähmungsspezifischer Komplikationen im Laufe der vergangenen 50 Jahre muss als alarmierender Hinweis gewertet werden, dass auch ein Teil der schon länger querschnittgelähmten Personen unter grossen psychischen Nöten leidet (Geisler, Jousse, Wynne-Jones & Breithaupt, 1983; Hartkopp, Bronnum-Hansen, Seidenschnur & Biering-Sorensen, 1998). Nach Heinemann (1995) sind Drogen- und Alkoholmissbrauch häufig, je nach Schätzung zwischen 17 und 49%. Dies kann in der Folge zu einer erhöhten Risikobereitschaft führen. Es ist allerdings unklar, ob der Gebrauch von Betäubungsmitteln schon vor der Verletzung bestanden hatte oder in der Folge zur Schmerzbekämpfung eingesetzt wird. Heinemann (1995) schätzt, dass der Gebrauch von Betäubungsmitteln bei Querschnittgelähmten etwa doppelt so hoch ist wie in der vergleichbaren Normalbevölkerung.

6.2.2 Umgang mit Belastung

Die Frage, welche Faktoren die Belastung einerseits und die gelungene Anpassung anderseits bestimmen, ist jedoch bisher nur selten angegangen worden, wenn es auch erwähnenswerte Ausnahmen gibt (Elliott et al., 1999; Elliott et al., 1991; Kennedy, Frankel, Gardner & Nuseibeh, 1997; Kennedy et al., 1995).

Dennoch fehlt ein empirisch begründetes Modell, welches als Grundlage für präventives und therapeutisches Handeln gelten kann. So behelfen sich denn auch etliche Autoren einfach damit, dass sie bisherige und in der sonstigen Therapie bewährte Konzepte auf die Situation von Querschnittgelähmten einfach übertragen. Dass dies keine gute Heuristik ist, zeigen Befunde wie die von Janoff-Bulman und Wortman (1977), welche Selbstbeschuldigung oder die von (Hansen & Tate, 1984) welche Vermeidung als positiven Beitrag für die psychische und physische Gesundheit von Querschnittgelähmten sehen. Diese kontraintuitiven Ergebnisse können nur im Lichte eines Verständnisses für den schwierigen Adaptionsprozess richtig interpretiert werden und dürfen nicht ohne sozialen und psychologischen Kontext isoliert gesehen werden.

Neben einer grossen Anzahl lähmungsbedingter Beschwerden stellen die Anforderungen an die veränderten Lebensumstände dauerhafte Stressoren dar, die im Sinne der gängigen Copingmodelle gesundheitliche Konsequenzen haben. Nach dem Stress-Coping Modell von Moos und Schaefer (1993) spielen dabei externe Ressourcen, also das Umfeld, sowie personale Ressourcen wichtige Moderatorfunktionen. Auch der Bewältigungsstil, wie üblicherweise mit Belastungen umgegangen wird, hat Auswirkungen auf die psychische und physische Gesundheit von Querschnittgelähmten.

Copingstrategien im Zusammenhang mit Para- oder Tetraplegie

Bewältigungsstrategien im Zusammenhang mit Querschnittlähmung wurden in der Vergangenheit im Verhältnis zur übrigen Literatur nur beschränkt untersucht. Gerade in letzter Zeit sind aber Arbeiten erschienen, welche die Verarbeitung einer Querschnittlähmung hinsichtlich verschiedener Bewältigungsstrategien untersuchten (Craig & Hancock, 1998; De Carvalho, Andrade, Tavares & De Freitas, 1998; Kennedy et al., 1997; King & Kennedy, 1999; Scivoletto et al., 1997). Wineman, Durand und Steiner (1994) untersuchten an Querschnittsgelähmten sowie an Patienten mit multipler Sklerose die Abhängigkeit des Umgangs mit Emotionen unter dem Aspekt der Unsicherheit gegenüber der Zukunft und fanden einen positiven Zusammenhang mit emotionszentriertem Coping, wenn der Krankheitsverlauf als unsicher und gefährlich eingestuft wurde. Wenn die Situation als Herausforderung betrachtet wurde, wurde mehr problemorientiert mit der Situation umgegangen. Es ergab sich jedoch kein Unterschied in den Strategien bezüglich des Wohlbefindens für die beiden unterschiedlichen Copingstrategien in den beiden Gruppen. Internale Kontrollüberzeugungen, nicht aber problemorientiertes Coping, wurden als günstig für die Rehabilitation querschnittsgelähmter Menschen betrachtet (Shadish & Hickman, 1981; Frank, Umlauf, Wonderlich, Askanazi, Buckelew & Elliott, 1987). Die Untersuchung von Hancock, Craig, Tennant und Chang (1993) – eine kontrollierte einjährige Längsschnittstudie – zeigte, dass querschnittgelähmte Personen gegenüber der Kontrollgruppe mehr externale Kontrollüberzeugungen und weniger Selbstwertgefühl aufwiesen, sich generell hilfloser fühlten und ihrem Leben fatalistischer gegenüberstanden als die Personen der Kontrollgruppe. Allerdings wies nur ein kleiner Teil der querschnittgelähmten Personen einen solchen maladaptiven Copingstil auf. Über den Verlauf der insgesamt drei Messzeitpunkte ergaben sich keine signifikanten Änderungen in den Kontrollüberzeugungen, weder in der Gruppe der Querschnittgelähmten, noch in der Kontrollgruppe. Eine nachfolgende Untersuchung (Craig, Hancock & Chang, 1994) bestätigte die Befunde. Ein auf maladaptive Kontrollüberzeugungen ausgerichtetes psychologisches Interventionsprogramm verbesserte jedoch das Befinden von Querschnittgelähmten (Craig & Hancock, 1998).

Offenbar entwickelt nur ein kleiner Teil der Betroffenen einen problematischen Bewältigungsstil (z. B. Whalley Hammell, 1992). Zusammenfassend lässt sich feststellen, dass die Ergebnisse zu Kontrollüberzeugungen einen von der Literatur (Rotter, 1966) erwarteten Zusammenhang mit Stressbelastung aufzeigten, die Kontrollüberzeugungen gleichzeitig aber in einer komplizierten Wechselwirkung mit anderen Bewältigungsstrategien stehen. Nach Folkman (1984) kann die Überzeugung, die Kontrolle in einer stressreichen Situation zu haben, auch die Belastung oder Bedrohung erhöhen, je nachdem, welche Bewältigungsmöglichkeiten jemandem zur Verfügung stehen. Kontrollerwartungen und Kontrollüberzeugungen sind demnach komplexere Variablen als gemeinhin angenommen wird. Das Ausüben oder Wahrnehmen von Kontrolle erhöht vor allem dann die Belastung, wenn es in Widerspruch steht mit anderen wichtigen Zielen, zum Beispiel dem Aufrechterhalten sozialer Beziehungen oder wenn es Ressourcen benötigt, die anderweitig dringender gebraucht würden. Diese Zielkonflikte sind es, die den Anpassungsprozess von Querschnittgelähmten besonders schwierig gestalten können.

Ausgehend von Janoff-Bulmans & Wortmans Untersuchung zur Schuldzuweisung (1977) wurde die Rolle von Schuld in einigen Arbeiten untersucht. Janoff-Bulman und Wortman (1977) folgerten, dass querschnittgelähmte Unfallopfer besser mit ihrem Schicksal zurechtkamen, wenn sie sich selbst als Verursacher betrachteten, während diejenigen, welche die Schuld bei anderen sahen, mehr Komplikationen in der Rehabilitation aufwiesen. Das Ergebnis wurde diskutiert als ein starkes Bedürfnis nach Bedeutung und Ordnung. Replikationen dieser

Studie gelang es jedoch nicht, diesen Befund zu stützen (Schulz & Decker, 1985; Nielson & MacDonald, 1988; Sholomoskas, Steil & Plummer, 1990). Heineman und Mitarbeitern (Heinemann, Bulka & Smetak, 1988) zur Folge wirkt sich die positive Bewertung des lähmungsauslösenden Ereignisses günstig auf die Rehabilitation aus. Die Zuweisung der Schuld am Geschehen kann sich allenfalls kurzfristig positiv im Sinne einer besseren Adaption auswirken, bleibt aber dennoch problematisch. Vermutlich ist es nicht die Schuldzuweisung als solche, die für den positiven Verlauf in der Studie von Janoff-Bulman und Wortman (1977) steht, sondern die ausgeübte und selbst wahrgenommene Kontrolle in der kritischen Situation. Wer sich selbst Schuld geben kann, der hat in dem Moment auch ein Gefühl der Kontrolle, auch bezüglich vergangener Situationen. Diese Wahrnehmung internaler Kontrolle (Rotter, 1966) ist gesundheitsfördernd (Wallston & Wallston, 1978; Wallston, 1992); eine geringe Kontrollerfahrung ist auch ein Vulnerabilitätsfaktor für die Entwicklung von Angst (Chorpita & Barlow, 1998). Jedoch wurde richtigerweise festgestellt, dass Kontrollerfahrungen unterschiedliche Wirkung auf das Wohlbefinden ausüben, weil Kontrollerfahrungen auch unmittelbar das Bedrohungspotential erhöhen können (Folkman, 1984).

Buckelew, Baumstark, Frank und Hewett (1990) untersuchten querschnittsgelähmte Menschen hinsichtlich ihrer Bewältigungsstrategien. Diejenigen mit erhöhter Belastung waren geprägt durch mehr Wunschdenken und mehr Bedrohungsminimierung als Bewältigungsstrategie, sie waren emotional expressiver und wiesen sich selbst mehr Schuld zu. In einer Nachfolgeuntersuchung konnte der Zusammenhang von Selbst-Schuldzuweisung und Belastung allerdings nicht mehr nachgewiesen werden (Hanson, Buckelew, Hewett & O'Neal, 1993). Davis und Mitarbeiter (Davis, Lehman, Cohen Silver, Wortman & Ellagard, 1996) untersuchten den Zusammenhang von Selbst-Schuldzuweisung in einer Kohorte von querschnittgelähmten Personen durchschnittlich eine Woche nach dem Unfallereignis. Die Selbst-Schuldzuweisung wurde so interpretiert, dass die Betroffenen darunter wahrgenommene Möglichkeiten der Ereignisvermeidung verstehen und somit grössere Kontrolle erlangten. Dies könnte die widersprüchlichen Untersuchungsergebnisse zum Thema Schuldzuweisung erklären.

Soziale Ressourcen und soziales Umfeld

Das Erleiden einer Para- oder Tetraplegie stellt nicht nur für Betroffene, sondern auch für die erweiterte Familie ein schweres Problem dar; gleichzeitig dient gerade die eigene Familie oft auch als Ressource in der Rehabilitation. So haben McColl, Lei und Skinner (1995) gefunden, dass im Laufe eines Jahres eine Änderung der Unterstützung im Sinne von Alltagsbewältigung hin zu einer mehr emotionalen Unterstützung festzustellen war. Diese Veränderung der sozialen Unterstützung hat ganz offensichtlich auch Auswirkungen auf das Bewältigungsverhalten: Ein Vergleich von frisch querschnittverletzten Menschen mit einer Gruppe von Para- und Tetraplegikern vier bis sieben Jahre nach dem Ereignis zeigte, dass die Gruppe der länger Verletzten zwar funktional unabhängiger war, gleichzeitig gaben die länger verletzten gegenüber den frisch verletzten Direktbetroffenen geringere Zahlen von Personen an, die sie sozial unterstützten (Kennedy et al., 1995). Die Qualität der sozialen Unterstützung korrelierte negativ zu den meisten Symptommassen in beiden Gruppen; Akzeptanz als Bewältigungsvariable klärte den grössten Anteil an Varianz bezüglich der symptomatischen Belastung auf, wenn beide Gruppen kombiniert wurden. Bewältigungsverhalten und die Zugehörigkeit zu einer Gruppe zeigten sich als stärkere Prädiktoren bezüglich erlebter Belastung als die funktionale Unabhängigkeit und die Zufriedenheit in der Paar-Beziehung.

Steinglass, Temple, Lisman und Reiss (1982) kritisierten, dass in der Rehabilitation von querschnittgelähmten Personen oft zuwenig auf die Bedürfnisse der Familien geachtet würde und sich dieser Umstand oft in einer medizinischen Krise der Patienten äusserte. Hayes, Potter und Hardin (1995) fordern in diesem Zusammenhang die Zusammenarbeit von Rehabilitationszentren, Familienmitgliedern und Querschnittgelähmten in therapeutischen Gruppen, die auch nach Abschluss der Hospitalisierung weitergehen müsste. Boekamp, Overholser & Schubert (1996) folgern nach Durchsicht der relevanten Literatur, dass Konflikte mit der Familie wichtige Faktoren für das Auftreten oder Vermeiden von Depression bei Para- und Tetraplegikern darstellen.

Physisches Wohlbefinden und Lebenszufriedenheit hängen nach Rintala und Mitarbeitern (1994) stark mit der Zufriedenheit mit der erhaltenen sozialen Unterstützung zusammen. In diesem Zusammenhang dürften die Befunde von Feshbach (1986) und Lane und Hobfoll (1992) von Interesse sein, die im Zusammenhang mit Krankheitssymptomen, Ressourcen- und Selbstwertverlust eine erhöhte Bereitschaft zu Ärgerreaktionen postulieren. Ärgerreaktionen schrecken potentielle Helfer ab und vereiteln befriedigende soziale Beziehungen. Regulationsstrategien, welche den Umgang mit dem Ausdruck und Erleben von Ärger beeinflussen, kommen hier grosse Bedeutung zu. Empirische Studien zu Familienkonflikten oder spezifische Daten zur Familie als Ressource für eine erfolgreiche Rehabilitation sind noch selten. Diese sind jedoch vor allem im Zusammenhang mit den Bewältigungsstrategien der Betroffenen wichtig, weil soziale Unterstützung und Copingverhalten in einer engen Wechselwirkung zueinander stehen (Elliott et al., 1999; Feigin, 1998; Lude, Lude-Siegrist, Znoj, Siegenthaler & Lanser, 1999; Turk et al., 1992).

Spezifisches Bewältigen

Die erfolgreiche Bewältigung von Querschnittlähmung ist offensichtlich mit den bisher meist angewandten Instrumenten nur unvollständig zu erfassen. Wineman et al. (1994) verglichen die Faktor-Struktur des Ways of Coping an $N = 655$ Gemeindemitgliedern, die an multipler Sklerose litten oder querschnittgelähmt waren. Dabei konnte die ursprüngliche Faktorenstruktur des Instrumentes nicht repliziert werden. Drei neue Copingfaktoren wurden beschrieben: Kognitives Reframing, emotionale Erleichterung und direkte Hilfe. Die Autoren argumentieren, dass je nach Bedingungen die Bewältigungsstrategien völlig unterschiedlich sein müssten und auch für spezifische Gruppen unterschiedliche Bedeutung annehmen würden.

Zusammengefasst gilt auch heute noch, was Judd und Brown (1992) beklagen:

> The psychological consequences and means of measuring adaption to the disabilities and handicap of acute traumatic spinal cord injury are poorly understood. (p. 173)

Einschneidende Lebensereignisse wie das Erleiden einer Lähmung stellen an die Bewältigungs-Ressourcen einer Person grosse Anforderungen. In diesem Zusammenhang soll auf das «Deviation Amplification Model» von Aldwin, Sutton und Lachman (1996) hingewiesen werden. Aldwin et al. (1996) postulieren, dass in solchen Perioden die Bewältigungsstrategien einer Person besonders grosse Auswirkungen auf das Wohlbefinden haben. Viele vom Schicksal hart gezeichnete Menschen berichten denn auch, dass sie vom Ereignis profitiert hätten, dass sie persönlich gewachsen seien. Das Bedürfnis, einem so nachhaltigen Ereignis Bedeutung zuzuschreiben und berichtetes persönliches Wachstum könnte ein wichtiger Prädiktor für den Verlauf der Rehabilitation und Gesundheit sein.

6.2.3 Die Rolle der Emotionsregulation im Adaptionsprozess

Die Prävalenzzahlen von Depression, erfolgten Suiziden und den häufig zu beobachtenden medizinischen Komplikationen legen nahe, dass der Emotionsregulation eine wichtige Rolle im Verlauf der Anpassung an eine Querschnittlähmung zukommt. Ein Teil der medizinischen Komplikationen ist auf einen nachlässigen Umgang mit den nunmehr sensorisch abgeschnittenen Körperteilen zurückzuführen. So kommen Brüche der gelähmten Glieder vor, aber auch Druckstellen, Dekubitus und andere Erkrankungen gehen oft auf einen nachlässigen Umgang mit bekannten Risiken zurück. In der medizinischen Rehabilitation werden die psychologischen Gründe für solches nachlässiges Verhalten selten thematisiert; die Interpretation, dass es sich dabei um eine Ablehnung des eigenen Zustandes handelt, um eine «Ich fühle nichts, also kümmere ich mich nicht darum»-Haltung, liegt nahe. Diese Einstellung allein auf eine fehlerhafte Emotionsregulation zurückzuführen macht wenig Sinn. Vielmehr ist ein solches Verhalten bedingt durch mehrere Faktoren, beispielsweise auf eine allgemeine Lebenseinstellung, auf subjektive Normen, auf mangelnde Kompetenzerwartungen und auf eine fehlerhafte Intentionsbildung[1] (De Vries, Dijkstra & Kuhlman, 1988). Solche Verhaltensmodelle wurden im Rahmen gesundheitspolitischer Überlegungen angestellt (für eine Übersicht Schwarzer, 1996) und haben sich in diesem Rahmen auch bewährt, beispielsweise zur Vorhersage von Rückfallverhalten in Programmen zur Prävention des Rauchens. Die Intentionsbildung unterliegt jedoch zweifelsfrei motivationalen Zuständen, die wiederum nicht unabhängig vom emotionalen Befinden sind (Kuhl, 1998). Das Zusammenspiel zwischen Motivation, Handlungsausführung und kognitiver Verarbeitungskapazität ist komplex und kann hier nicht ausgeführt werden. Es soll aber hier festgehalten werden, dass experimentelle Befunde existieren, welche einen Zusammenhang zwischen belastenden Emotionen und mangelnder Handlungskontrolle nahelegen (Sullivan & Conway, 1989). Dieser Zusammenhang lässt sich auch auf den Alltagsstress ausdehnen (Kuhl, 1998).

1 Dieser Ansatz geht auf die Arbeiten von Ajzen zurück. In der Theorie der Handlungsveranlassung (Ajzen & Fishbein, 1974) legte Ajzen den Grundstein zu Überlegungen, die in erweiterter Form in der Gesundheitspsychologie allgemein Verbreitung gefunden haben. Dabei geht es allgemein um den Zusammenhang zwischen Einstellung und Verhalten. In der «theory of planned behavior» (Ajzen (1985, 1988, 1991) wird dieser Ansatz revidiert. Die Revision betrifft vor allem das Verhältnis von Verhaltenskontrolle und der Intentionsbildung. In diesem Zusammenhang sind auch die Handlungskontrolltheorien von Kuhl (1982), Heckhausen (1980), sowie das Phasenmodell der Veränderung von Prochaska, Norcross und Clemente (1994) von zentraler Bedeutung.

Insbesondere findet Kuhl einen Zusammenhang zwischen Belastung im Alltag und Ausführungshemmung (Lageorientierung in der Handlungsplanung), sowie zwischen bedrohlich erlebter Belastung und Selbsthemmung und Grübeln (Lageorientierung bei Misserfolg).

Die Situation von querschnittgelähmten Personen ist geprägt von zusätzlichen Stressoren im Alltagsleben. Man denke nur an die vergleichsweise viel mühsamere Beschaffung von Arbeitsgeräten im Haushalt, an die eingeschränkte Bewegungsfreiheit im öffentlichen Verkehr und an die, durch die erzwungene Sitzhaltung, geringere Übersicht im Passantenverkehr, welche potentiell bedrohlichen Charakter annehmen kann, auf jeden Fall aber belastend ist. Ein querschnittgelähmter Mensch bedarf schon aussergewöhnlicher Fähigkeiten, um nicht dauernd einer negativen Stimmung anheimzufallen. Diese Bewältigungsfähigkeit ist tendenziell wohl eher nicht an spezifische Situationen gebunden, wie es das von Lazarus und Launier (1978) postulierte Situation × Coping-Stressmodell nahelegt, sondern situationsübergreifend. Die habituellen emotionalen Kontrollprozesse sind in diesem Zusammenhang bedeutender als Bewältigungsstrategien im engeren Sinn. Der Gebrauch adaptiver Emotionsregulationsstrategien im Umgang mit belastenden Emotionen hat in den bisherigen Untersuchungen stets einen Zusammenhang mit Wohlbefinden aufgewiesen. Im Gegensatz dazu haben sich in der Literatur zu Coping bei querschnittgelähmten Personen unterschiedliche und teilweise schwierig zu interpretierende Aussagen gesammelt. Wie die Debatte um die ursprüngliche Untersuchung von Janoff-Bulman und Wortman (1977) gezeigt hat, kommt es stark darauf an, in welchem Zusammenhang z. B. «Selbstbeschuldigen» vorkommt, um charakteristisch für einen guten oder schlechten Rehabilitationsverlauf zu sein.

Es ist anzunehmen, dass habituelle Regulationsstrategien weit weniger als Copingstrategien von solchen situativen Parametern moderiert werden. Es ist aber auch anzunehmen, dass querschnittgelähmte Personen, die problematische Emotionsregulationsstrategien anwenden, psychisch belasteter sind und auch grössere Prävalenzraten für psychische Störungen aufweisen, als allgemein erwartet werden muss.

Eine allgemeine Fragestellung kann demnach formuliert werden: Welchen Einfluss haben verschiedene Strategien, mit Gefühlen umzugehen, auf Faktoren der Belastung bei Para- und Tetraplegie und wieweit können Gefühlsregulationen von sonstigen Bewältigungsstrategien unterschieden werden? Es soll der Einfluss solcher Strategien auf das Wohlbefinden von querschnittgelähmten Personen untersucht werden, da im Verändern solcher Strategien ein therapeutischer Ansatz zur Verbesserung des Wohlbefindens gesehen wird.

Diese allgemeine Fragestellung leitete zu einem umfangreichen Projekt zur Situation querschnittgelähmter Menschen in der Schweiz, welches im Folgenden detaillierter dargestellt wird. Insbesondere sollen einzelne Faktoren der Belastung spezifiziert und mittels psychologischer Modelle die Möglichkeiten zur besseren Rehabilitation und Prävention geklärt werden.

6.3 Die Querschnittstudie an gelähmten Menschen in der Schweiz

6.3.1 Ausgangslage

Die übergeordnete Zielsetzung dieses Forschungsprojektes – die Untersuchung wurde ermöglicht und unterstützt vom Schweizerischen Nationalfonds – war es, Informationen über die psychologische und soziale Situation querschnittgelähmter Menschen und ihrer Angehörigen in der Schweiz zu gewinnen. Gesichertes diesbezügliches Wissen liegt für die zentraleuropäischen Länder kaum vor und Ergebnisse von Studien aus den Vereinigten Staaten, Australien und Kanada dürften nur bedingt auf hiesige Verhältnisse übertragbar sein.

Der Untersuchung wurden, abgeleitet aus dem skizzierten Stand der psychologischen Forschung und den dargestellten Überlegungen, folgende Ziele zu Grunde gelegt:

Das psychische Befinden querschnittgelähmter Menschen, ihrer Angehörigen und nächsten Bezugspersonen sollte möglichst differenziert und ausgewogen aus der Sicht der Betroffenen beschrieben werden. Einerseits sollte die bisher vorwiegend auf depressive Symptome gerichtete Perspektive erweitert werden, andererseits interessierte vor allem, in welchem Masse und in welchen Lebensbereichen Betroffene sich wohl fühlen und in welchem Ausmass sie in ihrer schweren Situation positive Aspekte wahrnehmen können.

Als weiterer Schwerpunkt sollten wichtige Faktoren bei der Bewältigung einer Querschnittlähmung identifiziert werden. Die Verarbeitung einer Querschnittlähmung und ihrer Folgen fällt den Betroffenen in unterschiedlichem Masse schwer. Dabei sollten vor allem die Rolle der körperlichen Beeinträchtigung, die Rolle bestimmter Personen- und Umgebungsmerkmale, sowie die Bewältigungsstrategien der Direktbetroffenen und deren Angehörigen untersucht werden.

6.3.2 Datenerhebung

Mit Unterstützung der grössten Selbsthilfeorganisation der Schweiz, der Schweizer Paraplegiker-Vereinigung wurde an zufällig ausgewählte Personen ein umfangreiches Fragebogenpaket verschickt. Von den erhaltenen Antworten konnten $N = 264$ Fragebögen ausgewertet werden, was knapp einem Viertel der angeschriebenen Adressen entspricht. Die Antwortenden setzten sich aus $N = 110$ (42%) Frauen und $N = 154$ (58%) Männer zusammen. Dies entspricht etwa der erwarteten Geschlechterzusammensetzung. Aus Datenschutzgründen war es nicht möglich, mittels Erinnerungsschreiben die Rücklaufquote zu erhöhen.

6.3.3 Alter, Lähmungsdauer, -ursache und -grad, Zivilstand

Das Durchschnittsalter zum Zeitpunkt der Befragung lag bei $M = 46$ Jahren ($SD = 14$). Für das Alter bei Lähmungseintritt findet sich die bekannte Verteilung mit dem markantesten Gipfel zwischen 15 und 25 Jahren, einem zweiten zwischen 35 und 40 Jahren und einem dritten zwischen 60 und 65 Jahren. Der Lähmungseintritt lag durchschnittlich $M = 14.6$ Jahre zurück, wobei die Spannweite ($SD = 11.8$ Jahre) von vier Monaten bis zu 60 Jahren reicht. 22% der Befragten waren zum Zeitpunkt der Befragung weniger als 5 Jahre gelähmt, 46% seit 10 Jahren oder weniger. Para- und Tetraplegiker teilten sich in 69% und 31%. Komplette und inkomplette Querschnittlähmungen kamen gleich häufig vor. Bei 76% galt als Lähmungsursache ein Unfall, bei 18% eine Krankheit, bei 4% war die Lähmung iatrogen (durch ärztlichen Eingriff) bedingt und 2% waren seit ihrer Geburt gelähmt. 54% der Teilnehmenden waren verheiratet oder wieder verheiratet, 31% ledig, 13% waren getrennt oder geschieden, 2% verwitwet. 63% lebten in einer festen Partnerschaft. Davon wurden 53% vor und 47% nach der Lähmung eingegangen. 56% der Befragten hatten Kinder.

Die demographischen Angaben stimmen gut mit denen von Stirnimann, Cavigelli, Erni und Dietz (1998) überein, die die soziale Integration querschnittgelähmter Personen an einer anderen Stichprobe in der Schweiz untersuchten.

Wohnsituation

Die Mehrzahl der Befragten (59%) wohnten mit dem oder der Partnerin oder Partner und/oder den Kindern zusammen, 27% wohnten alleine, 9% lebten bei den Eltern bzw. einem Elternteil, 3% in einer Wohngemeinschaft und 2% gaben eine institutionelle Wohnform (Wohngruppe oder Wohnheim) an. Von den komplett gelähmten Teilnehmern lebten 60% in einer optimal rollstuhlgängigen Wohnung, 37% lebten in einer beschränkt rollstuhlgängigen Wohnung. Nur 3% gaben an, in einer absolut nicht rollstuhlgängigen Wohnung zu leben.

Ausbildung, Beruf und Erwerbstätigkeit

In der Stichprobe verfügten 71% über einen Lehrabschluss und/oder den Abschluss einer höheren Fachschule. Bei 10% beschränkte sich die Schul- und Berufsbildung auf die obligatorische Schulzeit, gefolgt von einer Anlehre. Ebenso viele gaben als höchsten erreichten Abschluss die Matura oder das Lehrerpatent an, 9% verfügen über einen Hochschul- oder Universitätsabschluss. Die meisten der Teilnehmer (83%) waren zum Zeitpunkt der Lähmung berufstätig. Davon nahmen 48% denselben Beruf wieder auf, 39% wechselten den Beruf und 12% traten frühzeitig aus dem Erwerbsleben zurück. Der durchschnittliche Beschäftigungsgrad aller Erwerbstätigen lag bei 56% ($SD = 25\%$).

Zufriedenheit und Ausmass der erlebten Behinderung je nach Lebensbereich

Die allgemeine Lebenszufriedenheit hing mit der persönlich erlebten Behinderung eng zusammen. Sie kann als wichtiger Indikator für die subjektive Lebensqualität gelten. Die Frage nach der allgemeinen Lebenszufriedenheit beantworteten 82% der Befragten mit positiv bis sehr positiv. Allerdings waren 18% der Befragten mit ihrem Leben nicht oder nur wenig bis mässig zufrieden. Am zufriedensten waren die Befragten mit der Wohnsituation sowie Partnerschaft und dem Familienleben. Auch mit den Lebensbereichen Freizeit und den sozialen Kontakten waren die befragten Personen im Mittel zufrieden. In den Bereichen Beruf, Gesundheit und Sexualität wurde die Behinderung am meisten wahrgenommen.

Partnerschaft und Familie und andere Personen als wichtige Ressource

Das Zuhause – die Partnerschaft, die Familie und die eigene Wohnumgebung – erlebten die meisten Befragten sehr positiv. Dort wurde die körperliche Beeinträchtigung als relativ wenig behindernd erfahren. Die grosse Bedeutung der Familie zeigte sich in den Antworten zur Frage nach der von einzelnen Personen und Berufsgruppen erfahrenen Unterstützung: Partnerinnen und Partner rangierten hoch auf der Liste der wichtigen Unterstützungspersonen. Kinder und Eltern wurden ebenfalls als sehr unterstützend eingestuft. Arbeitskolleginnen und Kollegen wurden ebenfalls als unterstützend erlebt; als weniger unterstützend wurden Seelsorger, andere Direktbetroffene, Geschwister oder Bekannte empfunden.

Berufliche Situation

In beruflicher Hinsicht fühlten sich die Teilnehmenden durch ihre körperliche Beeinträchtigung im Mittel relativ stark behindert. Auch die Zufriedenheit mit der beruflichen Situation war im Verhältnis zu anderen Lebensbereichen eher gering. Detaillierte Auswertungen ergaben, dass vor allem Arbeitslose und Bezüger von Erwerbsunfähigkeitsrenten mit ihrer beruflichen Situation am wenigsten zufrieden waren. Zwar war die Zufriedenheit auch bei den Hausfrauen oder Hausmännern, den pensionierten oder sich in Ausbildung befindenden Teilnehmern etwas geringer als bei den erwerbstätigen, doch war dieser Unterschied statistisch nicht bedeutsam.

Lähmungsspezifische Komplikationen

Die relativ geringe mittlere Zufriedenheit mit der eigenen Gesundheit stand in engem Zusammenhang mit lähmungsspezifischen Komplikationen. Durch Komplikationen stark bis sehr stark belastet waren 28% der Befragten. Weitere 24% gaben eine mässige Belastung an. Die Frage nach dem Vorliegen anderer aktueller schwerer gesundheitlicher Probleme beantworteten 46% positiv. Besonders häufig wurden Blasen- und Hautprobleme (Dekubitus) und Schlafstörungen genannt. Unter starken chronischen Schmerzen litten 32% der Teilnehmer. Stirnimann und Mitarbeiter (1998) gaben in ihrer Untersuchung ähnliche Prozentzahlen für das Vorliegen gesundheitlicher Komplikationen an.

6.3.4 Erlebte Belastung durch lähmungsspezifische Komplikationen

Zum Verständnis des folgenden Abschnittes sollte berücksichtigt werden, dass davon abgesehen wurde, den jeweiligen symptomatischen Beschwerden Ursachen zuzuordnen. Zum Beispiel ist lästiges Kribbeln – etwa in den Beinen – eine Belastung, unabhängig davon, ob das Kribbeln auf psycho-somatische oder rein somatische Bedingungen zurückgeführt werden kann (Tabelle 24).

Tabelle 24. Die im Mittel am häufigsten vorkommenden von insgesamt 90 Beschwerden

	Skala	M	SD
betäubtes oder kribbeliges Gefühl in Teilen Ihres Körpers	SOM	1.71	1.39
Schwächen in einzelnen Teilen des Körpers	SOM	1.71	1.38
Muskelschmerzen	SOM	1.70	1.31
Schmerzen in den unteren Teilen des Rückens	SOM	1.51	1.37
sich leicht ärgern oder schnell gereizt sein	FEIND	1.35	1.11
Schweregefühl in den Armen und Beinen	SOM	1.34	1.31
Sorgen oder brüten über gewisse Dinge	DEPR	1.34	1.11
Verminderung von sexuellen Interessen oder Freude	DEPR	1.29	1.33
Energieverlust oder Langsamkeit	DEPR	1.28	1.07
Schwierigkeiten beim Einschlafen oder Durchschlafen	ZUS	1.25	1.30
Unruhiger oder gestörter Schlaf	ZUS	1.25	1.29
Gefühl, alles sei eine Anstrengung	DEPR	1.20	1.15
Gefühl, gespannt oder innerlich erregt zu sein	ANGST	1.14	1.08
Vorstellung, dass etwas in ihrem Körper nicht in Ordnung	PSYCH	1.12	1.20
Wiederkehrende unangenehme Gefühle, die sie nicht loswerden können	ZWAN	1.12	1.10

Anmerkung: SCL-90R (Derogatis, 1977); Likert-Skala 0 (gar nicht) bis 4 (sehr stark)
SOM = Somatisierung; FEIND = Feindseligkeit; DEPR = Depression; ZUS = Zusatzitem; ANGST = Ängstlichkeit; PSYCH = Psychotizismus; ZWAN = Zwanghaftigkeit

In den 15 von insgesamt 90 abgefragten Beschwerden (SCL-90-R, Derogatis, 1977), durch welche sich die querschnittgelähmten Menschen im Mittel am stärksten belastet fühlten (Tabelle 24), finden sich zahlreiche lähmungstypische

Symptome. Diese trugen stark zur psychischen und körperlichen Gesamtbelastung bei. Personen mit einer inkompletten Lähmung gaben im Mittel eine höhere Belastung durch Komplikationen an. Sie litten insbesondere häufiger unter starken chronischen Schmerzen.

Die untersuchten Para- und Tetraplegiker litten durchwegs unter einer höheren Symptombelastung als eine Normstichprobe nicht-behinderter Personen. Insbesondere in den Bereichen «phobische Ängste», «Depression» und «Somatisierungsstörungen» sind die Werte der Para- und Tetraplegiker gegenüber einer Normstichprobe stark erhöht (Normstichprobe nach Franke, 1995). Nun litten lange nicht alle Befragten unter einer erhöhten Symptombelastung: Gut die Hälfte (52%) hatten absolut unauffällige Belastungswerte. Die andere Hälfte jedoch zeigte gegenüber der Vergleichsstichprobe aus der Allgemeinbevölkerung ein deutlich erhöhtes Missbefinden (20%) bzw. litt gar unter starker bis sehr starker körperlicher und psychischer Symptombelastung (28%).

Depressive Symptome

Ein ähnliches Bild ergab sich hinsichtlich des Vorliegens depressiver Symptomatik. Diese wurde mit dem «Beck Depression Inventory» (BDI, Beck, 1978) erfasst. Wiederum zeigten sich die meisten der Befragten (68%) bezüglich ihrer Grundstimmung als unauffällig. Eine milde bis mässige Ausprägung depressiver Symptome wiesen 17% auf, und 15% litten zum Zeitpunkt der Befragung (Punktprävalenz) unter einer schweren depressiven Symptomatik, die im Grunde genommen therapeutischer Behandlung bedürfte. Nach den Empfehlungen von Elliott und Frank (1996) sollte der BDI-Gesamtwert allerdings als Belastungsindex und nicht für Diagnosezwecke gebraucht werden. Der Gesamtwert des BDI betrug in dieser Untersuchung $M = 9.63$ ($SD = 7.43$).

Nach dem in der Literatur für Querschnittgelähmte gängigen cut-off Kriterium von einem BDI-Gesamtwert von 14 (King & Kennedy, 1999) zur Unterscheidung von depressiven von nicht-depressiven querschnittgelähmten Personen, litten 24% an einer depressiven Symptomatik. Damit entsprechen die Werte dieser Untersuchung den Depressionswerten, welche in der internationalen Literatur für Querschnittgelähmte angegeben werden.[2]

2 Rasche Ermüdbarkeit und Aktivitätseinschränkung aufgrund verminderten Antriebs gehören zu den Kernsymptomen (nach ICD-10, WHO) einer Depression. Diese letztgenannten Symptome treten bei einer Lähmung gehäuft auf; es ist unklar, ob es sich dabei um rein somatische, mit der Lähmung einhergehende Phänomene handelt. Diese Unklarheit ergibt sich aus der Definition der Depression selbst und kann nicht dem Erfassungsinstrument angelastet werden. Trotzdem stellt sich die Frage, wie man im

Ausmass der persönlich erlebten Behinderung

Das Befinden der Befragten war umso schlechter, je behinderter sie sich fühlten. Diese Aussage mag im ersten Moment banal klingen, sie weist aber auf einen wichtigen Sachverhalt hin: Entscheidend für das Wohlbefinden ist, wie die betroffene Person selbst ihre Situation erlebt, wie sie persönlich mit ihrer körperlichen Beeinträchtigung umgeht, wie sehr sie sich dadurch in ihrem Lebensalltag und ihren Lebensplänen behindert fühlt und nicht das Ausmass der objektiv feststellbaren Schädigung. Die Höhe der Lähmung steht nach der vorliegenden Studie in keinem Zusammenhang mit der erlebten psychischen Belastung, was nach anderen Befunden zu erwarten war (Elliott et al., 1991). Ein weiteres Ergebnis der Untersuchung verdeutlichte, dass sich besonders inkomplett gelähmte Personen belasteter fühlen. Vor allem litten inkomplett gelähmte Personen unter starken chronischen Schmerzen.

Stand der Verarbeitung des Lähmungsereignisses

Die Mehrheit der untersuchten Personen erlitt die Querschnittlähmung bei einem Unfall. Aber auch ohne Unfall ist der Moment, in dem eine Person ihre Lähmung wahrnimmt, ein traumatisches Ereignis. Querschnittgelähmte Menschen machten Erfahrungen, die ausserhalb des Erlebnishorizontes der meisten Menschen liegen. Selbst Personen, die im Allgemeinen ihre Emotionen gut zu regulieren verstehen, erleben im Zusammenhang mit dem Lähmungseintritt oder auch später oft Schwierigkeiten: Mit dem Lähmungseintritt zusammenhängende Gedanken oder Bilder können gegen den Willen des Betroffenen immer wiederkehren, im Wachzustand wie im Traum. Erlebnisse, die mit dem Lähmungsereignis zusammenhängen, können intensive Gefühle sowie körperliche Stress- bzw. Angstsymptome, wie z. B. Schweissausbrüche, Herzklopfen, Schwindel u. a. m. auslösen. Da solche Reaktionen und Erinnerungen beängstigend und schmerzhaft sein können, wird die Erinnerung an das Lähmungsereignis nach Möglichkeit vermieden. Durch das anhaltende Vermeiden kann es zu einer generellen Einschränkung oder Dämpfung des emotionalen Erlebens kommen, was auch mit einem Gefühl der Entfremdung von Personen verbunden sein kann. Anzeichen einer anhaltenden Übererregung wie Schlafstörungen, erhöhte Reizbarkeit, Schreckhaftigkeit und Konzentrationsstörungen sind ebenfalls bekannt (Kennedy et al., 1995; Schnyder & Buddenberg,

---

Zusammenhang mit einer Lähmung (oder sonstigen somatisch bedingten Erkrankung oder Behinderung) mit solchen Angaben umgeht.

1996; Taylor & Koch, 1995). Treten die beschriebenen Anzeichen über Jahre hinweg in ausgeprägtem Masse auf, schränken sie die Lebensqualität der betroffenen Person massiv ein.

Rund 10% der Teilnehmer dieser Untersuchung waren von solch starken traumabedingten Reaktionen betroffen. Die Befragten berichteten ein umso schlechteres Befinden, je stärker sie der Moment des Lähmungseintritts in der geschilderten Weise beschäftigte. Die entsprechende Korrelation betrug $r = .50$ ($p < .001$); dies deutet auf einen sehr starken Zusammenhang zwischen dieser Art der Verarbeitung und dem Erleben psychischer Beschwerden hin.

Schwierigkeiten in der Emotionsregulation

Die hier berichteten Ergebnisse werden an späterer Stelle ausführlich berichtet – hier geht es nur um eine allgemeine Übersicht.

Teilnehmer, die in bewegenden Situationen Schwierigkeiten hatten, ihre intensiven Gefühle zu regulieren, berichteten ein insgesamt deutlich schlechteres Befinden. Solche Schwierigkeiten können sich auf verschiedene Arten äussern. Manche Menschen mögen von heftigen Gefühlen überschwemmt werden; die Art des Erlebens oder des Ausdrucks von Gefühlen liegt in solchen Situationen weitgehend ausserhalb der Kontrolle der Betroffenen. Oft kommt es zu impulsiven Reaktionen. In etwas diskreterer Form kann sich die mangelnde Regulierbarkeit von Emotionen auch darin zeigen, dass unerwünschte Gedanken und Gefühle von selbst immer wieder auftauchen. In diesem Sinne schwer kontrollierbare Emotionen können den oder die Betroffene(n) ausserordentlich belasten, da sie laufende Aktivitäten oder Versuche, sich zu entspannen, stören und überlegte Problemlösungen erschweren. Auch Beziehungen können durch impulsive Emotionsausbrüche oder ständige gefühlsmässige und geistige Ablenkungen stark strapaziert werden. Und nicht zuletzt ist die fehlende Kontrolle über das emotionale Erleben und Verhalten für den Betroffenen selbst äusserst unangenehm und beängstigend. Querschnittgelähmte Personen, die auch in stark aufwühlenden Situationen ihre Gefühle in befriedigender Weise zu regulieren verstanden, berichteten insgesamt ein besseres Befinden.

6.4 Bewältigungsstrategien im Umgang mit Stress

6.4.1 Strategien im Umgang mit belastenden Ereignissen

Die meisten Menschen verfügen über eine Anzahl von Strategien im Umgang mit stressvollen Ereignissen. Zwei Arten von Bewältigungsstrategien standen mit dem Wohlbefinden der befragten Para- und Tetraplegiker in engem Zusammenhang: Eine situationsunabhängige starke Neigung zu vermeidendem Verhalten ging mit stärkerem Missbefinden einher. Darunter fallen Strategien wie geistiges Abschalten mit Hilfe von Substanzen wie Nikotin, Alkohol, Medikamenten oder durch Aktivitäten wie Tagträumen, Fernsehen oder extensives Schlafen. Die Auseinandersetzung mit der Bedeutung des Stressereignisses kann aber auch dadurch umgangen werden, dass die bedrohten persönlichen Ziele und Wünsche einfach (oft vorschnell) aufgegeben werden. Werden solche Strategien über längere Zeit eingesetzt, wirken sie sich negativ auf das Befinden der Betroffenen aus. Demgegenüber zeigten jene Befragten eine geringere psychische Belastung, denen es leichter fiel, sich stressreichen Ereignissen zu stellen oder sie als Möglichkeit zur persönlichen Weiterentwicklung anzusehen, bzw. sich auf positive Aspekte zu konzentrieren (siehe auch Wirth, 1999).

6.4.2 Qualität des Zusammenlebens und soziale Unterstützung

Die psychische Gesamtbelastung erwies sich als umso grösser, je problematischer die querschnittgelähmten Personen das Zusammenleben in ihrer Paarbeziehung oder ihrer Familie einschätzten (Siegenthaler, 1999). Unklarheiten darüber, was von wem erwartet werden kann und Schwierigkeiten, sich an neue Rollen anzupassen, sowie Verständigungsprobleme hingen besonders eng mit Missbefinden zusammen. Zudem war die psychische Belastung der Befragten besonders gross, die sich in den vergangenen zwei Monaten von anderen Menschen wenig unterstützt fühlten. Die Annahme ist plausibel, dass sowohl die Qualität des Zusammenlebens in der Partnerschaft und der Familie, als auch die insgesamt erfahrene Unterstützung das Wohlbefinden der Befragten beeinflussen. Aber auch das Umgekehrte ist denkbar: Starkes psychisches Missbefinden von Direktbetroffenen mag Schwierigkeiten im Zusammenleben mir anderen verstärken.

Die Belastung durch körperliche, psychische und soziale Dimensionen lässt sich graphisch illustrieren. Die Abbildung 11 verdeutlicht, welche Anteile die verschiedenen Verarbeitungsweisen auf die erlebte psychische Belastung haben.

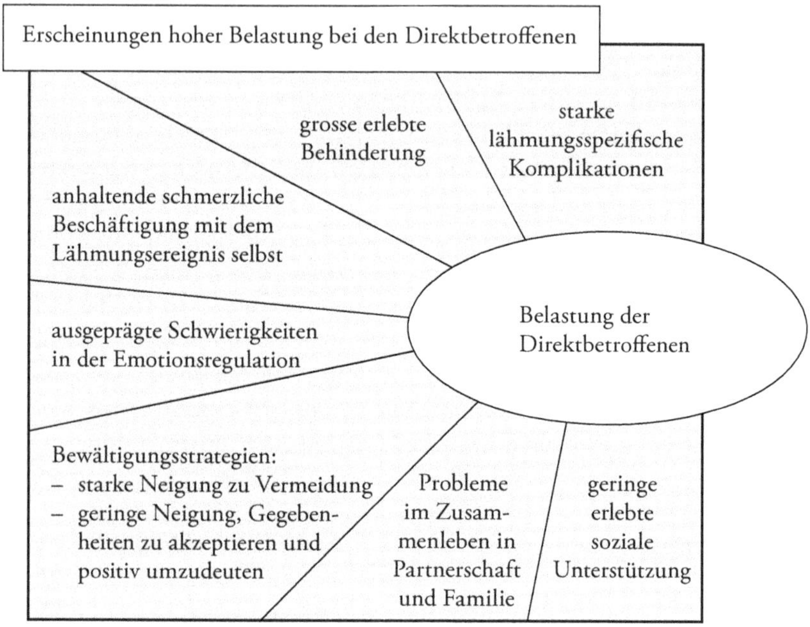

Abbildung 11. Körperliche, psychische und soziale Faktoren der Gesamtbelastung

Das Modell in Abbildung 11 erklärt zu einem hohen Anteil die in dieser Untersuchung erhobene Belastung. Über 40% der erklärten Varianz ging zurück auf lähmungsbedingte Komplikationen, sowie weitere 10% auf die erlebte Behinderung. Zusätzlich zu lähmungsbedingten Komplikationen und erlebter Behinderung erklärten psychologische Faktoren wie intrusive Gedanken und Gefühle, adaptive und maladaptive Arten der Emotionsregulation sowie Substanzmissbrauch 9% der erklärten Varianz.

Diese Übersicht zur Belastung querschnittgelähmter Menschen in der Schweiz wird in den folgenden Kapiteln bezüglich der Rolle der Emotionsregulation weiter ausgeführt. Dabei wird nicht auf alle detaillierten Ergebnisse eingegangen. Diese finden sich in den Arbeiten von Aellig (2000), Lanser (2000), Sätteli (2000), Siegenthaler (1999) und Wirth (1999). In diesen Arbeiten werden verschiedene Fragestellungen zur psychischen Belastung bei Querschnittgelähmten geprüft und sie basieren auf demselben Datensatz, der auch dem Schweizerischen Informations- und Daten-Archivdienst für die Sozialwissenschaften (SIDOS) zur Verfügung gestellt wurde.

In den folgenden Kapiteln geht es allein um die Rolle der Emotionsregulation, wie sie im EMOREG operationalisiert wurde. Dabei soll untersucht werden a) ob und in welchem Ausmass die verschiedenen Strategien der Emotionsregulation als Moderatorvariable für Belastung gesehen werden können und b) ob sich Querschnittgelähmte im Gebrauch dieser Strategien von einer Normalpopulation unterscheiden.

7 Emotionsregulation bei Rückgratverletzung

7.1 Einleitung und Fragestellung

Die vorangegangen Ausführungen stellten die besondere Situation dar, die eine bleibende Rückgratverletzung verursacht. Dabei wurde nur rudimentär auf die spezifischen Probleme und Aufgaben eingegangen, die sich diesen Menschen stellen. Dieses Kapitel vertieft den Aspekt der Emotionsregulation, wie sie im EMOREG operationalisiert ist. Die folgenden Ausführungen können der Situation und dem Befinden der Betroffenen nicht gerecht werden, weil es nur um einen kleinen Aspekt der gesamten Anpassung an die veränderten Lebensumstände geht. Im Gespräch mit Betroffenen bin ich aber zur Überzeugung gekommen, dass der Emotionsregulation eine wichtige Bedeutung in der Rehabilitation zukommt. In der Medizin wird im Zusammenhang mit dem Umgang mit dem eigenen Befinden und den Versuchen, das eigene Befinden zu verbessern, oft (geringschätzig) auch von palliativen Bewältigungsversuchen gesprochen. Dabei wird diesen palliativen Anstrengungen etwa die gleiche (geringe) Bedeutung zugemessen, wie dem guten Zureden der Krankenschwester, wenn sie den Patienten vertröstet oder kommende Linderung verspricht. Die ursächliche Verbesserung des Befindens wird von palliativen Massnahmen abgegrenzt und steht damit in ungleich höherem Ansehen, auch wenn im Fall der Querschnittlähmung eine solche ursächliche Heilung immer noch in ferner Zukunft liegt, trotz enormer Fortschritte im Verständnis des Nervenwachstums im Spinalkanal (GrandPre, Nakamura, Vartanian & Strittmatter, 2000; Ramer, Priestley & MacMahon, 2000; Schwab & Brosamle, 1997). Dessen ungeachtet stellt sich den Betroffenen das Problem, trotz der vielen Frustrationen, ein relatives Wohlbefinden aufrechtzuerhalten.

Nach den Ergebnissen mit der ursprünglichen Fassung des Fragebogens zur Emotionsregulation (Znoj & Grawe, 2000) erwartete ich, dass die Querschnittgelähmten gut mit ihren Emotionen umgehen können, gerade weil sie durch die Situation gezwungen wurden, langfristig adaptive Wege zu suchen, mit negativen Gefühlen umzugehen. Auch wenn ein grosser Teil der Querschnittgelähmten psychische Probleme erlebt, so empfindet doch die Mehrheit ein relativ ausgeglichenes Wohlbefinden. Ja, es gibt sogar einzelne Personen, die der Querschnittlähmung positive Seiten abgewinnen können (siehe auch Tedeschi & Calhoun, 1995).

Zur Prüfung dieser Hypothese – Querschnittgelähmte verwenden zur Regulierung ihrer Gefühle mehr adaptive Strategien als Nichtbehinderte – wurde die gleiche Normalstichprobe herangezogen, die zur Entwicklung des EMOREG untersucht wurde und mit der Gruppe der Querschnittgelähmten verglichen.

7.1.1 Methode

Analyse des EMOREG

Die in den vorangegangenen Untersuchungen entwickelten Skalen des EMOREG-24 wurden auch in der Gruppe der Querschnittgelähmten einer kritischen Analyse unterzogen. Eine Überprüfung der Reliabilität ergab mit der Normalstichprobe vergleichbare Werte; für die gelungene Emotionsregulation ergab sich eine interne Konsistenz von $\alpha = .81$; für Ausdruck $\alpha = .60$; für Vermeiden $\alpha = .66$; sowie für Verzerren $\alpha = .64$. Zusammen bildeten Vermeiden und Verzerren die maladaptive Emotionsregulationsskala mit interner Konsistenz von $\alpha = .75$. Damit zeigte sich der EMOREG auch in dieser Gruppe als reliables Instrument. Die Faktorenstruktur (Kriterium der Anzahl Faktoren = Eigenwert > 1; Varimax-Rotation) war praktisch identisch mit den Ergebnissen der Berechnungen aus den früheren Untersuchungen und wird daher hier nicht ausführlich beschrieben.

7.1.2 Vergleich der Skalenmittelwerte der querschnittgelähmten Personen mit einer Stichprobe nicht gehbehinderter Personen

Die Skalenmittelwerte und Standardabweichungen liegen für die gelungene Emotionsregulation im Mittel sehr hoch. Im Vergleich zu der Normalbevölkerung ist der Skalenwert um einen halben Punkt auf der sechs-stufigen Skala erhöht, was statistisch hochsignifikant ist und auch absolut gesehen relevant ist.

In Tabelle 25 sind die Werte beider Stichproben aufgelistet.

Ein fast ebenso hoher Unterschied ergab sich für Verzerren als problematische Emotionsregulation, während in den übrigen Skalen (Ausdruck und

Tabelle 25. Mittelwertsvergleich der Stichprobe der querschnittgelähmten Personen und der Stichprobe aus der Normalbevölkerung

	M_q	SD_q	N_q	M_n	SD_n	N_n	t-test
Adaptive Emotionsregulation	4.40	.81	264	3.87	.80	824	9.23***
Ausdruck	3.97	1.18	264	4.11	1.08	823	1.81
Vermeiden	3.04	.99	264	2.92	.86	824	1.64[a]
Verzerren	2.75	1.01	264	3.18	.93	823	6.46***

Anmerkungen: [a] t-test für Varianzinhomogenität; *** $p < .0001$
$_q$ steht für die Stichprobe der Querschnittgelähmten, $_n$ für die Normalstichprobe.

Vermeiden) kein signifikanter Unterschied festzustellen war. Als Ergebnis dieses Vergleiches steht fest, dass die Gruppe der querschnittgelähmten Personen im Mittel mehr adaptive Regulationsstrategien anwendet oder zumindest berichtet, solche anzuwenden, als die Vergleichsgruppe von nicht behinderten Personen. Es ergaben sich keine Unterschiede in Emotionsregulationsformen, bei denen der Vermeidungsaspekt im Vordergrund steht und es ergaben sich auch keine Unterschiede in der Skala der Emotionsregulation durch verbales Mitteilen. Dagegen gaben die untersuchten querschnittgelähmten Personen an, die Realität weniger zu verzerren, wenn sie überwältigenden Gefühlen ausgesetzt sind. Auch hier war der Unterschied statistisch hoch signifikant und praktisch bedeutsam, betrug doch auch hier der Unterschied etwa einen halben Skalenwert.

Interpretation des Mittelwertsunterschieds zwischen querschnittgelähmten und nicht gehbehinderten Personen

Die gefundenen Mittelwertsunterschiede passen gut in die Theorie der emotionalen Kontrollprozesse: Menschen, die eine Querschnittlähmung erleiden, sind gezwungen, adaptive Strategien der Emotionsregulation zu gebrauchen, wenn sie langfristig psychischen Symptomen und chronischem Leiden entkommen wollen. Trotzdem mag das überaus deutliche Ergebnis erstaunen. Wie aus den vorangegangenen Ausführungen bekannt, ist ein grosser Teil der Querschnittgelähmten psychisch hoch belastet, je nach eingesetztem Kriterium muss rund einem Viertel aller Befragten eine milde bis schwere Depression attestiert werden; dazu beklagen viele Betroffene auch chronische Schmerzen und medizinische Komplikationen. Das Ergebnis ist auch deshalb erstaunlich, weil Verzerrung als Emotionsregulation hoch mit depressiver Befindlichkeit assoziiert ist. Dennoch ist das Ergebnis nicht unerwartet: Im Sinne der Vaillant'schen These der lebenslangen Entwicklung (Vaillant, 1993) können gerade kritische Lebensereignisse in der psychischen Organisation adaptive Umstellungen bewirken – Umstellungen, die von den Betroffenen auch durchaus positiv erlebt werden können, weshalb denn auch oft von persönlichem Wachstum nach kritischen Lebensereignissen gesprochen wird (Tedeschi & Calhoun, 1995; Park, Cohen & Murch, 1997; Znoj, 1999; Znoj, 2006).

Dieses Ergebnis muss aber auch verglichen werden mit Skalenwerten von Therapiepatienten, welche durch mehr maladaptive und weniger adaptive Regulation verglichen mit der Normalbevölkerung charakterisiert sind. Hier wird der Unterschied noch deutlicher, obwohl auch die querschnittgelähmten Personen psychisch sehr belastet sind und in den Symptomen eher mit Therapiepatienten als mit Menschen aus der Normalbevölkerung verglichen werden sollten.[1]

Mit diesem Ergebnis ist die Ausgangslage dafür geschaffen, mit einer gezielteren Hypothese und Fragestellung den Einfluss der verschiedenen Emotionsregulationsformen hinsichtlich des Wohlbefindens und der Belastung bei querschnittgelähmten Menschen zu untersuchen. Dabei soll auch die Frage geprüft werden, ob und inwieweit die Formen der Emotionsregulation hinsichtlich der Befindlichkeitsmasse bessere Prädiktoren darstellen als bekannte Copingstrategien.

7.2 Was macht die (emotionale) Belastung einer Querschnittlähmung aus?

Auch wenn, wie gerade festgestellt, die adaptiven Emotionsregulationen bei Querschnittgelähmten überdurchschnittlich stark ausgeprägt sind, so bleibt doch als Frage offen, wieweit individuelle Unterschiede im Gebrauch dieser Strategien das Befinden in dieser Population bestimmen. Die Spannweite

1 Allerdings kommen auch in der sogenannten Normalbevölkerung relativ viele psychische Störungen vor, wie es epidemiologische Studien immer wieder verdeutlichen (z. B. Wittchen, Nelson & Lachner, 1998).

von möglichen Emotionsregulationen reicht von offener Verleugnung bis zu subtilen Formen der Aufmerksamkeitssteuerung, Rationalisierungen, nachträglichem Wiedergutmachen, sozialen Vergleichen oder dem Vermeiden von erwünschten Handlungen, um innere Spannungen zu lösen. Andere Strategien oder Formen beinhalten Tagträume, Humor, scherzhaftes Umgehen mit anderen oder Ablenkungsmanöver. Die Verzerrung der Wahrnehmung ist wohl unbestritten langfristig problematisch; so sind auch Erinnerungsverzerrungen und andere kognitive Vermeidungsstrategien problematisch und allenfalls kurzfristig nützliche Wege, mit belastenden Emotionen umzugehen. Die bereits mehrmals erwähnte Unterscheidung im EMOREG zwischen adaptiven und maladaptiven Strategien versucht, diese Problematik zu operationalisieren. Bei der Emotionsregulation können wohl die Verbindungen zwischen den Prozess-Komponenten der Emotionssysteme eine kritische Rolle spielen (Kring & Bacharowsky, 1999). Dabei spielt wohl die motivationale Komponente die Hauptrolle bei der Unterscheidung zwischen adaptiven und maladaptiven Formen der Emotionsregulation. Wenn das Vermeidungssystem hauptsächlich oder ausschliesslich angesprochen wird, so resultieren daraus langfristig maladaptive Konsequenzen, wenn das Annäherungssystem angesprochen wird, so sind zumindest theoretisch sowohl adaptive wie maladaptive Lösungen möglich. Auch wenn, wie schon früher erwähnt, gegen eine solche Differenzierung argumentiert werden kann (Zeidner & Saklovske, 1996), so gibt es doch eine Reihe von Befunden mit dem EMOREG, die eine solche Unterscheidung sinnvoll erscheinen lassen. Problematisch bei der Bezeichnung einer Emotionsregulation als adaptiv oder maladaptiv ist die mögliche Konfundierung mit unabhängigen Variablen wie dem Befinden oder der (kulturabhängigen) Annahme eines «angepassten» Zustandes oder Verhaltens. Nach Hayes et al. (1996) sind viele der bekannten psychologischen Symptome wie Angst oder Depression Ausdruck einer durch zuviel Vermeidung charakterisierten fehlgeschlagenen Emotionsregulation. Dagegen argumentieren Carver, Scheier und Pozo (1992), dass auch Vermeidungsverhalten adaptiv sein kann, wenn es darum geht, aus einer sonst ausweglosen Situation zu entkommen. Die empirischen Befunde sprechen allerdings dafür, dass mit Ausnahme von nachträglichem positiven Wiedereinschätzen und emotionaler sozialer Unterstützung die meisten emotionsfokussierenden Bewältigungsstrategien mit negativem Befinden assoziiert sind (Folkman & Lazarus, 1988) und mit erhöhtem Neurotizismus als Persönlichkeitsvariable einhergehen (Endler & Parker, 1990). Es ist bekannt, dass unter querschnittgelähmten Personen der Alkohol- und Drogenabusus häufig ist (z. B. Craig et al., 1990; Heinemann, 1995; Judd & Brown,

1992). Auch dieses Verhalten kann ohne Schwierigkeit den Versuchen, mit eigenen negativen Zuständen umzugehen, subsumiert werden.

Zustände der Verzweiflung können nach Leventhal und Scherer (1987) als Folge einer verhinderten Emotionsbildung gesehen werden; dabei ist bereits eine regulative Funktion angesprochen, die den Emotionen inhärent ist. Die Bildung einer Emotion ist dabei schon eine Bildung eines Bewusstseinszustandes, der einer Überflutung durch inkohärente Informationen (Bilder, Eindrücke, Kognitionen) entgegenwirkt und das entsprechende motivationale System anregt, Massnahmen zu ergreifen. Regulation von Emotion und Emotionsformation (-bildung) ist dabei nicht immer klar zu unterscheiden. Ich halte mich an die Definition von Lazarus und Launier (1978), welche die Emotionsregulation definieren als Mittel und Wege, Zustände extrem negativer Qualität zu verhindern oder zumindest zu lindern.[2] Es gibt Hinweise darauf, dass nach stressreichen Ereignissen Emotionen entweder über- oder unterreguliert werden (Horowitz, 1986). In extremen Fällen kann es gar zu einer völligen Affektisolierung kommen, im Fall der Überregulierung empfinden die Betroffenen keine gefühlsmässigen Regungen mehr und wirken von aussen starr und kalt (Lindemann, 1944). Es konnte verschiedentlich gezeigt werden, dass die Unfähigkeit, die eigenen Gefühle zu regulieren, zu psychologischen Problemen führen kann (Krause & Merten, 1996; Traue & Pennebaker, 1993; Ellgring, 1989). Laut Pennebaker (1995) ist eines der wichtigsten Elemente in der Verarbeitung kritischer Lebensereignisse, die eigene Emotionalität kognitiv zu begreifen und schliesslich auch in Worte fassen zu können, damit das Ereignis assimiliert werden kann. Pennebaker schliesst daraus, dass nicht nur die psychische, sondern auch die physische Gesundheit von solchen Bemühungen, die eigenen Gefühle zu regulieren, abhängt (Pennebaker, 1995).

2 Zumindest seit Schachter und Singers (1962) kognitiver Emotionstheorie, bei welcher Kognitionen auf Grund physiologischer Erregung die Emotion bestimmen, wird die Frage gestellt, ob querschnittgelähmte Personen dieselben oder gleich starke emotionale Gefühle erleben wie nicht querschnittgelähmte. Diese Frage kann nicht endgültig beantwortet werden, dazu gibt es eine Reihe nicht konklusiver Befunde (Bierbaumer & Schmidt, 1990; Lowe & Carroll, 1985; Overholser, Schubert, Foliart & Frost, 1993).

7.2.1 Medizinische Komplikationen

Medizinische Komplikationen können als Produkt eines maladaptiven Bewältigungsprozesses gesehen werden, wobei psychologische Symptome wie Depression oder Angstzustände auch als Ursache solcher Komplikationen gesehen werden können. Als weitere Konsequenz nehmen sich Betroffene als behindert wahr und ziehen sich in der Folge auch von potentiell unterstützenden Bezugspersonen zurück. Aus dieser Sicht können somatische Komplikationen wie Dekubitus, Blasenprobleme oder chronischer Schmerz auch als Somatisierungsstörungen betrachtet werden, die durch problematische Emotionsregulationsstrategien beeinflusst oder sogar verursacht werden. Problematische Versuche, die eigenen Emotionen zu beeinflussen, sind, wie oben ausgeführt, mit psychischer Belastung oder schlechter sozialer Wiedereingliederung assoziiert.

Die Rehabilitationseinrichtungen für Querschnittgelähmte konzentrieren ihre Bemühungen auf die bestmögliche Wiederherstellung der physischen Möglichkeiten. Dabei sind in jüngster Zeit enorme Fortschritte erzielt worden (z. B. Brown, Gordon & Ragnarsson, 1987). Moderne Rehabilitationszentren verwenden einen Grossteil der therapeutischen Einrichtungen, um die verbleibenden Funktionen optimal auszuschöpfen und zu trainieren, Verbände und Einrichtungen ermutigen die Rehabilitanden zu sportlichen Aktivitäten, auch aus dem Wissen heraus, dass gerade in dieser Population körperliche Aktivität den besten Schutz vor somatischen Komplikationen darstellt. Aktive Querschnittgelähmte erfreuen sich auch ausserhalb der eigenen Kreise grosser Popularität, was wiederum die soziale Integration erleichtern kann. Das Erleiden somatischer Komplikationen ist psychisch belastend. Somatische Komplikationen und psychische Belastung können in einen positiven Rückkoppelungskreis münden, der für Betroffene schwer zu durchbrechen ist.

Die skizzierten Möglichkeiten im Rehabilitationsprozess entsprechen dem «deviation-amplification-model» von Aldwin und Mitarbeitern (1996), welche ausgehend von solchen Überlegungen postulieren, dass schwere Lebenskrisen bestehende Bewältigungsmechanismen verstärken.

An dieser Stelle soll die postulierte Wirkung adaptiver und maladaptiver Formen der Emotionsregulation einsetzen. Individuelle Bewältigungsstrategien im Umgang mit intrusiven Vorstellungen und überwältigenden Gefühlszuständen können als Moderatoren für den Adaptionsprozess wirken. Psychische Belastung und psychische Symptome können als Ergebnis eines solchen lebenslangen Adaptionsprozesses gesehen werden. Daher erwarte ich, dass emotionale Regulationsprozesse zusätzlich zu den stressbedingten Symptomen und den somatischen Komplikationen, den subjektiv erlebten Behinderungsgefühlen und zusätzlich zu bereits bekannten Bewältigungsformen zur Depression beitragen.

Daneben nehme ich auch an, dass die verschiedenen Arten, mit Emotionen umzugehen, auch das subjektive Behinderungsgefühl beeinflussen und einen direkten Einfluss auf somatische Komplikationen ausüben. Dies sind jedoch keine gerichteten Annahmen und es bestehen auch keine begründeten Annahmen darüber, welche der im EMOREG unterschiedenen Regulationsstrategien den grössten Einfluss auf die genannten Faktoren psychischer Belastung bei Querschnittgelähmten ausüben.

7.3 Methode

Die Auswertungen dieser Fragestellung basiert auf der Fragebogenuntersuchung, welche bereits vorgestellt wurde. Es handelt sich um eine randomisierte Querschnittstudie, deshalb können keine kausalen Schlüsse gezogen werden. Auch kann nicht ausgeschlossen werden, dass es sich bei der beschriebenen Stichprobe von $N = 264$ (von insgesamt 1120 versandten Fragebogen) um eine wenig repräsentative Gruppe von querschnittgelähmten Menschen handelt. Allerdings gab es bisher keine empirischen Hinweise auf stichprobenspezifische Verzerrungen. Auf eine Wiederholung der demographischen Angaben zu den Teilnehmenden wird an dieser Stelle verzichtet und auf das vorherige Kapitel verwiesen.

7.3.1 Instrumente

Grad der Verletzung

Die Teilnehmer wurden gebeten, den Grad der objektiven Beeinträchtigung genau anzugeben, gemeinsam mit einer medizinischen Beschreibung der Verletzung. Ausserdem wurden die Teilnehmer gebeten, auf einer dichotomen Skala die Komplettheit der Lähmung anzugeben, entweder komplett oder inkomplett.

Somatische Symptome

Es werden sehr verschiedene Arten der somatischen Beeinträchtigung beschrieben. Typische Beeinträchtigungen sind Spasmen, Druckstellen, Dekubitus, Blasendysfunktionen und Schlafstörungen. Die Teilnehmer der Fragebogenuntersuchung wurden gebeten, auf einer Skala von Null (gar nicht) bis Fünf (sehr stark) anzugeben, ob sie solche für Querschnittlähmung typische Komplikationen in den vergangenen vier Wochen erlitten hatten. Zusätzlich wurden Fragen aus der SCL-90R (Franke, 1995; Derogatis, 1977) zugefügt, um eine reliable Skala der somatischen Symptome zu bilden. Die zugefügten Fragen waren: «Schmerzen in den unteren Teilen des Rückens», «Muskelschmerzen», «betäubtes oder kribbeliges Gefühl in Teilen Ihres Körpers», «Schwäche in einzelnen Teilen Ihres Körpers», «Schweregefühl in den Armen und Beinen». Diese Symptome sind typische und häufige Begleiterscheinungen einer Querschnittlähmung und können deshalb in dieser Gruppe nicht als *psycho*somatische Störungen gelten. Zusammen mit der Frage nach Komplikationen wurden diese sechs Fragen zu einer Skala der somatischen Beeinträchtigung zusammengefasst. Die Reliabilität dieser Skala betrug in dieser Stichprobe $\alpha = .84$.

Wahrgenommene Behinderung

Die subjektiv erlebte Behinderung kann für die Rehabilitation oft folgenreicher sein als objektive Masse der Beeinträchtigung wie die Lähmungshöhe oder der Grad der Lähmung (siehe auch Elliott et al., 1991). Aus diesem Grund liessen wir (in dieser Untersuchung waren ausser mir auch Karin Aellig, Peter und Yvonne Lude, Karin Sätteli, Franziska Siegenthaler und Franziska Wirth beteiligt) die Teilnehmer einschätzen, in welchem Grad sie sich in verschiedenen Lebensbereichen in den letzten drei bis vier Wochen beeinträchtigt fühlten. Die Bereiche waren Arbeit (Haushalt, Arbeitsplatz), tägliche Aktivitäten (Ernährung, Körperpflege, Bewegungsfreiheit), Sexualität, Partnerschaft und Familienleben, Kontakt mit anderen und kulturelle Aktivitäten und übrige Freizeitgestaltung. Diese Bereiche wurden auf einer fünf-stufigen Likert-Skala eingeschätzt (keine Beeinträchtigung bis sehr starke Beeinträchtigung). Die einzelnen Fragen wurden zu einer Skala der wahrgenommenen Beeinträchtigung zusammengefasst; die Reliabilität für die wahrgenommene Beeinträchtigung betrug $\alpha = .82$.

Stressbedingte Symptome

Stressbedingte Beeinträchtigungen wurden mittels der revidierten Form der Impact of Event-Skala (IES) erfasst (Weiss & Marmar, 1996; deutsch von Maercker & Schützwohl, 1998). Dieses Instrument wurde ursprünglich von Horowitz, Wilner und Alvarez (1979) zur Erfassung typischer Symptome traumatischer Erfahrungen entwickelt und erfasst in der vorgelegten Form drei Skalen: Intrusionen (7 Fragen), Vermeidung (8 Fragen) und Hypererregung (7 Fragen). Als Intrusionen werden ungewollte, lebhafte Erinnerungen («flashbulb memories»), plötzlich auftauchende Bilder des Ereignisses, Albträume und starke, mit dem Ereignis verbundene Gefühlszustände verstanden. Vermeidung beinhaltet die aktive Vermeidung von mit dem Ereignis verbundenen Gegenständen, Orten oder die aktive Anstrengung, solche Erinnerungen zu unterdrücken. Die Skala «Hypererregung» wurde in der revidierten Fassung den beiden anderen Skalen beigefügt, um der Definition in den Klassifikationssystemen DSM-IV und ICD-10 einer posttraumatischen Störung besser zu entsprechen. Hypererregung erfasst Symptome wie Schlafstörungen, Konzentrationsschwierigkeiten, erhöhte Aufmerksamkeit und erhöhte Schreckreaktionen.

Die Teilnehmer wurden gebeten, auf einer 4-stelligen Skala anzugeben, wie stark diese Symptome in den vergangenen sieben Tagen aufgetreten waren, mit der Instruktion, diese Symptome mit der Erinnerung an das traumatische Ereignis, hier dem Eintritt der Lähmung, zu verbinden. In der vorliegenden Untersuchung betrug die Reliabilität für den Gesamtwert der IES $\alpha = .92$ (Intrusion $\alpha = .86$; Vermeidung $\alpha = .81$; Hypererregung $\alpha = .83$).

Zusätzlich wurde auch der Global-Symptom-Index (GSI) der SCL-90R (Franke, 1995) als generelles Mass für psychische Belastung erhoben.

Emotionsregulation und Copingstrategien

Als Mass der Bewältigungsstrategien emotionaler Zustände wurde der schon früher vorgestellte EMOREG verwendet.

Zur Messung der bekannten Copingstrategien wurde der COPE (Carver, Scheier & Weintraub, 1989) benützt. Der COPE hat sich in einer deutschen Übersetzung bewährt (Kälin, 1995) und wurde hier verwendet, um die allgemeinen Bewältigungsstrategien im Umgang mit täglichen Stressoren zu erfassen. Der COPE misst auf 15 Skalen verschiedene Arten, mit stressreichen Ereignissen umzugehen. Allerdings wurde in der vorliegenden Untersuchung darauf verzichtet, alle 15 Skalen einzubeziehen, da einige dieser Skalen hoch interkorreliert sind. Dies hat auch Kälin (1995) in seiner Arbeit zum Vergleich verschiedener Coping-Instrumente kritisiert. Der COPE hat jedoch den Vorteil, sehr differenziert zu messen. Die hier verwendeten sechs Skalen korrelieren untereinander unter $r < .40$; damit ist gewährleistet, ein möglichst grosses Spektrum an verschiedenen Bewältigungsstrategien im Umgang mit stressreichen Ereignissen zu erfassen. Die verwendeten Skalen sind: aktives Coping, Akzeptieren, emotionszentriertes Coping, Suche nach instrumenteller Unterstützung, Planen und religiöses Coping. Die Skala zum Drogengebrauch wurde gegenüber der Originalversion leicht abgeändert, um auch den Gebrauch illegaler Drogen zu erfassen. Die Reliabilitäten der hier verwendeten COPE-Skalen war befriedigend. Im Einzelnen betrug der Realibitätskoeffizient für aktives Coping $\alpha = .74$, für Akzeptieren $\alpha = .78$, für emotionszentriertes Coping $\alpha = .65$, für instrumentelle Unterstützung $\alpha = .76$, für religiöses Coping $\alpha = .95$ und für Substanzmissbrauch $\alpha = .78$.

Depression

Zur Erfassung der depressiven Befindlichkeit benützten wir den Beck Depression Inventory (BDI) von Beck (1978). Der BDI misst auch somatische Aspekte, die mit der Querschnittlähmung einhergehen und somit die Erfassung einer «reinen» Depression gerade in dieser Population erschweren. Wir entschieden uns aber dennoch für den BDI, weil der BDI in der internationalen Literatur zur Erfassung des psychischen Befindens bei Querschnittgelähmten etabliert ist (Elliott & Frank, 1996) und zudem den kognitiven gegenüber dem somatischen Aspekt stärker gewichtet. Zum BDI existieren zudem spezifische, dieser Population angepasste Normen. Dennoch muss festgehalten werden, dass der BDI keine diagnostische Aussage zulässt. In der vorliegenden Untersuchung war die Reliabilität befriedigend ($\alpha = .85$). Zur Unterscheidung von depressiven und nichtdepressiven Teilnehmern verwendeten wir den gleichen cut-off wie King und Kennedy (1999) von $M = 14$ Punkten in der Gesamtskala.

Analyse

Die Auswertungen der vorliegenden Teiluntersuchung basieren auf korrelativen Verfahren, wie hierarchischen Regressionsanalysen. Es wurden aber auch Varianzanalysen gerechnet. Die Skalenwerte der verschiedenen Instrumente wurden nicht berücksichtigt, wenn mehr als 15% der entsprechenden Items einer Skala nicht ausgefüllt waren. Aus diesem Grund ergeben sich in den einzelnen Analysen unterschiedliche Fallzahlen.

7.4 Ergebnisse

7.4.1 Emotionsregulation als Moderatorvariable für Depression

Es zeigte sich, dass die psychische Belastung der Querschnittgelähmten der vorliegenden Untersuchung mit den Befunden anderer Untersuchungen verglichen werden kann. Im Mittel erreichten die Teilnehmer einen BDI-Gesamtwert von $M = 9.63$ ($SD = 7.43$), was ziemlich genau den Angaben anderer Autoren entspricht (z. B. Kennedy et al., 1995; King & Kennedy, 1999). Es gab auch keine Hinweise dafür, dass die Befragten sich aus sozialen Gründen besser darstellten («soziale Erwünschtheit»), noch gab es Hinweise darauf, dass es den Befragten dieser Untersuchung schlechter ging, als Para- oder Tetraplegikern aus anderen Studien. Im Vergleich mit der Normalbevölkerung (Franke, 1995) zeigten sich die untersuchten Teilnehmer allerdings belasteter, 28% wiesen hohe Symptombelastung auf, 20% hatten erhöhte Werte im GSI der SCL-90R.

Nach Bryant und Harvey (1996) müsste ein hoher Anteil der Befragten unter einer akuten oder chronischen Belastungsstörung leiden, zumal etwa 80% der untersuchten Personen durch einen Unfall gelähmt wurden. Die Werte der IES waren gegenüber der Normalbevölkerung erhöht, die Werte der Intrusionsskala mit $M = 9.1$ (SD 8.4) entsprachen ziemlich genau den Werten aus der Untersuchung von Kennedy et al. (1995), welche Querschnittgelähmte vier bis sieben Jahre nach dem Lähmungsereignis mit derselben Skala befragt hatten. Die Werte sind deutlich geringer als bei Opfern von Verbrechen oder Vergewaltigungen (Kilpatrick & Veronen, 1984), aber höher als für Patienten mit einer Krebs-Diagnose (Horowitz, 1982). Wenn die Werte der IES als Indikator für eine posttraumatische Belastungsstörung genommen werden, so leiden etwa 8 bis 9% der Befragten unter einer posttraumatischen Belastungsstörung.[3] Diese Zahl ist geringer als die Angaben zur Prävalenz bei Unfallopfern, die von Bryant und Harvey (1996) angegeben werden.

Die statistischen Kennwerte der hier verwendeten Skalen sind in Tabelle 26 aufgeführt.

3 Für diese Zahl wurden allerdings noch weitere Indikatoren herangezogen, auf die ich hier nicht weiter eingehen will. Genauere Angaben finden sich in Sätteli (2000).

Tabelle 26. Fallzahlen, Mittelwerte und Standardabweichungen für die Symptommessmittel

Symptommass	N	M	SD
Höhe der Verletzung (min = 1 max = 25)	209	13.17	6.37
Wahrgenommene Behinderung (min = 0 max = 4)	265	1.52	.93
BDI-Depression (min = 0 max = 44)	270	9.38	7.36
IES-Stress Symptome (min = 0 max = 29.33)	258	8.24	7.08
SCL90R GSI (min = .02 max = 2.93)	263	.70	.50
Somatische Symptome (min = 0 max = 4)	264	1.57	.98

Anmerkung: Je höher die Verletzung, desto mehr motorische und sensorische Funktionen sind beeinträchtigt. 55 Teilnehmer gaben die Höhe der Verletzung nicht an. Der Wert zum IES ist der Summenwert der drei Teilskalen Intrusion, Vermeidung und Hypererregung.

Posttraumatische Belastungsstörungen sind zeitsensitiv (Sundin, 1998), sie schwächen sich ab. Dies zeigte sich auch in dieser Untersuchung. Die Teilnehmer wurden in vier Zeitkohorten eingeteilt und die Werte der drei IES-Skalen mittels einer ANOVA untersucht. Die Abnahme über die Zeit war sowohl für den Gesamtwert, als auch für die einzelnen Skalen signifikant auf dem 10%-Niveau. Für den Gesamtwert der IES ergab sich $F(3, 247) = 2.32$, $p < .10$; die erste Zeitkohorte war ein bis 66 Monate, die zweite 66 bis 133 Monate, die dritte 133 bis 275 Monate und die vierte über 275 Monate. Weder das BDI noch der GSI zeigten eine solche Tendenz ($p > .50$). Auch für die Copingstrategien des COPE und für die Strategien der Emotionsregulation ergaben sich keine Variationen über die verschiedenen Zeitkohorten.

Die deskriptiven Angaben zu den verwendeten Coping-Skalen und zum EMOREG finden sich in der Tabelle 27.

Der Grad der Verletzung wies keinen Zusammenhang mit den Variablen des Copings, der Emotionsregulation oder den Symptommassen auf.

Somatische Symptome, wahrgenommene Behinderung, Intrusionen, maladaptive Emotionsregulationsstrategien, emotionszentriertes Coping und Substanzmissbrauch waren mit Depression positiv verbunden. Adaptive Emotionsregulation, Akzeptieren als Copingstrategie und Aktives Coping waren mit Depression negativ korreliert.

Zur Prüfung der Rolle der Emotionsregulation für Depression bei querschnittgelähmten Personen wurde eine Varianzanalyse gerechnet, wobei der

Tabelle 27. Mittelwerte und Standardabweichungen für die vier Formen der Emotionsregulation und der sechs verwendeten Copingstrategien aus dem COPE

Formen der Emotionsregulation	Range	N	M	SD
Adaptive Emotionsregulation	1.9–6.0	264	4.40	.81
Ausdruck	1.0–6.0	264	3.97	1.18
Vermeidung	1.0–6.0	264	3.04	.99
Verzerrung	1.0–6.0	264	2.75	1.01
Coping Aktivitäten				
Aktives Coping	1.5–5.0	252	3.59	.72
Akzeptieren	1.0–5.0	253	3.32	.87
Suche nach instrumenteller Unterstützung	1.0–5.0	254	2.84	.86
Emotionszentriertes Coping	1.0–4.8	253	2.59	.77
Religiöses Coping	1.0–5.0	252	2.37	1.38
Substanzmissbrauch	1.0–5.0	251	1.44	.73

Anmerkung: Wie für die Symptom-Skalen wurden die Skalenwerte für die Copingstrategien und die der Emotionsregulation nicht berechnet, wenn mehr als 15% der Items der jeweiligen Skala nicht beantwortet waren.

erwähnte cut-off von 14 Punkten (BDI-Gesamtwert) als Kriterium für die Gruppenbildung herangezogen wurde. Die Ergebnisse bestätigten, dass sich die angewandten Strategien der Emotionsregulation in beiden Gruppen signifikant unterschieden, sowohl für den Omnibus-Test (Hotelling exact $F(4,259) = 10.63$, $p < .001$), als auch für die Einzelkontraste. Adaptive Emotionsregulation kam bei den nicht depressiven Personen häufiger vor ($F = 5.29$, $p < .05$), Vermeidung und Verzerrung als Emotionsregulationsstrategien war bei den depressiven Personen stärker vertreten ($F = 24.82$, $p < .001$ für Vermeidung und $F = 33.01$, $p < .001$ für Verzerrung). Depressive unterschieden sich von nicht depressiven Teilnehmern auch im Gebrauch der Coping Aktivitäten. Für alle sechs Skalen ergab sich ein signifikanter Effekt (T^2 $(6,243) = 7.62$, $p < .001$). Als Einzelkontraste unterschieden sich Aktives Coping ($F = 8.14$, $p < .01$), Akzeptieren ($F = 16.98$, $p < .001$), sowie Substanzmissbrauch ($F = 20.36$, $p < .001$). Querschnittgelähmte Personen ohne depressive Befindlichkeit gaben an, sich gegenüber alltäglichen Stressoren aktiver und lösungsorientierter zu verhalten, aber auch stärker zu akzeptieren, was ohnehin nicht zu ändern ist. Depressive Personen dagegen gaben an, mehr Substanzen zu konsumieren.

Zur besseren Integration dieser Befunde wurde eine Reihe von Regressionsanalysen gerechnet, wobei Depression, somatische Symptome und wahrgenommene Behinderung der Reihe nach als abhängige Variablen dienten. Für Depression wurde der Gesamtsummenwert des BDI genommen, für somatische Symptome und wahrgenommene Behinderung die im Methodenteil beschriebenen Skalenwerte.

Zur Berechnung der drei Regressionsgleichungen, wurden folgende Prädiktoren blockweise eingegeben: Als erster Schritt, zur Kontrolle der demographischen Variablen und der objektiven Verletzung das Alter, Bildungsniveau, Grad und Höhe der Verletzung. In einem zweiten Block wurden Symptome eingegeben, in einem dritten Block die sechs Skalen des COPE und im vierten Block die vier Strategien des EMOREG.

Diese Auswertungsstrategie sollte die Überprüfung der Frage erlauben, ob und in welchem Grad die Strategien der Emotionsregulation, wie sie im EMOREG operationalisiert wurden, über andere Symptome und Coping Aktivitäten hinaus, das Befinden der Querschnittgelähmten erklären können.

Die Ergebnisse dieser Analysen zeigten deutlich, dass die drei Symptomgruppen Depression, wahrgenommene Behinderung und somatische Symptome hoch miteinander verbunden sind. Gleichzeitig zeigte sich auch, dass sie zu den Variablen der Emotionsregulation, zu Stress-Symptomen und zu Coping Aktivitäten in unterschiedlicher Weise zusammenhängen. Die Ergebnisse für Depression sind in der Tabelle 28 detailliert zusammengestellt.

Die wahrgenommenen Behinderungsgefühle in verschiedenen Lebensbereichen, traumaspezifische Stresssymptome und somatische Symptome stellten sich als gewichtige Prädiktoren für Depression heraus. Zusätzlich klärten auch die Coping Aktivitäten insgesamt einen Anteil der Varianz auf (6%); es ergaben sich aber keine klaren Einzelbefunde für die verschiedenen Coping Aktivitäten.

Weitere 6% der Varianz von Depression konnten durch die Skalen der Emotionsregulation aufgeklärt werden. Insbesondere trug das Vermeiden als Emotionsregulation signifikant zur depressiven Befindlichkeit bei. Insgesamt konnte mit den hier verwendeten Prädiktoren 60% der Gesamtvarianz depressiven Befindens erklärt werden (adj. $R^2 = .57$, $F(17, 162) = 15.16$, $p < .001$). Als wichtigster Prädiktor stellte sich die wahrgenommene Behinderung in verschiedenen Lebensbereichen heraus, wobei allerdings aus der Gleichung nicht hervorgeht (und in dieser Untersuchung auch nicht beantwortet werden kann), ob die depressive Befindlichkeit die Behinderungsgefühle erst auslöst, oder ob die Behinderungsgefühle den Grund des depressiven Befindens ausmachen.

Tabelle 28. Multiple Regressionsanalyse von Coping Aktivitäten, der vier Emotionsregulationsstrategien und stressspezifischer Symptome hinsichtlich der Depression

Variable	DF	R^2	ΔR^2	ΔF	β
Depression					
Schritt 1	4,175	.062*		2.89	
Bildung					–.07
Verletzungshöhe					–.06
Alter					.15
Grad der Verletzung					.17
Schritt 2	5,174	.427	.365***	110.73	
Behinderungsgefühle					.63***
Schritt 3	6,173	.461	.035**	11.14	
Stress Symptome					.20**
Schritt 4	7,172	.495	.034***	11.57	
Somatische Symptome					.21***
Schritt 5	13,166	.556	.061**	3.78	
Aktives Coping					–.18
Akzeptieren					–.02
Instrumentelles Unterstützung					–.01
Emotionszentriertes Coping					.05
Religiöses Coping					.05
Substanzmissbrauch					.16
Schritt 6	17,162	.614	.058***	6.08	
Adaptive Regulation					.12
Ausdruck					.07
Vermeidung					.23***
Verzerrung					.02

Anmerkung: N = 182
*** $p < .001$; ** $p < .01$; * $p < .05$.

Für die wahrgenommene Behinderung ergab sich als wichtigster Prädiktor die depressive Befindlichkeit, ein kleiner Teil der Varianz konnte aber auch durch das Alter der untersuchten querschnittgelähmten Personen erklärt werden. Keine andere Prädiktorengruppe erreichte die notwendige statistische Signifikanz, um als Prädiktor für wahrgenommen Behinderung in Frage zu kommen.

Somatische Symptome gehören zu den typischen Erscheinungen einer Lähmung und man kann deshalb nicht von psychosomatischen Symptomen sprechen. Allerdings zeigte sich auch hier, dass das Erleiden somatischer Symptome nicht unabhängig vom Befinden ist. Neben der depressiven Befindlichkeit und neben wahrgenommenen Behinderungsgefühlen spielt der Lähmungsgrad eine wichtige Rolle. Komplett gelähmte Querschnittgelähmte litten weniger stark unter somatischen Symptomen. Dies ist eine direkte Folge der Verletzung: Solange Nerven noch Reste von Information übertragen können, ergeben sich Schmerzen und andere Irritationen in den teilweise gelähmten Gliedmassen. Die Coping Aktivitäten trugen insgesamt statistisch nicht signifikant zur Modellbildung bei; allerdings trug aktives Bewältigen ein positives Gewicht für somatische Komplikationen ($\beta = .15, p < .05$). Dieser Befund wurde jedoch durch die anderen Coping Aktivitäten nicht gestützt. Die Strategien zur Emotionsregulation trugen insgesamt 5% zur Varianzaufklärung von somatischen Komplikationen bei, allerdings wurde hier keine einzelne Skala statistisch signifikant. Insgesamt war die Varianzaufklärung für somatische Symptome mit ungefähr 30% eher gering.

7.5 Diskussion

Die Untersuchung der Rolle der Formen der Emotionsregulation für das Befinden querschnittgelähmter Menschen ergab ein komplexes Bild. Einerseits scheint die Belastung von querschnittgelähmten Personen hauptsächlich durch drei Komponenten geprägt: Depressives Befinden, somatische Beschwerden und das subjektive Gefühl, in wichtigen Lebensbereichen behindert zu sein. Es ist hier aber wichtig zu betonen, dass mehr als die Hälfte der Befragten angaben, kaum oder nur gering belastet zu sein. Es gelingt offensichtlich vielen querschnittgelähmten Menschen, sich an die neuen Lebensumstände so anzupassen, dass das Wohlbefinden gegenüber dem vor dem Lähmungsereignis kaum beeinträchtigt ist. Die gefundenen Zusammenhänge zwischen depressivem Befinden und subjektiv erlebter Behinderung lassen jedoch vermuten, dass vielen Menschen diese Anpassungsleistung nicht oder nur unvollständig gelingt.

Die existierende Literatur zum Befinden querschnittgelähmter Personen konzentriert sich, wie bereits früher angemerkt, auf die Erfassung der depressiven Befindlichkeit. Dies ist nicht unberechtigt, wie auch diese Untersuchung zeigt. Dennoch blieb bis jetzt die Frage ungeklärt, ob es sich bei der festgestellten Depression nicht um eine natürliche Reaktion handelt, die sich mit zunehmender Integration ins normale Berufsleben automatisch zurückbildet. Diese Vermutung konnte hier nicht bestätigt werden: Weder wurde das depressive Befinden vom zeitlichen Rahmen beeinflusst, noch weisen irgendwelche demographischen Variablen einen nennenswerten Zusammenhang mit dem depressiven Befinden auf. Auch die Lähmungshöhe hat keinen Einfluss auf das depressive Befinden der Querschnittgelähmten. Es fand sich in dieser Untersuchung ein starker Zusammenhang von Depression mit dem Erleiden somatischer Symptome. Allerdings sind der Einfluss kognitiver Faktoren und der Umgang mit stressreichen Emotionen insgesamt bedeutsamer für die Depression als für somatische Symptome und gefühlte Behinderung.

Ein offener Punkt betrifft die Messung depressiver Befindlichkeit: Wie schon im Methodenteil erwähnt, beinhaltet der BDI (und auch sonstige Instrumente zur Erfassung depressiver Befindlichkeit) Fragen, die direkt auf die durch die Lähmung verursachten Beeinträchtigung abzielen und damit nicht nur die psychische, sondern vor allem die physische Beeinträchtigung abfragen. Abgesehen von der philosophischen Frage, ob diese beiden Bereiche überhaupt sinnvoll getrennt werden können oder sollen, sorgt dieser Umstand für eine Konfundierung der erhobenen Konzepte.

Die Ergebnisse der Varianzanalyse zeigten aber deutlich, dass sich depressive von nicht depressiven querschnittgelähmten Menschen in ihren Coping Aktivitäten und in der Art der Emotionsregulation deutlich unterscheiden. Damit scheint es doch naheliegender, Depression bei querschnittgelähmten Menschen nicht einfach als Artefakt der somatischen Komplikationen zu interpretieren, sondern als ein Symptom, das sich – wie von Beck (1967) beschrieben – dadurch auszeichnet, dass die Weltsicht, wie man sich selbst beurteilt und wie die Zukunftsaussichten bewertet werden, durchgehend negativ ist («kognitive Triade»). Diese Negativität drückte sich in der vorliegenden Untersuchung vor allem in der engen Beziehung zum subjektiven Gefühl, in wichtigen Lebensbereichen behindert zu sein, aus. Tatsächlich fanden sich keine empirischen Zusammenhänge von Depressivität mit der tatsächlichen körperbedingten Beeinträchtigung, welche durch die Höhe der Lähmung gegeben ist (siehe auch Craig et al., 1990).

Die wahrgenommene Behinderung ist mit Sicherheit Ausdruck eines kognitiven Prozesses, der ständig den momentanen mit dem idealen oder früheren besseren Zustand vergleicht. Es handelt sich dabei in der Sprache Piaget's um nicht assimilierte Schemata oder Körperbilder, die mit dem neuen Körperbild in Konflikt stehen. Diese ständige Konfrontation von Diskrepanzen ist ein grosser

Stressor. Tatsächlich findet sich ein direkter, wenn auch schwacher, positiver Zusammenhang mit Verzerren als einer problematischen Emotionsregulationsstrategie mit wahrgenommener Behinderung. Dieser Zusammenhang wird in der Regressionsanalyse allerdings vollständig durch die Varianz der Depressivität unterdrückt. Dennoch wird die Wichtigkeit der Emotionsregulation deutlich: Wie schon früher ausgeführt, rufen solche kognitive Diskrepanzen Alarmreaktionen hervor, die in eine (gefühlte) Emotion geführt werden. Dabei geht es nicht so sehr bereits um die Regulation von Emotionen, sondern schon das Erleben einer Emotion wie Trauer und der adaptive Umgang mit dieser Emotion über soziales Mitteilen sollte einen positiven Zusammenhang mit dem Wohlbefinden und der Gesundheit im Allgemeinen aufweisen (Traue & Pennebaker, 1993). Es könnte sein, dass sich bei extrem starkem Diskrepanzerleben eine emotionale Taubheit einstellt, so dass diese Menschen gar keine emotionalen Erschütterungen erleben und insofern die Regulierung der Emotionen auch gar kein Thema ist, weil diese dem Bewusstsein nicht zugänglich sind. Wenn also der Formation eines emotionalen Zustandes Grenzen auferlegt sind, so könnte der Zusammenhang direkt über die Depression, respektive über eine psychologische Störung gehen, wie ja schon die Konzeption von Leventhal und Scherer (1987) nahelegt. Tatsächlich werden psychologische Symptome wie Angst oder Depression als das Endergebnis emotionalen Ungleichgewichtes oder emotionaler Dysregulation betrachtet (Gross & Levenson, 1997; LeDoux, 1996).

Die Bedeutung der Emotionsregulation für die Depression zeigte sich unter anderem auch darin, dass zusätzlich zu anderen Befindlichkeitsmassen und zusätzlich zu anderen Bewältigungsstrategien ein bedeutender Varianzanteil für Depression erklärt werden konnte. Vor allem der problematische Umgang mit Emotionen zeigte sich für dieses Ergebnis verantwortlich.

Ein weniger deutliches Ergebnis ergab sich für das Erleiden somatischer Symptome, aber auch hier war der Einfluss der Formen der Emotionsregulation insgesamt statistisch bedeutsam, nachdem für alle anderen Faktoren kontrolliert wurde.

Als eine adaptive Coping Aktivität stellte sich das Akzeptieren des Unvermeidlichen heraus. Dies war zuvor auch schon von Kennedy und Mitarbeitern (1995) gefunden worden. In Kennedys Studie ergab sich eine negative Beziehung von Akzeptieren als Bewältigungsstrategie zu Depression, Angst, Verzweiflung, Intrusionen, Hoffnungslosigkeit und Ärger oder Wut. Andere Untersuchungen wie die von Elliott und Mitarbeitern (1999) betonen dagegen kognitive Faktoren wie Problemlösefähigkeit und problemorientierte Bewältigungsstrategien im Umgang mit täglichen Stressoren, welche helfen sollen, eine Querschnittlähmung zu akzeptieren. Elliott und Mitarbeiter (1999) betonen den Wert von affektiven Elementen und erwähnen dabei die Rolle der Veränderung von Werten (Idealen) und den Umgang mit Stimmungen und Gefühlen, welche die Adaption an eine Querschnittlähmung erleichtern können. Das Akzeptieren, wie es im COPE erfasst wird, ist mit Sicherheit auch Ausdruck einer gelungenen Emotionsregulation.

Dabei muss man sich nochmals vor Augen führen, dass der Eintritt einer Lähmung in den meisten Fällen sehr dramatisch ist. Bei über 80% aller hier erfassten Personen ist die Lähmung durch ein plötzliches, zeitlich terminiertes Ereignis eingetreten. Buchstäblich auf einen Schlag sind bisherige Pläne und Vorhaben Makulatur, sofern sie körperliche Aktivitäten in irgendeiner Form beinhalten. Es ist zu diesem Zeitpunkt nicht klar, ob sich die Lähmung zurückbildet, es ist nicht klar, wie die berufliche und private Umgebung reagiert. Bisherige Bewältigungsstrategien werden bedeutungslos, wie das ganze bisherige Leben an Bedeutung verliert. Das Schlimmste ist allerdings, dass es für alle Fragen und Anforderungen, die mit der Lähmung verbunden sind, keine Vorbereitung gibt. Damit überhaupt noch gewisse Funktionen verfügbar sind, schützt sich das kognitive System oft damit, dass es nur noch eingeschränkt funktioniert («shut down») oder bewirkt zumindest, dass man sich der vollen Konsequenzen nur sehr langsam bewusst wird. Daraus wird deutlich, dass dem Akzeptieren als Bewältigungsstrategie eine völlig neue adaptive Bedeutung zukommt, verbunden mit einer hohen kognitiven Anstrengung, sich selbst nicht aufzugeben. Es ist in diesem Zusammenhang von grosser Bedeutung, ein stabiles Selbst aufrechtzuerhalten. Ein Mittel dazu kann sein, die eigenen Gefühle (und die anderer «wohlmeinender» Mitmenschen) zu beherrschen. Dabei kommt es wohl sehr auf die gewählte Strategie an: Wie diese Untersuchung gezeigt hat, ist generelles Vermeiden problematisch und mit psychischer Belastung assoziiert. Noch problematischer sind kognitive Verzerrungen, Missinterpretation oder Illusionen als Mittel der Emotionsregulation. Allerdings kommen letztere Regulationen in dieser Gruppe relativ selten vor. Im Vergleich zur Normalbevölkerung zeigte sich, dass Querschnittgelähmte (zumindest in dieser Stichprobe) kognitives Verzerren seltener und adaptive Strategien häufiger gebrauchen.

Auf ein Ergebnis möchte ich hier noch eingehen, nämlich auf die positive Korrelation von aktivem Coping und somatischen Symptomen. Dieses Ergebnis läuft den aus der Copingliteratur bekannten Zusammenhängen entgegen. Eine mögliche Interpretation könnte lauten, dass querschnittgelähmte Personen, die versuchen, aktiv gegen Schmerzen und Komplikationen anzugehen, sich zusätzlich für diese sensibilisieren. Solche paradoxe Effekte sind aus der Schmerzforschung bekannt (Basler, Franz, Kröner-Herwig & Rehfisch, 2004; Winter, Fritschke & Flor, 1999). Es könnte auch sein, dass das aktive Bewältigen kontraproduktiv ist, weil es keine dauerhaften Lösungen dafür gibt. Man rennt gegen den eigenen, Schmerz und Irritationen verursachenden Körper an wie Don Quichotte gegen Windmühlen. Auch andere haben gefunden, dass aktives Coping in dieser Population nicht notwendig eine adaptive Copingstrategie darstellt (Shadish et al., 1981; Frank, Umlauf & Wonderlich et al., 1987). Erst das Akzeptieren dieser Umstände schafft Raum zur Weiterentwicklung und damit zur erfolgreichen Rehabilitation.

Hier wurde die Regulation emotionaler Zustände aus der intrapsychischen Perspektive betrachtet. Emotionen und ihre Regulation sind aber in einem sozialen Kontext eingebunden. Menschen, die eine Querschnittlähmung erlitten haben, sind in hohem Mass von ihrer Umgebung abhängig, besonders in der frühen Phase der Rehabilitation. Es ist bekannt, dass eine gute soziale Unterstützung und demzufolge eine hohe Qualität der Interaktionen mit Nahestehenden und dem Rehabilitationsteam für die erfolgreiche Wiedereingliederung eine notwendige Voraussetzung darstellt (Elliott et al., 1999; Elliott & Frank, 1996). Kreuter und Mitarbeiter (1998) zeigten in ihrer Untersuchung, dass eine gute Stimmung einen profunden Einfluss auf die wahrgenommene Lebensqualität hat. Umgekehrt zeigen Untersuchungen, dass Schmerzen und als Konsequenz davon Substanzmissbrauch (Geisler et al., 1983) oder Suizid (De Vivo et al., 1991; Kishi & Robinson, 1996; Kewman & Tate, 1998), als problematischer oder gar tragischer Versuch gewertet werden kann, mit solchen Zuständen fertig zu werden.

Die Anlage dieser Untersuchung erlaubt es nicht, kausale Schlüsse zu ziehen. Es kann aber festgehalten werden, dass die Ergebnisse die Wichtigkeit der Emotionsregulation deutlich gemacht haben. Es ist mit dieser Untersuchung gelungen, die Faktoren, welche die psychische Belastung von querschnittgelähmten Personen ausmachen, zu isolieren und die Relationen zwischen den einzelnen Konstrukten aufzuzeigen. Die Ergebnisse weisen auf die Notwendigkeit hin, neben rein somatischen Aspekten einer Querschnittlähmung auch die psychologischen Dimensionen systematisch zu analysieren und entsprechende Massnahmen in der Rehabilitation Querschnittgelähmter zu ergreifen. Es kann nicht angehen, dass die psychologischen Aspekte in der Rehabilitation weitgehend ignoriert werden. Es ist, nach Durchsicht der Literatur und nach den Ergebnissen dieser Untersuchung, zu fordern, dass der psychologischen Betreuung in der Rehabilitation ein weit grösserer Stellenwert zukommt, als bis dato der Fall ist. Der medizinische Fortschritt in der Behandlung Querschnittgelähmter hat dazu geführt, dass die Lebenserwartung fast ebenso hoch ist wie in der Normalbevölkerung (Geisler et al., 1983). Suizide kommen in dieser Population aber wesentlich häufiger vor (Heinemann, 1995). Auch ist bekannt, dass Selbstverletzungen und ein betont nachlässiger Umgang mit dem eigenen Körper bei Querschnittgelähmten selbstschädigende Phänomene darstellen (MacLeod, 1988).

Die folgenden Ausführungen behandeln die Rolle der Emotionsregulation für die Erfahrung eines persönlichen Wachstums oder Reife nach erfolgter Querschnittlähmung.

7.6 Die Rolle der Emotionsregulation für persönliches Wachstum nach einer Querschnittlähmung

7.6.1 Einleitung

Verlusterlebnisse und schwere Schicksale sind von Natur aus aversiv und lösen Ängste aus. Stressreiche, kritische Erfahrungen wurden schon in frühen Zeiten mit Krankheit und Gebrechen in Verbindung gebracht. Galen, der griechische Arzt und Philosoph, vermutete gar, dass etwa 60% seiner Patienten an den psychologischen Folgen stressreicher Erlebnisse litten, also an den psychologischen Folgen kritischer Lebensereignisse erkrankten (Quelle: Buck, 1993). Dieser Gedanke wurde von Selye (1975) aufgegriffen. Die Stressreaktion, so Selye, führt zu einer physiologischen Erregung, verbunden mit einer erhöhten Ausschüttung von Noradrenalin (einem Produkt der Nebennierenrinde) und führt langfristig bei chronischem Stress zu physiologischen Schäden. Sapolsky (1992) zeigte, dass Stress auch zu neuronalem Tod, also zum Absterben neuronaler Strukturen im Hirn führt. Es ist also gar nicht abwegig, kritische Lebensereignisse als Ursachen von Krankheit und psychischen Störungen zu betrachten. Holmes und Rahe (1967) führten gar eine Rangreihe von kritischen Lebensereignissen nach ihrem Potential für Anpassungsschwierigkeiten ein. Nach den Untersuchungen einzelner grosser Katastrophen, wie etwa dem Reaktorunfall bei Three Mile Island in Pennsylvanien im Jahre 1979 (USA) ergaben sich aber grosse interindividuelle Unterschiede in der Folge solcher Ereignisse.

Während oft und konsistent bei der ausgesetzten Gruppe häufiger Erkrankungen festgestellt werden als bei vergleichbaren Kontrollgruppen (Baum, Gatchel & Schaeffer, 1983), so zeigten sich doch auch viele Menschen relativ resistent. Dafür wurden verschiedene Erklärungen herangezogen, etwa dass chronische Verläufe mit mehr intrusiven Erinnerungen und weniger internalen Kontrollüberzeugungen assoziiert sind (Baum, Cohen & Halls, 1993).

Auch in dieser Untersuchung zeigte sich ein Zusammenhang zwischen dem psychischen Befinden und somatischen Symptomen.

Nach diesen einleitenden Sätzen möchte ich einen anderen Aspekt, den kritische Lebensereignisse auf Personen ausüben können, ausführen, nämlich den Aspekt des persönlichen Wachstums oder auch persönlicher Reife (Maercker & Zoellner, 2004). Dieser Aspekt ist nicht zu verwechseln mit den Konstrukten «Resistenz», «toughness» oder «hardiness» (Holahan & Moos, 1990; Dienstbier, 1989; Kobasa, Maddi, & Kahn, 1982; Rey, 2004). Diese Begriffe wurden eingeführt, um der Evidenz gerecht zu werden, dass bestimmte Personen offensichtlich besser mit widrigen Lebensumständen klarkommen als andere. Beim persönlichen Wachstum handelt es sich weniger um eine «Schutzanlage», sondern um das Ergebnis einer existentiellen Erfahrung, nämlich davon, dass Menschen von sich aus berichten, dass sie durch kritische Lebensereignisse persönlich profitiert haben oder daran gewachsen sind.

Schon Allport (1937) hat in seiner Persönlichkeitstheorie Konzepte wie Reifung, Wachstum, Transformation von Motiven als Facetten der Persönlichkeit gesehen. Dieser Gedanke wurde von Vaillant (1993) oder auch von Baltes (z. B. Baltes & Smith, 1990) aufgegriffen und findet in der «Weisheitsforschung» ihre empirische Basis. Nach diesen Auffassungen entwickelt sich eine Person dauernd weiter, der Entwicklungsprozess ist nicht nach der Pubertät oder dem Ende des physiologischen Wachstums abgeschlossen. Faktoren, die zur Reifung oder eben dem persönlichen Wachstum beitragen, wurden verschiedentlich postuliert. Nach der Auffassung von Vaillant hängt das persönliche Wachstum davon ab, auf welche Weise mit Lebensereignissen umgegangen wird. Die Einteilung in reife oder unreife Abwehrmechanismen (Vaillant, 1992) ist allerdings empirisch unbefriedigend gelöst. Ein anderer Versuch, Abwehrmechanismen einzuteilen, liegt im «Defense Style Questionnaire» (DSQ) von Bond und Mitarbeitern vor (Bond, Gardner, Christian & Siegal, 1983; Bond et al., 1989) vor. Bond konnte zeigen, dass Gesundheit mit reiferen Abwehrmechanismen positiv zusammenhing. Die Einteilung in «reife» oder «unreife» Abwehrmechanismen ist allerdings konzeptuell unbefriedigend. Es ist sinnvoller, nach gelungenen oder nur teilweise gelungenen Emotionsregulationen zu fragen (Kring & Bacharowsky, 1999).

Die Frage, wie kritische Lebensereignisse dazu beitragen können, ein persönliches Wachstum anzuregen oder zu fördern, wird erst seit kurzem systematisch erforscht (Schaefer & Moos, 1992). Tedeschi und Calhoun (1995, 1996) gehören zu den Pionieren dieser Forschung. Auch Park, Cohen und Murch (1997) legten einen Fragebogen zur Erfassung persönlichen Wachstums vor, den sie mit empirischen Untersuchungen abstützten. Daneben gibt es eine Reihe von persönlichen Berichten, die ein solches Wachstum bezeugen. In der hier berichteten Untersuchung mit Personen, die ihren Lebenspartner verloren hatten, bekundeten einige Witwer und Witwen, dass sie durch den Verlust persönlich gewachsen wären. Die folgenden Beispiele, entnommen aus den transkribierten Interviews aus dieser Untersuchung, mögen dies illustrieren:

> Also, das Wichtigste war, dass ich durch die ganze Erfahrung (Krankheit und Tod des Partners) gelernt habe, dass man auf nichts zählen kann. Und so versuche ich, mich auf nichts und niemanden abzustützen und ich denke, dass ich besser dran bin, mir keine Sorgen zu machen über Dinge, die ich sowieso nicht ändern kann. Und so denke ich, bin ich stärker geworden und offener gegenüber Dingen und kann warten, bis sich etwas Richtiges ergibt und mir darüber keine Sorgen machen, denn die richtige Zeit könnte auch nie eintreffen. In möglicherweise vielen Dingen habe ich ein viel stärkeres Gefühl für mich und das, was ich brauche und was für mich stimmt und was in meinem Leben geschehen sollte, damit ich zufrieden bin mit mir und dem was ich tue.

> Ich bin sehr optimistisch, was meine Zukunft betrifft, ich bin stärker darauf fokussiert und habe ganz bestimmte Dinge vor, die jetzt für mich erreichbar sind und das finde ich sehr befriedigend! Ich denke, dass ich mich stark verändert habe; ich bin anderen Leuten gegenüber viel toleranter geworden, besonders auch solchen, denen es schlecht geht. Ich habe eine brandneue Perspektive in meinem Leben – ich werde so gut leben als möglich und das in einer sozial verträglichen, verantwortungsvollen Weise. Zudem bin ich religiöser geworden, ich interessiere mich für Metaphysik und überhaupt haben viele Interessen heute einen religiösen Aspekt.

> Seit dem Tod von … bin ich eine andere Person geworden. Positiv gesehen wurde ich unabhängiger. Meine Unabhängigkeit hat sich schon seit einiger Zeit angekündigt, aber seit dem niemand mehr da ist, dem ich mich anvertrauen kann, bin ich wirklich unabhängig. Ich habe meine Entscheidungen zu treffen, es muss voran gehen.

Diese Beispiele zeigen, dass persönliches Wachstum von einer Vielzahl verschiedener Komponenten beeinflusst ist, wie dem Streben nach Bedeutung und Sinn, dem Finden neuer Ziele und Aufgaben oder der allgemeinen Anpassung an die neuen Lebensumstände, was vielleicht mit sich bringt, dass neue Tätigkeiten gelernt werden müssen oder dass man (aus Notwendigkeit) selbständiger wird. Es gibt auch die Auffassung, dass persönliches Wachstum vom sozialen Umfeld geprägt wird. Videka-Sherman (1982) verbindet die Erfahrung persönlichen Wachstums mit sozialen Aufgaben und sozialem Engagement.

Wichtig ist auch die konzeptuelle Unterscheidung zwischen «Genesung» und «persönlichem Wachstum». Vielleicht nehmen Genesende (sei es von Krankheit und Leiden, sei es von Trauer oder psychischen Symptomen) einen Prozess des Wachstums wahr, weil die menschliche Psyche so beschaffen ist, dass alle Ereignisse «sinnvoll» und «logisch» aneinandergekettet werden, so dass sich die persönliche Biographie wie ein roter Faden durchs Leben zieht. Es ist auch bekannt, dass Ereignisse aus der Vergangenheit selektiv erinnert werden, d. h., die positiven Aspekte bleiben eher in der Erinnerung, als die negativen, was aber für Menschen mit Affektstörungen nicht gilt (Mogg, Mathews & Weinman, 1987). Dies trifft auch für die Einschätzung der Zukunft zu: Die Chancen, dass schwierige Dinge gelingen, wird für einen selbst höher eingeschätzt als für andere (Weinstein, 1980). Taylor und Mitarbeiter (Taylor, Wayment & Collins, 1993) finden gar einen Zusammenhang zwischen positiven Illusionen, gelungener Affektregulation und Gesundheit. Diese Ausführungen zeigen, dass es sehr schwierig ist, konzeptuell zwischen «wahrem Wachstum» und «Illusion» zu unterscheiden; allein die Vorstellung scheint einen Effekt auf Gesundheit und Befindlichkeit auszuüben und damit eben auch psychologisch wirksam zu sein.

7.6.2 Religiosität und persönliches Wachstum

Der Zusammenhang von religiösem Bewältigen und erfahrenem Wachstum ergibt sich aus folgenden Überlegungen: Schon William James kam zum Schluss, dass die Erfahrung religiöser Gefühle einen Zusammenhang mit kritischen Lebenserfahrungen oder einer schweren Krankheit hat. Nach James (1936) ist die Religion Teil der menschlichen Erfahrung, sowohl biologischen als auch psychologischen Ursprungs, welche uns erlaubt, Leid und Schmerz zu überwinden und zu transformieren. Menschen wenden sich zum Glauben und brauchen religiöse Ressourcen, wenn sie mit schweren Lebensereignissen konfrontiert sind (Balk, 1983; Hathaway & Pargament, 1991; Koenig, 1997; Koenig, George & Siegler, 1988). Dies ist speziell auch der Fall bei physischer Behinderung (Bulman & Wortman, 1977), lebensbedrohenden Erkrankungen (Jenkins 1995; Jenkins & Pargament, 1988) und Trauer (Bahr & Harvey, 1979;

Balk, 1983; McCrae, 1984; McCrae & Costa, 1986; McGloshen & O'Bryant, 1988) auch wenn nicht alle Studien diesen Zusammenhang auch empirisch bestätigen konnten (Rosik, 1989; Barbarin & Chesler, 1986) oder gemischte Ergebnisse resultierten (Park & Cohen, 1993; Siegel & Kuykendall, 1990). Religiöse Schemata, Überlieferungen und religiöse Aktivitäten werden dann wichtig, wenn sich Situationen und Ereignisse ausserhalb der persönlichen Kontrolle befinden und herkömmliche Methoden der Bewältigung nicht ausreichen (Pargament, Ersing & Falgout, 1990; McIntosh, 1995). Die Religion kann nach dieser Auffassung helfen, kritische Lebensereignisse aus einer anderen Perspektive zu betrachten und neu zu interpretieren und auf diese Weise helfen, negative Konsequenzen zu vermeiden (Jenkins, 1995).

7.6.3 Fragestellung

Der postulierte Zusammenhang zwischen Affektregulation, dem konstruktiven Umgang mit Gefühlen und persönlichem Wachstum folgt zwar nicht direkt aus der Literatur, wird aber zumindest angesprochen (Taylor et al., 1993). Es liegt nahe, dass Menschen, die nach einem kritischen Lebensereignis wieder Fuss fassen und fähig sind, sich neu zu orientieren, adaptive Wege haben oder finden, mit schwierigen emotionalen Zuständen umzugehen. Es ist weiter anzunehmen, dass die Erfahrung persönlichen Wachstums davon abhängt, wie stark die psychische Belastung ist, respektive, wie stark sie in der Vergangenheit war. Aus diesem Grund ist nicht anzunehmen, dass Personen, die überhaupt nicht psychisch belastet sind, persönliches Wachstum an sich wahrnehmen oder solches berichten.

Aus diesen Überlegungen kann folgende Hypothese postuliert werden: Die Erfahrung persönlichen Wachstums ist mit gelungenen, adaptiven Emotionsregulationsstrategien positiv assoziiert. Es ist weiter anzunehmen, dass es sich beim persönlichen Wachstum um eine psychologische Variable handelt, die sich nicht umgekehrt zur psychischen Belastung verhält, sondern davon unabhängig existiert. Diese Aussage steht nicht im Widerspruch zu der Annahme, dass diejenigen Personen am meisten persönliches Wachstum angeben, die psychisch in einem mittleren Ausmass belastet sind, aber damit gut zurechtkommen.

Weiter ist anzunehmen, dass persönliches Wachstum auch positiv mit religiösem Coping und mit aktivem Coping zusammenhängt.

Diese Annahmen sollen im Folgenden geprüft werden.

7.6.4 Methode

Die untersuchte Gruppe ist dieselbe wie jene der vorherigen Abschnitte. Auf eine Wiederholung der demographischen Angaben, sowie der verschiedenen Instrumente zur Erfassung der Befindlichkeit und des Copings wird daher verzichtet, sofern sie in dieser Teiluntersuchung auch vorkommen.

Zur Erfassung des Kohärenzsinnes wurde der Sense of Coherence (SOC) von Antonovsky (1987), deutsch von Noack, Bachmann, Oliveri, Kopp und Udris (1993) neu in diese Untersuchung eingebracht. Ebenfalls neu in dieser Untersuchung ist die Stress Related Growth Scale (SRGS) von Park, Cohen und Murch (1997).

Der Sense of Coherence (SOC) ist von Antonovsky (1987) als Instrument zur Erfassung einer Persönlichkeitsvariable für Resilienz konzipiert worden. Antonovsky ging bei der Konzeption des SOC von der Frage aus, weshalb ein Teil der ehemaligen KZ-Häftlinge den Aufenthalt im Konzentrationslager relativ unbeschadet überstanden haben und widmete sich fortan in seinen Studien der Frage nach den Faktoren solcher gesundheitserhaltenden Persönlichkeitseigenschaften. Der SOC beinhaltet drei Skalen, die untereinander hoch korreliert sind: Diese Skalen sind «Manageability», «Comprehensibility» und «Meaningfulness». Der Sense of Coherence soll vor allem hinsichtlich schwerer Lebensereignisse einen salutogenen Einfluss auf die weitere Entwicklung haben. (Antonovsky, 1979). Ein grosser Kohärenzsinn schützt nach dieser Auffassung vor den schädlichen Konsequenzen massiv bedrohlicher Lebensereignisse, weil das Leben grundsätzlich als sinnvoll betrachtet wird. Eine Person mit hohem Sinn für Kohärenz begreift sich selbst als handlungsfähig und selbstwirksam («manageability»). Die Welt wird als grundsätzlich verstehbar betrachtet («comprehensibility»), als grundsätzlich geordnet und logisch. Dinge, die passieren, machen Sinn und sind für das Individuum bedeutsam («meaningfulness»). Diese drei Konstrukte machen zusammen den «Sense of Coherence» aus. Es handelt sich dabei von der Theorie her um eine kognitive Einstellung; in der Operationalisierung wird allerdings mehr Wert auf das Gefühl gelegt, was auch zu Kritik am Konstrukt geführt hat (Schmidt-Rathjens, Benz, VanDamme, Feldt & Amelang, 1997). Diese Kritik wurde hier berücksichtigt und es wurde darauf verzichtet, die drei Konstrukte separat auszuwerten, so dass nur der globale Wert in der Auswertung berücksichtigt wird. Eine erste Überprüfung der deutschen Übersetzung des SOC an einer Normalstichprobe ergab eine interne Reliabilität $\alpha = .86$ für die hier verwendete deutsche Fassung des Sense of Coherence.

Das zweite Instrument ist die Kurzform der SRGS von Park, Cohen und Murch (1997). Das Instrument soll diejenigen Aspekte erfassen, die in der Folge eines kritischen Lebensereignisses als positiv eingeschätzt werden, beispielsweise, dass man sich anderen Menschen gegenüber offener verhält oder aufgeschlossener gegenüber neuen Ideen ist. Das Finden eines neuen Sinns oder einer neuen Bedeutung kann das Ergebnis einer überstandenen persönlichen Katastrophe sein, der Prozess der Bedeutungsfindung oder die Suche nach Sinn kann aber auch als Bewältigungsversuch verstanden werden. Aus diesem Grund ist es nicht immer einfach zu entscheiden, was die SRGS misst. Von der Formulierung her ist es ein Instrument der abschliessenden Bewertung, aber es sollte mit Bewältigungsskalen, die das aktive Suchen nach Sinn und Bedeutung betonen, hoch korrelieren.

Die hier verwendete Kurzform ist eine autorisierte Übersetzung von Maercker und Langner (2001), erstellt in enger Zusammenarbeit mit Park und umfasst 15 einzelne Fragen. Die interne Konsistenz der SRGS war an der Stichprobe mit den querschnittgelähmten Personen gut ($\alpha = .89$). Die Fragen werden auf einer drei-stufigen Skala beantwortet (0 = überhaupt nicht, 1 = ein bisschen, 2 = zum grossen Teil). Die einzelnen Fragen decken positive Veränderung in sozialen Beziehungen ab («lernte ich, gegenüber anderen freundlicher zu sein»), weiter werden die Zunahme an persönlichen Ressourcen («lernte ich, neuen Kenntnissen und Ideen gegenüber offen zu sein») und die Zunahme an Bewältigungsfertigkeiten («lernte ich, mich Problemen zu stellen und dabei nicht zu schnell aufzugeben») abgefragt. Eine Faktorenanalyse zeigte allerdings, dass sich diese Komponenten empirisch nicht trennen liessen. Deshalb wird in der vorliegenden Studie nur ein Wert, der Summenwert aller 15 Items, als Mass für das persönliche Wachstum genommen.

Es hat sich in den Untersuchungen von Park et al. (1997) gezeigt, dass sich persönliches Wachstum durch eine Reihe von Prädiktoren vorhersagen liess. Persönliches Wachstum war bei Park et al. (1997) verbunden mit intrinsischer Religiosität. Das Konzept der intrinsischen versus extrinsischen Religiosität stammt von Allport und Ross (1967) und stellt der innen geleiteten Religiosität eine Religiosität gegenüber, die aus sozialen oder eigennützigen Gründen ausgeübt wird. Weitere Prädiktoren für persönliches Wachstum waren Zufriedenheit mit der sozialen Unterstützung, die Wirkung des kritischen Lebensereignisses bezüglich des Stresspotentials, und Bewältigungsstrategien, welche die positive Wiedereinschätzung sowie das Akzeptieren des Geschehenen umfassten.

7.6.5 Ergebnisse zum persönlichen Wachstum

Das von den querschnittgelähmten Personen angegebene persönliche Wachstum entsprach ziemlich genau dem Skalenmittelwert, das heisst, die untersuchten Personen gaben an, im Mittel «ein bisschen» persönlich vom Ereignis profitiert zu haben ($M = 16.3$, $SD = 6.92$). Frauen gaben im Durchschnitt mehr Wachstum an ($M = 17.5$, $SD = 7.08$), Männer etwas weniger ($M = 15.4$, $SD = 6.68$). Diese Differenz war auf dem 5%-Niveau statistisch signifikant. Das Alter, die Höhe oder der Grad der Verletzung zeigten keinen Zusammenhang mit dem persönlichen Wachstum. Wie schon vermutet, zeigte sich kein linearer Zusammenhang mit berichteten Symptomen, der psychischen Belastung, der Depression oder der Gesundheit. Es ergab sich allerdings eine schwache negative Korrelation mit der wahrgenommenen Behinderung ($r = -.15$, $p < .05$).

Die Erfahrung persönlichen Wachstums ging einher mit gelungenen, adaptiven Wegen, mit belastenden Emotionen umgehen zu können ($r = .20$, $p < .01$), sowie mit der Regulation durch verbales Mitteilen ($r = .17$, $p < .01$). Es zeigte sich ebenfalls ein positiver Zusammenhang mit einigen Copingstrategien des COPE. Aktive, problemorientierte Bewältigungsstrategien im Umgang mit täglichen Stressoren korrelierten positiv mit persönlichem Wachstum ($r = .19$, $p < .01$), für Planen war der Zusammenhang etwas schwächer ($r = .15$, $p < .05$). Akzeptieren als Bewältigungsstrategie war ebenfalls positiv mit Wachstum assoziiert ($r = .17$, $p < .01$). Es fand sich auch eine positive Korrelation mit mentalem Abschalten als Copingstrategie ($r = 13$, $p < .05$). Die stärksten Zusammenhänge wiesen das Bewältigen durch Neuinterpretation ($r = .28$, $p < .01$) sowie spirituelles Coping auf ($r = .27$, $p < .01$). Auch ein ausgeprägter Kohärenzsinn war schwach mit der positiven Bilanzierung des lähmungsverursachenden Ereignisses verbunden ($r = .13$, $p < .05$).

In der Rolle, die soziale Ressourcen für die Erfahrung persönlichen Wachstums spielen, zeigte sich ein Geschlechtsunterschied. Soziale Ressourcen wurden in dieser Untersuchung mittels verschiedener Fragen dazu erhoben, ob jemand mit einem Partner oder der Familie zusammenlebte und sich sozial aktiv betätigte. Die meisten querschnittgelähmten Personen fühlten sich am meisten von ihren Partnern oder Familien unterstützt, dann kamen Arbeitskollegen, Ergotherapeuten, eigene Kinder, Tiere, Freunde und Eltern (in dieser Reihenfolge). Es gab eine Tendenz, dass querschnittgelähmte Menschen ohne Partner ein höheres persönliches Wachstum berichteten; die höchsten Skalenwerte berichteten Personen, die sich in Ausbildung befanden oder die sich vom aktiven Arbeitsleben zurückgezogen hatten. Es gab auch Hinweise dafür, dass querschnittgelähmte Personen, die schon vor der Lähmung mit ihren Partnern zusammenlebten, einerseits belasteter waren, andererseits jedoch auch mehr persönliches Wachstum berichteten.

Die Befunde mit der sozialen Unterstützung waren geschlechtsspezifisch: Bei männlichen Querschnittgelähmten zeigte sich ein positiver Zusammenhang von persönlichem Wachstum mit sozialer Unterstützung ($r = .28$, $p < .01$). Dies traf für weibliche Querschnittgelähmte nicht zu, hier ergab sich kein Zusammenhang.

7.6.6 Weitere Analysen: nicht-lineare Zusammenhänge

Die relativ geringen linearen Zusammenhänge führten mich dazu, ein nicht-lineares Modell für persönliches Wachstum zu entwickeln, welches sich aus der Annahme ableitet, dass persönliches Wachstum und psychische Belastung zwar zusammenhängen, aber nicht in der Art, dass ein Mehr oder Weniger vom Einen auch ein Mehr oder Weniger vom Anderen bedeuten würde. Solche nicht-linearen Zusammenhänge sind aus der Regeltechnik bekannt, wo oft Grenzwerte bestimmen, wie sich eine Variable verhält. Beispielsweise kann angenommen werden, dass die Regulation von Beziehungen durch solche Grenzwerte bestimmt ist. Hat man zuviel Leute um sich herum, möchte man sich verdrücken, ist man einsam, sucht man sich Gesellschaft. Deshalb kann das Beziehungsverhalten kaum durch eine einzige Messung wie etwa einer «Einsamkeitsskala» vorhergesagt werden. Weder zuviel noch zuwenig auf dieser fiktiven Skala macht «gelungenes Beziehungsverhalten» aus. Am besten, so könnte man diesen Faden weiterspinnen, wäre eine mittlere Ausprägung auf dieser «Einsamkeitsskala»: Dann wäre das resultierende Beziehungsverhalten auf einem mittleren Niveau dauernd aktiviert und es würden sich Übungseffekte einstellen, welche bei potentiellen Partnern gut ankommen. Würden Gruppen gebildet, welche durch die dichotomen Ausprägungen der beiden Variablen «Einsamkeit» und «geselliges Verhalten» bestimmt sind, so würde man rein rechnerisch vier Gruppen erhalten: Eine Gruppe wäre bestimmt durch niedrige Einsamkeit und niedrige Geselligkeit, die zweite Gruppe hätte beides im hohen Ausmass, die dritte Gruppe wäre geprägt durch ein hohes Mass an Geselligkeit und wenig Einsamkeit und die vierte Gruppe ergäbe sich analog durch hohe Einsamkeit und wenig Geselligkeit.

In einem Analogieschluss könnte man annehmen, dass die psychische Belastung eine ähnliche Rolle für das persönliche Wachstum spielt, wie das fiktive Beispiel der «Einsamkeit» für geselliges Verhalten. Die genannte Gruppenaufteilung widerspricht aber der theoretischen Annahme: Deshalb erwarte ich nicht vier Gruppen, sondern deren drei: Eine Gruppe, die hoch belastet ist und wenig Wachstum zeigt, eine Gruppe mit einem mittleren Ausmass an Belastung und relativ ausgeprägtem persönlichen Wachstum, sowie einer psychisch unbelasteten Gruppe mit geringem berichteten persönlichem Wachstum.

Diese Gruppenzuteilung entspricht einer Modellvorstellung (Znoj, 1999). Nach diesem Modell können kritische Lebensereignisse psychische Probleme initiieren. Dies ist vermutlich vor allem dort der Fall, wo keine Strukturen oder persönliche Ressourcen vorhanden sind, solche Lebensereignisse zu integrieren (Janoff-Bulman, 1989). Das kann Stresssymptome auslösen, aber auch eine chronische psychische Belastung zur Folge haben. Bei vielen Personen setzt hier ein zweiter, sekundärer Bewältigungsvorgang ein, welcher erlaubt, sich von diesen Konditionen zu befreien. Dieser «sekundäre» Bewältigungsprozess gleicht der James'schen Konzeption der natürlichen Religiosität, muss aber nicht unbedingt mit einem «Glauben» irgendwelcher Art verbunden sein. Es scheint sich um einen Prozess zu handeln, der die Intergration vieler neuer Informationen ermöglicht und es scheint sich um einen Vorgang einer neuen Gleichgewichtsfindung zu handeln, der in der Fachsprache der Chaosforschung als «Homöorhese» (Schiepek, 1991) begriffen wird. Dieses neue Gleichgewicht des psychischen Funktionierens kann als «persönliches Wachstum» begriffen und entsprechend operationalisiert werden. Aus diesen Ausführungen geht hervor, dass nicht notwendigerweise ein linearer Zusammenhang zwischen persönlichem Wachstum und psychischer Belastung existieren muss, zumindest nicht auf der Ebene zwischen verschiedenen Personen (between measurement design). Wohl aber sollte ein solcher Zusammenhang innerhalb einzelner Personen existieren. Die Bildung von Gruppen mit verschiedenen Ausprägungen von Wachstum und psychischer Belastung sollte zumindest annäherungsweise diesen postulierten Zusammenhang erfassen.

Die Gruppen sollen anschliessend varianzanalytisch auf ihre Emotionsregulation und auf ihr Bewältigungsverhalten untersucht werden, wobei ich die Annahme habe, dass die Gruppe mit mittlerer Belastung und viel Wachstum die besten (oder mehr) Bewältigungsstrategien haben, sowohl was die tägliche Konfrontation mit allgemeinen Stressoren betrifft, als auch im Umgang mit den eigene Emotionen.

Als Methode zur Gruppenbildung wählte ich das empirische Verfahren der Clusteranalyse.

7.6.7 Ergebnisse der Gruppenbildung

Mittels eines Clusterverfahrens zur Einteilung der Personen in verschiedene Gruppen wurden verschiedene Gruppen ermittelt, das sinnvollste Ergebnis resultierte für drei Gruppen. Zur Berechnung der Clusteranalyse wurden die Werte zuerst standardisiert, damit nicht der unterschiedliche Massstab die Gruppenzuteilung beeinflusste. In der Tabelle 29 sind die *z*-standardisierten Gruppenmittelwerte aufgeführt.

Tabelle 29. Die aus der Clusteranalyse gewonnen Gruppen, gebildet aus den z-standardisierten Werten der SRGS und des GSI des SCL-90R in der Gruppe der querschnittgelähmten Personen

	Mittlere z-Werte SRGS	Mittlere z-Werte GSI
Gruppe A (N = 95)	.94	–.41
Gruppe B (N = 52)	.10	1.61
Gruppe C (N = 112)	–.85	–.39

Anmerkung: N = 259; SRGS = Stress related Growth Scale; GSI = Generals Symptom Index (SCL-90R)

Die Zusammensetzung der Clustergruppen entspricht nicht vollständig dem postulierten Modell, bildet aber eine nicht-lineare Verteilung der beiden Variablen ab. Nach der Symptombelastung ergeben sich zwei relativ unbelastete und eine hochbelastete Gruppe. Die relativ unbelasteten Gruppen haben entweder sehr hohe oder relativ gesehen sehr niedrige Werte in der Skala «persönliches Wachstum» (SRGS). Die hoch belastete Gruppe wies einen mittleren Wert in der SRGS auf. Damit folgt die Verteilung des persönlichen Wachstums relativ zur Symptombelastung einer U-förmigen Kurve. Die beiden niedrig belasteten Gruppen sind etwa gleich gross, die hochbelastete Gruppe besteht aus einem Fünftel der Gesamtstichprobe und entspricht damit dem Prozentanteil der psychisch hoch belasteten Personen in der Untersuchungsgruppe. Die beiden mittelbelasteten Gruppen unterschieden sich stark darin, wie sehr sie sich selbst durch das Lähmungsereignis verändert fühlten. Die durchschnittliche Differenz zwischen diesen beiden Gruppen erreichte fast zwei Standardabweichungen und war damit hochsignifikant.

Interpretation der Ergebnisse der Aufteilung in Gruppen

Es sei mir an dieser Stelle erlaubt, nochmals auf das theoretische Modell zurückzukommen: Ich würde annehmen, dass die erste Gruppe (Gruppe A) sich von der dritten Gruppe (Gruppe C) dadurch unterscheidet, dass Gruppe A ursprünglich psychisch belastet war, davon aber «genesen» ist und sich nunmehr nicht mehr von der dritten, unbelasteten Gruppe unterscheidet. In Gruppe C würden wir also die «resilienten» Individuen finden, in Gruppe A diejenigen, die durch erfolgreiches Bewältigen die psychische Belastung überwunden haben und sich zum Zeitpunkt der Untersuchung auf einer neuen Gleichgewichtsstufe befinden. Der Weg zu diesem neuen psychischen Gleichgewicht wird als persönliches Wachstum interpretiert. Es handelt sich bei der Gruppe A vielleicht um Personen, die «viel durchgemacht» haben, die es durch erfolgreiches Bewältigen jedoch geschafft haben, entweder wieder symptomfrei zu sein, oder erst gar nicht kritische Bereiche der Belastung erreicht haben. Demgegenüber ist die zweite Gruppe (Gruppe B) extrem hoch belastet. Die Belastung ist um zwei Standardabweichungen gegenüber der beiden anderen Gruppen erhöht. Trotz dieser extrem hohen Belastung berichten die Personen aus dieser Gruppe ebenfalls, zumindest in gewissen Bereichen und in einem relativ geringen Ausmass, persönliches Wachstum. Dies ist auf dem Hintergrund des theoretischen Modells ein bedeutender Befund: Es zeigt sich, wie schon bei Park et al. (1997) berichtet, ein Zusammenhang von psychischer Belastung und dem berichteten persönlichen Wachstum. Die Belastung ist aber offensichtlich so stark, dass die «sekundären» natürlichen Heilkräfte nicht ausreichen, diese Belastung zu reduzieren. Nach dem «Deviation-Amplification-Model» von Aldwin et al. (1996) ist anzunehmen, dass sich in der zweiten Gruppe ein «pathologischer Zirkel» gebildet hat, während in der ersten Gruppe die Ressourcen offenbar gross genug waren, um einen «salutogenen Zirkel» zu bilden.

Die Untersuchung, welcher Art diese Ressourcen waren, folgt im nächsten Abschnitt.

Methode

Die Analyse der Gruppenunterschiede erfolgt durch Varianzanalysen.

Hinsichtlich des persönlichen Wachstums ist es sinnvoll, die Korrelationen von persönlichem Wachstum (PW) mit psychischer Belastung einerseits, und Emotionsregulation sowie übrigen Bewältigungsstrategien andererseits, getrennt zu betrachten.

Gruppenunterschiede hinsichtlich der persönlichen Ressourcen

Für die erste Gruppe (Gruppe A, hohes PW, niedrige Belastung) ergaben sich folgende Zusammenhänge: persönliches Wachstum war positiv korreliert mit aktivem Bewältigen ($r = .24$, $p < .05$), mit Planen ($r = .30$, $p < .01$) und mit spirituellem Coping ($r = .27$, $p < .01$). Persönliches Wachstum war in dieser Gruppe mit den Formen der Emotionsregulation nicht assoziiert.

Für die zweite Gruppe (Gruppe B, hohe Belastung, mittleres PW) ergaben sich folgende Zusammenhänge: persönliches Wachstum war negativ mit depressiver Befindlichkeit korreliert ($r = -.38$, $p < .01$), Trends ergaben sich auch für den GSI ($r = -.24$, $p < .10$), sowie für das subjektive Gefühl, behindert zu sein ($r = -.26$, $p < .10$).

In der zweiten Gruppe war persönliches Wachstum stark mit adaptiver Emotionsregulation verbunden ($r = .44$, $p < .01$); es ergab sich kein Zusammenhang mit anderen, besonders mit maladaptiven Formen der Emotionsregulation. Als sonstige Bewältigungsstrategie korrelierte einzig Wiedereinschätzen und Neubewertung positiv mit persönlichem Wachstum ($r = .35$, $p < .05$); weiter ergaben sich statische Trends für Akzeptieren ($r = .24$, $p < .10$) und Humor ($r = .29$, $p < .10$).

Für die dritte Gruppe (Gruppe C, niedriges PW, geringe Belastung) ergab sich wie in der Gruppe A kein Zusammenhang mit dem Befinden oder mit Emotionsregulation. Der einzige statistisch signifikante Zusammenhang war mit Aufschub von Coping Aktivitäten, dieser Zusammenhang war negativ ($r = -.23$, $p < .05$).

Mit dem Sense of Coherence (SOC) ergaben sich in keiner der drei Gruppen Zusammenhänge mit persönlichem Wachstum.

Für eine differentielle Indikation hinsichtlich des unterschiedlichen Gebrauchs von Ressourcen, Emotionsregulations-, sowie übriger Bewältigungsstrategien wurden in einem nächsten Schritt die Formen der Emotionsregulation der Gruppe A mit der von Gruppe C mittels multivariater Varianzanalysen verglichen. Dieser Vergleich liegt besonders deshalb nahe, weil die beiden Gruppen sich hinsichtlich ihrer Belastungswerte nicht unterscheiden.

Für alle Emotionsregulationsstrategien gemeinsam ergab sich ein multivariater Effekt ($T^2(4, 202) = 2.49$, $p < .05$). Dieser Effekt war vor allem auf die adaptiven Emotionsregulationen ($F(1, 205) = 3.95$, $p < .05$), sowie auf die Regulation durch verbales Mitteilen ($F(1, 205) = 4.84$, $p < .05$) zurückzuführen. Die Mittelwerte beider Skalen waren für die erste Gruppe bedeutend höher.

Auch für den COPE ergab sich ein multivariater Effekt ($T^2(16, 170) = 1.94$, $p < .05$), der auf folgende Skalen des COPE zurückzuführen war: aktives Coping ($F(1, 185) = 4.45$, $p < .05$); Akzeptieren ($F(1, 185) = 5.67$, $p < .05$); Planen ($F(1, 185) = 4.24$, $p < .05$); spirituelles Coping ($F(1, 185) = 10.22$, $p < .01$); positive Wiedereinschätzung ($F(1, 185) = 10.95$, $p < .01$). Diese Coping Aktivitäten kamen in der ersten Gruppe häufiger vor oder wurden von den Personen dieser Gruppe als zutreffender angegeben. Das Aufschieben von Coping Aktivitäten kam dagegen in der dritten Gruppe stärker vor ($F(1, 185) = 7.45$, $p < .01$).

Für den Sense of Coherence ergab sich ebenfalls ein Unterschied. Dieser Unterschied betraf vor allem die Unterskala «Sinnhaftigkeit» (Meaningfulness) ($F(1, 205) = 12.58$, $p < .01$), sowie zu einem geringeren Anteil auch die Skala «Handhabbarkeit» (manageability) ($F(1, 205) = 4.81$, $p < .05$).

Zur Vervollständigung seien noch die Gruppenvergleiche der ersten und zweiten, sowie der zweiten und dritten Gruppe für die Skalen des EMOREG angefügt.

Hinsichtlich der Emotionsregulation unterschied sich Gruppe A von Gruppe B insgesamt sehr hoch ($T^2(4,142) = 11.04$, $p < .01$), was mit Ausnahme für verbales Mitteilen als Emotionsregulation für alle Skalen galt: Für adaptive Emotionsregulation ($F(1, 145) = 15.96$, $p < .01$), für Vermeiden ($F(1, 145) = 15.72$, $p < .01$), sowie für Verzerren ($F(1, 145) = 31.85$, $p < .01$). Die Unterschiede lagen alle in der erwarteten Richtung. Personen der Gruppe A gelang es im Allgemeinen besser, ihre Emotionen zu regulieren, sie vermieden und verzerrten weniger.

Der Vergleich zwischen der zweiten unbelasteten Gruppe C und der belasteten Gruppe B war ähnlich deutlich. Insgesamt ergab sich ein multivariater Effekt ($T^2(4,159) = 13.70$, $p < .01$), der auf adaptive Emotionsregulation ($F(1,162) = 4.69$, $p < .05$), auf das Vermeiden ($F(1,162) = 14.00$, $p < .01$), sowie auf das Verzerren als Emotionsregulation ($F(1,162) = 53.81$, $p < .01$) zurückzuführen war. Die Effektstärke von Verzerren war ausserordentlich hoch ($ETA_{Quadrat} = .25$).

Gruppenunterschiede hinsichtlich der sozialen Ressourcen

Als Ergänzung zu den persönlichen Ressourcen betrachtete ich noch die soziale Unterstützung in den drei Gruppen. Dabei verglich ich die wahrgenommene Unterstützung durch Familienmitglieder und durch die Partner separat. Daraus resultieren auch unterschiedliche Gruppengrössen.

In den beiden unbelasteten Gruppen (A und C) ergaben sich keine Unterscheide in der Unterstützung durch Familienmitglieder oder durch Partner.

Gegenüber der Gruppe A fühlten sich die Mitglieder der belasteten Gruppe B von ihren Familienmitgliedern stärker unterstützt ($F(1, 87) = 2.72$, $p < .05$). Derselbe Unterschied fand sich auch im Vergleich mit der Gruppe C ($F(1,99) = 4.32$, $p < .05$.

Die psychisch belastete Gruppe erhielt also deutlich mehr Unterstützung durch Familienmitglieder, als die beiden unbelasteten Gruppen, die sich nicht darin unterschieden, wie stark sie sich von den Familienmitgliedern unterstützt fühlten.

Dasselbe Ergebnis wiederholte sich für die Unterstützung durch die Partner. Der Unterschied zwischen Gruppe A und B erreichte allerdings die statistische Signifikanzgrenze nicht. Gruppe C unterschied sich jedoch deutlich von der belasteten Gruppe B ($F(1,61) = 4.91$, $p < .05$).

Die Analyse der wahrgenommenen Unterstützung durch Familienmitglieder und Partner zeigte deutlich, dass die psychisch belasteten Querschnittgelähmten deutlich mehr Unterstützung erhielten, als dies für die psychisch nicht belasteten Personen der Fall war. Der Vergleich von Gruppe A mit Gruppe C (beide mit wenig Belastung, aber unterschiedlichem persönlichen Wachstum) zeigte keinen Unterschied in der sozialen Unterstützung auf.

7.6.8 Diskussion der linearen Zusammenhänge mit persönlichem Wachstum

Die von Park et al. (1997) gefundenen Zusammenhänge von persönlichem Wachstum mit psychischer Belastung wurden in der vorliegenden Untersuchung nicht repliziert. Positives Wiedereinschätzen und aktives, problemorientiertes Coping korrelierten den Annahmen entsprechend auch in der vorliegenden Untersuchung positiv mit persönlichem Wachstum. Es fand sich ferner ein schwacher Zusammenhang mit zusätzlich erschwerenden Lebensumständen: Querschnittgelähmte Personen, die schon vorher mit ihren Partnern zusammenlebten, berichteten mehr Belastung und gleichzeitig auch mehr persönliches Wachstum. Dieser Befund kann als «growth through adversity» (Tedeschi & Calhoun, 1995) interpretiert werden. Allerdings war dieser Zusammenhang schwach und durch den gefundenen Geschlechtsunterschied relativiert sich dieses Ergebnis zusätzlich. Erklärt werden kann dieser Befund allerdings dadurch, dass Partner, die gemeinsam ein solches kritisches Lebensereignis meistern, auch entsprechend stärker Veränderungen an sich selbst erleben.

Zusammengenommen ist die gemeinsame Varianz der Coping-Variablen mit persönlichem Wachstum gering. Es ist nicht auszuschliessen, dass auch Wunschdenken dazu beiträgt, an sich selbst persönliches Wachstum festzustellen, zumindest ergab sich ein schwacher, aber signifikanter Zusammenhang mit sozialer Erwünschtheit, allerdings nur auf die Partnerschaft bezogen ($N = 96$, $r = .21$, $p < .05$). Das bedeutet, dass querschnittgelähmte Menschen, die sich selbst als persönlich gewachsen betrachteten, auch ihre Partnerschaft in einem etwas zu günstigen Licht wahrnahmen. Für die übrige Familie gilt dieser Zusammenhang nicht.[4]

Gelungene Emotionsregulation korrelierte ebenfalls schwach, aber theoriekonsistent mit persönlichem Wachstum. Es ist bemerkenswert, dass nicht die maladaptiven Strategien (Vermeiden und Verzerren) negativ, sondern adaptive Emotionsregulation positiv mit persönlichem Wachstum verbunden waren. Auf diesen Zusammenhang möchte ich noch einmal zurückkommen, wenn ich das Stress-Adaptionsmodell von Aldwin und Mitarbeitern (1996) diskutiere.

Eine Reihe von Regressionsanalysen bestätigte die geringe geteilte Varianz von persönlichem Wachstum mit den im Methodenteil aufgelisteten Variablen. Durchschnittlich konnten nicht mehr als 12% der Varianz erklärt werden. Dies ist sehr wenig, wenn man bedenkt, dass die aufgeklärte Varianz für Depression in dieser Stichprobe ungefähr 60% betrug. Das bedeutet, dass der grösste Teil des berichteten Wachstums nicht auf bekannte Faktoren zurückgeführt werden konnte. Das könnte mit einer «zufälligen» Beantwortung der einzelnen Fragen zum persönlichen Wachstum erklärt werden. Dagegen spricht, dass die Reliabilität des Fragebogens psychometrisch betrachtet hoch ist, dagegen spricht auch, dass offensichtlich viele der Befragten solches Wachstum berichteten.

Daraus kann abgeleitet werden, dass lineare Modelle offensichtlich wenig dazu beitragen, persönliches Wachstum vorherzusagen.

4 Soziale Erwünschtheit wurde in dieser Untersuchung im Zusammenhang mit den Familien- und Partnerschaftsbeurteilungen von Cierpka und Frevert (1987) erhoben. Da dieses Instrument ausser zur Erfassung der sozialen Unterstützung für die berichtete Studie sonst keine weitergehende Bedeutung hat, wird auf dieses Ergebnis nicht eingegangen.

7.6.9 Abschliessende Bewertung der persönlichen und sozialen Ressourcen für das persönliche Wachstum

Die Einteilung in die drei Gruppen erwies sich auch für die Analyse der Unterschiede in persönlichen und sozialen Ressourcen fruchtbar. Als erstes zeigte sich, dass persönliches Wachstum (PW) nur in der zweiten Gruppe (B) mit psychischer Belastung assoziiert war. Dort allerdings fand sich ein stark negativer Zusammenhang was darauf hinweisen könnte, dass PW nur bei extremen Belastungen eine Wirkung zeigt, respektive, dass mit starken psychischen Belastungen gleichzeitig auch ein Prozess aktiviert wird, den man «sekundäres Coping» nennen könnte, der aber treffender mit der James'schen Definition als natürliche Spiritualität bezeichnet werden sollte. Dieses «Notfall-Bewältigen» korrelierte einerseits negativ mit depressivem Befinden, aber gleichzeitig positiv mit dem positiven Wiedereinschätzen des Geschehenen und am stärksten mit adaptiven, gelungenen Formen der Emotionsregulationen.

In den bisherigen Untersuchungen kam die Rolle der adaptiven Emotionsregulationsstrategien hinsichtlich der Verarbeitung belastender Lebensereignisse nicht zum Tragen; der Einfluss der adaptiven Strategien trug statistisch gesehen nicht signifikant zur Erklärung der Symptombelastung bei. In der Gruppe der Hochbelasteten zeigte sich aber in Verbindung mit dem persönlichen Wachstum ein deutlicher, wenn auch indirekter, Zusammenhang von gelungener Emotionsregulation und psychischer Belastung. Da es sich um eine Querschnittstudie (cross-sectional design) handelt, kann über den angenommenen Verlauf nichts berichtet werden und so bleibt es eine spekulative Aussage, wenn hier die Vermutung geäussert wird, dass im psychischen Leiden offenbar so etwas wie eine Heilung mit angelegt ist.[5]

In der ersten und in der dritten Gruppe (A und C) ergaben sich keine Zusammenhänge von PW mit psychischer Belastung. In der ersten Gruppe war PW assoziiert mit aktiven Bewältigungsstrategien wie Planen und problemorientiertem Bewältigen sowie mit spirituellem Coping. In der Gruppe A fand sich aber weder ein Zusammenhang von PW mit adaptiver Emotionsregulation, noch mit den anderen Skalen des EMOREG.

5 Noch viel spekulativer wäre es, hier über den Wert des Leidens zu schreiben. Im Zusammenhang mit der gängigen Ideologie, dass alles Leiden unnötig sei, will ich doch festhalten, dass die Befunde in der Gruppe der psychisch Hochbelasteten einen Hinweis darauf geben könnten, dass das Leiden durchaus einen kulturellen Wert haben könnte.

Dies traf auch für die Gruppe C zu. In dieser Gruppe, zahlenmässig die stärkste, fand sich jedoch nicht einmal ein positiver Zusammenhang von einer Bewältigungsstrategie mit PW. Der einzige Befund war eine negative Korrelation mit dem Aufschieben von Coping Aktivitäten.

Wie könnten die beiden Gruppen charakterisiert werden? In der ersten Gruppe (A) berichteten die Personen viel PW, waren psychisch aber relativ unbelastet. Man könnte annehmen, dass die Personen dieser Gruppe einmal psychisch belastet waren, davon aber genesen sind und als Residuum dieser Erfahrung persönliches Wachstum berichten. Diese Annahme ist empirisch nicht zu rechtfertigen. Eine weitere Interpretation wäre es, dieser Gruppe generell zu attestieren, dass ihre Mitglieder offener sind, dass sie aufgeschlossener und flexibler sind und deshalb sozial aktiver, lernfähiger und auch bewusster durchs Leben gehen. Auch für diese Annahmen gibt es wenig Hinweise. Es könnte auch sein, dass die «natürliche Religiosität» diesen Personen näher ist, dass sie, wie James sich ausdrückte, religiösen Gefühlen gegenüber offener sind. Das würde erklären, weshalb Spiritualität, nicht aber das «klassische» religiöse Coping in dieser Gruppe mit PW assoziiert ist.

Die dritte Gruppe zu charakterisieren, fällt auf Grund der Datenlage noch schwieriger aus. Sicher ist, dass hier PW selten angegeben wird. Wenn Personen ein solches Wachstum angeben, dann offensichtlich auf Grund einzelner Erfahrungen, die aber keiner «Psychologik» folgen. Auffallend ist, dass die Mitglieder der dritten Gruppe sich sowohl in den Formen der Emotionsregulation, als auch in vielen der übrigen Bewältigungsstrategien von den Personen der ersten Gruppe unterschieden. In der Gruppe A wurde mehr gelungener Umgang mit Emotionen und auch mehr verbales Mitteilen als Mittel zur Emotionsregulation angegeben als in der dritten Gruppe. Keine Unterschiede gab es für die beiden maladaptiven Emotionsregulationsstrategien Vermeiden und Verzerren.

Auch hinsichtlich der Coping Aktivitäten unterschieden sich die beiden Gruppen. Sie gebrauchten aktivere Bewältigungsstrategien, sowie deutlich mehr spirituelles Coping und positives Wiedereinschätzen. Die Personen der dritten Gruppe schoben dagegen Coping Aktivitäten häufiger auf.

Diese Unterschiede (in den demographischen und anderen Angaben ergaben sich keine Unterscheide) machen deutlich, dass die Personen der Gruppe C einen ganz anderen Umgang mit Stress pflegen als die Personen der Gruppe A. In Anlehnung an das Konzept von Miller (1987) könnte man die Personen der ersten Gruppe als «Beobachter» (monitors), die der dritten Gruppe als «Ausblender» (blunters) bezeichnen. Miller (1987) führte die Begriffe als die beiden Seiten eines übergreifenden Bewältigungskonstruktes ein. Sie beobachtete, dass Passagiere in einem Flugzeug bei ungewöhnlichen Flugbewegungen verschiedene Strategien verwendeten, um ihre Unruhe in den Griff zu bekommen. Passagiere fangen entweder an, sich umfassend zu informieren, sie lesen nach, wo sich die Notausgänge und die Schwimmwesten befinden, sie lauschen den Anweisungen der Piloten oder des Kabinenpersonals und versuchen, durch Beobachtung auch kleinster Informationsstücke Gewissheit darüber zu erlangen, in welcher Lage sie sich befinden. Diese Verhaltensweisen charakterisieren die «monitors». Ganz anders die «blunters»: Diese vertiefen sich bei den genannten Flugzeugbewegungen in die mitgebrachte Lektüre, sie verfolgen den gezeigten Film und vermeiden, zusätzlich stressreiche Information aufzunehmen. Damit erreichen auch die «blunters» eine momentane Beruhigung. Man könnte die «blunters» auch als «adaptive Vermeider» bezeichnen. Miller (1987) berichtete aus Experimenten mit Stressinduktion, dass nach der Beendigung dieser Experimente «high monitors und low blunters» höhere innere Spannung als «high blunters und low monitors» berichteten. Deshalb folgert Miller auch, dass die Anlage zu «high monitoring und low blunting» eine Vulnerabilität für Bluthochdruck oder anderen Spannungszuständen erklären kann.

Es scheint, dass die Personen der Gruppe C als Copingstrategie «blunten»; sie versuchen aktiv, notwenige Schritte auszublenden (Aufschub von Coping Aktivitäten). Man könnte auch sagen, die Personen dieser Gruppe neigen zu Fatalismus, sie nehmen das Leben, wie's kommt und richten es sich dabei möglichst gut ein. Die Mitglieder der Gruppe A hingegen scheinen eher dem Typus des «monitors» zu entsprechen. Doch auch sie scheinen gut mit den Anforderungen des Lebens zurechtzukommen, wenden sie doch ausgeprägt Bewältigungsstrategien an, die in der Literatur als adaptiv bezeichnet werden.

Das Konzept von Miller (1987) würde erklären helfen, weshalb bei so unterschiedlicher Ausprägung der Bewältigungsstrategien die psychische Belastung bei beiden Gruppen gering ist. Krohne (1993) greift mit seiner Unterscheidung von Aufmerksamkeit und Vermeidung als dispositionelle Bewältigungsstrategien das Konzept von Miller (1987) auf. Im EMOREG wurde Vermeidung als maladaptive Emotionsregulationsstrategie operationalisiert. Es wundert daher nicht, dass sich die beiden Gruppen (A und C) hinsichtlich dieser Skala nicht unterscheiden. Dennoch ist eine Haltung, welche potentiell störende Information stark filtert oder vermeidet, nur beschränkt adaptiv. Sie kann es aber in Fällen sein, wo Information nicht zweckdienlich in eine Handlung umgesetzt werden kann. Dies ist bei einer drohenden Katastrophe, bei einem Flugzeugabsturz etwa, dem man als Passagier nichts entgegenzusetzen hat, ganz offensichtlich der Fall. Dies könnte auch der Situation entsprechen, die aus einer plötzliche Querschnittlähmung resultiert: Was nützt einem die ganze Information, wenn an der Tatsache, dass man sich fortan nicht mehr wie gewohnt bewegen kann, doch nichts mehr geändert werden kann? Da kümmert man sich besser um Dinge, von denen man weiss, dass sie Spass machen oder man plant den Umbau eines Autos oder eines Motorrades. Menschen der Gruppe C müssten auf Grund ihrer Bewältigungsstrategie mehr «erdgebunden» sein, als die Personen der Gruppe A. Die Angaben zum persönlichen Wachstum scheinen dies genau zu widerspiegeln.

Was nützt persönliches Wachstum? Diese Frage zu beantworten ist auf Grund der vorhandenen empirischen Basis schwierig. Ich möchte den postulierten Gedanken vom persönlichen Wachstum als «Notfallbewältigung» noch einmal aufgreifen. Die Erfahrung von einem erschütternden Ereignis stellt an das menschliche Informationssystem (an die «Psyche») enorme Anforderungen. Manchmal sind die Anforderungen so gross, dass das System zusammenbricht und auf einem niedrigeren Funktionsniveau sich wieder einpendelt. Das letztere bedeutet, dass sich Symptome entwickeln, die nur ein eingeschränktes Funktionieren erlauben.

Demgegenüber steht eine Selbstheilungstendenz, eine Kraft, die in die entgegengesetzte Richtung wirkt. Diese Selbstheilungstendenz schafft das scheinbar Unmögliche: Sie ersetzt die klaffende Informationslücke durch eine Inferenz. Die Setzung eines nicht existierenden Objektes, nämlich der Annahme, dass dieser Verlust auch als Gewinn gesehen werden kann, stellt informationslogisch ein Rätsel dar. Das persönliche Wachstum ist ein Kunstgriff der menschlichen Natur, eine «magische» Illusion. Die Fähigkeit, in Gegensätzen zu denken, ist dem menschlichen Informationssystem immanent, man denke nur an das Wahrnehmungsexperiment der «Alten und der Jungen», in der beide Gestalten gleich berechtigt nebeneinander, aber nicht gleichzeitig existieren können. Vielleicht ist die Erfahrung eines persönlichen Wachstums das geglückte Produkt eines solchen Prozesses. Sollte dies so sein, dann nützte PW vor allem da, wo es wenig übrige Ressourcen gibt oder die Belastung extrem gross ist.

Welche Rolle spielt dabei die Emotionsregulation? Vermutlich spielen Emotionen im Prozess der Wiedereinschätzung von Ereignissen eine entscheidende Rolle. In der Wiederbewertung («secondary appraisal» nach Lazarus, 1991) werden Emotionen erzeugt und moduliert: Je nachdem, ob ich einem Tiger im Zirkus von einem sicheren Auto aus, oder ohne Schutz in der freien Wildbahn begegne, werde ich mich gut fühlen oder panikartig flüchten. Dies gilt ebenso für Emotionen, die vom eigenen Informationssystem ausgelöst werden wie Alarmreaktionen, die durch die Veränderung der Wirklichkeit oder von Erinnerungen oder sich widersprechenden Gedanken erzeugt werden. Durch die kognitive Anstrengung, entsprechende Gedanken, Erinnerungen und Wahrnehmungen neu zu deuten, können sich Schemata (Art und Weise, Abläufe und Gedanken zu ordnen) verändern. Erinnerungen werden modifiziert oder sogar «verklärt». Dies kann dazu führen, dass in der Vergangenheit alles besser war oder es kann dazu führen, dass sich die Diskrepanzen langsam auflösen und die Alarmreaktionen weniger werden. Im ersten Fall verstärken sich diese Alarmreaktionen und der Zustand wird chronisch, im zweiten Fall gelingt dieser Prozess der Neubewertung und Reschematisierung. Hier konstruiert sich das Selbst eine neue Wirklichkeit, mit möglicherweise mehr Freiheitsgraden als zuvor. Diese Freiheitsgrade wirken auf die als gegeben angenommen kognitiven Einschränkungen, wie kulturelle Überlieferungen und Wertvorstellungen. Sie können aber auch mehr Freiheit in der Ausführung bringen, weil das emotionale System gelernt hat, mit Diskrepanzen umzugehen.

Der Wert der adaptiven Formen der Emotionsregulation ist somit hauptsächlich in einer vermittelnden Rolle zu sehen; die adaptiven Formen der Emotionsregulation haben keine direkte lindernde Wirkung auf die Symptombelastung. Der Vergleich der Gruppe der querschnittgelähmten Personen mit einer relativ unbelasteten Gruppe aus der Bevölkerung kann als weiterer Hinweis dafür gedeutet werden, dass den adaptiven Formen ein wichtiger Platz im Adaptionsprozess zukommt. Es ergaben sich deutliche Mittelwertsunterschiede zwischen den beiden Gruppen, welche nicht auf Alterseffekte zurückzuführen waren. Damit bestätigte sich auch der Befund, der schon in der früheren Version des Fragebogens zur Emotionskontrolle (Znoj & Grawe, 2000; siehe auch Znoj & Keller, 2002) gefunden worden war: Die durch kritische Lebensereignisse hoch belasteten Gruppen wiesen mehr adaptive Formen der Emotionsregulation auf. Es kann sein, dass hier eine wechselseitige Befruchtung von kognitiver Reorganisation und Anpassung der Emotionsregulationsprozesse stattfindet, welche das gemeinsame Ziel haben, den Organismus auf härtere Lebensbedingungen einzustellen.

Im Folgenden wird untersucht, wie die Angehörigen von querschnittgelähmten Personen sich den Anforderungen stellen, die durch die veränderten Lebensumstände gegeben sind.

8 Angehörige von querschnittgelähmten Menschen

8.1 Die Rolle der Emotionsregulation bei Angehörigen in der Bewältigung des Ereignisses

8.1.1 Einleitung

Die Situation von indirekt betroffenen Menschen einer persönlichen Katastrophe, wie einer Querschnittlähmung, wird selten systematisch untersucht. Erst in der letzten Zeit gab es verschiedentlich Bemühungen, auch die Situation von Angehörigen mit wissenschaftlichen Methoden zu betrachten (Folkman, Chesney, Cooke, Boccellari & Colette, 1994; Jordan, Marmar, Fairbank, Schlenger, Kulka, Hough & Weiss, 1992; Kramer, 1997; Lawton, Kleban & Moss et al., 1989; Rabin & Nardi, 1991; Vitaliano, Russo, Young, Teri & Maiuro, 1991; Vitaliano, Young & Russo, 1991). Die meisten Publikationen mit diesem Thema existieren auf dem Gebiet der Gerontopsychologie, der Pflege von Personen mit Behinderungen oder mit Alzheimer-Krankheit. Es gibt einige wenige Publikationen, die sich mit der Situation von Angehörigen mit Stress-Syndromen (Jordan et al., 1992) oder mit der Situation von Aids-Kranken (Folkman et al., 1994) befassen. Alle diese Publikationen weisen darauf hin, dass Angehörige mit Pflegeaufgaben einer immensen Belastung ausgesetzt sind (Chiriboga, 1989; Hillier Parks & Pilisuk, 1991; Pearlin, Mullan, Semple & Skaff, 1990; Pines, 1993). Erst in jüngster Zeit rücken die spezifischen Probleme der Angehörigen von Querschnittgelähmten ins Interesse der Forschung (Elliott & Shewchuk, 1998; Elliott, Hurylo & Shewchuk, 1999; Elliott, Shewchuk & Richards, 1999; Kreuter, Sullivan, Dahlhöf & Siösteen, 1998; Kreuter, 1999; Schulz, Wood & Decker, 1987; Weitzenkamp, Gerart, Charliflue, Whiteneck & Savic, 1997).

Die Probleme von Angehörigen von querschnittgelähmten Menschen sind vielfältig: Angehörige müssen genauso wie Direktbetroffene eine andere Wohnung suchen, die besser den Bedürfnissen der querschnittgelähmten Partner oder Verwandten angepasst ist; sie sind teilweise hohen ökonomischen Belastungen ausgesetzt, die Hilfe durch den Partner fällt aus, gemeinsame Interessen und Aktivitäten müssen neu definiert werden, Anforderungen aller Art müssen alleine organisiert und durchgeführt werden. Die langen Spitalaufenthalte haben einen einschränkenden Einfluss auf das weitere soziale Umfeld, Kinder, sofern welche da sind, müssen teilweise alleine erzogen werden. Dazu kommt, dass die Rehabilitationszentren einen Teil der Pflegeaufgaben auf die Angehörigen übertragen. Angehörige werden angeleitet, wie und wann sie welche Aufgaben in der Pflege wahrnehmen sollen. Kurz, Angehörige sind, auch wenn sie physisch selbst nicht betroffen sind, einer immensen Belastung ausgesetzt. Dazu können auch psychische Probleme wie Schuldgefühle gegenüber den Betroffenen kommen. Angehörige müssen oft noch stärker als Betroffene ihre eigenen Neigungen und Gefühle kontrollieren; sie müssen stark bleiben, auch wenn sie sich überlastet fühlen.

Die skizzierte Situation zeigt auf, dass Angehörige von querschnittgelähmten Personen grosse Leistungen erbringen müssen, die im Gegensatz zur «normalen» Kranken- oder Altenpflege, auch kein absehbares Ende haben.

Das Kapitel ist in drei Abschnitte gegliedert: Im ersten Teil geht es darum, die allgemeinen Belastungen aufzuzeigen, über die Personen von querschnittgelähmten Angehörigen berichten. Es werden hier auch Zusammenhänge von Belastungsfaktoren und Bewältigungsstrategien, besonders hinsichtlich der Emotionsregulation behandelt. Der zweite Abschnitt ist dem «Gewinn-Aspekt» gewidmet; wie im Kapitel über persönliches Wachstum bei den von einer Querschnittlähmung direkt betroffenen Personen soll auch für die Angehörigen dieser Aspekt untersucht werden. Im dritten Teil geht es um die wechselseitige Beeinflussung des Befindens von Angehörigen und Direktbetroffenen.

8.2 Belastung und Emotionsregulation bei Angehörigen

Für viele Menschen ist schon allein der Fakt, dass ein naher Angehöriger eine bleibende Querschnittlähmung erlitten hat, schwierig zu verarbeiten. Auf einmal wird aus einem aktiven Bruder oder einer gesunden Tochter ein behinderter Mensch, der auf die Hilfe und die Rücksicht der Angehörigen angewiesen bleibt. Gemeinsame Zukunftspläne müssen geändert, die eigene Lebensplanung muss überdacht werden. Rollen müssen neu verteilt, die Beziehung muss – wenigstens vorübergehend – neu definiert werden. Die lange Rehabilitationszeit der frisch verletzten Person muss begleitet, es müssen möglicherweise bauliche Veränderungen im Haus oder in der Wohnung geplant und ausgeführt werden. Es bleibt für alles wenig Zeit, die durchschnittliche Verweildauer im Rehabilitationszentrum beträgt nur wenige Monate. Dabei können finanzielle Schwierigkeiten auftauchen und langwierige Verhandlungen mit Behörden, Arbeitgebern und Versicherungsagenten anfallen. Es bleibt auch wenig Zeit, sich selbst an die neue Situation zu gewöhnen, wenig Zeit für persönliche Trauer. Das soziale Umfeld reagiert vielleicht ebenfalls wenig unterstützend, reale oder eingebildete Stigmatisierung droht. Trotz all dieser erschwerenden Umstände muss der oder die Angehörige der direkt betroffenen Person Hilfe und Unterstützung vermitteln oder sogar selbst handfeste Pflegeleistungen erbringen. Wie schon erwähnt, werden Angehörige in die Rehabilitationsmassnahmen integriert, was nichts anders bedeutet, als dass die Ressourcen, die man in dieser Situation brauchen würde, um mit der Situation selbst zurechtzukommen, von solchen Anforderungen aufgebraucht werden. Ein Trost, aber ebenfalls auch eine Herausforderung stellt der Umstand dar, dass querschnittgelähmte Personen (Direktbetroffene) mittlerweile eine der Normalbevölkerung vergleichbare Lebenserwartung haben (Hartkopp, Bronnum-Hansen, Seidenschnur & Biering-Sorensen, 1997). Das bedeutet, dass sich Angehörige in den meisten Fällen nicht mit dem drohenden Verlust eines Familienangehörigen oder Lebenspartners auseinanderzusetzen haben, sondern sich auf ein Zusammenleben unter anderen Voraussetzungen einstellen müssen. Auch für Angehörige gilt es, die verfügbaren Ressourcen möglichst optimal zu nützen. Solche Ressourcen stellen Freundeskreise und Verwandte dar, aber auch persönliche Ressourcen wie gute, adaptive Bewältigungsstrategien, gute Gesundheit und finanzielle Möglichkeiten gehören dazu.

Das Stress- und Copingmodell von Moos und Schaefer (1993) stellt ein gutes Rahmenmodell für die Adaption von Angehörigen dar. In diesem Modell werden Stressoren von sozialen und personalen Ressourcen direkt beeinflusst. Der Umgang mit dem stressinduzierenden Ereignis wird moderiert vom Verarbeitungsstil (Coping, Emotionsregulation, kognitive Bewertungsprozesse) und als Ergebnis dieser verschiedenen, das Ereignis beeinflussenden Faktoren steht die physische und psychische Gesundheit, die erlebte Belastung oder unter Umständen persönliches Wachstum.

Als primäre Stressoren werden für Angehörige sowohl das Lähmungsereignis als auch die daraus resultierenden Betreuungsaufgaben verstanden (Pearlin et al., 1990). Dabei handelt es sich erstens um einen akuten Stressor (das Lähmungsereignis mit all seinen Implikationen) und zweitens um einen chronischen Stressor – die daraus folgenden Betreuungsaufgaben – welche langfristig sogar wesentlich stärkere negative Folgen haben können als einmalige traumatische Ereignisse (Lazarus & Folkman, 1984).

Die Folgen des traumatischen Ereignisses dürfen nicht unterschätzt werden. Angehörige können selbst am Unfall oder indirekt am Ereignis beteiligt sein, sie können Zeugen des Vorgangs gewesen sein oder sie werden durch die Traumatisierung des Angehörigen psychisch belastet, wie dies im Zusammenhang mit der posttraumatischen Belastungsstörung verschiedentlich nachgewiesen wurde (Jordan et al., 1992; Rabin & Nardi, 1991).

Als chronische Stressoren kommen vor allem Betreuungsaufgaben in Frage, aber auch die reale oder wahrgenommene soziale Ausgrenzung durch andere. Eine veränderte oder stark reduzierte Erholungsmöglichkeiten oder eine andere Rollenverteilung kann sich auf die Gesundheit der Angehörigen negativ auswirken. Vor allem der Pflegeaufwand kann enorm sein (Cleveland, 1980; Schulz et al., 1987).

Der Verarbeitungsstil einer Person hängt vor allem von der subjektiven Bewertung eines Ereignisses ab (Lazarus & Folkman, 1984). Kognitive Bewertungsvorgänge modifizieren die Wirkung eines «objektiven» Ereignisses und haben entsprechend unterschiedliche Gefühlszustände zur Folge (Lazarus, 1991). Dafür gibt es mittlerweile auch empirische Befunde spezifisch für Betreuungsaufgaben (für eine Übersicht: Kramer, 1997). Als Bewältigungsstrategien werden Aktivitäten bezeichnet, die als Massnahmen eingesetzt werden, um besser mit solchen Stressoren umgehen zu können. Man unterscheidet im Allgemeinen solche Aktivitäten, die auf die Aufhebung der Stress verursachenden Bedingungen abzielen und solchen, welche die Wirkung auf das eigene Empfinden moderieren, die Ursachen dafür aber weitgehend unbeeinflusst lassen. Eine wichtige Klasse innerhalb der Bewältigungsaktivitäten sind die Formen der Emotionsregulation. Diese Formen sind nicht auf die Aufhebung der Ursache gerichtet, sondern dienen allein dazu, das eigene Wohlbefinden trotz widriger Umstände aufrechtzuerhalten. Bei chronischen Stressoren und bei Lebensumständen, bei denen die Ursachen solcher Stressoren nicht beseitigt werden können, kommt es in hohem Masse darauf an, ob die angewandten Strategien der Emotionsregulation eine langfristig schädigende Wirkung haben. Es ist daher anzunehmen, dass gerade bei Angehörigen diejenigen mit adaptiven Formen der Emotionsregulation ein besseres Befinden aufweisen. Diese Emotionsregulationsstrategien sind aber kaum abzugrenzen von kognitiven Bewertungsvorgängen, zumal kognitive Bewertungen direkt bei der Entstehung von Gefühlen beteiligt sind (Lazarus, 1991; Scherer, 1984).

Als erstes soll das Befinden der befragten Angehörigen von Querschnittgelähmten beschrieben werden. Besondere Aufmerksamkeit wird der Frage gewidmet sein, wie sich die übernommenen Betreuungsaufgaben auf das Befinden von Angehörigen auswirken.

Erfasste Bewältigungskonstrukte und Ressourcen werden hinsichtlich ihrer moderierenden Wirkung auf die erlebte physische und psychische Gesundheit untersucht. Besonderes Gewicht wird auf die Rolle der Emotionsregulation gelegt.

8.3 Methode

8.3.1 Untersuchte Stichprobe

Bei der untersuchten Angehörigengruppe handelt es sich um Angehörige aus der bereits beschriebenen Stichprobe der Direktbetroffenen einer Querschnittlähmung. Für die vorliegende Untersuchung wurde den Direktbetroffenen ein Talon mitgegeben, auf dem die Adresse eines nahen Angehörigen notiert werden konnte. Diese Angehörigen wurden daraufhin angeschrieben und über die Untersuchung informiert. Auf diese Weise konnten 210 Personen in der deutsch und französisch sprechenden Schweiz angeschrieben werden. Von diesen Personen erhielten wir total 103 ausgefüllte Fragebögen von insgesamt 74 gelähmten Direktbetroffenen. Die Differenz erklärt sich dadurch, dass einzelne Direktbetroffenen gleich mehrere Adressen an uns weitergegeben hatten. Der Rücklauf kann mit rund 50% als sehr gut bezeichnet werden, die Fragebogen aus der deutschsprachigen Schweiz unterschieden sich im Rücklauf und auch in den demographischen Variablen nicht von der französischsprachigen Version. Über 80% der Fragebögen wurden von Familienmitgliedern ersten Grades ausgefüllt, d. h. von Partnern, Eltern oder Geschwistern.

Von den 103 Angehörigen waren 25 (24%) männlichen, 78 (76%) weiblichen Geschlechts, 43 waren Partner, 18 Eltern, 15 Söhne oder Töchter, 8 waren Geschwister. Das Durchschnittsalter betrug $M = 45.3$ Jahre ($SD = 14.4$), das Alter reichte von 17 bis 79 Jahre.

Von den 103 Angehörigen bezeichneten sich $N = 48$ Personen als Hauptbetreuungs- oder Hauptpflegepersonen. Von diesen hatten mehr als die Hälfte früher schon diese Aufgaben inne. Die übrigen Personen äusserten sich zu dieser Frage nicht ($N = 3$) oder waren zum Zeitpunkt der Untersuchung nicht die hauptsächlichen Pflegepersonen ($N = 52$). Als Hauptbetreuer bezeichneten sich acht Männer, die 40 anderen Pflegepersonen waren Frauen, mehrheitlich Partnerinnen, aber es gab auch 8 Mütter unter den Hauptbetreuerinnen. Das durchschnittliche Alter der Hauptbetreuer betrug $M = 47.5$ Jahre.

8.3.2 Vorgehen und Messinstrumente

Die Auswahl der Messinstrumente orientierte sich an der Fragebogenbatterie der Direktbetroffenen. Jeder Fragenkatalog war mit einer Nummer versehen, die unter Wahrung der Anonymität die Zuordnung zur Direktbetroffenen-Stichprobe garantierte.

Die persönliche Lebenssituation wurde mit einem eigens dafür geschaffenen Inventar erfasst und schloss Fragen nach Beruf, Ausbildung, Konfession, Bestehen und Dauer der Partnerschaft und der Familie sowie die Anzahl vorhandener Kinder mit ein.

Der subjektive Gesundheitszustand wurde mit den Fragen erfasst: «Sind Sie bei guter Gesundheit?; Haben Sie ein chronisches Leiden?; Sind Sie in ärztlicher Behandlung?».

Psychische Belastung wurde mittels der SCL-90R (Franke, 1995), die aktuelle Belastungsreaktion mit der IES (Horowitz et al., 1979; Maercker & Schützwohl, 1998) erfasst.

Die Bewertung der Betreuung wurde mit einem Instrument erfasst, welches ursprünglich für Angehörige von dementen Patienten entwickelt (Zarit, Orr & Zarit, 1985) und später von Pearlin und Mitarbeitern (1990) verallgemeinert wurde. Dieser Fragebogen wurde von Siegenthaler (1999) ins Deutsche übersetzt und hier erstmals angewandt. In 14 Fragen wird die subjektive Wirkung, welche Betreuungsaufgaben auf die Angehörigen ausüben, auf einer fünf-stufigen Skala (nie bis fast immer) abgefragt. Eine Hauptkomponenten-Analyse resultierte in drei Faktoren der Betreuungsbewertung, a) Burnout, b) Fremdbestimmung und Kontrollverlust, und c) soziale Ausgrenzung und Stigmatisierung.

Burnout bezeichnet einen Erschöpfungszustand, der durch längerfristiges, hochmotiviertes und emotional anspruchsvolles Engagement zustande kommt. Fremdbestimmtheit bezeichnet das Erleben von Kontrollverlust und Einschränkungen, die direkt auf das Betreuungsengagement zurückzuführen sind. Unter sozialer Ausgrenzung wird im Kontext der Betreuung ein Gefühl der sozialen Verunsicherung und Stigmatisierung verstanden.

Die interne Konsistenz dieser drei Skalen ist sehr befriedigend und erreichte für Burnout eine interne Konsistenz von $\alpha = .89$, für Fremdbestimmung $\alpha = .89$, sowie für soziale Ausgrenzung $\alpha = .72$ (Siegenthaler, 1999).

Die objektiven Dimensionen des Betreuungsengagements wurden durch Fragen nach den erbrachten Hilfeleistungen abgefragt. Es handelt sich dabei um Hautpflege, Blasen/Darmentleerungen, An- und Ausziehen, Transportleistungen, Haushaltsarbeiten, Einkaufen und sonstige Leistungen. Die Angehörigen sollten die Häufigkeit solcher Tätigkeiten auf einer fünf-stufigen Skala (täglich, einmal pro Woche, ein- bis dreimal pro Monat, weniger, nie) angeben.

Die erlebte Unterstützung wurde mit einer offenen Frage nach konkreten unterstützenden Personen erfragt. Zusätzlich gaben die Angehörigen eine Einschätzung ab, wie sehr sie sich unterstützt fühlten.

Zur Erfassung der Bewältigungsaktivitäten wurden der COPE (Carver et al., 1989) in der Übersetzung von Kälin (1995) eingesetzt und durch Fragen nach dem spirituellen Coping (Znoj, 1997) wie in der Form der Direktbetroffenen ergänzt. Eine Hauptkomponenten-Analyse zeigte drei Faktoren auf, problemorientieres Coping, emotionszentriertes Coping sowie vermeidendes Coping. Die Berechnung dieser Komponenten ist in Siegenthaler (1999) ausführlich beschrieben. Im Faktor problemorientiertes Coping sind die Skalen «aktives Coping», «Aufschub von Copingaktivitäten», «Unterdrückung konkurrierender Aktivitäten», «Planen», sowie «positive Reinterpretation und Wachstum» enthalten. Im Faktor «Emotionszentriertes Coping» laden die Skalen «Suche nach emotionaler Unterstützung», «Suche nach instrumenteller Unterstützung», sowie «Fokussieren auf und Ablassen von Emotionen» hoch. Im dritten Faktor finden sich «Ablassen vom Ziel», «Verleugnung» und «mentales Abschalten». Die internen Konsistenzen dieser drei Komponenten ist sehr gut ($\alpha = .95$ für problemorientiertes, $\alpha = .86$ für emotionszentriertes, sowie $\alpha = .80$ für vermeidendes Coping).

Zur Erfassung von persönlichem Wachstum wurde der SRGS (Park et al., 1997) eingesetzt. Ausserdem wurde auch der Kohärenzsinn von Antonovsky (1987) als Indikator für überdauernde personale Ressourcen abgegeben.

8.3.3 Durchführung und Auswertung

Der Versand der Fragebögen erfolgte schriftlich; die Adressen wurden anschliessend – wie mit den Direktbetroffenen vereinbart – vernichtet, so dass ein Nachfragen nicht möglich war. Die Daten wurden durch Zahlencodes mit den Angaben der Direktbetroffenen verkettet. Die französisch-, und die deutschsprachigen Fragebögen wurden gemeinsam ausgewertet. Wie sich gezeigt hatte, gab es weder in den demographischen noch in den übrigen Massen Hinweise darauf, dass die Stichproben sich unterscheiden würden. Die statistische Auswertung und Analyse der Daten erfolgte mittels deskriptiver und korrelativer Verfahren. Die Varianzhomogenität und die Verteilung der Daten wurde vorgängig für die einzelnen Analysen ermittelt und bei Verletzung der Voraussetzungen wurde auf non-parametrische Verfahren zurückgegriffen.

8.4 Belastung und Bewältigungsstrategien in der Gruppe der Angehörigen

8.4.1 *Gesundheit*

Die meisten Angehörigen gaben an, gesund zu sein (80%), acht Personen bezeichneten ihren Gesundheitszustand als schlecht. Ein Vergleich der beiden Angehörigengruppen (Hauptbetreuer vs. Nicht-Hauptbetreuer) ergab keinen klaren Hinweis auf eine unterschiedliche somatische Gesundheit ($U(96) = 935$, $p = .06$), die Hauptbetreuer litten aber tendenziell unter einer schlechteren physischen Gesundheit.

8.4.2 *Psychische Belastung*

Die durchschnittliche Belastung, erfasst mit dem Global Symptom Index (GSI, SCL-90R), ergab eine leichte bis mittlere Belastung ($M = 0.47$, $SD = .39$), wobei drei Personen extrem hohe Belastungswerte aufwiesen. Im Vergleich zu einer Normalstichprobe (Franke, 1995) sind die Angehörigen belasteter ($t(99) = 3.54$, $p < .01$). Im Vergleich zwischen Hauptbetreuungspersonen und sonstigen Angehörigen zeigte sich kein Unterschied in der psychischen Belastung.

Auf den akuten Stressor bezogene Reaktionen (Eintritt der Querschnittlähmung beim Angehörigen) zeigten eine erhöhte Belastung auf. Für Intrusionen ergab sich ein Skalenwert von $M = 9.5$ ($SD = 8.5$), für die Skala Vermeidung einer von $M = 9.1$ ($SD = 8.2$), für Hyperreagibilität betrug der Wert $M = 6.7$ ($SD = 8.2$). Die Werte zeigen eine deutliche Belastung auf, sie sind aber niedriger als vergleichbare Werte von Kriminalitätsopfern oder sonstigen bekannten Traumagruppen (Maercker, 1997). Im Vergleich zu den Direktbetroffenen fällt auf, dass die Angehörigen durchschnittlich dieselben Werte erreichen wie die Querschnittgelähmten selbst. Zwischen Hauptbetreuungspersonen und anderen Angehörigen ergaben sich keine Unterschiede.

Für das ereignisbezogene persönliche Wachstum ergaben sich ebenfalls keine Unterschiede zwischen den Gruppen der Angehörigen; für die Gruppe der Angehörigen ergab sich ein Summenwert der SRGS $M = 31.4$ ($SD = 6.6$), was bedeutet, dass die Angehörigen im Durchschnitt angaben, «etwas» stressbezogenes persönliches Wachstum erlebt zu haben.

8.4.3 Der Einfluss der Betreuungsaufgaben auf die psychische Belastung

Objektive Betreuungsaufgaben

Im Durchschnitt gaben die Angehörigen sechs Aktivitäten an, die sie zur Unterstützung ihrer gelähmten Nahestehenden aufbrachten, wobei die Gruppe der Hauptbetreuer etwas mehr ($M = 6.7$, $SD = 2.9$) Aufgaben gegenüber den übrigen Angehörigen ($M = 5$, $SD = 3.0$) übernahmen. Berücksichtigt man auch die Häufigkeit dieser Leistungen, so wird die unterschiedliche Belastung deutlicher: Die Gruppe der Hauptbetreuer leistete durchschnittlich $M = 22.2$ ($SD = 11.1$) Einheiten pro Monat, während die übrigen Angehörigen $M = 8.4$ ($SD = 7.6$) solcher Einheiten aufwandten. Nähere Angaben zur Berechnung dieses Index finden sich in Siegenthaler (1999). Damit wird deutlich, dass die Gruppe der Hauptbetreuer wesentlich mehr in die Pflege involviert war.

8.4.4 Bewertung der Betreuung: Burnout, Fremdbestimmtheit und Erleben von sozialer Ausgrenzung

Die Folgen der Betreuung können langfristig zu Überlastungserscheinungen führen. Diese Folgen wurden in den drei Skalen «Burnout», «Gefühle von Fremdbestimmtheit» und «Erleben von sozialer Ausgrenzung» operationalisiert. Tatsächlich gab die Gruppe der Hauptbetreuer an, wesentlich mehr unter den Folgen der Pflegeaufgaben zu leiden. Im Durchschnitt erreichten sie einen Mittelwert von $M = 5.6$ (SD = 4.6) auf der Skala gegenüber den Nicht-Hauptbetreuuern, die einen Mittelwert von $M = 2.6$ (SD = 3.1) aufwiesen. Dieser Unterschied war hochsignifikant ($t(82) = 3.76$, $p < .001$). Auch für Fremdbestimmtheit ergab sich ein Unterschied in den beiden Gruppen ($t(88) = 4.9$, $p < .001$). Die Gruppe der Hauptbetreuer erreichte auf dieser Skala einen Mittelwert von $M = 6.7$ ($SD = 4.4$), die übrigen Angehörigen wiesen einen Skalenwert von durchschnittlich $M = 2.7$ ($SD = 3.3$) auf. Diese Differenzierung fand sich für die Skala «soziale Ausgrenzung» nicht. Anzumerken ist, dass auch rund 50% der Nicht-Hauptbetreuungspersonen manchmal negative Gefühle im Zusammenhang mit ihrem Engagement für ihre querschnittgelähmten Angehörigen empfanden. Das Gefühl, dass die eigenen Bedürfnisse zu kurz kommen und sie deswegen fremdbestimmt sind, kannten über 60% der Hauptbetreuungspersonen, 44% sogar manchmal und 8% oft. Diesen Eindruck erlebten dagegen 57% der Nicht-Hauptbetreuungspersonen gar nicht und gerade 9% gaben an, dieses Gefühl manchmal oder 2% sogar oft zu erleben.

Demgegenüber gaben gut die Hälfte der befragten Angehörigen an, sich in keiner Art und Weise sozial ausgegrenzt zu fühlen, darin unterschieden sich die beiden Gruppen nicht.

Sich ausgebrannt und fremdbestimmt zu fühlen, hing deutlich mit den objektiven Betreuungsaufgaben zusammen, wie in Tabelle 30 aufgeführt.

Tabelle 30. Der Zusammenhang zwischen der objektiven Belastung und der subjektiven Bewertung

Betreuungsbewertung	N	Objektive Belastung
Gesamtstichprobe		
Burnout	97	.55**
Fremdbestimmtheit	95	.63**
Soziale Ausgrenzung	95	.05
Hauptbetreuungspersonen		
Burnout	48	.47**
Fremdbestimmtheit	48	.55**
Soziale Ausgrenzung	48	.26
Andere Angehörige		
Burnout	47	.41**
Fremdbestimmtheit	45	.45**
Soziale Ausgrenzung	45	–.09

Anmerkungen: Die unterschiedlichen Fallzahlen sind auf fehlende Angaben zu den einzelnen Skalen zurückzuführen
** $p < .01$ (zweiseitig getestet)

Die Korrelationen in der Tabelle 30 sind deshalb von hoher Wichtigkeit, weil die Gesamtsymptombelastung mit der Bewertung der Betreuungsaufgaben stark zusammenhängt. Für alle Angehörigen besteht eine positive Korrelation zwischen Burnout und Gesamtsymptombelastung $r = .36$ ($p < .001$), für Fremdbestimmtheit $r = .33$ ($p < .001$) und für das Gefühl, sozial ausgegrenzt zu sein $r = .29$ ($p < .01$). Für die Gruppe der Hauptbetreuer ergibt sich direkt ein positiver Zusammenhang der psychischen Gesundheit mit der objektiven Belastung ($r = .35$, $p < .05$). Für die somatische Gesundheit gilt dieser Zusammenhang allerdings nicht, weder für die Gruppe der Hauptbetreuer, noch für die übrigen Angehörigen.

8.4.5 Emotionsregulation, Bewältigungsaktivitäten und persönliche Ressourcen

Die verschiedenen Bewältigungsformen für die Anforderungen der Angehörigen wurden separat hinsichtlich der psychischen Belastung, Gesundheit und Wachstum untersucht. In der Einleitung und im vorhergehenden Abschnitt wurde herausgearbeitet, dass die Gruppe der Hauptbetreuer zusätzlich zum akuten Stressor in hohem Masse durch tägliche Pflege- und Betreuungsaufgaben dauernd gefordert ist. Das Ausmass an Pflegeleistungen darf dabei nicht unterschätzt werden: Entscheidend sind oft weniger die einzelnen Leistungen für die Bewertung des Betreuungsaufwandes, als vielmehr das Gefühl, für den anderen dauernd da zu sein, vermischt mit möglichen Selbstvorwürfen, wenn man den eigenen Ansprüchen nicht genügt, oder einmal etwas für sich alleine machen möchte. Es sind nicht allein die Hauptbetreuungspersonen, die solchen latenten Schuldgefühlen ausgesetzt sind, doch in dieser Gruppe ist der Effekt besonders stark, weil die täglichen Anforderungen viel mehr noch als in der anderen Gruppe das eigene Leben bestimmen.

Angehörige, die zugleich als Hauptbetreuungspersonen arbeiten, geben etwa die gleichen Einschätzungen bezüglich der Kategorien der Emotionsregulation ab. Es zeigte sich allerdings für die Gruppe der Hauptbetreuer eine Tendenz ab, dass es ihnen besser gelingt, gut mit emotionalen Anforderungen umzugehen (t (98) = 1.92, $p < .10$). Der grösste Unterschied ergab sich jedoch für aktives Copingverhalten. Die Gruppe der Hauptbetreuer gab an, noch mehr zu unternehmen, wenn sich ein Problem nicht lösen lässt, die Kräfte noch stärker zu konzentrieren, etwas gegen das Problem zu tun, das Problem direkter anzupacken oder Schritt für Schritt zu tun, was zu tun ist ($t(94) = 3.70$, $p < .001$). Die Gruppen unterschieden sich jedoch nicht in den übrigen Strategien der Emotionsregulation, der übrigen Bewältigungsformen oder im Kohärenzsinn als personale Ressource.

8.4.6 Die Situation der Angehörigen aus der Belastungsperspektive

Eine schrittweise Regressionsanalyse mit dem GSI als abhängige Variable und den Prädiktoren Betreuungsbewertungen, stressbezogene Symptome, den vier Strategien der Emotionskontrolle, den drei Coping-Faktoren, sowie der aktuellen Betreuungssituation als «Dummy-Variable» erklärte 40% (adj.

$R^2 = .38$, $F(3,72) = 16.58$, $p < .001$) der Varianz der Gesamtsymptombelastung. Statistisch signifikante Prädiktoren waren a) Burnout ($\beta = .22$, $p < .05$), b) Verzerren als problematische Emotionsregulation ($\beta = .24$, $p < .05$), sowie Vermeiden als Copingstrategie ($\beta = .43$, $p < .001$). Für die Gesamtbelastung war der Einfluss der Hauptbetreuungstätigkeit nicht massgebend, auch die übrigen Prädiktoren erreichten das kritische Signifikanzniveau nicht. Alter und Geschlecht hatten ebenfalls keinen Einfluss auf die psychische Belastung der Angehörigen.

Auch die aktuelle Belastung durch das traumatische Ereignis – die Querschnittlähmung des nahen Angehörigen – wurde als abhängige Variable untersucht.

Als wichtigste Prädiktoren für die traumaspezifischen Symptome stellten sich drei der vier Emotionsregulationsstrategien, sowie Vermeiden als Copingdisposition heraus. Das höchste Gewicht hatte Verzerren ($\beta = .38$, $p < .01$), gefolgt von Vermeiden als Emotionsregulation ($\beta = .27$, $p < .05$), sowie der adaptiven Regulation von Gefühlszuständen ($\beta = .21$, $p < .05$). Vermeiden als allgemeine Bewältigungsform wies ein Gewicht von $\beta = .22$ ($p < .05$) auf. Diese vier Prädiktoren klärten 41% der Varianz von stressbedingten Symptomen auf (adj. $R^2 = .38$, $F(4,71) = 12.58$, $p < .001$).

Die normalerweise positiv mit Wohlbefinden assoziierte adaptive Emotionsregulation lud positiv auf dem Mass für stressbedingte Symptome. Die Gesamtsymptombelastung trug dagegen nichts zur Erklärung der stressbedingten Symptome bei, wie auch die übrigen, in die ursprüngliche Regressionsgleichung eingegebenen Variablen, keinen signifikanten Erklärungsbeitrag leisteten.

Mit der (Pflege-)Situation der Angehörigen verbundene Belastungsmasse

Die gleichen Prädiktoren, mit der Gesamtsymptombelastung als unabhängige Variable, sagten das «Ausgebranntsein» (burnout) zu einem hohen Mass statistisch voraus. Als einzelne Prädiktoren resultierten durch das schrittweise Vorgehen allerdings nur Fremdbestimmung ($\beta = .64$, $p < .001$) und Ausdruck als Emotionsregulation ($\beta = -.19$, $p < .05$) als signifikante Einflussgrössen. Insgesamt betrug die erklärte Varianz 49% (adj. $R^2 = .47$, $F(2,73) = 34.56$, $p < .001$) für das Burnout-Modell. Als weiterer möglicher Prädiktor für das Ausgebranntsein schien problemorientiertes Coping in Frage zu kommen, allerdings nur mit einem relaxierten Eingangskriterium.

Fremdbestimmung, das Gefühl, das eigene Leben nicht mehr kontrollieren zu können, sondern durch die Anforderungen anderer bestimmt zu sein, liess sich in einer schrittweisen Regressionsanalyse mit den gleichen Prädiktoren zu einem hohem Mass aufklären. Signifikante Determinanten von Fremdbestimmung waren, ob man als Angehöriger zurzeit gleichzeitig auch als Hauptbetreuer Pflegeleistungen erbrachte ($\beta = .44, p < .001$), das Gefühl, sozial ausgegrenzt zu sein ($\beta = .36, p < .001$), das Gefühl von Ausgebranntsein ($\beta = .28, p < .01$), sowie Vermeiden als Emotionsregulationsstrategie ($\beta = .17, p < .05$). Diese vier Variablen erklärten zusammen 67% der Varianz des Gefühls, fremdbestimmt zu sein (adj. $R^2 = .65$, $F(4,71) = 36.35$, $p < .001$). Weder die aktuelle psychische Belastung durch das traumatische Ereignis selbst, noch die psychische Symptombelastung insgesamt trugen zur Varianzaufklärung für Fremdbestimmung bei. Dasselbe galt für die übergeordneten Coping-Aktivitäten und für die drei übrigen Emotionsregulationsstrategien.

8.4.7 Interpretation der Ergebnisse zur Belastung von Angehörigen

Die Gesamtsymptombelastung, sowie die stressbedingten Symptome konnten gut mit Emotionsregulationsstrategien vorhergesagt werden. Für die Gesamtsymptombelastung waren das Erleben von Burnout, das systematische Verzerren von Information zur Gefühlskontrolle sowie das Vermeiden als Emotionsregulationsstrategie signifikante Prädiktoren. Vermeiden als Emotionsregulation, aber auch als dispositionale Bewältigungsform spielte auch eine grosse Rolle zur Erklärung der aktuellen, auf das Trauma bezogenen Stresssymptome. Für die Stresssymptome war jedoch das Verzerren des Informationsgehaltes als Emotionsregulation der stärkste Prädiktor. Auch die adaptiven, üblicherweise negativ mit der Symptomatik assoziierten Emotionsregulationen waren positiv mit der Belastungsreaktion verbunden. Dies deutet darauf hin, dass das Wiedererleben traumatischer Inhalte, Gedanken und Gefühle, wie sie in der IES-Subskala Intrusionen erfasst werden, nicht nur pathologisch gewertet werden sollte. Vielmehr könnte es sein, dass im Wiedererleben solcher traumatischer Inhalte auch ein Stück «Verarbeitung» geleistet wird. Das wäre im Sinne des Horowitz'schen Phasenmodells der Stressverarbeitung (1986). Horowitz postuliert, dass die Verarbeitung traumatischer Inhalte phasenweise geschieht, was nicht heisst, dass die Phasen sequentiell geordnet sein müssen; es kann angenommen werden, dass die Folgen der einzelnen Phasen der normalen Stressreaktion (outcry, denial, intrusion, working through, and completion) sich überlagern oder eine chaotische Abfolge haben, wobei die einzelnen Phasen nicht notwendigerweise nur einmal vorkommen, sondern in der Regel wiederholt auftreten (Horowitz, Sommer 1998). Es ist aus diesen Gründen plausibel, dass auch adaptive Formen der Emotionsregulation positiv mit der aktuellen Belastung (Stress) zusammenhängen können, sich dies aber nicht in der Symptombelastung manifestiert.

Die Stresssymptome waren bei der Gruppe der Angehörigen von Querschnittgelähmten nicht mit der Gesamtsymptombelastung assoziiert. Es scheint sich hier mehr um eine sehr spezifische Symptomatik zu handeln und nicht um eine eigentliche Pathologie.

Als hohe Risikofaktoren für psychische Gesamtsymptombelastung der Angehörigen stellten sich das Erleben von Burnout, problematische Emotionsregulationsstrategien und das Vermeiden als Copingstrategie heraus. Angehörige, die sich durch die Betreuungsaufgaben ausgebrannt fühlen – hier scheint wiederum mehr die subjektive Seite als die objektive Betreuungslast massgebend für den Zustand zu sein – haben ein hohes Risiko, psychisch zu erkranken. Für das Ausgebranntsein wiederum ist der Eindruck, das eigene Leben nicht mehr selbst kontrollieren zu können, ein wichtiger Prädiktor. Für Menschen, die sich ausgebrannt fühlen, ist es wichtig, mit anderen Menschen über ihre Gefühle sprechen zu können. Der Austausch von Gefühlen vertrauten Menschen gegenüber dient als Regulationsstrategie, um die eigenen Gefühle zu kontrollieren oder sich ihrer bewusst zu werden. Damit ist indirekt auch ein Hinweis gegeben, dass soziale Unterstützung gerade für diejenigen Angehörigen enorm wichtig ist, die sich hoch engagieren und sich damit selbst überfordern. Hohes Engagement gegenüber behinderten Angehörigen stellt vor allem dann ein gesundheitliches Risiko dar, wenn das hohe Engagement gekoppelt ist mit einem problemorientierten Coping-Verhalten, das durch eine Haltung, sich nicht von eigenen Zielen und Vorstellungen abhalten zu lassen und durch aktive Auseinandersetzung mit Problemen charakterisiert werden kann.

Im Zusammenhang mit den im EMOREG abgefragten Emotionsregulationsstrategien ist vor allem auch auf das Ergebnis hinzuweisen, dass im Zusammenhang mit Burnout die Emotionsregulation über den Austausch eigener – oft auch schwieriger – Gefühle mit anderen einen protektiven Faktor darstellt. Das Ausdrücken von Emotionen zum Zwecke der eigenen Emotionsregulation ist allerdings nur möglich, wenn andere Personen im Umkreis existieren, die einen solchen Austausch ermutigen und zulassen.

Für die Theorie der Emotionsregulation ist damit auch für die bislang eher «unscheinbare» Ausdrucksregulation erwiesen, dass sie adaptiv wirkt (siehe auch Pennebaker, 1993, 1995).

Das Gefühl des Ausgebranntseins setzt voraus, dass man sich mit einer Aufgabe sehr intensiv und engagiert auseinandersetzt und in der Folge damit überfordert. Diese Überforderung geht einher mit dem Gefühl der Fremdbestimmtheit. Das Gefühl, das Leben selbst zu bestimmen, die Kontrolle über eigene Handlungen selbstbestimmt durchzuführen (Bandura, 1988) ist einer der wichtigsten Voraussetzungen für psychische Gesundheit (Grawe, 1998). Angehörige, welche ständig die eigenen Bedürfnisse zurückstecken, sich ganz im Dienst an die körperlich behinderte Person verausgaben und sich nicht abgrenzen können oder wollen, gehen ein hohes Risiko ein, sich selbst zu überfordern, das eigene Leben zu vernachlässigen und in der Folge psychisch zu erkranken. Das Gefühl, fremdbestimmt zu sein, konnte hauptsächlich auf erbrachte Pflege- und Hilfeleistungen sowie auf das Gefühl, sozial ausgegrenzt zu sein, zurückgeführt werden. Auch hier trägt das Vermeiden als problematische Emotionsregulation signifikant zur Varianzaufklärung bei.

Das Vermeiden als Emotionsregulationsstrategie trug in allen wichtigen outcome-Massen dazu bei, die Ausprägung des jeweiligen Symptom- oder Befindlichkeitsmasses zu erhöhen. Wie schon Hayes und Mitarbeiter (1996) folgerten, ist das Vermeiden, vor allem das spezifische Vermeiden von Gefühlserfahrungen (experiential avoidance), ein gemeinsamer Faktor von psychopathologischen Zuständen. Das sich kurz- bis mittelfristig lohnende Verhalten des Vermeidens negativer Gefühlszustände führt vermutlich über verschiedene Wege zu einer langfristig problematischen Entwicklung. Ein Grund dafür könnte das Ausbleiben sozialer Erfahrungen sein, die als positive Verstärker genutzt werden können. Dies entspricht der Verstärker-Verlust-Theorie für Depression von Lewinsohn (1974). Eine mindestens ebenso plausible Erklärung ist aber, das Vermeiden selbst schon als Ausdruck einer misslungenen primären Emotionsregulation zu interpretieren. Bei erhöhter Anforderung, wenn die primäre und adaptive Regulation nicht mehr gelingt, werden andere und weniger automatisierte Formen der Emotionsregulation eingesetzt.

Das Ausdrücken eigener Emotionen zum Zweck der internen Regulation kann schon bei Kleinkindern beobachtet werden (Dunn & Brown, 1991), das Vermeiden von potentiell gefühlsauslösenden Situationen und Gedanken, sich abzulenken oder das kognitive Verzerren von Informationen zum Zweck der Emotionsregulation stellen nach dieser Sichtweise zusätzliche Konsistenzsicherungsmechanismen dar, die jedoch langfristig zu einer Einschränkung der kognitiv-emotionalen Freiheitsgrade im Denken, Fühlen und Verhalten führen. Nach Grawe (1998) ist auch die Entwicklung psychologischer Symptome als Ausweg aus einer andauernden Inkonsistenzerfahrung zu betrachten. Mit der Entwicklung eines Symptoms löst sich ein Teil der durch die Inkonsistenz hervorgerufenen Spannung im bewussten Erleben, das Symptom schränkt jedoch gleichzeitig die Freiheitsgrade des Erlebens, Fühlens, und Handelns ein. Die «pathologische Entwicklungsspirale» kann daher als Abfolge von immer weniger flexibel arbeitenden Konsistenzsicherungsmassnahmen gesehen werden, die von adaptiven, automatisch arbeitenden kognitiven Strategien der Emotionskontrolle über bewusst eingesetzte Bewältigungsformen, zu problematischen Bewältigungsformen und kognitiven Verzerrungen als Emotionsregulation, bis hin zu den bekannten Psychopathologien führen.

Als auslösende Inkonsistenzquellen sind für Angehörige vor allem die chronische Belastung durch Pflegeaufgaben oder Hilfeleistungen auszumachen. Die gegenüber der Normalbevölkerung erhöhte allgemeine Symptombelastung (Siegenthaler, 1999) kann aber allein dadurch nicht erklärt werden. Problematische Emotionsregulationen und Vermeiden als Bewältigungsform, welche die Gesamtsymptombelastung der Angehörigen teilweise erklären können, geben einen Hinweis darauf, dass Angehörige Symptome dann entwickeln, wenn sie versuchen, belastende Erfahrungen aus ihrem Leben auszuklammern. Es kann vermutet werden, dass die Wahrnehmung der durch die Lähmung des Angehörigen verursachten veränderten Lebensbedingungen den wichtigsten Teil der Belastung ausmacht. Die Wahrnehmung dieser veränderten Lebensbedingungen muss vermieden werden, weil die damit verbundenen Informationen einen bedrohlichen Charakter aufweisen.

8.5 Belastung und persönliches Wachstum aus der Perspektive der Angehörigen

Neben der Belastung durch Pflegeaufgaben können die Folgen einer erzwungenen Lebensumstellung auch positiv gedeutet werden. Wie bei den Direktbetroffenen soll auch für die Angehörigen der Frage nachgegangen werden, ob und in welchem Grad sie berichten, sich in ihrer persönlichen Entwicklung als gereift zu sehen. Es ist anzunehmen, dass auch für die Angehörigen kein direkter Zusammenhang zwischen persönlichem Wachstum, der psychischen Belastung oder der Belastung durch Betreuungsaufgaben nachgewiesen werden kann. Wie im obigen Abschnitt gezeigt, kann die Wahrnehmung der veränderten Lebensbedingungen in den Angehörigen von querschnittgelähmten Personen über problematische Bewältigungsformen zu einer Symptombelastung führen. Nach dem «Deviation-Amplification-Model» von Aldwin, Sutton und Lachman (1996) gibt es aber neben der «pathologischen Entwicklungsspirale» auch eine positive Entwicklung, die im Sinne eines Akkommodationsmodells (Brandstätter, Wentura & Greve, 1993; Piaget, 1981) zu einer langfristig verbesserten «Systemleistung» führt und damit die Freiheitsgrade im Denken, Handeln und Fühlen insgesamt erhöht. Diese Entwicklung sollte sich phänomenologisch in einem persönlichen Wachstum äussern. Nach diesem Modell wäre auch gar kein direkter Zusammenhang mit Wohlbefinden oder anderen Befindlichkeitsmassen zu erwarten, weil die zusätzlichen Freiheitsgrade im Denken, Fühlen und Handeln erst für zukünftige kritische Lebensereignisse eine protektive Wirkung entfalten können.

8.5.1 Methode

Das Vorgehen und die Auswertungslogik entsprechen den Schritten des vorhergehenden Kapitels zum Wachstum bei den Direktbetroffenen. Wie in der Gruppe der Direktbetroffenen wurden mit den standardisierten Skalenwerten der Gesamtsymptombelastung (GSI) und der SRGS (stress related growth scale) Clustergruppen über die untersuchten Personen gebildet.

8.5.2 Ergebnisse zum Wachstum bei den Angehörigen

Das persönliche Wachstum korrelierte nur gerade mit den traumaspezifischen Stresssymptomen ($r = .27$, $p < .01$) und mit Frömmigkeit ($r = .28$, $p < .01$). Alle anderen in dieser Untersuchung benützten Skalen zeigten keinen linearen Zusammenhang mit persönlichem Wachstum.

Die deutlichste Trennung für verschiedene empirische Gruppenbildungen ergaben sich wieder für drei Gruppen: Diese Gruppen zeichneten sich aus durch a) hohes Wachstum, niedrige Belastung, b) hohe Symptombelastung und mittleres Wachstum, sowie c) niedrige Belastung und niedriges persönliches Wachstum. Diese drei Gruppen unterschieden sich bezüglich des Geschlechts oder des Alters nicht. Die *z*-Werte der beiden Variablen sind für diese drei Gruppen in Tabelle 31 angegeben.

Eine nachträgliche multivariate Varianzanalyse mit den Skalenwerten der SRGS und des GSI bestätigte die hohe Trennschärfe zwischen den Clustergruppen (Hotellings exact $F = 70.70(4, 174)$, $p < .001$). Die drei Gruppen unterschieden sich aber auch bezüglich der traumatischen Stresssymptome, wie in Tabelle 32 ersichtlich.

Tabelle 31. Mittlere z-Werte und Gruppengrössen der empirisch gewonnenen Gruppen aus den standardisierten Skalenwerten des GSI und SRGS

	Mittlere Z-Werte SRGS	Mittlere Z-Werte GSI
Gruppe A (N = 46)	.70	–.11
Gruppe B (N = 13)	–.20	1.75
Gruppe C (N = 33)	–.95	–.56

Anmerkung: N = 92

Tabelle 32. Ergebnis der multiplen Varianzanalyse für Stressymptome für die drei Clustergruppen

	mB & hPW M (SD)	hB & mPW M (SD)	nB & n PW M (SD)	ANOVA F(2,79)
Intrusionen	11.50 (8.24)	14.54 (8.06)	5.47 (7.45)	7.14 **
Vermeidung	10.10 (8.91)	14.62 (7.15)	5.31 (5.64)	7.31**
Hypererregung	7.58 (7.72)	13.46 (9.50)	3.17 (6.53)	8.42**

Anmerkungen: ** p < .001, N = 83
mB & hPW = mittlere Belastung und hohes Wachstum, N = 40
hB & mPW = hohe Belastung und mittleres Wachstum, N = 13
nB & n PW = niedrige Belastung und niedriges Wachstum, N = 30

Bezüglich der traumatischen Stresssymptome unterschieden sich die drei Clustergruppen deutlich. Am wenigsten Stressymptome erlebten die Personen, die zugleich über wenig allgemeine Symptome und auch wenig persönliches Wachstum berichteten. Bezüglich der verschiedenen Bewältigungsformen unterschieden sich die drei Gruppen nur im Ausmass der Vermeidung. Allerdings ging dieser Effekt allein auf die hoch belastete Gruppe zurück ($F(2,86) = 10.31$, $p < .001$). Für die vier verschiedenen Formen der Emotionsregulation ergaben sich bezüglich der beiden maladaptiven Skalen signifikante Gruppenunterschiede: Für Vermeiden ($F(2,89) = 6.85$, $p < .01$) und für Verzerren ($F(2,89) = 8.29$, $p < .001$). Weder im problemorientierten, noch im emotionszentrierten Coping, noch bezüglich der Frömmigkeit oder des Glauben unterschieden sich die verschiedenen Clustergruppen.

Dass die belastete Gruppe der Angehörigen sich nicht nur bezüglich der Gesamtbelastung, sondern auch bezüglich verschiedener problematischer Bewältigungsformen von den beiden anderen Gruppen unterschied, braucht nicht weiter analysiert zu werden. Interessanter ist der Vergleich der beiden relativ unbelasteten Gruppen: Der Gruppe, die über sehr viel persönliches Wachstum (PW) berichtete, sich aber auch etwas belastet erlebte und der «resilienten» Gruppe, die sich wenig bis gar nicht belastet zeigte und auch kaum über persönliches Wachstum berichtete. Diese beiden Gruppen wurden bezüglich der Pflegeleistungen, der verschiedenen Bewältigungsformen und der Emotionsregulation untersucht. Der Vergleich der beiden Gruppen erfolgte durch Mittelwertsvergleiche (*t*-Test). Die Ergebnisse der Analyse brachten nur wenig Aufschluss hinsichtlich unterschiedlicher Anforderungen. Zwar ergaben sich Tendenzen, dass sich die Gruppe mit PW etwas mehr durch Pflege- und Betreuungsaufgaben belastet fühlte (Burnout $t(75) = 1.78$, $p < .10$) und sich die Mitglieder dieser Gruppe sozial tendenziell stärker ausgegrenzt fühlten ($t(73) = 1.75$, $p < .10$).

Die einzigen statistisch signifikanten Ergebnisse gab es für Verzerren als Emotionsregulation ($t(77) = 2.27$, $p < .05$) und für den Kohärenzsinn ($t(77) = 2.32$, $p < .05$). In diesem Vergleich wurde deutlich, dass die Gruppe, die von sich selbst über hohes PW berichtete, signifikant stärker zum Verzerren der Wahrnehmung als Emotionsregulation neigte ($M = 3.00$, $SD = .86$) als die Gruppe, die über wenig PW berichtete ($M = 2.56$, $SD = .81$). Wie erwartet, zeigte sich auch ein deutlicher Unterschied in der Ausprägung des Kohärenzsinnes, der als Resilienzmass betrachtet werden kann. Die Gruppe mit viel PW gab einen Summenwert von $M = 145.59$ ($SD = 17.42$) an, die Gruppe mit wenig PW einen Summenwert von $M = 154.06$ ($SD = 13.85$). Es ergaben sich keine weiteren Differenzen zwischen diesen beiden Gruppen, weder bezüglich demographischer Eigenschaften, der physischen Gesundheit, der Anzahl Arztbesuche, noch bezüglich der sozialen Unterstützung oder dem Wunsch nach Hilfe oder der objektiven Pflegeaufgaben.

Die zweite Gruppe ohne PW zeigte einen aussergewöhnlich hohen Kohärenzsinn, der weit über den erwarteten Wert einer normativen Vergleichsgruppe hinausgeht. Frenz, Carey und Jorgensen (1993) gaben für den Durchschnitt von drei verschiedenen nicht klinischen Stichproben einen Summenwert von $M = 142.4$ ($SD = 21.9$) an. Die Gruppe mit hohem PW unterschied sich nicht von der normativen Stichprobe.

8.5.3 Gruppenvergleich der Hauptbetreuer versus der Nicht-Hauptbetreuer

Weiter wurde untersucht, wie sich die beiden Angehörigengruppen bezüglich der Belastung durch traumatische Stresssymptome und persönlichem Wachstum (PW) unterscheiden. Die positive, wenn auch schwache Korrelation zwischen den traumatischen Stresssymptomen und PW wurde getrennt für die Hauptbetreuer und Nicht-Hauptbetreuer gerechnet. Dabei wurde deutlich, dass die positive Beziehung zwischen PW und der erlebten Stresssymptome ausschliesslich auf die Gruppe der Nicht-Hauptbetreuer zurückzuführen war. Die Tabelle 33 zeigt zudem auf, dass bezüglich des Zusammenhangs mit der Gesamtsymptombelastung ein differentielles Ergebnis bezüglich der aktuellen traumatischen Stressreaktionen vorlag.

Tabelle 33. Der Zusammenhang zwischen Stresssymptomen, persönlichem Wachstum und Gesamtsymptombelastung getrennt für Angehörige mit und ohne Betreuungsaufgaben

IES Stress Symptome	Hauptbetreuungs-Angehörige	Übrige Angehörige
SCL-90 GSI	.47**	.23
Persönliches Wachstum	–.06	.50**

Anmerkung: ** $p < .01$

Für die beiden Angehörigengruppen ergab sich ein unterschiedlicher Zusammenhang von traumabedingten Stress-Symptomen mit der Gesamtsymptombelastung, sowie mit persönlichem Wachstum. Bei den Angehörigen mit vielen Betreuungsaufgaben korrelierten die aktuellen Stresssymptome wie wiederkehrende Träume, emotionale Reaktionen oder Übererregung hoch mit der Gesamtsymptombelastung und einer insgesamt negativen Befindlichkeit. Dieser Zusammenhang war bei der Gruppe der übrigen Angehörigen beinahe eliminiert und wurde statistisch nicht mehr bedeutsam.

Genau das umgekehrte Zusammenhangsmuster ergab sich in der Gruppe der Angehörigen ohne Hauptbetreuungsaufgaben. Hier ergab sich ein hoher positiver Zusammenhang zwischen den Stresssymptomen und berichtetem persönlichen Wachstum. Ein Zusammenhang mit der Gesamtsymptombelastung existierte nicht.

8.5.4 *Interpretation des differentiellen Zusammenhangs von psychischer Belastung und dem persönlichen Wachstum von Angehörigen*

Die Ergebnisse bezüglich des persönlichen Wachstums (PW) als mögliche Entwicklung, die durch besonders hohe Anforderungen und Belastungen ausgelöst werden kann, stellte sich, ebenso wie in der Untersuchung mit den Direktbetroffenen, als eine «sperrige» psychologische Variable heraus. Dies mag einerseits an der Operationalisierung liegen, andererseits kann es daran liegen, dass PW mit der Fragebogenmethode schwierig zu erfassen ist. Wie bei den von der Lähmung Direktbetroffenen, ergaben sich für PW kaum lineare Beziehungen zu anderen Dimensionen des Erlebens. Mit einer empirischen Einteilung in verschiedene Personengruppen mit den Kriterien Symptombelastung und PW gelang es, den Befund aus der vorherigen Untersuchung zu replizieren: Die Clusteranalyse ergab drei klar unterschiedliche Personengruppen, eine relativ kleine mit sehr hohen Belastungswerten und einer mittlere Ausprägung von PW, sowie zwei grössere Gruppen, die sich bezüglich der Symptombelastung wenig, in der Dimension PW jedoch sehr stark unterschieden.

Der gezielte Vergleich dieser beiden Gruppen machte deutlich, dass die Gruppe mit wenig PW einen ausgeprägt hohen Kohärenzsinn aufwies. Zudem gaben die Personen dieser Gruppe an, weniger die problematische Form der Emotionregulation «kognitives Verzerren» zu gebrauchen. In den übrigen Bewältigungsformen und Formen der Emotionsregulation ergaben sich keine Hinweise auf eine unterschiedliche Ausprägung.

Die Rolle der Ressourcen für PW kann nicht direkt mit der Clustergruppenbildung beantwortet werden. Für das Erleben persönlichen Wachstums scheint es eine Voraussetzung zu sein, dass eine psychische Belastung vorliegt, oder zumindest vorgelegen hat, bevor der Akkomodationsprozess einsetzt. Als ein Mass für traumabedingte Belastung wurde in dieser Untersuchung die Impact of Event-Skala eingesetzt. Es zeigte sich, dass sowohl die hoch belastete Gruppe, als auch die Gruppe mit hohem PW sich bezüglich der IES-Skalen deutlich von der dritten unbelasteten Gruppe unterschied. Dies und die positive Korrelation der Stresssymptome mit PW führte zur separaten Auswertung dieses Zusammenhangs für die Angehörigen mit und ohne Betreuungsaufgaben.

Das differentielle Ergebnis der Zusammenhänge für die beiden Gruppen machte die Rolle der Ressourcen für persönliches Wachstum deutlich: Im Sinne des «deviation-amplification» Modells von Aldwin und anderen (1996) kann das Ergebnis als ein in Gang setzen unterschiedlicher Anpassungsprozesse interpretiert werden. Sind genügend Ressourcen vorhanden, so setzt das Erleben von Stressreaktionen einen «gutartigen» Akkomodationsprozess in Gang. Dieser Prozess ist phänomenologisch als persönliches Wachstum erfassbar. Der Beginn eines solchen Prozesses setzt voraus, dass die «Welt» der Betroffenen zumindest teilweise als «gebrochen» wahrgenommen wird (Janoff-Bulman, 1992). Damit jedoch überhaupt ein solcher gutartiger Vorgang stattfinden kann, müssen genügend Ressourcen vorhanden sein. Damit sind nicht nur die persönlichen Ressourcen gemeint, wie sie der Kohärenzsinn erfasst, sondern vor allem Ressourcen im Sinn von bewältigbaren Anforderungen. Angehörige, die genügend Zeit für sich aufwenden können, die nicht durch konstante, anstrengende Betreuungsaufgaben chronisch belastet werden, haben offensichtlich genügend freie Kapazität für einen solchen Entwicklungsprozess. Nicht so die Angehörigen, die als Hauptbetreuer für ihre querschnittgelähmten Familienmitglieder oder Partner sorgen müssen. Hier setzen die Stresssymptome eher eine pathologische Entwicklung in Gang. Diese Entwicklung wird in der positiven Korrelation zwischen den Stresssymptomen und der Gesamtsymptombelastung deutlich.

Bleibt noch die Gruppe der völlig unbelasteten Angehörigen: Diese unterschieden sich hinsichtlich ihrer Betreuungsaufgaben nicht von der mittel belasteten Gruppe mit hohem PW. Offensichtlich handelt es sich hier tatsächlich um hoch widerstandsfähige (resiliente) Personen, die auch ein traumatisches Ereignis nicht aus ihrem inneren Gleichgewicht zu bringen vermag. Diese Personen besitzen offensichtlich ein hohes Funktionsniveau, wie dies die aussergewöhnlich hohen Werte im SOC belegen. Sie scheinen auch ungewöhnlich adaptiv bezüglich ihrer emotionalen Informationsverarbeitung zu sein; auch bei ungewöhnlich hoher emotionaler Belastung (Stress) neigen sie kaum dazu, Informationen falsch zu interpretieren und damit wegen aufkommender Missverständnisse ihre soziale Beziehungen zu gefährden. Es handelt sich in dieser Gruppe um Menschen, die auch unter hohem Druck effektiv arbeiten, denken und (emotional) funktionieren. Es ist deshalb auch gar nicht zu erwarten, dass diese Personen über persönliches Wachstum berichten – bei ihnen ist das offensichtlich gar nicht notwendig. Diese Personen könnte man als Gruppe auch als «Assimilierer» bezeichnen.

8.6 «Emotionale Ansteckung» – Angehörige und Direktbetroffene in wechselseitiger emotionaler Abhängigkeit

8.6.1 Einleitung und Fragestellung

Niemand wird ernsthaft bestreiten wollen, dass Gefühle, die in Nahestehenden wahrgenommen werden, nicht ähnliche Gefühlsassoziationen wecken. Als soziale Wesen sind wir darauf trainiert (und dazu auch genetisch ausgestattet), Gefühle eines anderen aufzunehmen und zu widerspiegeln. Empathie, die Fähigkeit, Gefühlszustände wahrzunehmen, gehört nach der humanistischen Auffassung zu den drei unspezifischen Wirkfaktoren von Psychotherapie (Rogers, 1951). Empathie macht auch einen Teil dessen aus, was als «emotionale Intelligenz» bezeichnet wird (Goleman, 1995). Das Aufnehmen und Wiedergeben von Emotionen ist Teil des kommunikativen Netzwerkes, das die Menschen verbindet. Und doch ist die Frage berechtigt, ob «emotionale Ansteckung» (emotional contagion) als Begriff wissenschaftstauglich ist (Lazarus, Frühling 1996). Denn darunter wird eine unwillkürliche «Übertragung» von Gefühlszuständen verstanden, eine «Ansteckung» von Gefühlszuständen, in Analogie zur Übertragung eines Schnupfens, die ähnlich wie dieser, das Gefühlsleben eines «Opfers» bestimmt. Diese Frage zu klären, will ich mir nicht anmassen. Es soll aber untersucht werden, ob und in welchem Rahmen das Befinden eines nahen Familienangehörigen die Gefühle einer Person mitbestimmt.

Die Untersuchungsanordnung erlaubt es, der Frage nach der gegenseitigen Beeinflussung von überdauernden Gefühlszuständen mittels korrelativer Verfahren zu untersuchen. Dabei geht es vor allem auch um Aspekte des psychischen Wohlbefindens. Inwieweit wird das Befinden von Angehörigen und Direktbetroffenen wechselseitig beeinflusst? Wie aus den vorangegangenen Ausführungen bekannt, ist etwa ein Drittel der von uns befragten Direktbetroffenen psychisch belastet, ein beachtlicher Anteil der Direktbetroffenen leidet an depressiven Zuständen. Die Fragestellung soll aber nicht auf die querschnittgelähmten Personen mit depressiver Befindlichkeit beschränkt bleiben, sondern soll offen gestellt werden: Welchen Einfluss auf die Angehörigen hat die Lähmungshöhe, die Komplettheit der Lähmung, das psychische Befinden? Hat das Befinden von Direktbetroffenen Auswirkungen auf die Coping-Aktivitäten und auf die Emotionsregulation der Angehörigen?

8.6.2 *Methode*

Für die folgenden Berechnungen wurde für eine direkt betroffene nur eine angehörige Person berücksichtigt. Einige querschnittgelähmte Personen hatten mehrere Angehörige angegeben; für die vorliegenden Berechnungen wurden nur die engsten Angehörigen berücksichtigt. Dabei wurde die Reihenfolge zuerst Eltern, dann Geschwister in der Ursprungsfamilie und in der jetzigen Familie zuerst Partner, dann Kinder befolgt. Wenn es nicht möglich war, einen engsten Angehörigen zu bestimmen, entschied das Los. Dadurch reduzierte sich der Datensatz auf 70 Angehörige. Zwischen der kompletten Angehörigen-Stichprobe und der reduzierten Stichprobe gab es keine Unterschiede in den demographischen Angaben oder im psychischen oder physischen Befinden.

8.6.3 *Ergebnisse zur wechselseitigen Beeinflussung*

Die Lähmungshöhe hatte einen direkten Einfluss auf das Befinden nur hinsichtlich der objektiven Pflegebelastung und der damit zusammenhängenden subjektiven Belastung. So wurden von den Angehörigen von Tetraplegikern im Mittel fast doppelt so viele Betreuungsaufgaben ($t(58) = 2.8$, $p < .01$) und auch wesentlich häufiger psychisches Ausgebranntsein berichtet ($t(56) = 2.9$, $p < .01$). Angehörige von Tetraplegikern waren aber nicht überzufällig häufig auch als Hauptbetreuungspersonen tätig. Bezüglich der Fremdbestimmtheit und Gefühlen von sozialer Ausgrenzung zeigten sich keine Unterschiede in den Angehörigen von Tetra- oder Paraplegikern. Siegenthaler (1999) weist auch darauf hin, dass bei den Angehörigen von Tetraplegikern das Gefühl von Ausgebranntsein überproportional zunimmt, während bei den objektiven Betreuungsaufgaben kein Interaktionseffekt zu beobachten war. Die gefundenen Unterschiede waren direkt auf die unterschiedliche Pflegebedürfnisse der Direktbetroffenen zurückzuführen, es ergaben sich keine Unterschiede zwischen den Hauptbetreuungspersonen und den übrigen Angehörigen. Für die Komplettheit der Lähmung ergaben sich keine differentiellen Ergebnisse hinsichtlich der Belastung durch Betreuungsaufgaben.

Die wechselseitige Beeinflussung der Befindlichkeitsmasse zwischen den Direktbetroffenen und ihren nächsten Angehörigen zeigte einen Zusammenhang zwischen der Gesamtsymptombelastung und der Belastungsreaktion auf. Allerdings galt dieser Zusammenhang nur für die Gruppe der Hauptbetreuungspersonen. Für die Gesamtsymptombelastung betrug die Korrelation zwischen den Direktbetroffenen und den Angehörigen, die zugleich als Hauptbetreuer zuständig waren $r = .34$ ($N = 36$), $p < .05$, für die traumatische Stressreaktion $r = .44$ ($N = 29$), $p < .05$. Für die übrigen Angehörigen konnten keine Zusammenhänge mit dem Befinden der Direktbetroffenen festgestellt werden.

Die Bewältigungsstrategien der Angehörigen, die zugleich als Hauptbetreuer arbeiteten, korrelierten gleichfalls sehr stark mit dem Befinden der gelähmten Personen. Diese Zusammenhänge wurden in der Gruppe der übrigen Angehörigen ebenfalls nicht festgestellt. In Tabelle 34 sind diese Zusammenhänge detailliert aufgeführt.

Tabelle 34. Zusammenhänge von Merkmalen der Befindlichkeit von Querschnittgelähmten mit objektiver Belastung, Fremdbestimmtheit, vermeidendem Coping und emotionaler Regulation in den Angehörigen mit Hauptbetreuungsaufgaben

	Querschnittgelähmte Personen		
Angehörige (Hauptbetreuer)	Symptombelastung	Stresssysmptome	Depression
Copingkategorien			
Problemorientiert	.23	.28	.27
Emotionszentriert	–.22	–.26	–.15
Vermeidend	.48**	.48**	.54**
Emotionsregulation			
Adaptive Regulation	.30+	.31+	.23
Ausdruck	.04	–.01	–.19
Vermeidung	.47**	.47**	.49**
Verzerrung	.12	.25	.23
Betreuungsbelastung			
Burnout	.32*	.38*	.40*
Fremdbestimmung	.38*	.51**	.37*
Soziale Ausgrenzung	.21	.26	.30+

Anmerkung: N = 36, ** p < .01; * p < .05; + p < .10

Die Zusammenstellung der Korrelationen zwischen den drei Befindlichkeitsmassen Gesamtsymptombelastung, Stresssymptomen und Depression der Direktbetroffenen und den Bewältigungsaktivitäten, den verschiedenen Formen der Emotionsregulation, sowie der Belastung durch Betreuungsaufgaben zeigte für die Gruppe der Angehörigen, die zugleich als Hauptbetreuungspersonen für die Pflege zuständig waren, deutliche Zusammenhänge auf. Die deutlichsten Zusammenhänge bestanden zu den vermeidenden Copingstrategien und zum Vermeiden als Gefühlsregulation. Es zeigten sich auch Hinweise darauf, dass bei den Angehörigen ebenso adaptive Formen der Emotionsregulation tendenziell mit einer höheren Belastung der Direktbetroffenen assoziiert waren. Das bedeutet, dass bei den Betreuungspersonen, deren Angehörige angaben, psychisch belastet zu sein, nicht nur vermeidendes Umgehen mit Gefühlen und Situationen, sondern gleichzeitig auch adaptive Formen im Umgang mit belastenden Gefühlen zu beobachten waren.

Die psychische Belastung der Direktbetroffenen korrelierte aber auch mit dem Gefühl, ausgebrannt zu sein (burnout) und dem Gefühl, das eigenen Leben nicht mehr selbst bestimmen zu können.

8.6.4 Gegenseitige Beeinflussung von Angehörigen und Direktbetroffenen

Die gefundenen Zusammenhänge zwischen den Direktbetroffenen und ihren Angehörigen müssen differenziert betrachtet werden. Wenn denn überhaupt von «emotionaler Ansteckung» gesprochen werden kann, dann lassen sich offensichtlich nur diejenigen Angehörigen vom emotionalen Zustand der Direktbetroffenen beeinflussen, die unmittelbar mit ihnen zu tun haben und die hauptsächliche und wichtige Pflegeaufgaben übernehmen. Für die übrigen Angehörigen konnten keine Zusammenhänge mit der psychischen Belastung der Direktbetroffenen festgestellt werden. Für die pflegenden Angehörigen zeigten sich teilweise starke Effekte auf das eigene Befinden sowie auf die Coping-Aktivitäten und Formen der Emotionsregulation. Vor allem für das Vermeiden als Coping-Aktivität und als Gefühlsregulation zeigten sich konsistent über verschiedene Belastungsindikatoren sehr starke Zusammenhänge. Dabei werden Unterschiede in der Symptomatik (Stressreaktionen oder Depression) durch die Korrelationskoeffizienten nicht wiedergegeben. Es ist daher zu vermuten, dass sich nicht so sehr die spezifischen Gefühlsmodi auf die Angehörigen «übertragen», sondern vielmehr die Ansprüche an die Angehörigen mit der Belastung der Direktbetroffenen steigen und somit deren Ressourcen noch stärker beansprucht werden. Einen Hinweis darauf liefert der Zusammenhang mit dem subjektiven Behinderungsgefühl der Direktbetroffenen mit dem Mass der Inanspruchnahme von Pflegeleistungen, die durch den Index der «objektiven Betreuungsaufgaben» wiedergegeben ist. Dieser Zusammenhang war sehr stark ($r = .48$) in der Gruppe der Hauptbetreuer. Je mehr sich Direktbetroffene belastet fühlen, desto mehr müssen Angehörige auch für sie schauen, für sie sorgen, desto weniger Möglichkeiten für eigene Ziele und Bedürfnisse bleiben ihnen. Es ist daher verständlich, dass vermeidende Bewältigungsformen stärker mit der psychischen Belastung der Direktbetroffenen assoziiert sind. Bisher habe ich allerdings immer gerichtet argumentiert: Es könnte auch sein, dass es sich gerade umgekehrt verhält: Je mehr vermeidende Bewältigungsformen Angehörige benützen, desto belasteter fühlen sich die querschnittgelähmten Familienmitglieder.

Sehr plausibel ist es allerdings nicht, eine solche unidirektionale Beziehung zu postulieren; wahrscheinlicher ist es, von einer Wechselwirkung von psychischer Belastung der Direktbetroffenen einerseits und problematischer Bewältigungsformen von Angehörigen andererseits auszugehen. Diese Sichtweise hat sich auch in der Behandlung von Schmerzpatienten durchgesetzt (Winter, Fritzsche & Flor, 1999). Bei der Behandlung von Phantomschmerz werden Angehörige zu einem neuen Verhalten ohne falsche Schonhaltung angewiesen. Den anderen zu schonen kann dazu führen, dass sich Schmerz «lohnt» und deshalb verstärkt auftritt. Vom Direktbetroffenen wahrgenommenes Vermeidungsverhalten, absichtliches oder missverständliches Nichteingehen auf eigene Anliegen kann eine Quelle tiefer Frustration sein. Es wäre daher durchaus möglich, dass sich problematisches Verhalten bei Partnern, deren Leben so sehr aufeinander abgestimmt ist, aufschaukelt und langfristig in beiden Interaktionspartnern psychischen Schaden anrichtet.

Umgekehrt sind hohe persönliche Ressourcen negativ mit problematischen Bewältigungsformen verbunden: Vor allem ist ein hoher Kohärenzsinn negativ mit problematischen Emotionsregulationen verbunden, eine hohe Ausprägung persönlicher Ressourcen lässt problematische Regulationsstrategien im Angehörigen erst gar nicht aufkommen. Diese Zusammenhänge waren ebenfalls sehr stark. Die Auswirkungen auf mit Pflege verbundene Belastungsindikatoren waren weniger deutlich, allerdings ergab sich eine Tendenz für das Gefühl, fremdbestimmt zu sein. Ein hoher Kohärenzsinn geht einher mit der Fähigkeit, gut mit schwierigen Situationen umgehen zu können und ist auch mit gutem Befinden verbunden. Offensichtlich schützt ein hoher Kohärenzsinn pflegende Angehörige davor, problematische Formen der Emotionsregulierung zu gebrauchen. Eine kausale Interpretation ist dennoch nicht zulässig: Auch wenn Antonovsky (1987) davon ausgeht, dass ein hoher Kohärenzsinn eine stabile

Personeneigenschaft darstellt, die im Erwachsenenalter kaum verändert werden kann, bleibt die Frage offen, inwieweit der Kohärenzsinn in der vorliegenden Operationalisierung tatsächlich psychische Resistenz misst.

Die Untersuchungsanordnung erlaubte den Vergleich von Angehörigen mit Direktbetroffenen einer Querschnittlähmung. Die Ergebnisse belegen, dass vor allem Angehörige mit Pflegeaufgaben ein erhöhtes Risiko eingehen, sich zu erschöpfen und psychisch zu erkranken. Nicht weil sich der emotionale Zustand der querschnittgelähmten Personen «überträgt», sondern weil eine hohe Symptombelastung dazu führt, dass Angehörige vermeidend mit täglichen Anforderungen umgehen, emotional problematischen Situationen aus dem Weg gehen oder sich davon abzulenken versuchen. Diese Bewältigungsformen sind assoziiert mit psychischer Belastung. Auf diesem indirekten Weg sind Belastungen auf der einen Seite auch mit psychischer Belastung auf der anderen Seite gekoppelt. Angehörige ohne Pflegeaufgaben haben offensichtlich genügend Ressourcen, mit solchen emotionalen Anforderungen fertig zu werden, ohne mit vermeidendem Verhalten reagieren zu müssen. Jedenfalls sind bei diesen Angehörigen überhaupt keine Hinweise für solche Zusammenhänge vorhanden.

Als Fazit dieser Überlegungen kann geschlossen werden, dass Angehörige auf diese Zusammenhänge aufmerksam gemacht werden müssen. Angehörigen darf nicht zuviel zugemutet werden und gerade für pflegende Angehörige müssen genügend Unterstützung und Ressourcen bereitgestellt werden. Dabei ist festzuhalten, dass die pflegenden Angehörigen durchwegs gleich gesund waren wie die übrigen Angehörigen. Es bestanden auch keine Unterschiede im Befinden oder in den verschiedenen Bewältigungsformen. Es kann aber angenommen werden, dass Hauptbetreuungspersonen *anfälliger* für die Konsequenzen maladaptiver Bewältigungsformen sind. Zugleich hat Siegenthaler (1999) Hinweise dafür gefunden, dass Angehörige ohne Betreuungsaufgaben bei adaptiven Bewältigungsformen eine bessere Befindlichkeit aufweisen.

8.7 Schlussdiskussion: Die Rolle der Emotionsregulation bei Angehörigen von querschnittgelähmten Personen

Dieses Kapitel basierte zur Hauptsache auf den Angaben der Angehörigen. Es ist abschliessend zu bemerken, dass diese Untersuchung gerade von den Angehörigen sehr unterstützt wurde. Um eine Angehörige zu zitieren: «Endlich kümmert man sich einmal um uns!» (Anonym, 1998).

Oft tritt auch eine gewisse Verbitterung zutage, die erst dann verständlich wird, wenn man bedenkt, wie stark die Direktbetroffenen im Rampenlicht stehen und die Leistungen der Angehörigen wenig bis gar nicht gewürdigt werden. Es wurden, wie einleitend bemerkt, in der letzten Zeit Forschungsarbeiten publiziert, die zu ähnlichen Schlüssen gelangen. Dabei ist auch zu bemerken, dass die meisten Hauptbetreuer Frauen sind, die gesellschaftlich generell viel leisten, ohne deswegen immer anerkannt zu werden (Barnett, 1993; Doress-Worters, 1994; Hillier Parks & Pilisuk, 1991; Parris Stephens & Townsend, 1997).

Die Gefühle der Fremdbestimmtheit, des Ausgebranntseins und die soziale Stigmatisierung sind Produkte einer aufopferungsreichen, engagierten Pflege, aber es sind auch Probleme, die Frauen in unserer Gesellschaft typischerweise mehr betreffen als Männer. Es muss aber gesagt sein, dass die Männer in der Gruppe der Hauptbetreuer ($N = 6$), oder aber alle angehörigen Männer der reduzierten Stichprobe ($N = 15$) sich in den geleisteten Pflegeleistungen oder den Auswirkungen solcher Pflegeleistungen nicht unterschieden, sie erwiesen sich tendenziell teilweise sogar als belasteter als die Partnerinnen oder anderen weiblichen Angehörigen.

Es hat sich auch in dieser Studie gezeigt, dass die Art und Weise, wie mit Gefühlen umgegangen wird, eine wichtige Rolle für die Entwicklung oder für das gleichzeitige Vorkommen psychischer Belastung zukommt.

Die Untersuchung gliederte sich in drei Teile. Im ersten Teil wurde die Rolle der Emotionsregulation hinsichtlich der psychischen Belastung und im zweiten Teil hinsichtlich des persönlichen Wachstums betrachtet. Die Fragestellung des dritten Teils wurde durch das verkettete Design der Untersuchung ermöglicht. Hier wurde die Rolle der Emotionsregulation vor allem darauf hin analysiert, welche Rolle sie für den jeweiligen Partner oder Partnerin spielt.

Es zeigten sich komplexe Zusammenhänge, welche die Funktion der Emotionsregulation bei Angehörigen von querschnittgelähmten Nahestehenden gut illustrieren. Der erste Teil der Untersuchung bestätigte die wichtige Rolle der maladaptiven Formen der Emotionsregulation, vor allem bei Angehörigen, die viel Betreuungsarbeit verrichten und damit über wenig andere Ressourcen verfügen. Hier zeigte sich auch, dass dem Ausdruck der eigenen Befindlichkeit eine positive Funktion zukommt. Dies bestätigt die Aussagen von Pennebaker (1990, 1993; Pennebaker et al., 1988) zur adaptiven Wirkung des Mitteilens emotional belastender Ereignisse.

Der Befund illustriert, dass diejenigen Angehörigen, die sich nicht mitteilen können, höher belastet sind und liefert damit einen Hinweis auf die wichtige Funktion der sozialen Unterstützung, die offensichtlich in dieser Population nicht immer vorhanden ist. Wie schon früher hat sich bestätigt, dass das Vermeiden als Emotionsregulation ein Risikofaktor für die psychische Gesundheit ist. Vor allem bei Angehörigen, die viele Opfer in der Pflege bringen und gleichzeitig (negative) Gefühlszustände zu vermeiden suchen, konnte ein klarer Zusammenhang mit psychischer Belastung festgestellt werden.

Die Ergebnisse zum persönlichen Wachstum belegen die «Bifurkations-These», dass adaptive, gelungene Formen der Emotionsregulation mit einer positiven Entwicklung und maladaptive, misslungene Formen der Emotionsregulation mit einer «pathologischen» Entwicklung assoziiert sind. Obwohl strenggenommen im Zusammenhang mit dieser Untersuchung gar nicht von Entwicklung gesprochen werden darf, zeigen die Ergebnisse deutlich, dass ein solcher Zusammenhang besteht. Diese pathologische Entwicklung wird vor allem dann begünstigt, wenn den Angehörigen wenige Ressourcen zur Verfügung stehen, wenn sie als Hauptbetreuungspersonen tätig sind. Dagegen haben Angehörige, die nicht gleichzeitig Hauptbetreuungspersonen sind, offensichtlich genügend Ressourcen für eine persönliche Weiterentwicklung. So können die Ergebnisse aus Tabelle 33 interpretiert werden. Diese Zusammenhänge zeigen sich auf der Ebene der Mittelwerte nicht ab – hier wiesen beide Gruppen von Angehörigen vergleichbare Werte in allen Skalen auf. Wenn überhaupt, so zeigten die Angehörigen mit Hauptbetreuungsaufgaben tendenziell sogar höhere Werte in der Skala der gelungenen Formen der Emotionsregulation.

Auch in der letzten Untersuchung zur gegenseitigen Beeinflussung von querschnittgelähmten Personen zu deren nächsten Angehörigen zeigten sich höchst interessante Zusammenhänge. Diese Zusammenhänge müssen bidirektional betrachtet werden, was die Formulierung kompliziert, aber dem Sachverhalt gerechter wird. Die psychische Belastung von querschnittgelähmten Personen war mit verschiedenen wichtigen Bewältigungsformen bei den Hauptbetreuungspersonen eng assoziiert. Die hohe Belastung bei den querschnittgelähmten Personen zeigte sich unter anderem in einem positiven Zusammenhang mit vermeidenden und tendenziell auch mit adaptiven Formen der Emotionsregulation.

Dieser Zusammenhang kann kausal interpretiert werden: Angenommen, der oder die Direktbetroffene zeigt eine hohe Symptombelastung, ist depressiv und zieht sich zurück, so stellen sich den Angehörigen erhöhte emotionale Anforderungen, die entsprechend reguliert werden müssen. Sowohl die vermeidenden, wie auch die adaptiv gelungenen Formen der Emotionsregulation sind potente Strategien, das eigene Befinden zu regulieren. Die positive Korrelation macht daher Sinn; je depressiver und je belasteter die direktbetroffene Person ist, desto stärker werden die entsprechenden Formen der Emotionsregulation in diesem Zusammenhang eingesetzt.

Umgekehrt könnte man argumentieren, dass Direktbetroffene dann höher belastet sind, wenn durch Angehörige problematische Formen der Emotionsregulation eingesetzt werden. Bei dieser Deutung der Ergebnisse bliebe allerdings zu erklären, weshalb auch die gelungenen Formen der Emotionsregulation mit der erhöhten Symptomatik zusammenhängen. Erst die zusätzliche Annahme, dass Direktbetroffene einen sekundären Krankheitsgewinn aus der gelungenen Emotionsregulation der mit Betreuungsaufgaben beschäftigten Angehörigen ziehen, würde diesen Zusammenhang wahrscheinlicher machen. Diese Interpretation scheint mir jedoch unplausibel und wird hier nur angeführt, weil das Untersuchungsdesign keine kausalen Schlüsse zulässt.

Sogar wenn davon ausgegangen wird, dass die gegenseitige Beeinflussung gering ist, so zeigen doch die Ergebnisse der Entwicklungspsychologie (Garber & Dodge, 1991), dass das emotionale System schon sehr früh auf Umgebungsparameter anspricht. Es ist nicht auszuschliessen, dass pathologische Entwicklungen in der Beziehung zu einem nahestehenden Menschen angelegt sind, je nachdem, ob die entsprechenden Partner eher vermeidend und verzerrend oder situativ angepasst und offen mit ihren Gefühlen umgehen. Wahrscheinlicher ist jedoch der umgekehrte Effekt, weil die psychische Belastung der querschnittgelähmten Angehörigen auch direkt mit dem sich ausgebrannt oder fremdbestimmt Fühlen bei den mit aktiver Hilfestellung betreuten Familienmitgliedern eng zusammenhängt.

Die Formen der Emotionsregulation weisen nicht nur relativ starke Zusammenhänge mit den Symptommassen auf, sondern zeigen differentielle Zusammenhänge, die Hinweise auf künftige Entwicklungen geben können.

9 Diskussion

9.1 Emotionsregulation und die psychische Konsistenz

> Jede organisierte psychische Tätigkeit des Menschen besitzt ein gewisses Maß an Gerichtetheit und Selektivität. Wir reagieren nur auf einige von den vielen Reizen, die uns erreichen. Sie sind besonders stark oder erscheinen uns als besonders wichtig oder sind mit unseren Interessen, Vorhaben oder unmittelbaren Aufgaben verbunden. … Und aus der großen Zahl der Gedächtnisspuren oder der Verbindungen derselben wählen wir auch nur die wenigen aus, die unseren unmittelbaren Aufgaben entsprechen und uns in die Lage versetzen, die jeweiligen intellektuellen Operationen auszuführen. (Luria, p. 259, 1992, Original 1973)

9.1.1 Emotionsregulation als Begriff und Prozess

Unter Affekt- oder Emotionsregulation werden teils unbewusste, teils dem Bewusstsein zugängliche Verhaltensweisen und Strategien verstanden, welche das Erleben von Emotionen verändern, respektive aversive emotionale Zustände tolerierbarer gestalten. Leider geht dem Begriff der Emotionsregulation die begriffliche Stringenz ab. In den berichteten Befunden wurde daher mit verschiedenen Operationalisierungen gearbeitet, die der Theorie der emotionalen Kontrolle von Horowitz nahe stehen. In der Auffassung von Gross (1998) lassen sich Emotionsregulationen auf drei Ebenen zeigen: a) Situationsauswahl, Situationsveränderung, b) Aufmerksamkeitsablenkung, kognitive Veränderung und c) Antwortmodulation. Im Rahmen der primären, automatischen Emotionsregulation werden relevante Stimuli attentional erfasst, selektiert und bewertet. Diese Bewertung kann evolutionär wie bei unkonditionierten Stimuli verwurzelt sein oder aber durch Abgleich mit individuellen Erfahrungen und daraus abgeleitetem Belohnungs- bzw. Bestrafungswert erfolgen. Hieran sind neben Amygdala und orbitofrontalem Cortex rostrale Abschnitte des anterioren Cingulums sowie ventrolaterale präfrontale Areale beteiligt. Ochsner und Gross (2005) betonen in ihrem Emotionsmodell bewusste Prozesse der Emotionsregulation. Sie heben die menschliche Fähigkeit zur kognitiven Veränderung von primären Emotionen hervor, wie dies durch kognitive Umstrukturierungen, durch Umlernen infolge ausbleibender Bestätigung der Kontingenzerwartung, durch willentliche Affektunterdrückung oder auch gezielte Aufmerksamkeitsablenkung erfolgen kann. Solche sekundäre Regulationsvorgänge sind vorzugsweise in mehr dorsal gelegenen Abschnitten des medialen präfrontalen Cortex gelegen und können mehrfach durchlaufen werden, bevor es zur eigentlichen Handlung kommt. Schließlich stellen sich weitere Kontrollprozesse auf der Handlungsebene im Sinne von regulatorischen Mechanismen der Impuls- bzw. weitergefasst der Selbstkontrolle ein. Intentionale Regulationsmechanismen setzen sich also fort, wenn emotionale Reaktionen sich bereits als Verhalten bzw. Handlungen manifestiert haben, ein Vorgang, der selbst wieder Rückwirkungen auf das emotionale Erleben hat (Gross, 2002). Hier sind insbesondere die gezielte Veränderung von expressivem Verhalten sowie die Veränderung somatischer Gefühlskorrelate zu nennen. Emotionale Reaktionen und sichtbares Verhalten sind also ineinander greifende Prozesse, die gegenseitig Einfluss nehmen. Die Arbeiten von Gross und anderen (Gross, 2007) zeigen, dass emotionale Regulationsstrategien experimentell erfasst werden können. Beispielsweise konnten Gross und Mitarbeiter Effekte forcierter Emotionsregulation etwa nach der Aufforderung, die eigenen Gefühle zu unterdrücken, nachweisen. Gross und Levenson (1997) wiesen experimentell nach, dass das Unterdrücken von aversiven Gefühlen gegenüber einer Kontrollbedingung zu einer verstärkten physiologischen Reaktion führt.

Der hier verfolgte Ansatz, Effekte kognitiver Emotionsregulation nachzuweisen, ist korrelativer Natur und gibt deshalb über kausale Zusammenhänge keine Auskunft. Dennoch sind einige der hier berichteten Ergebnisse aufschlussreich, vor allem der wiederholte Befund, dass kritische Lebensereignisse die Fähigkeit verbessern können, aversive Emotionen zu regulieren und damit besser mit unveränderbaren Situationen umgehen zu können.

Die Frage, ob emotionale Regulationsprozesse gelernt oder verbessert werden können, kann vorsichtig positiv beantwortet werden. So konnte gezeigt werden, dass gerade Menschen, welche kritische Lebensereignisse verarbeiten mussten, die Fähigkeit aversive Emotionen zu regulieren verbesserten; die Fähigkeit, aversive Emotionen auszuhalten dient dem Zweck, besser mit der unveränderbaren Situationenen umzugehen (Znoj & Lude, 2002; Znoj & Keller, 2002). Es konnte auch gezeigt werden, dass sich die Regulation aversiver emotionaler Zustände durch Psychotherapie verbessern lässt. Znoj (2006) konnte mit einem neuen Datensatz die in Kapitel 5 (Emotionsregulation und psychische Vulnerabilität) berichteten Zusammenhänge replizieren.

Jüngste Ergebnisse mit einer bestimmten Patientenpopulation (Borderline-Persönlichkeitsstörungen; Endtner, 2006) haben zudem gezeigt, dass ein Teil der Symptomatik der Borderline-Persönlichkeitsstörung auf eine mangelnde Fähigkeit zurückgeht, mit Emotionen umgehen zu können. Im Vergleich zu depressiven Patientinnen berichteten die Patientinnen mit einer Borderline-Störung (und komorbider Depression) spezifische Defizite, die darauf hinweisen, dass sie a) Emotionen weniger als Personen der Vergleichsstichprobe als Gefühl erleben können und b) emotional aufgeladenen Situation wesentlich hilfloser als Personen der Vergleichsstichprobe gegenüberstehen. Die gefundenen Regulationsdefizite in dieser Patientenpopulation geben damit einerseits den bisher wirksamsten psychologischen Therapien recht (Linehan, 1993), welche auf die Fähigkeit der Emotionsregulation zielen und andererseits bestätigen sie auch die Vermutung, dass frühe Erfahrungen der emotionalen Vernachlässigung und des (emotionalen) Missbrauchs sich langfristig genau auf diese spezifischen Fähigkeiten auswirken (Schore, 2003a, 2003b).

Es sei darauf hingewiesen, dass Emotionsregulation in der psychologischen Literatur, eingeschlossen der Entwicklungspsychologie, lange ein vernachlässigtes Forschungsgebiet darstellte. Erst seit der letzten Dekade ist eine zunehmend beschleunigte Entwicklung festzustellen, die das zugleich komplexe wie spannende Thema unter verschiedenen Aspekten betrachtet; dabei nimmt die Entwicklungspsychologie eine Vorreiterstellung ein.

9.1.2 Emotionale Kontrollprozesse

Die Annahme der Theorie der emotionalen Kontrollprozesse ist, dass durch selektive Aufmerksamkeit und durch eine Reihe weiterer kognitiver Operationen die emotionale Wirkung der ungeschützten Erinnerung oder der ungeschützten Wahrnehmung verhindert oder gedämpft wird. Neben solchen Denkprozessen existieren viele andere Möglichkeiten, das eigene Empfinden zu manipulieren. Zu den wirksamsten Methoden gehört die körperliche Aktivität, aber auch körperliche oder seelische Entspannung oder Ablenkung durch sensorische Eindrücke wie Musik hören. Problematische Methoden wie die Einnahme psychoaktiver Substanzen dienen in vielen Fällen ebenfalls dazu, die Wahrnehmung aversiver Reize zu vermindern oder erträglich zu gestalten. Allerdings kann durch Toleranzentwicklung die kurzfristig positive Wirkung langfristig aufgehoben werden. Ebenso problematisch ist die willkürliche Kontrolle von Gedanken. Nach den Ergebnissen von Wegner und Mitarbeitern (1993) ist diese Kontrolle oft problematisch, weil sich ironische Effekte einstellen können, die der ursprünglichen Intention entgegenlaufen. Viele psychotherapeutische Interventionen zielen darauf, solche – oft automatisch ablaufende, sich also der willkürlichen Kontrolle entziehende – Gedanken zu verändern. Nach vielen Theorien der Emotionsgenese (z. B. Lazarus, 1991) ist dies auch sinnvoll und plausibel. Die beiden vorgestellten Instrumente zur Erfassung emotionaler Kontrollprozesse stützen sich denn auch stark auf gedankliche Prozesse, die entweder beobachtet oder selbst berichtet werden können. Je nachdem, wie intensiv eine solche gedankliche Kontrolle angestrebt wird, kann es zu paradoxen, ungewollten Effekten kommen. Was in dieser Arbeit als «maladaptive Regulationsstrategien» bezeichnet wurde, unterliegt oft «ironischen» Effekten sensu Wegner: Die ungewollte Emotionsqualität kann nur bedingt zurückgedrängt werden und schiebt sich gerade in Momenten der psychischen Belastung wieder ins Bewusstsein. Auf diese Weise könnten bestimmte emotionale Reaktionen stärker gebahnt werden und letztlich zu einer emotionalen Störung führen. Der ironische Effekt führt dazu, dass sich aversive emotionale Inhalte immer wieder ins Bewusstsein drängen. Dies erhöht die Diskrepanz von erwünschten zu unterwünschten Wahrnehmungen im Sinne der Inkonsistenztheorie (Grawe, 2004). Da die menschliche Psyche darauf ausgerichtet ist, Inkongruenzen zu reduzieren, stellt eine misslungene Emotionsregulation eine Inkonsistenzquelle dar, bei welcher die Mittel zur Reduktion weitgehend fehlen. Die Inkonsistenz bleibt also bestehen oder wird sogar noch verstärkt. Das Inkongruenzerleben bewirkt in der neuronalen Organisation (äquivalent wird auch der Begriff des Schemas verwendet) ein dem Suchverhalten äquivalentes Geschehen: bestehende Bahnungen werden verlassen und neue, potentiell viel versprechende Informationswege werden aktiviert. Da auch diese neuen Pfade jedoch nicht zum erwünschten Ziel führen, werden die abgearbeiteten Informationswege immer weniger zielorientiert und die Aktivierung weiterer neuronaler Bahnungen immer zufälliger, ohne dass es zu einer Lösung oder zu einem Abbruch der Aktivierung kommt. Eine solche Destabilisierung neuronaler Aktivität kann nur gebunden werden, wenn sich diese Aktivierungen zu einem neuen Muster zusammenschließen. Nach der Inkonsistenztheorie entspricht eine psychische Störung einem solchen neuronalen Aktivitätsmuster. Eine psychische Störung bindet einerseits destabilisierte neuronale Aktivierungsmuster zu einem neuen, übergeordneten Muster; sie dient aber nicht der ursprünglichen Intention, nämlich der Reduktion der emotionalen Reaktion! Eine psychische Störung reduziert die Freiheitsgrade der neuronalen Aktivität (und damit auf der bewussten Ebene auch die des möglichen Verhaltens und Erlebens) und reduziert dadurch die Inkonsistenz auf Kosten der Adaptivität.[1]

1 Die Depression kann als Bespiel eines Störungsmusters gesehen werden: Das neue Muster reduziert auf Kosten des gesamten emotionalen Erlebens die Wahrnehmung

Das neue neuronale Aktivitätsmuster gehorcht wie alle anderen neuronalen Prozesse dem basalsten Gesetz der neuronalen Organisation: der Hebb'schen Lernregel (Hebb, 1949), welche besagt, dass oft benutzte neuronale Bahnungen sich zueinander stärker binden («Neurons that fire together wire together»). Solche Erregungsmuster setzen sich aus mehreren Komponenten zusammen, die jetzt erstmals zu einem gemeinsamen Muster zusammengebunden werden. Es handelt sich nicht um einfache Muster, wie sie etwa der Wahrnehmung von Objekten zugrunde liegen, sondern um komplexe neuronale Schaltkreise. Autonome Erregung, Vermeidungsreaktionen, Kognitionen und die jeweiligen Kontrollkomponenten wie ständiges Grübeln (worrying), Intrusionen (traumatische Gedächtnisinhalte), Zwangsgedanken, Zwangshandlungen, Vermeiden usw. wachsen zusammen zu einem immer fester etablierten Störungsmuster (nach Grawe, 1998). Das so gebildete Störungsmuster ist letztlich das Ergebnis eines sich über längere Zeit erstreckenden, immer stärker aufschaukelnden positiven Rückkopplungsprozesses. Das Ergebnis dieses Aufschaukelungsprozesses führt schließlich zu einer so starken Inkonsistenzspannung, dass diese «notfallmäßig» herabreguliert werden muss. Psychopathologische Störungsmuster dienen im Moment ihrer Entstehung der Inkonsistenzregulation. Als misslungen ist diese Art der Inkonsistenzregulation deswegen anzusehen, weil sie nur kurzfristig die Inkonsistenzspannung reduziert, aber mittel- und längerfristig das Inkonsistenzniveau sogar erhöht.

Emotionale Kontrolle über den Weg der gedanklichen Kontrolle ist damit wegen der paradoxen Effekte sicher keine unproblematische Strategie. Der Versuch, allein durch kognitive Strategien Gedächtnisinhalte zu kontrollieren (dazu gehören auch bewusst erlebte Gefühle) ist nach Wegner und Pennebaker (1992) oft zum Scheitern verurteilt. Daraus ist zu schliessen, dass je automatischer eine solche Kontrolle gelingt – je weniger bewusste Aufmerksamkeit die Kontrolle emotionaler Inhalte verlangt – diese umso weniger ironischen (Wegner et al., 1993) Prozessen unterliegen sollte. Im Fragebogen zur Emotionalen Regulation (EMOREG) werden «automatische Regulationsprozesse» als adaptive Strategien beschrieben und nicht so sehr als bewusste Strategien, sondern als outcome in potentiell emotionalen Situationen abgefragt. Dieses

---

emotionaler Inhalte, auch der positiven Inhalte. Die Verstärkerverlust-Theorie der Depression zeigt, wie es weitergeht: Das Muster wird immer stärker gebahnt, die Depression (und die innere Unruhe) immer stärker und als Ergebnis dominiert die Störung das gesamte Verhalten und Erleben einer Person, welche sich immer weniger adaptiv bezüglich der Umweltanforderungen verhalten kann.

Vorgehen wurde gewählt, weil Personen reliabel darüber Auskunft geben können, ob sie in emotional hoch geladenen Situationen Ruhe bewahren können, nicht aber darüber, wie sie das geschafft haben. Der Grund liegt darin, dass dieses Wissen explizit nicht abrufbar ist und vermutlich stark mit einer sicheren Bindungserfahrungen zusammenhängt (Schore, 2003a).

Den hier berichteten Ergebnissen nach zu schliessen, wirkt eine kognitive Kontrollstrategie umso besser, je «automatischer» sie geschieht, also je weniger willentliche Anstrengung sie benötigt und bestätigt damit die oben postulierte Annahme.

Die emotionale Kontrolle ist selbst wieder in andere, übergeordnete regulatorische Systeme eingebunden, was die Isolierung dieser Prozesse auch theoretisch schwierig macht. Menschliches Funktionieren und Handeln kann, wie Carver und Scheier (1998) eindrücklich beschrieben haben, als «Selbst oder Autoregulation von Verhalten» betrachtet werden, wobei das Verhalten selbst auch als emergierend – als nicht intentional – vorkommen kann. Es ist aus der neuen Systemtheorie bekannt, dass aus hochkomplexen Systemen neue Eigenschaften kommen können, welche allein von den Einzelkomponenten her nicht vorhergesagt werden können (Kelso, 1995).

Auch die Organisation des emotionalen Erlebens bedingt eine Reduktion von Systemzuständen, und das emotionale Erleben unterliegt genau wie anderes Verhalten[2] auch gewissen Rahmenbedingungen (constraints), welche ein solches Erleben überhaupt erst ermöglichen. Die Regulation von emotionalen Zuständen ist in der Organisation dieser psychischen Strukturen schon angelegt. Die Funktion dieser Strukturen dient auf der allgemeinsten Ebene der Schaffung von Handlungsabläufen, welche das Überleben sichern sollen; diese sind selbstreferentiell auf sich bezogen. Das bedeutet, dass das emotionale Erleben bezogen auf die jeweilige Umwelt adaptiv sein muss. Die Regulation dieser adaptiven Funktion kann nur aus verbundenen, ko-referentiellen Systemen kommen, welche ebenfalls danach streben, sich selbst zu erhalten. Nimmt man wie Grawe (1998) an, dass das wichtigste Ziel der menschlichen Organisation die Erhaltung der psychischen Konsistenz ist, so dienen emotionale Kontrollprozesse vor allem dem Ziel, die emotionalen Folgen von Diskrepanzerleben zu reduzieren. Andererseits haben emotionale Alarmfunktionen[3] einen hohen

2 Ich betrachte «bewusstes» Denken, Wahrnehmen und «Emotieren» als Verhalten, welches allerdings wenig motorische Wirkung zeigt. Je ausgeprägter solches Verhalten ist, desto stärker ist es auch bewusstseinsfähig.

3 Dies betrifft die «negativen» Emotionen, hauptsächlich aber die Angst.

adaptiven Wert für das Überleben eines Organismus. Es gilt, einen Kompromiss zu finden, welcher einerseits solche emotionale Reaktionen zulässt, andererseits diese soweit reduziert, dass die übrige psychische Organisation nicht gefährdet ist.

9.1.3 Psychobiologische Grundlagen der Affektregulation

Biologisch orientierte Emotionstheorien betonen die evolutionsbiologische Herkunft von Emotionen und deren Verankerung in spezifischen Hirnstrukturen. Danach sind Emotionen adaptiv, bereiten sie doch das Individuum auf schnelle motorische Antworten von Flucht bzw. Vermeidung oder Annäherung vor (Fridja, 1986), erleichtern durch ihre enge Verknüpfung mit Verstärkungsprozessen Entscheidungen (Oatley & Jenkins, 1992) und liefern Informationen über die Passung von Individuum und Umwelt. Die an der emotionalen Informationsverarbeitung beteiligten neuronalen Netzwerke ermöglichen eine rasche, nicht notwendigerweise vom Bewusstsein getragene Verarbeitung von Umweltinformationen und garantieren so eine relativ automatisierte, schnelle und wenig störanfällige Verhaltensantwort.

Affekt- und Emotionsregulation, zwei in der biologischen Forschung synonym verwendete Begriffe, werden in der biologischen Literatur breiter als in weiten Teilen der Emotionspsychologie und Stressforschung definiert. Sie beziehen sich auf die Gesamtheit der Vorgänge, mit denen Individuen beeinflussen, welche Emotionen sie haben, wie sie diese erleben und wie sie diese ausdrücken. Damit fließen sowohl emotionale Ansprechbarkeit bzw. Reagibilität als auch typische modulierende Prozesse wie Intensitätsregulation und Ausdruckskontrolle ein. Diese konzeptuelle Herangehensweise wird verständlich angesichts des frühen, z. T. vorbewussten Auftretens von regulatorischen Mechanismen und des engen und letztlich unauflösbaren Zusammenspiels aller Komponenten (vgl. das kybernetisches Modell des psychischen Funktionierens von Powers, 1973). Emotionsregulation umfasst aus biologischer Perspektive nicht nur bewusst ablaufende höhere kognitive Vorgänge sondern setzt bereits in einfacher Form unbewusst auf limbischer Ebene an und kann auf jeder Ebene der Emotionsverarbeitung modulierend einwirken. Erst wenn neokortikale Strukturen an der emotionalen Informationsverarbeitung beteiligt sind, kann von bewussten Regulationsvorgängen einschließlich ihrer sprachlichen Kodierung ausgegangen werden.

Die Regulation emotionalen Erlebens basiert auf biologischen Grundvoraussetzungen, auf neuronaler Aktivität. Dabei kann die Entstehung emotionaler Reaktionen nicht auf das limbische System (MacLean, 1949) beschränkt bleiben, sondern beinhaltet auch Strukturen des Neocortex (LeDoux, 2000) sowie weiterer Areale des Gehirns. Für die Emotion «Angst» haben vor allem die Arbeiten von LeDoux die herausragende Rolle der Amygdala, respektive die Verarbeitungspfade innerhalb der Amygdala sowie die Projektion in und aus der Amygdala viel zum Verständnis beigetragen. Durch experimentelles Arbeiten sowie der physiologischen Untersuchungen von Kleinsäugetieren sind heute beispielsweise die Konditionierungsvorgänge, das Lernen im Zusammenhang mit angsterzeugenden Stimuli, bis auf die Ebene der Neubildung von Synapsen bekannt. Durch die wiederholte Stimulation mit angstbesetzten Reizen kommt es zu einer Steigerung der Reaktion auf diese Reize und setzt zugleich die Schwelle für eine entsprechende Reaktion herab. Dieses Modell erklärt sehr gut, wie sich Angst zu Panikattacken oder lebensbedrohliche Ereignisse zu posttraumatischen Störungen entwickeln können. Es erklärt auch, weshalb sich einmal gelernte Angstreaktionen nicht einfach löschen lassen: Das Gehirn hat sich dauerhaft (physiologisch) in einer Weise verändert, dass ursprünglich «harmlose» Reize auf einmal in der Lage sind, eine maximale Angstreaktion auszulösen. Daraus geht hervor, dass einmal gelernte Angstreaktionen sehr schwer zu therapieren sind und noch vor wenigen Jahrzehnten sogar als therapieresistent galten. Eine wichtige Rolle für das emotionale Lernen spielt der Hippocampus. Diese Hirnregion ist die zentrale Schaltzentrale für den Übergang vom Kurzzeitgedächtnis zum Langzeitgedächtnis. Dieser Übergang wird als Lang-Zeit-Potentierung (Long-Term Potentiation, LPT) bezeichnet und ist nicht nur für das emotionale Lernen, sondern für die Gedächtnisbildung überhaupt zuständig. Solche LPT-Prozesse sind für den Hippocampus besonders häufig untersucht worden, geschehen aber auch in anderen Hirnarealen wie in der Amygdala (Huang & Kandel, 1994; LeDoux, 2000). Bei der Langzeitpotenzierung handelt es sich um eine selektive Verstärkung der Übertragungsbereitschaft durch einen «second messenger» (zellinterner Botenstoff). Es wird nicht die Aktivierbarkeit des ganzen Neurons erhöht, sondern nur die der an der gerade stattgefundenen Erregung beteiligten Synapsen, es handelt sich damit um eine selektive Bahnung. Physiologisch wird durch diesen Prozess die Bildung und das Wachstum weiterer Synapsen durch c-AMP-abhängige Proteinkinase (PAK) angeregt. Dieser Vorgang wird auch als «second-messenger» Kaskade bezeichnet (siehe auch Grawe, 2004). Ohne jetzt auf die Details dieser Proteinkinase einzugehen, soll an dieser Stelle doch betont werden, dass damit ein schon von Hebb (1949) formuliertes Postulat physiologisch begründet wird: Dieses wird als Hebb'sches Lernen bezeichnet und besagt, dass viel benutzte neuronale Leitungen in der Signalübertragung besser werden und neuronale Aktivität, welche zu gleicher Zeit stattfindet, gleichsam miteinander «verdrahtet» wird. Für die Angst konnte diese Langzeitpotenzierung auch experimentell nachgewiesen werden (Rogan & LeDoux, 1995). Daraus ergibt sich, dass die «Löschung» einer solchen konditionierten Reaktion (eines konditionierten Aktivitätsmusters) äußerst schwierig, wenn nicht unmöglich ist. Vielmehr muss angenommen werden, dass die Regulation einer solchen konditionierten Angstreaktion durch einen Hemmvorgang geschieht. Wie aber kann ein solcher Hemmvorgang verstanden werden? Wie oben erwähnt, existieren vielfältige Projektionen von der Amygdala in den Neokortex aber auch ins Stammhirn, wo beispielsweise Verhalten wie das «Freezing» oder die Erhöhung des Blutdrucks und die hormonelle Aktivität, die «Stresshormone» der Hypophysen-Nebennieren-Rindenachse (HPA) gesteuert werden. Diese Projektionen verlaufen nicht nur unidirektional, sondern werden vielfach rückgemeldet, damit das System in sich stabil bleibt.

Konditionierte Angstsignale werden nicht nur vom Kortex in die Amygdala gespeist, sondern von einer «Schaltzentrale» – dem Thalamus – kommen Signale direkt in die Amygdala und bewirken dort die entsprechenden emotionalen Reaktionen. Die Projektionen aus dem Kortex treffen gewissermassen «verspätet» ein und bewirken eine Korrektur und vor allem eine Präzisierung der emotionalen Reaktion, haben also eine moderierende Funktion. Es kann vermutet werden, dass eine erfolgreiche Psychotherapie genau hier ansetzt: Durch die Erfahrung, dass bestimmte Reize toleriert werden können, werden vermutlich neue Bahnungen angelegt, welche die ursprüngliche Reaktion «überschreiben» und damit die psychologischen und physiologischen Folgen «normalisieren». Diesem Vorgang entspricht nichts anderes als die Regulation der ursprünglichen emotionalen Reaktion!

9.1.4 Emotion und emotionales Erleben

Es wäre ein Missverständnis, wenn wir Emotionen mit erlebten Gefühlen gleichsetzten. In der Wissenschaft hat sich durch die «kognitive Wende» ja auch die Erkenntnis durchgesetzt, dass Kognitionen nicht mit bewusstem Denken gleichgesetzt werden können, sondern in der Regel unbewusst sind (Kihlstrom, 1987). Bewusst werden kognitive Prozesse erst, wenn sie in den Fokus der Aufmerksamkeit und damit in ein eigentliches Arbeitsgedächtnis, welches Information sequentiell verarbeitet, gelangen. Nach LeDoux (2000) kann diese Annahme auf das emotionale Erleben extrapoliert werden. Vielleicht macht es sogar wenig Sinn, zwischen reinen «Kognitionen» oder reinen «Emotionen» zu unterscheiden, auch wenn sich diese Auffassung als Heuristik in der Psychotherapie durchgesetzt und viele wertvolle Forschungsergebnisse hervorgebracht hat. Letztlich handelt es sich bei Emotionen um Bewertungsvorgänge, die sich aber wohl phylogenetisch optimiert und spezialisiert haben, so dass viele Forscher von einem definierten Set von «Basisemotionen» ausgehen (z. B. Ekman, 1992) und sogar dafür argumentieren, dass Emotionen wie Angst, Freude, Ekel oder Wut separat zu untersuchen sind. In der Theorie der somatischen Marker von Damasio (1994) wird ebenfalls postuliert, dass emotionale Bewertungsvorgänge entscheidend für weitere Kognitionsprozesse sind und ein Fehlen solcher emotionaler (nicht bewusster!) Prozesse mit schweren Beeinträchtigungen im Sozialverhalten und in Entscheidungsprozessen einhergehen.

Für die differentielle Betrachtung emotionalen Erlebens und Verhaltens sprechen sicher auch die über verschiedene Kulturen beobachtbaren universalen Gesichtsausdrücke (Ekman, 1989) und die Notwendigkeit einer schnellen und zugleich spezifischen Verhaltensreaktion (Ausspeien bei Ekel, Flucht bei Angst, Angriff bei Wut). Die Anforderungen einer komplexen sozialen Umwelt erfordern aber eine viel weitergehende Differenzierung des emotionalen Verhaltens. Auch ist das emotionale Verhalten (und das subjektive Erleben) stark von der Sprache beeinflusst. Schon sehr früh lernen Kleinkinder bestimmte Situationen sprachlich emotionalen Situationen zuzuordnen und lernen zum Beispiel Schmerz von Trauer zu differenzieren. Damit ist die kognitive Entwicklung von der Entwicklung des emotionalen Erlebens kaum zu trennen. Weitere Unterstützung erhält das Argument der Kooperation von Emotionen und Kognitionen durch die Emotionstheorien von Lazarus (1975, 1991) oder Scherer (1982, 1984) und anderer, welche, obzwar in der jeweiligen Konzeption unterschiedlich, die Wichtigkeit kognitiver Prozesse beim Entstehen von Emotionen betonen. Die Frage des Primats – was war zuerst da, Emotion oder Kognition – wurde zwar heftig debattiert, ist aber auf dem Hintergrund der LeDoux'schen Arbeiten obsolet. Konditionierte Reize und damit Signale oder Stimuli, welche mit einer heftigen emotionalen Reaktion eng gekoppelt sind, werden direkt über den Thalamus in die Amygdala projeziert, wo sie extrem schnell körperliche Reaktionen auslösen. Dieselben Signale werden auch über den Thalamus in den Neokortex projeziert, wo sie, da sie jetzt gewissermassen unter dem Aufmerksamkeitskegel (Posner & Rothbart, 1980, 1989) stehen, auch bewusst verarbeitet werden. Das bedeutet, dass wir durchaus in der Weise reagieren, die schon William James in den «Principles of Psychology» (1890) beschrieben hat: Dass wir traurig sind, weil wir weinen oder uns fürchten, weil wir wegrennen. Aber eben nicht nur! Wir empfinden auch Traurigkeit, wenn wir uns eine bestimmte Situation in Erinnerung rufen, wir empfinden Angst beim Anblick einer Schlange oder wir ekeln uns vor bestimmten Menschen, ohne zuerst ausspucken zu müssen! Die Signalsverarbeitungstheorie der Angst von LeDoux (1996) hilft uns zu verstehen, weshalb beide Positionen richtig sein können.

Nach Lazarus (1991) sind zwei verschiedene kognitive Prozesse für das Entstehen einer bestimmten Emotion zuständig: Primäre und sekundäre Einschätzfunktionen (primary und secondary appraisal); während die erste Funktion eine Situation (ein wahrgenommenes Signal) nur gerade auf Bedrohung vs. keine Bedrohung für die eigene Integrität einschätzt, werden im zweiten Prozess auch die eigenen Fähigkeiten, mit der Situation umzugehen, eingeschätzt und mit der Bedrohungseinschätzung verknüpft. Dieser zweite Prozess bildet damit das eigentliche «Coping» oder das Bewältigungspotential ab. Der von Lazarus selbst verwendete Coping-Begriff geht weiter und bezeichnet das Umgehen mit bestimmten Situation generell (1993); ursprünglich geht der Begriff «Coping» auf den psychodynamischen Abwehrbegriff zurück (siehe auch Zeidner & Endler, 1996). Damit ist der Begriff «Coping» zu umfassend um auf die moderierende Funktion von Emotionen angewendet zu werden. Mit dem Begriff Coping wird nämlich nicht nur die innerpsychische Regulation verstanden, sondern auch die Veränderung der Umgebungsbedingungen, die Veränderung der Situation.

Betrachten wir nun aus der Perspektive der Inkonsistenz und der inkonsistenzreduzierenden Funktion der Emotionsregulation die in dieser Arbeit vorgestellten Untersuchungen.

9.2 Inkonsistenz und Psychopathologie

Wenn es einem Menschen nicht gelingt, in seinen Zielen und Erwartungen – wir könnten auch sagen: in seinen motivationalen Schemata – kongruente Wahrnehmungen herbeizuführen, besteht ein Zustand von Inkonsistenz. Wir können diese Form der Inkonsistenz als externe Inkonsistenz bezeichnen, weil sie die Aussenanpassung des Individuums betrifft.

Eine häufige Ursache dafür, dass es dem Individuum nicht gelingt, übereinstimmende Wahrnehmungen im Sinne seiner Ziele zu machen, liegt darin, dass den auf Bedürfnisbefriedigung ausgerichteten positiven motivationalen – oder intentionalen – Schemata Vermeidungsschemata entgegenstehen, die als

Schutzmechanismen vor Verletzung der Grundbedürfnisse entwickelt wurden. Situationen, die für die Befriedigung eines Grundsbedürfnisses relevant sind, aktivieren gleichzeitig die zur Befriedigung dieses Bedürfnisses entwickelten intentionalen Schemata und die Vermeidungsschemata. Die Bedürfnisspannung kann nicht befriedigt werden und bleibt bestehen. Die fortwährende Aktivierung der intentionalen Schemata führt jedoch zu einer ebenfalls andauernden Aktivierung der Vermeidungsschemata. Es kommt zu einer dauerhaften Systemspannung oder Inkonsistenz: Weder die Annäherungs- noch die Vermeidungstendenzen können einen eindeutig bestimmenden Einfluss auf das psychische Geschehen gewinnen. Die psychische Aktivität gerät dadurch in einen nicht eindeutig geordneten, fluktuierenden Zustand auf einem hohen Spannungsniveau. Ursache dieser psychischen Situation ist eine über längere Zeit erhöhte Inkonsistenz im psychischen Geschehen.

In dieser Situation kann es zur Ausbildung neuer Ordnungsmuster kommen, die durch eine aktuelle Reduktion der Inkonsistenzspannungen differentiell verstärkt werden. Diese neuen Ordnungsmuster dienen nicht dem Abbau von Bedürfnisspannungen, sondern der Reduktion von Inkonsistenzspannungen. Eine psychische Störung ist ein in einer Situation dauerhaft erhöhter Inkonsistenzen entstandenes qualitativ neues Ordnungsmuster des psychischen Geschehens. Nach ihrer Entstehung infolge differentieller Verstärkung durch Reduktion einer bestehenden Inkonsistenzspannung kann eine psychische Störung eine Eigendynamik entwickeln und sich von ihren Entstehungsbedingungen lösen. Sie wird dann funktional autonom und besteht weiter, auch wenn die Inkonsistenzspannung sich auf die eine oder andere Weise aufgelöst hat.

Nach dieser bei Grawe (1998) ausführlich dargelegten Auffassung stellen dauerhaft erhöhte Inkonsistenzen im psychischen Geschehen ein Risiko für die psychische Gesundheit dar. Sie können zum Nährboden für psychische Störungen werden.

Ein psychisch gesunder Mensch sollte also über Mittel verfügen, das Entstehen dauerhaft erhöhter Inkonsistenzspannungen zu verhindern. Über solche Mittel verfügt er, wenn er gut ausgebildete intentionale Schemata zur Befriedigung seiner Grundbedürfnisse entwickelt hat und wenn diesen Schemata nur wesentlich schwächer ausgebildete Vermeidungsschemata entgegenstehen.

Durch konflikthafte motivationale Konstellationen bedingte Inkonsistenzen im psychischen Geschehen lassen sich aber nicht vollkommen vermeiden. Weil diese Inkonsistenzen die Wirksamkeit der Auseinandersetzung mit der Umgebung gefährden, liegt es nahe, dass Menschen im Verlauf ihrer Entwicklung Mechanismen zur Konsistenzsicherung entwickeln, die dann das psychische Funktionieren sichern, wenn es durch ein zu hoch werdendes Inkonsistenzniveau gefährdet ist. Zu solchen Konsistenzsicherungsmechanismen gehören z. B. emotionszentriertes Coping im Sinne von Lazarus und Folkman (1988) oder etwa Verdrängung im Sinne von Freud. Bei der Verdrängung wird die bewusste Handlungsfähigkeit des Individuums dadurch gewahrt, dass das Bewusstsein vor zu starken Inkonsistenzen geschützt wird. Die nicht ins Bewusstsein zugelassenen Wahrnehmungen, Kognitionen und Emotionen nehmen dann im impliziten Funktionsmodus auf das psychische Geschehen Einfluss. Dies beinhaltet die Gefahr, dass die im impliziten und im bewussten Funktionsmodus ablaufenden Prozesse miteinander inkonsistent sind und sich damit die Inkonsistenz längerfristig sogar erhöht.

Konsistenzsicherungsmechanismen können daher sowohl eine positive als auch eine negative Funktion im psychischen Geschehen spielen, d. h. es gibt günstigere und weniger günstige Mechanismen der Konsistenzsicherung. Günstige Konsistenzsicherungsmechanismen führen zu einer Inkonsistenzreduktion, ohne damit die Auseinandersetzung des Individuums mit seiner Umgebung zu beeinträchtigen. Ungünstige Mechanismen der Konsistenzsicherung führen zwar kurzfristig zu einer Inkonsistenzreduktion. Durch eine solche Verstärkung bilden sie sich aus. Aber längerfristig beeinträchtigen sie die wirkungsvolle Auseinandersetzung mit der Umgebung und tragen ihrerseits zu einer weiteren Erhöhung des Inkonsistenzniveaus bei.

Inkonsistenzen gehen mit negativen Emotionen einher. Mechanismen, die der Regulation negativer Emotionen dienen, können daher auch als Mechanismen zur Konsistenzsicherung angesehen werden.

Sie müssen nicht unbedingt bewusst erfahren werden, sondern können im impliziten Funktionsmodus ablaufen. Ihre positive Funktion liegt darin, dass sie die Beeinträchtigung des Individuums durch zu hohe Inkonsistenzen verhindern. Dafür ist es mitunter sogar erforderlich, dass sie nicht bewusst werden. Ein Mensch kann im Lauf seiner Sozialisation aber auch ungünstige Mechanismen der Emotionsregulation entwickeln, von denen er oft kein Bewusstsein hat.

Die Emotionsregulation kann eine positive oder eine negative Funktion im Hinblick auf seine psychische Gesundheit haben. Sie kann protektiv wirken, indem sie die Entwicklung zu hoher Inkonsistenzen ohne Beeinträchtigung der Handlungsfähigkeit verhindert. Sie kann aber auch umgekehrt selbst zur Verschlechterung der psychischen Gesundheit beitragen bzw. zu einem Korrelat einer schlechten psychischen Gesundheit werden.

Diese funktionale Bedeutung der Emotionsregulationsmechanismen für die psychische Gesundheit begründete das Forschungsinteresse an diesen Mechanismen.

9.2.1 Konsistenzsicherung und konsistenzsichernde Mechanismen

Emotionale Kontrollprozesse in der Trauer

Die Trauerreaktion kann in mancher Hinsicht beispielhaft für die Emotionsregulation stehen. Der Umstand, dass ein geliebter Mensch verstorben ist, löst im Trauernden in erster Linie Schmerz aus. Dieser Schmerz wiederum wird genährt durch die fehlende Wahrnehmung der Präsenz der verstorbenen Person, welche eine massive Inkongruenzerfahrung darstellt, weil die verstorbene Person einen festen Platz in der Repräsentation des Selbst eingenommen hat. Wie ist das zu verstehen? Soziale Wesen (Menschen, Tiere) bilden teilweise feste Gemeinschaften wie Paare, Familien oder Sippen, welche dadurch zustande kommen, dass jederzeit mit dem Auftauchen des anderen gerechnet wird. Das kann bedeuten, dass Nahrung auf die Seite getan wird oder Paarbeziehungen auch dann bestehen bleiben, wenn der eine Partner gerade auf Nahrungssuche oder mit der Aufzucht der Jungen voll beschäftigt ist. Die Repräsentation des anderen trägt damit zur Stabilität sozialer Beziehungen oder Bindungen bei. Diese Bindungserfahrung kann geprägt sein (Lorenz, 1963) oder sie wird allmählich durch Sozialisation, welche Intimität einschließt, erworben. Eine solche Bindungserfahrung bindet (wie das Wort ausdrückt) die Mutter an das Kind, aber auch Erwachsene zueinander (Bowlby, 1980). Sie stellt eine adaptive Eigenschaft dar, denn in der Regel sind Verbände stärker als ein Einzelner. Aus sozialen Verbänden aktiv ausgestoßene Tiere sind in der Regel auch nicht überlebensfähig; eine zeitweise Ausgrenzung ist eine schmerzhafte Strafe. Aus einer streng biologischen Sicht kann die Trauerreaktion als «Nebenprodukt» dieser adaptiven Eigenschaft gesehen werden. Die trauernde Person sieht sich konfrontiert mit einer Wahrnehmung, die sie als zutiefst aversiv erlebt. Zudem fühlt sie sich bedroht durch den Verlust des anderen, weil die Verbundenheit auch Schutz bedeutet. Der Verlust einer Bindungsperson (Kind, Eltern, Partner) löst damit eine maximale emotionale Reaktion aus, die mit Angst und Verzweiflung charakterisiert werden kann. Angst, weil das Selbst (auch das erweiterte Selbst, wenn noch andere wie Kinder bei Partnerverlust betroffen sind) akut bedroht ist, die eigene Existenz in Frage gestellt wird und Verzweiflung, weil die naheliegende Lösung, die Wiederherstellung des vorherigen Zustandes, nicht möglich ist und damit außerhalb der eigenen Kontrolle liegt. Trauernde berichten auch von weiteren Emotionen wie Wut (wer konnte das nur zulassen, die Welt ist ungerecht) oder Hass (auf Gott, auf den vermeintlichen Verursacher). Zusammengenommen handelt es sich bei der Trauer um einen komplexen Vorgang, der im Wesentlichen so lange anhält, bis die Erwartung, die verlorene Person könnte wieder kommen, allmählich der Überzeugung nachgibt, dass diese Person wirklich gestorben ist. In der Regel setzt die Trauer einen Selbstheilungsprozess in Gang; der Schmerz verebbt langsam, zurück bleibt aber oft eine melancholisch gefärbte Erinnerung oder unter Umständen auch ein Rest von Unversöhnlichkeit mit dem eigenen Schicksal.

Die Untersuchungen mit dem Beobachtungsinstrument an verwitweten Paaren bezüglich der verschiedenen Emotionsregulationsstrategien zeigte deutlich, dass die Art und Weise, wie die untersuchten Trauernden etwa fünf Monate nach dem Verlust mit der emotional bedeutsamen Situation des aufgabenorientierten Interviews[4] umgingen, den Verlauf der Trauerverarbeitung bezüglich der Symptomatik voraussagen konnte. Dieses Ergebnis überrascht insofern, als sich der Einfluss der eingeschätzten Emotionsregulation über die zwei Jahre nicht etwa abschwächte, sondern für den dritten Zeitpunkt sogar bedeutsamer war als für den zweiten Zeitpunkt 13 Monate nach dem Verlust. Die geringere Stichprobengröße nach zwei Jahren mag zu diesem Ergebnis beigetragen haben; nichtsdestoweniger ergibt sich aus der Untersuchung eine theoriekonforme Interpretation der Rolle der Emotionsregulation: Die Art und Weise, wie trauernde Personen mit belastenden Themen umgehen, trägt entscheidend dazu bei, ob sich die Symptomatik abschwächt oder unter Umständen sogar verstärkt. Aus konsistenztheoretischer Perspektive lässt sich dieses Ergebnis ebenfalls interpretieren. Die erlebte Diskrepanz zwischen dem aktivierten Bindungsbedürfnis und der Unmöglichkeit, das Bedürfnis zu erfüllen, führt zu einer verstärkten neuronalen Aktivierung, die wiederum eine Vielzahl weiterer Prozesse auf synaptischer aber auch körperlicher Ebene aktiviert. Die ausgelösten Gefühle machen dabei einen zwar wesentlichen, aber nur kleinen Teil des Geschehens aus. Emotionen aktivieren weitere Prozesse hormoneller Natur (über die hypothalamische-hypophysäre-adrenerge (HPA-) Stressachse), welche wiederum den ganzen Körper in Alarmbereitschaft versetzen und langfristig schädigen (Selye, 1975). Auf neuronaler Ebene kann das zu Schädigungen im Bereich des Hippocampus führen (Sapolsky, 1996); emotionalen Regulationsmechanismen kommt deshalb besondere Bedeutung zu, weil sich an der Situation selbst ja nichts grundsätzlich ändern lässt. Das Coping-Konzept wurde nach Folkman (2001) deshalb entscheidend erweitert,

4 In dem Interview wurde den Trauernden zur Aufgabe gemacht, von bedeutsamen Erlebnissen, die sie mit der verstorbenen Person verbanden, zu berichten. Den Abschluss des Interviews bildete ein «Monolog»: Die Trauernden wurden allein gelassen und ein Tonband abgespielt. Das Tonband instruierte die verwitweten Personen, dass sie sich jetzt direkt an die verstorbene Person richten sollten, als ob sie mit ihr reden würden.

indem dem emotionsfokussierten Coping eine neue Rolle zugewiesen wurde. Im Gegensatz zu früheren Ansätzen, wo emotionszentriertes Coping immer mit unregulierten Emotionsäusserungen assoziiert und auch operationalisiert wurde, betonte Folkman nach den Erfahrungen mit HIV-infizierten Männern, dass gerade den positiven Emotionsäußerungen in der Trauererfahrung ein besonderer Wert zukommt. Diesen Wert sieht Folkman in der Aufrechterhaltung des notwendigen Adaptionsprozesses. Fehlt diese positive emotionale Seite, so besteht danach die Gefahr, dass der Adaptionsprozess zum Erliegen kommt und die Trauer chronisch wird. Hinweise auf die Wichtigkeit positiver Emotionserfahrungen und Äusserungen haben sich auch aus den Untersuchungen von Bonanno ergeben (Bonanno, 2004; Bonanno & Keltner, 1997). Wie aber gelingt es Trauernden, ihre schmerzhaften Gefühle in einer adaptiven Weise zu regulieren, ohne dass es zu Vermeidungsexzessen oder gar zu Wahrnehmungsverzerrungen kommt? Diese sind es nämlich, die auch rund zwei Jahre nach dem Interview psychopathologische Symptome voraussagen. Dies entspricht dem Modell der komplizierten Trauer (Znoj, 2004), wonach komplizierte Trauer als Dysregulation des normalen (adaptiven) Trauerprozesses begriffen wird. Der Trauerprozess kommt nicht zur Ruhe, weil es letztlich nicht gelingt, die schmerzhaften Gefühle, die bei der Trauer notwendig entstehen, soweit zu regulieren, dass neue Erfahrungen möglich werden. Die Inkonsistenzquelle bleibt also bestehen; eine fortdauernde Inkonsistenzspannung kann der Organismus langfristig jedoch nicht aushalten. So sucht sich der psychische Apparat selbst zu helfen, indem bestimmte Wahrnehmungen entweder soweit gesteigert werden, dass die Inkonsistenzquelle selbst nicht mehr so stark im Vordergrund steht oder mit einer Reduktion der Wahrnehmung insgesamt. Im ersten Fall ergeben sich Störungsbilder, welche die Aufmerksamkeit extrem zu binden vermögen wie Schmerz- oder Angststörungen, im zweiten Fall ergeben sich depressive Störungen. In beiden Fällen reduziert sich die Inkonsistenzspannung soweit, dass zumindest die Quelle der Inkonsistenz «verdeckt» ist. Der Preis dafür sind allerdings reduzierte Freiheitsgrade im Handeln und Wahrnehmen. Eine komplizierte Trauer ist denn auch (zumindest nach den Diagnosevorschlägen von Horowitz und Mitarbeitern (Horowitz et al., 1997) oder Jacobs (1999) hoch komorbid mit einer majoren Depression sowie mit Angst- oder Panikstörungen.

Die Vermutung, dass Emotionsregulationsstrategien als inkonsistenzreduzierende Mechanismen gesehen werden können, bestätigte sich auch in der zweiten Untersuchung.

In dieser zweiten Untersuchung ging es weniger um die Trauer als spezifische Inkonsistenzquelle, als um die generelle Frage, ob sich durch eine psychotherapeutische Intervention bei einer vorliegenden Symptomatik auch die emotionsregulierenden Strategien ändern würden, respektive ob und in welchem Ausmaß diese Strategien mit dem Therapieerfolg in Beziehung stehen. Die Sichtweise, beobachtbare Strategien im Umgang mit emotionalen Situationen als Versuche zu interpretieren, die erlebte Inkonsistenz möglichst gering zu halten, kann im psychodynamischen Paradigma auch als «Widerstand» des Patienten gegen Veränderung gedeutet werden. Freud beispielsweise sagt gar, dass sich der Widerstand proteusartig verändere um es dem Therapeuten zu erschweren, den Patienten zur heilenden Einsicht zu bringen («Der Widerstand begleitet die Behandlung auf jedem Schritt, jeder einzelne Einfall, jeder Akt des Behandelten muss dem Widerstande Rechnung tragen, stellt sich als ein Kompromiss aus den zur Genesung zielenden Kräfte und den angeführten, ihr widerstrebenden dar» (Freud, 1937, g. W. 16). Der Patient «wehrt» sich also gegen das, was er am meisten möchte, nämlich die Befreiung von seinem Leiden. Dieses Paradoxon lässt sich leichter erklären, wenn wir wie Grawe (1998) annehmen, dass die Erhaltung der Konsistenz das hierarchisch mächtigste Prinzip des psychischen Apparates darstellt. Jede Bedrohung der psychischen Konsistenz löst eine Alarmreaktion aus, welche zum Ziel hat, diese Bedrohung möglich schnell zu beseitigen. Im Falle einer realen Bedrohung etwa durch einen übermächtigen Feind wäre eine geeignete Strategie, davonzurennen oder schnell Hilfe zu holen. Wenn diese Bedrohung aber nicht real ist, sondern dazu dient, ein Symptom, das unter Umständen einmal entstanden ist, damit eine bestehende Inkonsistenz reduziert werden konnte, dieses Symptom also selbst zu verändern, so bedeutet das für den Patienten nichts anderes, als dass diese Bedrohung selbst wieder zusammen mit dem Symptom aktiviert wird. Es entsteht ein Spannungszustand, der als äußerst unangenehm erlebt wird; gegen diese Aktivierung richtet sich der «Widerstand» des Patienten, nicht gegen die Veränderung selbst; diese wird ja herbeigesehnt. Anna Freud (1936) formulierte in der Folge verschiedene Mechanismen, die Abwehrstrategien, die dazu dienen, unangenehme – wir würden sagen inkonsistenzvergrössernde Wahrnehmungen – zu verhindern. Die eigenen Fehler auf andere zu projezieren, unangenehme Dinge zu verdrängen oder sich über die Fehler anderer heillos aufzuregen sind bewährte Mittel, sich von den eigenen Schattenseiten zu distanzieren und damit einen inneren Frieden zu erhalten. Die von mir und meinen Kollegen untersuchten konsistenzsichernden Mechanismen sind allerdings subtiler und wurden als automatische, also der willentlichen Kontrolle nicht unbedingt zugänglichen Verhaltensweisen operationalisiert, wie zum Beispiel in körperlich motorischen Aktivitäten (Bewegungen) oder in Prozessen, die sich in verschiedenen sprachlichen Ebenen äußern wie das

Blockieren eines Gedankengangs, das Abschwächen oder uminterpretieren eines geäußerten Inhaltes oder in Referenz zur sozialen Rolle, das Verhältnis zu einer anderen Person (oder zur eigenen) zu ändern (Wertnormen, Instanzenwechsel). Die Beobachtungen an Therapien zeigten, dass diese Prozesse sich durch die Therapie ändern. Einige werden schwächer und korrelieren mit dem therapeutischen Erfolg. Die Ergebnisse aus der Untersuchung belegen, dass diese Prozesse mit der Symptomatik in einem komplizierten Verhältnis stehen. Aussagekräftiger noch ist der Befund, dass sich erfolgreiche Patienten dann von den wenig erfolgreichen unterscheiden, wenn problemrelevante Inhalte behandelt werden. In der Erfolgsgruppe konnte festgestellt werden, dass problemrelevante Inhalte gegen Ende der Therapie in der Therapie angesprochen werden konnten, ohne dass es zu vermehrter emotionaler Regulation kommt, so dass davon ausgegangen werden kann, dass diese Inhalte nicht länger bedrohlich für diese Patienten sind. Diese Wechselwirkung konnte für die Summe aller beobachteten Regulationen statistisch abgesichert werden. Eine Bestätigung dieses Ergebnisses ergab sich durch die separate Betrachtung der therapeutischen Bearbeitungsangebote: Auch hier ergab sich eine Wechselwirkung in die erwartete Richtung, nämlich, dass vor allem dort reguliert wird, wo das therapeutische Bearbeitungsangebot hoch ist, wo also potentiell gefährliche Themen vertieft werden sollten. Erfolgreiche Patienten scheinen zu Beginn der Therapie vermehrt mit konsistenzsicherndem Verhalten auf solche Bearbeitungsangebote zu reagieren, gegen Ende der Therapie jedoch nicht mehr und vor allem weniger intensiv als dies wenig erfolgreiche Patienten tun. Letztere reagieren dafür schon von Beginn weg weniger auf diese vertiefenden Angebote und aktivieren dadurch auch weniger Regulationsmechanismen. Die sequenzanalytischen Auswertungen bestätigten diese Ergebnisse auf eindrucksvolle Weise. Wenn Minute für Minute betrachtet wird, wie auf Bearbeitungsangebote emotional reguliert wird, so unterscheidet sich die Gruppe der erfolgreichen Patienten von der wenig erfolgreichen Gruppe genau darin, dass die erfolgreichen Patienten sich weniger emotional distanzierten.

Was bedeuten diese Ergebnisse für die Praxis? Offenbar regulieren nicht nur die Patienten ihre Emotionalität, sondern Therapeuten stimmen ihre Bearbeitungsangebote auch auf die Aufnahmebereitschaft der Patienten ab (Ambühl & Grawe, 1988; Ambühl und Mühlemann, 1991). Das konsistenzsichernde interaktionelle Verhalten der Patienten verhindert, dass Therapeuten vertiefende Angebote machen. Dies hat eine Schonhaltung der Therapeuten zur Folge. Eine solche Interpretation wird unterstützt durch den Befund, dass der beschriebene Zusammenhang zwischen dem therapeutischen Angebot und der entsprechenden Kategorie der Emotionsregulationen für die starken Regulationen wie Vermeiden oder Blockieren nicht nachgewiesen werden konnte. Mit der Schonhaltung des Therapeuten wird verhindert, dass die Therapie frühzeitig abgebrochen wird, aber es wird auch kein therapeutischer Erfolg erzielt werden können.

In den von uns untersuchten Therapiestunden wurden keine offensichtlichen Konfrontationen mit gefürchteten Objekten oder Situationen durchgeführt. Dennoch glaube ich, dass auch und gerade bei Expositionstherapien solche Prozesse noch deutlicher zu beobachten wären. Es wäre interessant, die Untersuchung auf solche therapeutischen Situationen auszudehnen, zumal für Expositionstherapie der Vorbereitung und damit der drohenden Vermeidung der Exposition eine gewichtige Funktion zukommt.

9.2.2 Adaptive und maladaptive Konsistenzsicherungsmechanismen

Adaptive Formen der Bewältigung von Spannungszuständen wurden bisher kaum im Zusammenhang mit dem Umgang mit Gefühlen in Zusammenhang gebracht. Es gibt, wie es scheint, auch keine Kriterien, wie denn diese adaptiven Formen von maladaptiven Formen unterschieden werden könnten. In der vorliegenden Arbeit wurde dieser Versuch gewagt. Ausgehend vom klinischen Urteil von Experten (Psychiater, Klinische Psychologen) wurden adaptive von maladaptiven Formen unterschieden und in einem Fragebogen operationalisiert. Dieser Fragebogen wurde parallel zum Beobachtungsinstrument entwickelt und folgte in der ursprünglichen Konzeption auch der Aufteilung in Regulationen des Inhalts, der Form und der Selbst- und anderen Schemata. Es zeigte sich allerdings schnell, dass diese theoretische Aufteilung für die Probanden nicht nachvollziehbar war. Verschiedene Faktorenanalysen ergaben ein ganz anderes Bild; was blieb, war die Unterscheidung für adaptive und maladaptive Formen der Emotionsregulation. Als adaptive Formen der Emotionsregulation stellten sich Regulationsstrategien heraus, die sozusagen von selbst funktionieren. Die Versuchspersonen können auch nicht sagen, wie sie es herstellen, dass sie mit potentiell belastenden Situationen relativ gut umgehen können, es zum Beispiel fertig bringen, die Trauer zurückzustellen, um dringende Aufgaben erledigen zu können oder generell ein gutes Selbstwertgefühl zu erhalten. Die hier gefundene Bezeichnung «automatische Emotionsregulation» sollte deshalb so gelesen werden, dass es sich um Ergebnisse einer relativ anstrengungslosen (und deshalb automatisiert ablaufenden) Regulation handelt. Im Gegensatz dazu konnten in den Faktoranalysen zwei klar maladaptive Formen der Emotionsregulation herausgelesen werden, welche als «Vermeiden» und «Verzerren» bezeichnet wurden. Es handelt sich dabei um Strategien, die dann angewendet werden, wenn die automatische Regulation nicht funktioniert; die als unangenehm oder bedrohlich erlebten Gefühle werden in der Folge durch drastische Maßnahmen reguliert, wie bestimmte Wahrnehmungen zu vermeiden oder sie gar zu verzerren oder aus der bewussten Wahrnehmung zu blockieren. Die Nähe dieser maladaptiven Regulationsstrategien zu den Abwehrmechanismen wie sie von Anna Freud (1936) beschrieben wurden, braucht nicht weiter erläutert zu werden. Eine weitere Art der Emotionsregulation konnte ebenfalls als Faktor beschrieben werden: Emotionsregulation durch das Ausdrücken (soziale Mitteilen) von Emotionen. In den weiteren Untersuchungen zeigte sich allerdings, dass dieser Faktor nicht in dem Maß als adaptiv bezeichnet werden kann, wie es die Forschungsarbeiten etwa von Pennebaker oder anderen (Pennebaker, 1995) nahelegen würden. Allerdings scheint die Fähigkeit, die eigenen Gefühle auszudrücken, durch Psychotherapie zuzunehmen.

In der vorliegenden Arbeit werden Untersuchungen mit verschiedenen Themen beschrieben, in welchen der Fragebogen zur Emotionsregulation (EMOREG) angewendet wurde: Die Untersuchung an unselektierten Bevölkerungsgruppen (Normalstichprobe), die Untersuchung an Patienten mit verschiedenen Störungsbildern einer Therapieambulanz sowie die Untersuchung von querschnittgelähmten Personen und ihren (unverletzten) Angehörigen. Die Fragestellungen glichen sich weitgehend, ging es doch hauptsächlich darum, die Rolle der verschiedenen Formen der Emotionsregulation hinsichtlich der Symptomatik oder der Veränderung der Symptomatik zu untersuchen. Als Hauptergebnis kann sicher der Befund gelten, dass die Unterscheidung von adaptiven und maladaptiven Emotionsregulationsformen, welche theoretisch festgelegt wurde, empirisch klar bestätigt wurde. Die Stärke der Zusammenhänge entspricht dem, was von Cohen (1977) als mittlere Effektstärke definiert wurde. Das bedeutet, dass die verschiedenen Emotionsregulationsstrategien (außer die Ausdrucksformen) in einem mittelstarken Ausmaß mit den berichteten Symptomen zusammenhängen. Mittelstark ist in dem Zusammenhang aber kein Nachteil; damit wird nämlich klar, dass es sich um zwei verschiedene Funktionen handelt: Einerseits um die situationsspezifischen Regulationsmechansimen und andererseits um die situationsunabhängigen Ordnungsmuster («states of mind», Horowitz, 1987), welche als Antwort lang andauernder Inkonsistenz im psychischen Geschehen gebildet wurden. Empirisch bildet sich ein Zusammenhang in den angestellten Regressionsgleichungen ab. Eine Symptomatik wird praktisch immer zuerst von der Symptomatik vorausgesagt, erst in zweiter Reihe kommen die verschiedenen Formen der Emotionsregulation als Prädiktoren in die Gleichung. Die Emotionsregulation liegt eine Ebene unter der Symptomatik; sie hängt mit der Symptomatik zusammen, kann aber nicht als dasselbe betrachtet werden. Emotionsregulationsformen sind nicht dauernd aktiviert, sondern nur im Bedarfsfall. Umgekehrt kann eine psychopathologische Symptomatik als Endprodukt einer erfolgslosen Adaption an einen Stressor gesehen werden; nach mehreren Autoren (z. B. Hayes et al., 1996) können psychopathologische Zustände als Produkte dysregulierter Emotionen betrachtet werden. Misslungene Versuche, die entsprechenden Emotionen zu regulieren, liegen diesen psychopathologischen Zuständen zugrunde, sowohl in zeitlicher Folge als auch aus der theoretischen Perspektive. Gelingt es dauerhaft nicht, stressreiche Gefühlszustände zu regulieren, so steigt die Inkonsistenz im psychischen Apparat und es braucht neue Ordnungszustände, um diese Inkonsistenz zu reduzieren. Diese neuen Ordnungszustände sind weitaus stärker, als die implizit-automatischen oder auch bewussten und mit Anstrengung verbundenen Versuche, das psychische Geschehen wieder zu organisieren. Leider sind sie mit starken Einschränkungen im Funktionieren verbunden und vor allem wirkt dieser neue Ordnungszustand nun ständig auf das Handeln, Wahrnehmen und Erleben einer Person ein. Es handelt sich also um etwas ganz anderes als die nur bei Bedarf eingreifenden Mechanismen der Emotionsregulation!

Legt man diese theoretischen Überlegungen zugrunde, so wird das Ergebnis aus der Untersuchung an Psychotherapiepatienten plausibel und nachvollziehbar. Es zeigte sich, dass die erfolgreichen Patienten – bei denen eine erhebliche Reduktion der Symptomatik festgestellt werden konnte – bei den beiden maladaptiven Emotionsregulationsformen Vermeiden und Verzerren eine deutliche Abnahme berichteten. Im Gegensatz dazu verstärkten sich in der Gruppe der mäßig erfolgreichen Patienten – bei denen nur eine geringe Verbesserung der Symptomatik zu verzeichnen war – diese problematischen Emotionsregulationsformen. Die psychotherapeutische Arbeit bringt es mit sich, dass immer wieder Themen angesprochen werden, die für die Patienten mit einem erheblichen Inkonsistenzerleben verbunden sind. Gerade die Arbeit an der Symptomatik bedroht die Patienten nicht nur in ihrem Selbstwert, sondern stellt elementare Funktionsweisen in Frage. Gelingt es nicht, diese Funktionsweisen in einer Weise zu verändern, die dem Patienten korrektive Erfahrungen ermöglicht, so reagieren Patienten typischerweise mit verstärkten Versuchen, die entstandene Inkonsistenz zu verringern. Da diesen Patienten vor allem die maladaptiven Emotionsregulationsformen zur Verfügung stehen, so kann eine nur «halb gelungene» Psychotherapie gar noch zu einer erhöhten Vulnerabilität für psychische Störungen beitragen. In einer Acht-Jahreskatamnese haben Grawe und Mitarbeiter (in Grawe, Donati & Bernauer, 1994) gefunden, dass etliche Patienten mehrere Psychotherapien bei verschiedenen Therapeuten brauchen bis das Problem wirklich gelöst, respektive die Symptomatik deutlich reduziert ist. Therapeutische Misserfolge könnten demnach dadurch gekennzeichnet sein, dass gerade die problematischen Formen, mit Stress umzugehen, sich durch die Therapie kaum verändern oder sogar noch verstärken, womit die durch die Therapie erzielte Symptomverbesserung nur kurzfristig wirkt. Der Vorwurf, dass eine reine Symptomverbesserung keineswegs bedeutet, dem Patienten dauerhaft geholfen zu haben, ist im Ausdruck «Symptomverschiebung» enthalten. Als sich die verhaltenstherapeutischen Methoden immer mehr gegen psychodynamische Konzepte durchsetzten, warfen Vertreter der psychodynamischen Richtungen den verhaltensorientierten Therapeuten genau das vor: Die Verhaltenstherapeuten würden bloß Symptome «verschieben», nicht aber heilen, weil sie die Wurzel des «Übels», den ursprünglichen psychodynamischen Konflikt, weder begreifen noch verändern würden. Ohne jetzt auf Einzelheiten dieses historischen Konfliktes einzugehen, kann zumindest die Vermutung geäußert werden, dass mit Symptomverschiebung gemeint sein könnte, dass die «Abwehrmechanismen», die zur Entstehung der Symptomatik entscheidend beitragen, bei einer reinen «Symptombehandlung» nicht reflektiert und verändert würden. Eine Behandlung kann erst dann als wirklich erfolgreich betrachtet werden, wenn auch diese mehr oder weniger impliziten (unbewusst, automatisch ablaufenden) Prozesse der Emotionsregulation verändert sind. Nun kann aber durch eine korrigierende emotionale Erfahrung durchaus die Notwendigkeit von inkonsistenzreduzierenden Regulationsformen wegfallen, ohne dass diese in der Therapie expliziert und verändert werden müssen. Wäre dies nicht der Fall, so könnten Expositionstherapien wohl kaum dauerhaft die Symptomatik reduzieren. Dies ist aber der Fall, es ist sogar so, dass für viele Störungen gerade diese Therapieformen die weitaus wirksamsten darstellen (z. B. Grawe et al., 1994).

9.2.3 Adaptive Formen der Emotionsregulation und positive Entwicklung

Die Sichtweise einer adaptiven Entwicklung als posttraumatische Reaktion ist verhältnismäßig neu, zumindest was die wissenschaftliche Beschäftigung mit dem Phänomen betrifft. Nach dem Modell von Aldwin und Mitarbeitern (1996) ist es wahrscheinlich, dass stressreiche Ereignisse auch positive Entwicklungen auslösen können. Erst mit den von verschiedenen Forschern entwickelten

Messinstrumenten (Park et al., 1997; Tedeschi & Calhoun, 1996) wurde es möglich, diese Entwicklung auch psychometrisch zu erfassen. Damit war der Weg frei für eine ganze Anzahl von Befunden, welche klar dokumentierten, dass es solche Entwicklungen gibt. Frustrierend daran war ein anderer immer wieder berichteter Befund: Die posttraumatische Entwicklung korrelierte sowohl positiv mit adaptiven Bewältigungsformen als auch mit Symptomen, welche posttraumatisch erworben wurden. Posttraumatische Entwicklung deshalb als «Illusion» abzutun, wie etwa von Taylor und Brown (1988) postuliert, wäre aber etwas zu kurz gegriffen, weil diese Effekte offensichtlich andauern. Maercker und Zoellner (2004) bezeichneten diesen doppelten Effekt als «Janus-artig»; wie bei die griechische Gottheit würden sich zwei Seiten der Entwicklung zeigen, zum einen die gute Seite des Wachstums, zum anderen die böse Seite der psychischen Störung. Janus, der Gott von Ursprung und Ende ist seiner Legende nach die Quelle allen Seins. Die Doppeldeutigkeit gibt wieder, dass es dem Menschen nicht gelingen kann, sein Schicksal vorauszusagen. In analoger Weise spiegeln sich die empirischen Ergebnisse mit den genannten Instrumenten. Eine psychische Entwicklung scheint mit der lebenserschütternden Krise gekoppelt, die ihr vorausgeht und die neben Entwicklung auch immer Gefahr mit sich bringt. Aus inkonsistenztheoretischer Perspektive lässt sich dies leicht nachvollziehen. Die durch das Ereignis herbeigeführte psychische Spannung (Inkonsistenz) kann nur dauerhaft reduziert werden, wenn sich das psychische System neue Mittel zur Bedürfnisbefriedigung sucht und diese auch findet oder es braucht einen neuen Ordnungszustand, der das System davor schützt, weiterhin inkonsistenzerhöhende Erfahrungen zu machen; dies geschieht durch die Bildung eines (pathologischen) Symptoms. Die lange kulturelle Erfahrung meditativer Techniken und absichtlicher Bedürfniseinschränkung (z. B. Zölibat) zeigt aber auf, dass die psychische Spannung auch dazu dienen kann, sich im Bewusstsein weiter zu entwickeln. Einige Items aus den Instrumenten für posttraumatisches Wachstum referenzieren denn auch klar auf diesen spirituellen Effekt. Welche Rolle kommt dabei den Emotionsregulationsstrategien als konsistenzsichernde Mechanismen zu? Wie Taylor und Mitarbeiter (1993) hingewiesen haben, können «positive Illusionen» als Copingverhalten verstanden werden. Persönliches Wachstum scheint verschiedene Elemente in sich zu vereinen (siehe auch Znoj, 2006). Möglicherweise spielt die Fähigkeit sich über die eigene Gegenwart und Zukunft eine «rosa Brille» aufzusetzen, eine entscheidende Rolle für die Auseinandersetzung mit aversiven Lebensumständen. Damit geht aber auch einher, sich die Fähigkeit zu bewahren, nicht in der eigenen Verzweiflung unterzugehen, sich emotional zu stabilisieren. Möglicherweise stellt überhaupt die Fähigkeit zur Emotionsregulation den Schlüssel für die weitere Entwicklung dar; ungeachtet der ständigen inkonsistenzerhöhenden Erfahrungen gelingt es offensichtlich einigen Menschen, sich dennoch ein «positiv gestimmtes Gemüt», gepaart mit Optimismus zu bewahren. Diese Menschen deshalb als lebensfremd oder als extreme Verdränger zu bezeichnen, griffe allerdings zu kurz. Im Gegensatz zu Verdrängern oder lebensfremden Visionären gelingt es diesen Menschen, die sich ihnen stellenden Aufgaben zu bewältigen. In unseren Analysen mit querschnittgelähmten Personen zeigte sich ein nicht-linearer Zusammenhang von posttraumatischem Wachstum mit der berichteten Symptombelastung. Sowohl Personen mit keiner Wachstumserfahrung als auch Personen mit viel posttraumatischem Wachstum als Folge des lähmungsverursachenden Ereignisses berichteten vergleichsweise wenig Symptome; die mittlere Gruppe (ein wenig Wachstum) zeigte allerdings eine sehr hohe Symptombelastung. Bezüglich der Emotionsregulation zeigte der Vergleich der beiden wenig symptombelasteten Gruppen, dass die Gruppe mit viel berichtetem Wachstum mehr adaptive Formen der Emotionsregulation berichteten sowie sich auch mehr emotional öffneten. Sie unterscheiden sich aber nicht in den maladaptiven Formen der Emotionsregulation. Gegenüber der hoch symptombelasteten Gruppe (und mittlerem berichtetem posttraumatischen Wachstum) unterschied sich die Gruppe mit viel Wachstum in allen Formen außer sozialem Mitteilen hochsignifikant. Dieser Unterschied in den emotionalen Regulationsformen trägt also entscheidend dazu bei, welche Richtung eine Entwicklung nach einem stressvollen Lebensereignis nimmt. Obwohl aus den Ergebnissen aus methodischen Gründen keine kausale Aussage abgeleitet werden kann, liegt diese Interpretation nahe. Vor allem adaptive Formen der Emotionsregulation werden sehr früh angelegt; sie sind an Bindungserfahrungen gekoppelt (Schore, 1994) und sie organisieren, wie der Organismus später auf Stress reagieren wird.

9.3 Verhältnis von psychischer Resistenz und Emotionsregulation

Wie verschiedentlich angesprochen, können die Formen der Emotionsregulation als konsistenzsichernde Massnahmen betrachtet werden (Znoj & Grawe, 2000). Die Konsistenzsicherung ist selbstorganisierend aufgebaut – es reichen die internen Bedingungen («constraints»), die im Zusammenhang mit den Anforderungen aus der Umwelt eine Zunahme der Komplexität und des Organisationsrades bewirken (Linville, 1987; Znoj, 1992a). Die Strategien der Emotionsregulation sind deshalb nicht willentlich gesteuert, obwohl sie willentlich beeinflusst werden können. Vielmehr sind sie durch Lebenserfahrung und Persönlichkeitsstil geprägt und der bewussten Steuerung entzogen, sie können als implizite Steuerungsmechanismen verstanden werden.

Konsistenz, verstanden als psychologisches Konstrukt, kann als «Harmonie» zwischen den Anforderungen des psychischen Apparates und den Anforderungen aus der Umwelt verstanden werden. Personen, die wenig Konflikte erleben oder aushalten müssen, sind nicht automatisch hoch konsistent. Eine hohe psychische Konsistenz kann andererseits einen wirksamen Puffer Anforderungen gegenüber darstellen. So zumindest sieht Antonovsky (1987) den Kohärenzsinn.

Der Kohärenzsinn («Sense of Coherence») soll vor allem hinsichtlich schwerer Lebensereignisse einen salutogenen Einfluss auf die weitere Entwicklung haben (Antonovsky, 1979). Ein hoher Kohärenzsinn schützt nach dieser Auffassung vor den schädlichen Konsequenzen bedrohlicher Lebensereignisse, weil das Leben grundsätzlich als sinnvoll betrachtet wird. Eine Person mit einem hohen Sinn für Kohärenz begreift sich selbst als handlungsfähig und selbstwirksam. Die Welt wird als grundsätzlich verstehbar betrachtet, als geordnet und logisch. Dinge, die passieren, sind für das Individuum bedeutsam und sinnvoll. Es handelt sich dabei von der Theorie her um eine kognitive Einstellung; in der Operationalisierung wird allerdings mehr Wert auf das Gefühl gelegt, was auch zu Kritik am Konstrukt geführt hat (Schmidt-Rathjens, Benz, VanDamme, Feldt & Amelang, 1997).

Der Sinn für Kohärenz kann als Produkt einer psychischen Organisation betrachtet werden. Antonovsky selbst äussert sich wenig konkret über die Synthese eines hohen Kohärenzsinnes, aber es kann vermutet werden, dass es den Menschen mit einem hohen Kohärenzsinn gelungen ist, die an sie gestellten Anforderungen zu meistern. Wie nach einem erfolgreich durchlaufenen «Stressimpfungsprogramm» (Meichenbaum, 1985) wurden sie mit gerade sovielen Anforderungen konfrontiert, wie für die Selbstorganisation notwendig war, aber nicht mit zu hohen Anforderungen, die drastische und problematische Mittel der Konsistenzsicherung erfordert hätten.

Menschen mit einem hohen Kohärenzsinn leiden weniger an psychischer Belastung (Bengel, Strittmatter & Wilmann, 1999), vor allem gehen sie mit stressvollen Situationen und emotionalen Anforderungen anders um. Daraus geht hervor, dass ein hoher Kohärenzsinn positiv mit adaptiven Emotionsregulationsformen zusammenhängt. Da sowohl der Kohärenzsinn als auch die Formen der Emotionsregulation als Moderatoren zwischen Anforderungen und psychischem Erleben gesehen werden, fällt die Unterscheidung der beiden Konstrukte auf der theoretischen Ebene nicht leicht. Ich möchte jedoch für folgende Auffassung plädieren: die Formen der Emotionsregulation sind dem Kohärenzsinn «vorgeschaltet». Eine gelungene Emotionsregulation ist somit nicht das Produkt eines hohen Kohärenzsinnes, obwohl nach der Auffassung von Lazarus (1991) ein hoher Kohärenzsinn durchaus eine Ressource im Sinne eines sekundären Appraisals (Einschätzung) darstellt, welche die Intensität und auch die Qualität einer Emotion beeinflussen kann. Vielmehr entspricht eine gelungene Emotionsregulation einer erfolgreichen Abschirmung gegenüber alarmierenden Signalen und garantiert dadurch die hohe Funktionalität des psychischen Apparates als Ganzes. Es handelt sich bei der Emotionsregulation um konsistenzsichernde Regulationen, die kurzfristig bestimmte Informationen zurückhalten, ausblenden oder ins Zentrum der Aufmerksamkeit rücken, immer mit dem Ziel, die Quelle der Inkonsistenzinformation möglichst rasch zu eliminieren.

Die Unterscheidung kann wie folgt umschrieben werden:

Der Kohärenzsinn stellt eine persönliche Ressource dar, die Formen der Emotionsregulation sind «Schutzmechanismen» oder konsistenzsichernde Massnahmen zur Regulierung der emotionalen Information, die vor allem bei bedrohlichen emotionalen Signalen zur Wirkung kommen.

9.3.1 Psychische Inkonsistenz und Gesundheit

Obwohl in den vorangegangenen Untersuchungen keine Zusammenhänge zwischen der somatischen Gesundheit und den verschiedenen Formen der Emotionsregulation nachgewiesen werden konnten, so erscheint es doch plausibel, einen Zusammenhang zwischen dem Umgang mit problematischen Emotionen und dem körperlichen Befinden zu postulieren (Murphy et al., 1999; Jacobs, Bruce & Kim, 1997; Pennebaker, Mayne & Francis, 1997; Prigerson, et al., 1997). So berichten Murphy und Mitarbeiter (1999), dass Eltern in der Folge eines gewaltsamen Todes ihres Kindes im Vergleich zur übrigen Bevölkerung erhöhtem Risiko ausgesetzt waren, körperlich zu erkranken. Jacobs und Mitarbeiter (1997) berichten, dass Verluste stark auf das hypothalamische System einwirken und damit die Ausschüttung von Stresshormonen begünstigen. Diese erhöhen das Risiko von physischen Folgeschäden ein bis zwei Jahre nach Verlust. Prigerson und andere (1997) berichten einen Zusammenhang zwischen traumatischen Trauersymptomen sechs Monate nach Verlust und negativen Gesundheitsfolgen, wie Krebs, Herzproblemen, suizidalem Verhalten und Änderungen im Essverhalten 25 Monate später. Pennebaker, Mayne und Francis (1997) konnten zeigen, dass das Aufschreiben emotionaler Inhalte, besonders auch der beteiligten positiven Gefühle, bei Trauernden mit besserer physischer Gesundheit assoziiert war.

Als Nachtrag sei hier eingeschoben, dass sich Znoj und Mitarbeiter auch mit Trauerprozessen und Emotionsregulation auseinandergesetzt haben (z. B. Znoj & Keller, 2002), dass an dieser Stelle auf eine ausführliche Darstellung der Ergebnisse jedoch verzichtet wird, da mit Ausnahme eines Zusammenhangs mit somatischer Gesundheit keine weiteren Erkenntnisse mit dem Fragebogen zur Emotionsregulation gewonnen wurden. Gerade in der Trauer gibt es aber viele Hinweise darauf, dass der Umgang mit dem Verlust auch die somatische Gesundheit beeinflusst. Die Auswirkungen der Trauer auf die Gesundheit sind vielfältig. Nach Hall und Irwin (2001) stellt der Verlust eines nahen Menschen den Ausgangspunkt für eine Vielzahl von Prozessen dar, welche über emotionale Störungen und veränderte Schlafgewohnheiten biologische Prozesse auslösen, die auch das Immunsystem beeinträchtigen. So wurden Zusammenhänge von Trauer mit einer Abnahme von T-Helferzellen gefunden. Einer der konsistentesten Befunde ist die Feststellung, dass die natürlichen Killerzellen durch die Trauer abnehmen. Je stärker die Trauer von einer depressiven Symptomatik begleitet ist, desto deutlicher werden diese Zusammenhänge. Es ist aber unklar, wie stark die Abnahme der Leistungsfähigkeit des Immunsystems direkt mit dem Trauerstatus zusammenhängt; wahrscheinlicher ist, dass diese Funktion über Schlafstörungen und emotionale Störungen vermittelt wird. Nach Hall und Irwin sagen Schlafstörungen Beeinträchtigungen des Immunsystems sogar besser voraus als das Vorliegen einer Depression.

In der Trauer ist das Aktivationsniveau wie bei der posttraumatischen Störung stark erhöht. In Analogie zur Stressreaktion ist anzunehmen, dass in der Trauer der Schlaf-Wachzyklus zu ungunsten des Schlafes beeinträchtigt wird. Im Modell von Hall und Irwin spielen weiter auch Bewältigungsstrategien, individuelle Unterschiede, das soziale Netzwerk, die Biographie und andere Faktoren eine moderierende Rolle.

Tatsächlich liess sich ein solcher Zusammenhang zeigen. Die adaptive Emotionsregulation hing positiv mit dem nach Plaschy (1998) gebildeten Index von Gesundheit zusammen. Der Zusammenhang war zwar nicht gross, aber statistisch hochsignifikant. Im Gegensatz zu den Annahmen von Pennebaker (1993) fand sich kein Zusammenhang vom Ausdruck als Emotionsregulation mit dem Index für Gesundheit. Problematische Emotionsregulationsstrategien wie das Vermeiden und das Verzerren korrelierten hingegen negativ mit somatischer Gesundheit (Znoj, 2000; Znoj & Keller, 2002).

9.4 Zusammenfassung und Ausblick

Zusammenfassend ergaben sich die postulierten Zusammenhänge, wenn auch teilweise nur mit geringen Effektstärken. Allerdings sind diese für die theoretische Entwicklung weniger wichtig als für die klinische Anwendungsforschung (Prentice & Miller, 1992). Die in dieser Arbeit vorgestellten «Operationen» oder Formen der Emotionsregulation sind nicht die regulatorischen Aktivitäten selbst, sondern deren sichtbare oder erlebbare Auswirkungen. Es sind oft Verhaltensweisen, die darauf schliessen lassen, dass «dahinter» Prozesse ablaufen, welche die Funktion haben, das emotionale Erleben zu regulieren oder einzuschränken.[5] Die mit jeder Operationalisierung verbundenen Schwierigkeiten sind hier unmittelbar evident; die postulierten Prozesse müssen über Verhaltensweisen erschlossen werden, welche mehrere Funktionen haben können und sie setzen zum Verständnis einen bestimmten Kontext voraus, der wiederum vom Betrachter (selbst oder anderen) abhängig ist.

Diese Abhängigkeit vom Kontext setzt voraus, dass man sich über diesen im Klaren ist. Nicht immer ist dies möglich. Eine Mutter, die ein Kind verloren hat, weiss in der Regel ganz genau, was die Frage bedeutet, was sie normalerweise tut, um unangenehmen Gedanken oder Gefühlen auszuweichen; jemand, der keinen besonderen oder wiederkehrenden emotionalen Situationen ausgesetzt ist, findet die gleiche Frage abstrus und schwer verständlich.

Dasselbe Argument gilt allerdings auch für andere psychologische Konstrukte. Letztlich basieren viele psychologische Konstrukte auf einem angenommenen mehr oder weniger gemeinsamen Sprachverständnis, was die Erfassung, vor allem im Selbstbericht, erschwert. Das macht psychologische Konstrukte kulturell vulnerabel, nicht aber hinfällig. Die Operationalisierung der Konstrukte muss jedoch so geschehen, dass die Bedeutung der Fragen sich mit dem Forschungsanliegen deckt. Das ist umso leichter, je eingängiger ein solches Konzept ist. Wenn ich z. B. nach dem Befinden frage oder nach bestimmten Einstellungen, so kann das leichter in eine Sprache übersetzt werden, die von vielen verstanden wird, als wenn ich versuche, angenommene theoretische Konstrukte oder deren Auswirkungen zu erforschen. Diese Schwierigkeiten können manchmal mit experimentellen Anordnungen erfolgreich umschifft werden. So

5 Unter «Regulation» verstehe ich einen allgemeinen Prozess, der auch dazu dienen kann, eine Emotion überhaupt erst entstehen zu lassen, respektive sie bewusst erlebbar zu machen oder sie in ein bestimmtes Format zu bringen; unter «Einschränkung» verstehe ich eine Reduktion des emotionalen Erlebens.

verwundert es nicht, dass die meisten Arbeiten zur emotionalen Kontrolle einen experimentellen Hintergrund haben (siehe z. B. Goldsmith & Davidson, 2004; Gross, 1998; Richards & Gross, 2000). Der Grund, dass in den vorliegenden Arbeiten davon abgesehen wurde, die postulierten Vorgänge experimentell zu erforschen, liegt an dem klinisch orientierten Hintergrund und der Auffassung, dass es den experimentellen Studien an Validität mangelt, weil die Bedingungen, die zu emotionaler Kontrolle führen, nie solche sein können, wie sie die Menschen erleben, wenn sie wirkliche Verluste erleiden.[6] Eine wichtige zu klärende Frage betraf somit die Operationalisierung der theoretisch angenommenen Prozesse. Dies wurde auf verschiedenen Wegen versucht und die zwei vielversprechendsten Ansätze wurden in zwei Untersuchungsreihen validiert. Als den vielleicht stärksten Beleg für die Validierung der Operationalisierungen betrachte ich die Ergebnisse, welche mit den Patienten der psychotherapeutischen Praxisstelle gewonnen wurden. Sowohl mit dem Beobachtungsinstrument (BET), als auch mit dem Fragebogen zur emotionalen Regulation (EMOREG) ergab sich eine Wechselwirkung zwischen den Anstrengungen, die eigenen Gefühle zu kontrollieren und dem Therapieerfolg, wenn die Phasen der Therapie berücksichtigt wurden. Die emotionalen Regulationsprozesse fördern zudem ein Verhalten, das den jeweiligen Interaktionspartner manipuliert und sie oder ihn dazu bringt, gewisse zentrale Themen entweder überhaupt nicht oder wenn, nur oberflächlich anzugehen. Es zeigte sich klar, dass erfolgreiche Patienten zu Beginn einer Therapie stärker regulieren, d. h. ihre Gefühle mehr zu kontrollieren versuchen. Das scheinbar paradoxe an der Emotionsregulation ist, dass dort, wo vermehrt reguliert wird, auch mehr Gefühle bewusst erlebt werden. Das hat weniger mit dem «ironic mood»-Effekt (Wegner et al., 1993) zu tun, als vielmehr mit dem Umstand, dass erst dort defensive Strukturen angeregt werden, wo sie notwendig sind. Anders gesagt, erfolgreiche Patienten sind in der Anfangsphase einer Therapie emotional stark involviert und lassen sich stärker auf die emotionale Bedeutung ihrer Probleme ein, als dies die weniger erfolgreichen Patienten tun. In der Interaktion mit dem Therapeuten kann jedoch interaktionelles Verhalten verhindern, dass Therapeuten vertiefend, d. h. auf den emotionalen Kern hin, intervenieren. Diese Interpretation wird von den qualitativ gewonnenen Aussagen von Bänninger-Huber und Widmer (1997, 1999) unterstützt. Patienten bieten den Therapeuten sogenannte «traps» (Fallen) an, welche für den Therapeuten Verlockungen darstellen, auf die sie

6 Allerdings denke ich nicht, dass experimentelle «Quasi-Bedingungen» grundsätzlich andere Prozesse aktivieren, als dies reale Erlebnisse tun. Dies ist aber eine andere Diskussion, die zu führen ich hier nicht anstrebe.

eingehen und deshalb den emotionalen wunden Punkt verpassen. Je mehr es Patienten zulassen, dass an emotional schwierigen Themen gearbeitet wird, desto mehr werden auch Kontrollstrukturen und Maßnahmen zur Konsistenzsicherung aktiviert.

9.4.1 Prozessdynamik der Konsistenzsicherung

Es kann davon ausgegangen werden, dass das Zulassen und Verhindern von emotionalen Zuständen einem dynamischen Gleichgewichtsprozess gehorcht, welcher sowohl der Beobachtung als auch der Introspektion unzugänglich bleibt. Wie in der Interaktion grenzen die Rahmenbedingungen (constraints) den Möglichkeitsraum von Verhalten ein; die Freiheitsgrade werden durch Rahmenbedingungen festgelegt. Ein Ergebnis dieser Untersuchungen an den Therapiepatienten war, dass bei erfolgreichen Patienten die Freiheitsgrade der Auftretenswahrscheinlichkeiten verschiedener Klassen der Emotionsregulation gegenüber den therapeutischen Interventionen steigen, während bei relativ erfolglosen Therapien die Form der Regulation enger an das therapeutische Angebot gebunden bleibt. Diese «Befreiung» von äußeren Rahmenbedingungen ist ein Anzeichen erhöhter Stabilität des Systems. Das System gehorcht mehr der «Eigengesetzlichkeit» und wird damit unabhängiger von äußeren Einflüssen. Diese Entwicklung ließ sich nur bei erfolgreichen Therapien nachvollziehen. Interessanterweise ergaben sich in der Summe aller Regulationen keine Veränderungen. Es handelt sich bei den sichtbaren Anzeichen regulatorischer Aktivität demnach um Vorgänge, deren Aktivität sich zwar von Bedingungen beeinflussen lässt, die aber gleichzeitig selbsttätig dauernd vorhanden ist.

Dieses Ergebnis spiegelt meiner Ansicht nach einen fundamentalen psychischen Prozess wieder. Die Eigenaktivität der emotionalen Regulationsprozesse wird in dem Augenblick gerichtet, als dies für den Erhalt des Systems notwendig ist. Daher entsteht eine Abhängigkeit von der Umgebung, die nur den unvollständigen, nicht selbstgenügsamen Systemen eigen ist. Man sieht dies bei der emotionalen Abhängigkeit von Kindern von der Mutter oder dem Vater, die erst mit der eigenen Entwicklung langsam abnimmt (z. B. Garber & Dodge, 1991; Rothbart, Ziaie & O'Boyle, 1992). Es scheint, dass die Ergebnisse der sequentiellen Analysen diese Systemabhängigkeit oder Vulnerabilität ausdrücken. Gerade bei den später erfolgreichen Therapieabschlüssen ergab sich zu Beginn der Therapie eine hohe «Abhängigkeit» der Aktivität der beobachteten Regulationsformen vom therapeutischen Angebot; diese Abhängigkeit war gegen das Therapieende zu weitgehend aufgehoben – aber nur bei den erfolgreichsten

Patienten. Nur hier zeigte sich, dass die Eigenaktivität der Regulationsprozesse vom äußeren Einfluss – hier vom therapeutischen Angebot – unabhängiger wurde.

Das Phänomen der Eigenaktivität von (Wahrnehmungs-) Prozessen ist im psychischen Leben nicht neu: Steckt man jemanden in einen von der Umwelt abgeschlossenen Wassertank, beginnt die Person zu halluzinieren; ist die Umwelt absolut geräuschlos, werden die körpereigenen Geräusche verstärkt wahrgenommen. Wie beim Geruchssinn (Freeman, 1987) oder im Immunsystem werden ständig neue Kombinationen scheinbar sinnlos und ohne Plan (chaotisch) produziert; erst wenn sich so gebildete Kombinationen als nützlich erweisen, tritt eine Einschränkung in den Freiheitsgraden dieser Produktivität in Kraft. Im Sinne der Strukturähnlichkeit psychischer Prozesse (Hofstadter, 1985) nehme ich an, dass in der «Produktion» von Verhaltensweisen und psychischen Prozessen, die der Konsistenzsicherung dienen können, diese Prozesse erst dann die Funktion von konsistenzsichernden Maßnahmen annehmen, wenn sie tatsächlich gebraucht werden. Dabei gilt wohl zusätzlich das Prinzip der Sparsamkeit, welches verschiedene Funktionen auf teilweise gleiche Handlungen oder Prozesse verteilt, so dass ein Verhalten mehrere Funktionen erfüllen kann. Die Multifunktionalität von Verhalten erschwert die Beobachtung solcher Prozesse.

Ein komplexes dynamisches System ist zeitlich relativ stabil, d. h. es werden sich über die Zeit nur dann Veränderung ergeben, wenn diese notwendig sind oder wenn die bisherigen psychischen Strukturen[7] ihre Funktion nicht mehr genügend gut erfüllen können. Die Notwendigkeit der Adaption an spezifische Anforderungen ergibt sich entweder aus der Entwicklungsgeschichte (normativer Verlauf) oder durch außergewöhnliche und damit (system-) kritische Ereignisse. Daher kann angenommen werden, dass sowohl das Entwicklungsalter, als auch besonders kritische Ereignisse die Form der Emotionsregulation zu beeinflussen vermögen. Für beides fanden sich Hinweise: Sowohl in den (einzelnen) Beobachtungskategorien, als auch in den Fragen des Selbstberichtes fanden sich Korrelationen mit dem Alter der untersuchten Personen. So ergab sich für die Beobachtungskategorien, dass jüngere Personen stärker über den Ausdruck regulieren, ältere dagegen mehr kognitive Strategien zur Emotionsregulation einsetzen. Forscher haben in einem anderen Kontext

7 Unter psychischen Strukturen werden keine festen («fleischgewordenen») Strukturen verstanden, sondern Systemzustände, denen allerdings eine hohe Konsistenz in ihrer Funktion und Erscheinung eigen ist.

gefunden, dass ältere Menschen stärker als jüngere Selbstwert erhöhende Strategien einsetzen, um Altersbeschwerden und -Einschränkungen kompensieren zu können (Brandstädter et al., 1993). Es zeigten sich auch Tendenzen, dass ältere Menschen eher adaptive Formen der Emotionsregulation benützen als jüngere, dieser Befund war jedoch nicht einheitlich. Dagegen fanden sich klare Hinweise darauf, dass Menschen, die ein schwerwiegendes Lebensereignis verarbeitet hatten, mehr und öfter adaptive Formen der Emotionsregulation benützen als dies andere Menschen tun, auch wenn für das Alter kontrolliert wurde. Dies traf sowohl für querschnittgelähmte Personen als auch in einer hier nicht berichteten Untersuchung für verwaiste Eltern (Znoj & Keller, 2002) gegenüber Personen einer Vergleichsstichprobe zu. Berücksichtigt man die hohe psychische Belastung und die ungleich höheren täglichen Anforderungen von querschnittgelähmten Personen, so wird deutlich, dass die Formen der Emotionsregulation hinsichtlich der Lebensanforderungen adaptieren. In diesem Zusammenhang ist es interessant festzustellen, dass die adaptiven Formen, also die gelungenen Formen der Emotionsregulation, mit den Massen psychischer Belastung keinen Zusammenhang zeigten, wohl aber mit anderen Copingstrategien, die in der Literatur als adaptiv für diese Population beschrieben wurden (aktives Coping, Akzeptieren, positives Wiederbewerten).

Die mittelstarken Effekte, welche die maladaptiven Formen der Emotionsregulation auf das psychische Befinden ausüben, lassen sich inhaltlich gut begründen, weil sehr viele psychische Probleme und Symptome eine hohe Vermeidenskomponente aufweisen (Hayes et al., 1996). Auch für das kognitive Verzerren als Emotions- und Beziehungsregulation sind Hinweise für einen Zusammenhang mit psychischen Problemen bekannt (Krause & Merten, 1996). Da diese maladaptiven Formen aber eigentlich misslungene Regulierungen darstellen, die auf einer drastischeren und «gröberen» Ebene die Auswirkungen fehlgeschlagener automatischer oder impliziter Regulierungen wiedergutmachen sollen, können sich nur die adaptiven Formen weiterentwickeln. Hier sind die Zusammenhänge mit dem posttraumatischen Wachstum anzusiedeln. Die Ergebnisse der Mittelwertsvergleiche der adaptiven Formen der Emotionsregulation wie sie im Fragebogen erfasst werden zeigen, dass ein solches Entwicklungspotential vorhanden ist. Im Vergleich zur Normalbevölkerung wiesen querschnittgelähmte Personen deutlich höhere Werte in den adaptiven Formen auf. Dieses Ergebnis könnte auch erklären, weshalb Untersuchungen zum Wohlbefinden querschnittgelähmter Menschen oft keine Mittelwertsunterschiede zur übrigen Bevölkerung finden (Schulz & Decker, 1985); diejenigen, die aus der Situation gelernt haben, besser mit ihren Gefühlen umzugehen, fühlen sich wohl und können oft besser als ihre nicht gelähmten Mitmenschen mit täglichen Lebensanforderungen umgehen.

Die hohen Werte in den adaptiven Formen der Emotionsregulation von querschnittgelähmten Menschen, auch im Vergleich zu den Angehörigen, fordern auf, über den spezifischen Adaptionsprozess dieser Personen nachzudenken. Vergleicht man die Intrusionswerte der querschnittgelähmten Menschen dieser Untersuchung, so unterscheiden sich diese gegenüber der Normalbevölkerung kaum und sind gegenüber denen der Angehörigen sogar bedeutend geringer. Eine Untersuchung an frisch verletzten querschnittgelähmten Personen bestätigte diesen Befund (Lude, 2000). Im Gegensatz zu den Angehörigen leiden die frisch verletzten Personen kaum an Intrusionen, den typischen Anzeichen posttraumatischer Symptome. Dies, obwohl über drei Viertel aller Para- oder Tetraplegiker die Verletzung durch einen Unfall erlitten hatten. Offenbar werden durch das Ereignis Prozesse angeregt, die sich fundamental von denen unterscheiden, welche Trauernde (und dazu gehören vermutlich auch die Angehörigen von querschnittgelähmten Menschen) erfahren. Noch wissen wir zuwenig über diese psychischen Prozesse. Dennoch sollen hier einige Überlegungen präsentiert werden, welche die hohen Werte in den adaptiven Formen der Emotionsregulation nahelegen. Die Anpassungsleistung dieser Menschen muss aussergewöhnlich hoch sein; die Verletzung selbst ist lebensgefährlich und erst der medizinische Fortschritt in den vergangenen Jahren hat es ermöglicht, dass man eine hohe Lähmung überhaupt langfristig überleben kann. Dies geht jedoch nicht ohne einen gewaltigen Einsatz der verbleibenden Kräfte. Dies – und das ist die These, die ich hier vertrete – setzt voraus, dass die Lähmungserfahrung selbst einen Aktivierungsprozess anregt, der die Anpassung an die veränderten Lebensumstände ermöglicht. Im Gegensatz zu einem Trauerprozess handelt es sich nicht primär um ein «Verabschieden» von verlorenen Körperfunktionen, sondern um ein «Erobern» von neuen Territorien oder Funktionsweisen, welche das Überleben erst ermöglichen. Für den Trauerprozess, sofern er denn überhaupt einsetzt, bleibt schlicht zuwenig Zeit oder Kapazität. Dieser postulierte Prozess hat nichts zu tun mit einem «Verdrängungsprozess» wie er von psychodynamischer Seite oft angenommen wird. Vielmehr geht es um die Mobilisierung bisher wenig genutzter Kapazitäten, welche soweit wie möglich die ausgefallenen Funktionen ersetzen müssen. Dazu gehört ein verbesserter Umgang mit den eigenen Emotionen zur Regulation des Befindens. Dass dieser Anpassungsprozess leider nicht allen Menschen gleich gut gelingt, zeigen die gefundenen hohen Anteile an psychisch stark belasteten Menschen, welche auch aus anderen Studien bekannt sind sowie die bekannt hohe Suizidrate in dieser Population.

9.4.2 Resumé

Die vorliegende Arbeit beschäftigte sich mit einem noch jungen und teilweise flüchtigen Konzept. Flüchtig deswegen, weil diese Phänomene zwar schon lange bekannt sind, weil aber gültige Operationalisierungen oft eng an bestimmte theoretische Vorstellungen gekoppelt sind, die entweder von der allgemeinen Psychologie nicht länger aufrechterhalten werden oder in experimentellen Anordnungen geschehen, die umständlich zu replizieren sind und oft als nicht valide für die zu untersuchenden Phänomene betrachtet werden.

Bei dem vorliegenden Versuch der Operationalisierung handelt es sich um ein System von Beobachtungseinheiten oder Fragen, welche, wenn sie in einem bestimmten Kontext vorkommen, auf emotionale Regulierungsprozesse schließen lassen. Dieses System ist nicht voraussetzungsfrei und deshalb unterliegt es grundsätzlich der gleichen Kritik wie andere Systeme zur Erfassung konsistenzsichernder Massnahmen oder Abwehrprozessen. Allerdings sind die theoretischen Voraussetzungen nicht einem engen Psychologieverständnis verpflichtet. Soweit wie möglich wurden allgemeine Konzepte der Psychologie verwendet, um die Formen der Emotionsregulation in ihrem Kontext verständlich zu machen. Das Setzen von adaptiven und maladaptiven Formen der Emotionsregulation kann allerdings letztlich theoretisch nicht begründet werden; die Unterscheidung fusst auf dem klinischen Verständnis, dass gewisse Formen der Emotionsregulation langfristig nützlich sind, andere dagegen nur kurzfristig wirken und langfristig schädigen. Diese Annahmen bestätigten sich empirisch weitgehend[8], dies genügt jedoch nicht für eine Begründung, weshalb gerade diese Formen adaptiv sein sollen.

Diese kritischen Bemerkungen gelten allerdings für viele klinische und sozialpsychologische Annahmen und Konstrukte, sie gelten genau genommen immer dann, wenn Wertungen und Urteile axiomatisch gesetzt werden. Annahmen, die sich theoretisch nur schwer begründen lassen, müssen empirisch umso härter geprüft werden. Dies ist in der vorliegenden Arbeit soweit als möglich versucht worden. Die Ergebnisse, die mit dem Fragebogen erzielt wurden, folgen den eingebauten Annahmen, besonders hinsichtlich der Unterscheidung in adaptive und maladaptive Formen der Emotionsregulation. Für das Beobachtungsinstrument liegen keine klar formulierten Wertungen vor; dies macht die Interpretation der Ergebnisse schwieriger und setzt voraus, dass

8 Strenggenommen müssen diese Annahmen in einer Längsschnitt-Untersuchung geprüft werden; eine solche Studie ist vorbereitet, aber noch nicht abgeschlossen.

sich der oder die Leserin die Mühe nimmt, die Komplexität der Ergebnisse nachzuvollziehen.

Es wurde in der vorliegenden Arbeit viel Wert auf die Darstellung der Ergebnisse gelegt, auch wenn das der Arbeit einen repetitiven Charakter aufzwingt. Dies hat aber den Vorteil, dass man als Leser die einzelnen Überlegungen nachvollziehen kann und es zeigt auch, dass die beiden Operationalisierungen der emotionalen Kontrollprozesse als validiert gelten können.

Für die psychologische Praxis bedeuten diese Ergebnisse nicht in erster Linie, dass sich daraus Handlungen ableiten liessen. Dazu sind die Befunde zu komplex. Die Bedeutung der emotionalen Kontrollprozesse für die psychische Konsistenzsicherung konnte jedoch klar gestützt werden. Die Zusammenhänge mit psychischer Belastung sind in der Regel deutlicher ausgeprägt als mit anderen Coping-Instrumenten. Dies ist aus theoretischer wie auch praktischer Sicht erfreulich – für den Therapeutin oder die Psychologin in der Praxis bedeutet die Befundlage, dass der Umgang mit den Gefühlen elementar ist; wichtig nicht nur für das Verständnis einer Störung, sondern auch wichtig für die Beziehungsgestaltung und für das Vorgehen in der Therapie.

Literaturnachweise

Aellig, K. (2000). *«... und plötzlich war alles anders». Ein Vergleich der allgemeinen Lebenssituation von Querschnittgelähmten in bezug auf Bewältigungsstil, psychische Gesundheit, soziale Ressourcen und Lebensziele vor und nach Eintritt der Lähmung.* Lizentiatsarbeit, Institut für Psychologie, Universität Bern.

Ajzen, I. (1985). From intentions to actions: A theory of planned behavior. In J. Kuhl & J. Beckmann (Eds), *Action control: From cognition to behavior* (pp. 11–39). Seattle: Hogrefe & Huber.

Ajzen, I. (1988). *Attitudes, personality, and behavior.* Milton Keynes, CA: Open University Press.

Ajzen, I. (1991). The theory of planned behavior. *Organizational Behavior and Human Decision Processes, 50,* 179–211.

Ajzen, I., & Fishbein, M. (1974). Factors influencing intentions and the intention-behavior relation. Human Relations. *Human Relations, 27*(1), 1–15.

Alden, P. (1992). Psychological aspects of spinal cord injury. *Educational and Child Psychology, 9*(1), 34–48.

Aldwin, C. M. (1991). Does age affect the stress and coping process? Implications of age differences in perceived control. *Journals of Gerontology, 46*(4), 174–180.

Aldwin, C. M., Sutton, K. J., & Lachman, M. (1996). The development of coping resources in Adulthood. *Journal of Personality, 64*(4), 837–871.

Alexander, F., & French, T. M. (1946). *Psychoanalytic therapy. Principles and Applications.* New York: R. J. Wiley (1974).

Allport, G. W. (1937). *Personality: a psychological interpretation.* New York: Holt.

Allport, G. W., & Ross, J. M. (1967). Personal religious orientation and prejudice. *Journal of Personality and Social Psychology, 5,* 432–443.

Ambühl, H., & Grawe, K. (1988). Die Wirkungen von Psychotherapien als Ergebnis der Wechselwirkung zwischen therapeutischem Angebot und Aufnahmebereitschaft der Klienten. *Zeitschrift für Klinische Psychologie, Psychopathologie und Psychotherapie, 36,* 308–327.

Ambühl, H., & Mühlemann, T. (1991). Gefühlsbezogene therapeutische Interventionen, Aufnahmebereitschaft des Klienten und Postsession-Outcome. *Schweizerische Zeitschrift für Psychologie, 50*(4), 248–259.

Anson, C. A., Atanwyck, D. J., & Krause, J. S. (1993). Social support and health status in spinal cord injury. *Paraplegia, 31*, 632–638.
Antonovsky, A. (1979). *Health, Stress, and Coping.* San Francisco: Jossey-Bass.
Antonovsky, A. (1987). *Unraveling the mystery of health.* San Francisco: Jossey-Bass.
Arnold, M. B. (1960). *Emotion and Personality* (Vol. 1 & 2). New York: Columbia University Press.
Aronoff, J., Stollak, G. E., & Woike, B. A. (1994). Affect regulation and the breadth of interpersonal engagement. *Journal of Personality and Social Psychology, 67*(1), 105–114.
Averill, J. R. (1982). *Anger and aggression. An essay on emotion.* New York: Springer.
Bahr, H. M., & Harvey, C. D. (1979). Widowhood and perception of change in quality of life: Evidence from the sunshine mine widows. *Journal of Comparative Family Studies, 10*, 411–428.
Bakeman, R., & Gottman, J. M. (1986). *Observing interactions: An introduction to sequential analysis.* New York: Cambridge University Press.
Bales, R. F. (1950). *Interaction process analysis.* Cambridge: Addison-Wesley Press.
Bales, R. F. (1965). The equilibrium problem in small groups. In A. P. Hare, E. F. Borgatta & R. F. Bales (Eds), *Small groups. Studies in social interaction* (pp. 444–476). New York: A. A. Knopf.
Balk, D. (1983). Adolescents' grief reactions and self-concept perceptions following sibling death: A study of 33 teenagers. *Journal of Youth and Adolescence, 12*, 137–161.
Baltes, P. B., & Smith, J. (1990). Toward a psychology of wisdom and its ontogenesis. In J. Sternberg (Ed.), *Wisdom: Its nature, origins, and development* (pp. 87–120). New York: Cambridge University Press.
Bandura, A. (1977). Self-efficacy: Toward a unifying theory of behavior change, *84*, 191–215.
Bandura, A. (1988). Self-regulation of motivation and action through goal systems. In V. Hamilton, G. H. Bower & N. H. Frijda (Eds), *Cognitive perspectives on emotion and motivation* (44 ed.). Dordrecht: Kluwer Academic Publishers.
Bänninger-Huber, E., & Widmer, C. (1997). Affektive Beziehungsmuster. Was kann die differenzierte Betrachtung der Beziehungsmuster zum Verständnis psychotherapeutischer Veränderung beitragen? *Psychotherapeut, 42*, 356–361.

Bänninger-Huber, E., & Widmer, C. (1999). Affective relationship patterns and psychotherapeutic change. *Psychotherapy Research, 9*(1), 74–87.

Barbarin, O. A., & Chesler, M. (1986). The medical context of parental coping with childhood cancer. *American Journal of Community Psychology, 14*, 221–235.

Barlow, D. H. (1988). *Anxiety and its disorders: The nature and treatment of anxiety and panic.* New York: Guilford.

Barlow, D. H. (1991). Disorders of emotion. *Psychological Inquiry, 2*(1), 58–71.

Barnett, R. C. (1993). Multipe roles, gender, and psychological distress. In L. Goldberger & S. Breznitz (Eds), *Handbook of stress. Theoritical and clinical aspects.* New York: The Free Press.

Bartlett, F. C. (1932). *Remembering. A study in experimental and social psychology* (1977 ed.). Cambridge: Cambridge University Press.

Basler, H.-D., Franz, C., Kröner-Herwig, B., & Rehfisch, H.-P. (2004). *Psychologische Schmerztherapie* (5. ed.). Berlin: Springer-Verlag.

Baum, A., Cohen, L., & Halls, M. (1993). Control and Intrusive Memories as Possible Determinants of Chronic Stress. *Psychosomatic Medicine, 55*, 274–286.

Baum, A., Gatchel, R. J., & Schaeffer, M. A. (1983). Emotional, behavioral, and physiological effects of chronic stress at Three Mile Island. *Journal of Consulting & Clinical Psychology, 51*(4), 565–572.

Beck, A. T. (1967). *Depression: Clinical, experimental, and theoretical aspects.* New York: Harper & Row.

Beck, A. T. (1973). *The Diagnosis and Management of Depression.* Philadelphia, Pa: University of Pennsylvania Press.

Beck, A. T. (1978). *Depression Inventory.* Philadelphia, PA: Center for Cognitive Therapy.

Beck, A. T., Epstein, N., Brown, G., & Steer, R. A. (1988). An inventory for measuring clinical anxiety: Psychometric properties. *Journal of Consulting and Clinical Psychology, 56*(6), 893–897.

Beck, A. T., & Greenberg, R. L. (1979). Kognitive Therapie bei der Behandlung von Depressionen. In N. Hoffmann (Ed.), *Grundlagen kognitiver Therapie* (pp. 177–204). Bern: Huber.

Becker, P. (1992). Seelische Gesundheit als protektive Persönlichkeitseigenschaft. *Zeitschrift für Klinische Psychologie, 21*, 64–75.

Beckmann, D., Brähler, E., & Richter, H. E. (1990). *Der Giessen-Test. Ein Test für Individual- und Gruppendiagnostik (Handbuch, 4. überarbeitete Auflage und Neustandardisierung).* Bern: Huber.

Beier, E. G. (1966). *The silent language of psychotherapy. Social reinforcement of unconscious processes.* Chicago: Aldine.

Bell, P. A., & Byrne, D. (1978). Repression-sensitization. In H. London & J. E. Exner (Eds), *Dimensions of Personality* (pp. 449–485). New York: John Wiley.

Bengel, J., Strittmatter, R., & Willmann, H. (1999). *Was erhält den Menschen gesund? Antonovskys Modell der Salutogenese – Diskussion und Stellenwert* (Vol. 6). Köln: Bundeszentrale für gesundheitliche Aufklärung.

Benjamin, L. S. (1974). Structural Analysis of social behavior. *81*, 392–425.

Beutler, L. E., Engle, D., Oro'-Beutler, M. E., Daldrup, R., & Meredith, K. (1986). Inability to express intense affect: A common link between depression and pain? *Journal of Consulting and Clinical Psychology, 54*(6), 752–759.

Bierbaumer, N., & Schmidt, R. F. (1990). *Biologische Psychologie.* Berlin: Springer.

Blanchard, E. B., Hickling, E. J., Buckley, T. C., Taylor, A. E., Vollmer, A., & Loos, W. R. (1996). Psychophysiology of posttraumatic stress disorder related to motor vehicle-accidents: Replication and extension. *Journal of Consulting and Clinical Psychology, 64*(4), 742–751.

Boekamp, J. R., Overholser, J. C., & Schubert, D. S. P. (1996). Depression following spinal cord injury. *International Journal of Psychiatry in Medicine, 26*(3), 329–349.

Bohart, A. (1993). Experiencing: The basis of psychotherapy. *Journal of Psychotherapy Integration, 3*, 51–68.

Bonanno, G. A. (2004). Loss, trauma, and human resilience. Have we underestimated the human capacity to thrive after extremely aversive events? *American Psychologist, 59*(1), 20–28.

Bonanno, G. A., & Keltner, D. (1997). Facial expressions of emotion mediate the course of conjugal bereavement. *Journal of Abnormal Psychology, 106*, 126–137.

Bonanno, G. A., Keltner, D., Holen, A., & Horowitz, M. J. (1995). When avoiding unpleasant emotions might not be such a bad thing: Verbal-autonomic response dissociation and midlife conjugal bereavement. *Journal of Personality and Social Psychology, 69*, 975–990.

Bonanno, G. A., & Singer, J. L. (1990). Repressive personality style: Theoretical and methodological implications for health and pathology. In J. L. Singer (Ed.), *Repression and dissociation* (pp. 435–470). Chicago: University Press.

Bonanno, G. A., Znoj, H.-J., Siddique, S., & Horowitz, M. J. (1999). Verbal-autonomic dissociation and adaption to midlife conjugal loss: A follow-up at 25 months. *Cognitive Therapy & Research, 23*(6), 605–624.

Bond, M. P., Gardner, S. T., Christian, J., & Siegal, J. J. (1983). Empirical study of self-rated defense styles. *Archives of General Psychiatry, 40*, 333–338.
Bond, M. P., Perry, C. J., Gautier, M., Goldenberg, M., Oppenheimer, J., & Simand, J. (1989). Validating the self-report of defense styles. *Journal of Personality Disorders, 3*(2), 101–112.
Bower, G. H. (1981). Mood and memory. *American Psychologist, 36*(2), 129–148.
Bowlby, J. (1980). *Attachment and loss. Loss, sadness and depression* (Vol. 3). New York: Basic Books.
Bracken, M. B., Shepard, M. J., & Webb, S. B. (1981). Psychological response to acute spinal cord injury: an epidemiological study. *Paraplegia, 19*, 271–283.
Brandstädter, J., Wentura, D., & Greve, W. (1993). Adaptive ressources of the aging self: Outlines of an emergent perspective. *Interantional Society for the Study of Behavioral Development, 16*(2), 323–349.
Bremner, J. D., & Brett, E. A. (1997). Trauma-related dissociative states and long-term psychopathology in posttraumatic stress disorder. *Journal of Traumatic Stress, 10*(1), 37–49.
Brom, D., Kleber, R. J., & Hofman, M. C. (1993). Victims of traffic accidents: Incidence and prevention of post-traumatic stress disorder. *Journal of Clinical Psychology, 49*(2), 131–140.
Brown, M. J., Gordon, W. A., & Ragnarsson, K. (1987). Unhandicapping the disabled: What is possible? *Archives of Physical Medicine and Rehabilitation, 68*, 206–209.
Bryant, R. A., & Harvey, A. G. (1996). Initial posttraumatic stress responses following motor vehicle accidents. *Journal of Traumatic Stress, 9*(2), 223–234.
Buck, M., & Beckers, D. (1993). *Rehabilitation bei Querschnittlähmung. Ein multidiszplinärer Leitfaden*. Berlin: Springer.
Buckelew, S. P., Baumstark, K. E., Frank, R. G., & Hewett, J. E. (1990). Adjustment following spinal cord injury. *Rehabilitation Psychology, 35*(2), 101–109.
Bulmann, R. J., & Wortmann, C. B. (1977). Attributions of blame and coping in the «real world»: Severe accident victims react to their lot. *Journal of Personality & Social Psychology, 35*(5), 351–363.
Byrne, D. (1961). The repression-sensitization scale. Rationale, reliability, and validity. *Journal of Personality, 29*, 334–349.
Cairns, D. M., Adkins, R. H., & Scott, M. D. (1996). Pain and depression in acute traumatic spinal cord injury: origins of chronic problematic pain. *Archives of Physical Medicine and Rehabilitation, 77*, 329–335.

Campos, J. J., Campos, R. G., & Barrett, K. C. (1989). Emergent themes in the study of emotional development and emotion regulation. *Developmental Psychology, 25*(3), 394–402.
Cannon, W. B. (1927). The James-Lange theory of emotion: A critical examination and an alternative theory. *American Journal of Psychology, 39*, 106–124.
Carpenter, G. A., & Grossberg, S. (1987). *self-organization of stable category recognition codes for analog input patterns.* Paper presented at the First international Conference on Neural Networks, San Diego, 21–24 June.
Carver, C. S., & Scheier, M. F. (1998). *The self-regulation of behavior.* Hillsdale, NJ: Erlbaum.
Carver, C. S., Scheier, M. F., & Pozo, C. (1992). Conceptualizing the process of coping with health problems. In H. S. Friedman (Ed.), *Hostility, coping, & health* (pp. 167–187). Washington, DC: American Psychological Association.
Carver, C. S., Scheier, M. F., & Weintraub, J. K. (1989). Assessing Coping Strategies: A Theoretically Based Approach. *Journal of Personality and Social Psychology, 56*(2), 267–283.
Caspar, F. (1985). Widerstand – ein fassbares Phänomen? *Verhaltenstherapie und psychosoziale Praxis, 4*, 515–529.
Caspar, F. (1993). Widerstand. In A. Schorr (Hrsg.), *Handwörterbuch der Angewandten Psychologie* (pp. 731–735). Bonn: Deutscher Psychologen Verlag GmbH.
Chiriboga, D. A. (1989). The stress of caregivers. *The Journal of Applied Social Sciences, 13*, 118–141.
Chorpita, B. F., & Barlow, D. H. (1998). The development of anxiety: The role of control in the early environment. *Psychological Bulletin, 124*(1), 3–21.
Cierpka, M., & Frevert, G. (1987). *Die Familienbögen. Ein Inventar zur Einschätzung von Familienfunktionen. Handanweisung.* Göttingen: Hogrefe.
Clark, L. A., & Watson, D. (1991). Tripartite model of anxiety and depression: Psychometric evidence and taxonomic implications. *Journal of Abnormal Psychology, 100*, 316–336.
Clark, L. A., Watson, D., & Mineka, S. (1994). Temperament, personality, and the mood and anxiety disorders. *Journal of Abnormal Psychology, 103*, 103–116.
Cleckley, H. (1941). The so-called psychopathic personality; with special emphasis on his status in the selective service. *Journal of Medical Association of Georgia, 30*, 466–472.

Cleveland, M. (1980). Family adaption to traumatic spinal cord injury: Response to crisis. *Family Relations, 29*, 558–565.
Cohen, J. (1977). *Statistical power analysis for the behavioral sciences* (revised ed.). Hillsdale, NJ: Lawrence Erlbaum Associates
Cook, J. R. (1985). Repression-sensitization and approach-avoidance as predictors of response to a laboratory stressor. *Journal of Personality and Social Psychology, 49*(3), 759–773.
Cooper, S., & Bond, M. P. (1992). *The Psychodynamic Intervention Scale* (Rating-System): University of California San Francisco.
Costa, P. T., & McCrae, R. R. (1985). The NEO personality inventory. Manual: Psychological Assessment Resources.
Craig, A., & Hancock, K. (1998). Living with spinal cord injury: Longitudinal factors, interventions and outcomes. *Clinical Psychology and Psychotherapy, 5*, 102–108.
Craig, A. R., Hancock, K., & Chang, E. (1994). The influence of spinal cord injury on coping styles and self-perceptions two years after the injury. *Australian and New Zealand Journal of Psychiatry, 28*(2), 307–312.
Craig, A. R., Hancock, K. M., Dickson, H., Martin, J., & Chang, E. (1990). Psychological consequences of spinal cord injury: A review of the literature. *Australian and New Zealand Journal of Psychiatry, 24*, 418–425.
Craig, A. R., Hancock, K. M., & Dickson, H. G. (1994). A longitudinal investigation into anxiety and depression in the first 2 years following spinal cord injury. *Paraplegia, 32*, 675–679.
D'Andrade, R. (1991). The identification of schemas in naturalistic data. In M. J. Horowitz (Ed.), *Person schemas and maladaptive interpersonal patterns* (pp. 279–301). Chicago, IL: The University of Chicago Press.
Dalgleish, T., & Power, M. J. (Eds). (1999). *Handbook of cognition and emotion*. Chichester: John Wiley & Sons.
Damasio, A. R. (1994). *Descarte's error. Emotion, Reason, and the human brain*. New York: Avon Books.
Darwin, C. (1872). *Expression of the emotions in man and animal.* London: Appleton.
Davey, G. C. L. (1994). Self-reported fears to common indigenous animals in an adult UK population: The role of disgust sensitivity. *British Journal of Psycholgy, 85*, 541–554.
Davidson, R. J., Jackson, D. C., & Kalin, N. H. (2000). Emotion, Plasticity, Context, and Regulation: Perspectives From Affective Neuroscience. *Psychological Bulletin, 126*(6), 890–909.

Davidson, R. J., & Tomarken, A. J. (1989). Laterality and emotion: An electrophysiological approach. In F. Boller & J. Grafman (Eds), *Handbook of neuropsychology* (pp. 419–441). Amsterdam: Elsevier.

Davis, C. G., Lehman, D. R., Cohen Silver, R., Wortman, C. B., & Ellagard, J. H. (1996). Self-blame following a traumatic event: the role of perceived avoidability. *Personality and Social Psychology Bulletin, 22*(6), 557–567.

Davis, P. J., & Schwartz, G. E. (1987). Repression and inaccessibility of affective memories. *Journal of Personality and Social Psychology, 52*, 155–163.

Dawis, R. V. (1987). Scale Construction. *Journal of Counseling Psychology, 34*(4), 481–489.

De Carvalho, S. A. D., Andrade, M. J., Tavares, M. A., & De Freitas, J. L. S. (1998). Spinal cord injury and psychological response. *General Hospital Psychiatry, 20*, 353–359.

De Vivo, M. J., Black, K. J., Richards, J. S., & Stover, S. L. (1991). Suicide following spinal cord injury. *Paraplegia, 29*, 620–627.

De Vivo, M. J., Hawkins, L. N., Richards, J. S., & Go, B. K. (1995). Outcomes of post-spinal cord injury marriages. *Archives of Physical Medicine and Rehabilitation, 76*, 130–138.

De Vries, H., Dijekstra, M., & Kuhlman, P. (1988). Self–efficacy: The third factor besides attitude and subjective norm as a predictor of behavioural intentions. *Health Education Research, 3*(3), 273–282.

Derogatis, C. R. (1977). *SCL-90, Administration, Scoring, and Procedures. Manual 1 for the R(evised) version and other instruments of the Psychopathology Rating Scale Series.* Baltimore: John Hopkins University School of Medicine.

Dewald, P. A. (1982). Psychoanalytic perspectives on resistance. In P. L. Wachtel (Ed.), *Resistance. Psychodynamic and behavioral approaches* (pp. 45–68). New York: Plenum Press.

Dienstbier, R. A. (1989). Arousal and physiological toughness: Implications for mental and physical health. *Psychological Review, 96*(1), 84–100.

Doress-Worters, P. B. (1994). Adding elder care to women's multiple roles: A critical review of the caregiving stress and multiple roles literature. *Sex Roles, 31*(9/10), 597–616.

Dörner, D. (1996). Der freie Wille und die Selbstreflexion. In M. von Cranach & K. Foppa (Hrsg.), *Freiheit des Entscheidens und Handelns: Ein Problem der nomologischen Psychologie* (pp. 120–145). Heidelberg: Asanger.

Dunn, J. (1988). *The beginnings of social understanding.* Oxford, UK: Blackwell.

Dunn, J., & Brown, J. (1991). Relationships, talk about feelings, and the development of affect regulation in early childhood. In J. Garber & K. A. Dodge

(Eds), *The development of emotion regulation and dysregulation. Cambridge studies in social and emotional development* (pp. 89–108). New York, NY: Cambridge University Press.

Dunn, J., & Hughes, C. (1998). Young children's understanding of emotions within close relationships. *Cognition and Emotion, 12*(2), 171–190.

Ebbinghaus, H. (1855/1964). *Memory* (H. A. Ruger & C. E. Bussenius, Trans.). New York: Dover.

Edelman, G. M. (1987). *Neural Darwinism. The theory of neuronal group selection.* New York: Basic Books.

Eisenberg, N. (2001). Emotion, regulation, and moral development. *Annual Review of Psychology, 51*, 665–697.

Ekman, P. (1984). Expression and the nature of emotion. In K. R. Scherer & P. Ekman (Eds), *Approaches to emotion* (pp. 195–205). Hillsdale, NJ: Erlbaum.

Ekman, P. (1989). Why lies fail and what behaviors betray a lie. In J. C. Yuille (Ed.), *Credibility assessment. NATO Advanced Science Institutes series. Series D: Behavioural and social sciences, Vol 47.* (pp. 71–81). Dordrecht, Netherlands: Kluwer Academic Publishers.

Ekman, P. (1992). An argument for basic emotions. Cognition and Emotion. *Cognition and Emotion, 6*, 169–200.

Ekman, P. (1993). Facial expression and emotion. *American Psychologist, 48*(4), 384–392.

Ekman, P. (1994). Strong evidence for universals in facial expressions: A reply to Russell's mistaken critique. *Psychological Bulletin, 115*(2), 268–287.

Ekman, P., & Friesen, W. V. (1975). *Unmasking the face: A guide to reckognizing emotions from facial clues.* Enlewood Cliffs, NJ: Prentice-Hall.

Ekman, P., & Friesen, W. V. (1982). Felt, false, and miserable smiles. *Journal of Nonverbal Behavior, 6*, 238–252.

Ekman, P., Friesen, W. V., & O'Sullivan, M. (1988). Smiles when lying. *Journal of Personality & Social Psychology, 54*(3), 414–420.

Ellgring, H. (1989). *Nonverbal communication in depression*. Cambrigde: Cambridge University Press.

Elliott, T. R., & Frank, R. G. (1996). Depression following spinal cord injury. *Archives of Physical Medicine and Rehabilitation, 77*, 816–823.

Elliott, T. R., Herrick, S. M., Patti, A. M., Witty, T. E., Godshall, F. J., & Spruell, M. (1991). Assertiveness, social support, and psychological adjustment following spinal cord injury. *Behavioural Research and Therapy, 29*(5), 485–493.

Elliott, T. R., Hurylo, M., & Shewchuk, R. (1999). Social problem solving abilities and gender differences in caregiver anjustment. Paper presented at the APA 107th Annual Convention, August 20–24, Boston.
Elliott, T. R., & Shewchuk, R. M. (1998). Recognizing the family caregiver: integral and formal members of the rehabilitation process. *Journal of Vocational Rehabilitation, 10,* 123–132.
Elliott, T. R., Shewchuk, R. M., & Richards, J. S. (1999). Caregiver social problem-solving abilities and family member adjustment to recent-onset physical disability. *Rehabilitation Psychology, 44*(1), 104–123.
Ellis, A. (1962). *Reason and emotion in psychotherapy.* New York: Lyle Stuart.
Endler, N. S., & Parker, J. D. (1990). Multidimensional assessment of coping: A critical evaluation. *Journal of Personality & Social Psychology, 58*(5), 844–854.
Endtner, K. (2006). *Emotionsregulation von Frauen mit Borderlinestörung.* Unveröffentlichte Doktorarbeit, Universität Bern.
Epstein, S. (1990). Cognitive-experiential self-theory. In L. A. Pervin & O. P. John (Eds), *Handbook of personality: Theory and research* (pp. 165–192). New York: Guilford Press.
Epstein, S., & Lauterbach, W. (1994). *Constructive Thinking Inventory* (Report). Frankfurt: J. W. Goethe-Universität.
Epstein, S., & Meier, P. (1989). Constructive thinking: A broad coping variable with specific components. *Journal of Personality and Social Psychology, 57*(2), 332–350.
Erdelyi, M. H. (1974). A new look at the New Look: Perceptual defense and vigilance. *Psychological Review, 81,* 1–25.
Erdelyi, M. H. (1990). Repression, reconstruction, and defense: History and integration of the psychoanalytic and experimental framework. In L. S. Springer (Ed.), *Repression and dissociation: Implications for personality theory, psychopathology and health* (pp. 1–31). Chicago: The University of Chicago Press.
Erdelyi, M. H. (1993). Repression: The mechanism and the defense. In D. W. Wegner & J. W. Pennebaker (Eds), *Handbook of Mental Control* (pp. 126–147). Englewood Cliffs, NJ: Prentice Hall.
Erdelyi, M. H., & Appelbaum, A. G. (1973). Cognitive Masking: the Disruptive Effect of an Emotional Stimulus Upon the Perception of Contiguous Neutral Items. *Bulletin of the Psychonomic Society, 1*(1), 59–61.
Eysenck, M. W., & Keane, M. T. (1990). *Cognitive Psychology. A Student's Handbook.* Hillsdale: Lawrence Erlbaum.

Faschingbauer, T. R. (1981). *Texas revised inventory of grief manual.* Houston: Honeycomb Publishing.

Fassnacht, G. (1995). *Systematische Verhaltensbeobachtung. Eine Einführung in die Methodologie und Praxis* (2 Aufl.). München: Ernst Reinhardt.

Feigin, R. (1998). The relationship between the sense of coherence and adjustment to disability studied in the context of marital interrelations. *Marriage and Familie Review, 27*(1/2), 71–90.

Feshbach, S. (1986). Reconceptualizations of anger: Some research perspectives. *Journal of Social & Clinical Psychology, 4*(2), 123–132.

Filipp, S.-H., Klauer, T., Freudenberg, E., & Ferring, D. (1990). The regulation of subjective well-being in cancer patients: An analysis of coping effectiveness. *Psychology & Health, 4*(4), 305–317.

Foa, E. B., & Kozak, M. J. (1986). Emotional processing of fear: Exposure to corrective information. *Psychological Bulletin, 99*(1), 20–35.

Folkman, S. (1984). Personal Control and Stress and Coping Processes: A Theoretical Analysis. *Journal of Personality and Social Psychology, 46*(4), 839–852.

Folkman, S. (2001). Revised coping theory and the process of bereavement. In M. S. Stroebe, R. O. Hansson, W. Stroebe & H. Schut (Eds), *Handbook of Bereavement Research* (pp. 563–584). Washington D. C.: American Psychological Association.

Folkman, S., Chesney, M. A., Cooke, M., Boccellari, A., & Colette, L. (1994). Caregiver burden in HIV-positive and HIV-negative partners of men with AIDS. *Journal of Consulting and Clinical Psychology, 62*(4), 746–756.

Folkman, S., & Lazarus, R. S. (1988). The Relationship Between Coping and Emotion: Implications for Theory and Research. *Society of Scientific Medicine, 26*(3), 309–317.

Folkman, S., & Lazarus, R. S. (1988). *Manual for the Ways of Coping Questionnaire.* Palo Alto, CA: Consulting psychologists Press.

Folkman, S., & Lazarus, R. S. (1988). Coping as a mediator of emotion. *Journal of personality and social psychology, 54*(3), 466–475.

Folkman, S., Lazarus, R. S., Gruen, R., & DeLongis, A. (1986). Appraisal, coping, health status, and psychological symptoms. *50*, 571–579.

Folkman, S., Lazarus, R. S., Pimley, S., & Novacek, J. (1987). Age differences in stress and coping processes. *Psychology & Aging, 2*(2), 171–184.

Foltys, M. J. (1999). Kognitive Hypothesen zur Entstehung und Aufrechterhaltung der Zwangsstörung. *Zeitschrift für Klinische Psychologie, 28*(2), 85–94.

Fowles, D. C. (1994). A motivational theory of psychopathology. In W. D. Spaulding (Ed.), *Integrative views of motivation, cognition, and emotion* (Vol. 41, pp. 181–238). Lincoln, NE: University of Nebraska Press.

Fox, N. A. (1994). *The development of emotion regulation. Biological and behavioral considerations* (Vol. 59). Chicago: The University of Chicago Press.

Frank, R. G., Chaney, J. M., Clay, D. L., & Shutty, M. S. (1992). Dysphoria: A major symptom factor in persons with disability or chronic illness. *Psychiatry Research, 43*, 231–241.

Frank, R. G., Elliott, T. R., Corcoran, J. R., & Wonderlich, S. A. (1987). Depression after spinal cord injury: Is it necessary? *Clinical Psychology Review, 7*, 611–630.

Frank, R. G., Kashani, J. H., Wonderlich, S. A., Lising, A., & Visot, L. R. (1985). Depression and adrenal function in spinal cord injury. *American Journal of Psychiatry, 142*, 252–253.

Frank, R. G., Umlauf, R. L., Wonderlich, S. A., Ashkanazi, G. S., Buckelew, S. P., & Elliott, T. R. (1987). Differences in coping styles among persons with spinal cord injury: A cluster-analytic approach. *Journal of Consulting and Clinical Psychology, 55*(5), 727–731.

Franke, G. (1995). *Die Symptom-Checkliste von Derogatis – Deutsche Version.* Weinheim: Beltz.

Freeman, W. J. (1987). Simulation of chaotic EEG patterns with a dynamic model of the olfactory system. *Biological Cybernetics, 56*, 139–150.

Frenz, A. W., Carey, M. P., & Jorgensen, R. S. (1993). Psychometric evaluation of Antonowsky's sense of coherence scale. *Psychological Assessment, 5*(2), 145–153.

Freud, A. (1936). *Das Ich und die Abwehrmechanismen.* Wien: Int. Psychoanal. Verlag.

Freud, S. (Cartographer). (1896). *Weitere Bemerkungen über die Abwehr-Neuropsychosen*

Freud, S. (1900). *The Interpretation of Dreams* (1958 ed. Vol. 4,5). London: Hogarth Press.

Freud, S. (1915). *Repression* (1957 ed. Vol. 14). London: Hogarth Press.

Freud, S. (1937). *Die endliche und die unendliche Analyse* (1999 ed. Vol. 16). Frankfurt a. M.: Fischer Verlag.

Freud, S. (1941). *Abriss der Psychoanalyse* (1972 ed.). Frankfurt a. M.: Fischer.

Frijda, N. (1986). *The emotions.* Cambridge and New York: Cambridge University Press.

Fuhrer, M. J., Rintala, D. H., Hart, K. A., Clearman, R., & Young, M. E. (1993). Depressive symptomatology in persons with spinal cord injury who reside in the community. *Archives of Physical Medicine and Rehabilitation, 74*, 255–260.

Fullerton, D. T., Harvey, R. F., Klein, M. H., & Howell, T. (1981). Psychiatric disorders in patients with spinal cord injuries. *Archives of General Psychiatry, 38*, 1361–1371.

Garber, J., & Dodge, K. A. (Eds). (1991). *The development of emotion regulation and dysregulation*. Cambridge: Cambridge University Press.

Garfield, S. L., & Bergin, A. E. (1994). *Handbook of psychotherapy and behavior change* (4 ed.). New York: Wiley.

Gedo, J. E., & Goldberg, A. (1973). *Models of the mind: A psychoanalytic theory.* Chicago: U. Chicago Press.

Gehm, T. (1991). *Emotionale Verhaltensregulierung. Ein Versuch über eine einfache Form der Informationsverarbeitung in einer komplexen Umwelt.* Weinheim: Psychologie Verlags-Union.

Geisler, W. O., Jousse, A. T., Wynne-Jones, M., & Breithaupt, D. (1983). Survival in traumatic spinal cord injury. *Paraplegia, 21*, 364–373.

Giese, E., & Kleiber, D. (1989). *Das Risiko Therapie: Thema Psychotherapie.* Weinheim: Beltz.

Gigerenzer, G. (1981). *Messung und Modellbildung in der Psychologie.* München: Ernst Reinhardt.

Gilboa-Schechtman, E., Foa, E. B., & Amir, N. (1999). Attentional biases for facial expressions in social phobia: The face-in-the-crowd paradigm. *Cognition and Emotion, 13*(3), 305–318.

Gilliland, A. R., & Burke, R. S. (1926). A measurement of sociability. *Journal of Applied Psychology, 10*, 315–326.

Goldsmith, H. H., & Davidson, R. J. (2004). Disambiguating the components of emotion regulation. *Child Development, 74*, 361–365.

Goleman, D. (1995). *Emotional Intelligence. Why it can matter more than IQ.* New York: Bantam Books.

Gollwitzer, P. M. (1987). Suchen, Finden und Festigen der eigenen Identität: Unstillbare Zielintentionen. In H. Heckhausen, P. M. Gollwitzer & F. E. Weinert (Eds), *Jenseits des Rubikon: Der Wille in den Humanwissenschaften* (pp. 176–189). Berlin: Springer.

Gorsuch, R. L. (1988). Exploratory factor analysis. In J. R. Nesselroade & R. B. Cattell (Eds), *Handbook of multivariate experimental psychology* (2 ed., pp. 231–258). New York: Plenum Press.

Gottman, J. M. (1993). The analysis of Change: issues, fallacies, and new ideas. *Journal of Consulting and Clinical Psychology, 61*(6), 907–910.

GrandPre, T., Nakamura, F., Vartanian, T., & Strittmatter, S. M. (2000). Identification of the Nogo inhibitor of axon regeneration as a Reticulon protein. *Nature, 403*(6768), 439–444.

Grawe, K. (1986). *Schema-Theorie und interaktionelle Psychotherapie* (No. 1986/1): Universität Bern.

Grawe, K. (1992). Komplementäre Beziehungsgestaltung als Mittel zur Herstellung einer guten Therapiebeziehung. In J. Margraf & J. C. Brengelmann (Hrsg.), *Die Therapeut-Patient-Beziehung in der Verhaltenstherapie* (pp. 215–244). München: Röttger.

Grawe, K. (1995). Grundriss einer allgemeinen Psychotherapie. *Psychotherapeut, 40*, 130–145.

Grawe, K. (1998). *Psychologische Therapie*. Göttingen: Hogrefe.

Grawe, K. (2004). *Neuropsychotherapie*. Göttingen: Hogrefe.

Grawe, K., Caspar, F. M., & Ambühl, H. (1990). Die Berner Therapievergleichsstudie: Prozessvergleich. *19*(4), 316–337.

Grawe, K., Donati, R., & Bernauer, F. (1994). *Psychotherapie im Wandel – von der Konfession zur Profession*. Göttingen: Hogrefe.

Grawe, K., & Grawe-Gerber, M. (1999). Ressourcenaktivierung. Ein primäres Wirkprinzip der Psychotherapie. *Psychotherapeut, 44*(2), 63–73.

Grawe, K., Grawe-Gerber, M., Heiniger, B., Ambühl, H., & Caspar, F. (1996). Schematheoretische Fallkonzeption und Therapieplanung – Eine Anleitung für Therapeuten. In F. Caspar (Hrsg.), *Psychotherapeutische Problemanalyse* (pp. 189–224). Tübingen: dgvt-Verlag.

Grawe, K., Regli, D., Smith, E., & Dick, A. (1999). Wirkfaktorenanalyse – ein Spektroskop für die Psychotherapie. *Verhaltenstherapie & psychosoziale Praxis, 31*(2), 201–225.

Green, R. A., & Murray, E. J. (1975). Expression of Feeling and Cognitive Reinterpretation in the Reduction of Hostile Aggression. *Journal of Consulting and Clinical Psychology, 43*, 375–383.

Greenberg, L., & Safran, J. (1987). *Emotion in Psychotherapy. Affect, Cognition, and the Process of Change.* New York, London: The Guilford Press.

Greenberg, L. S. (1993). Emotion and change processes in psychotherapy. In M. Lewis & J. M. Haviland (Eds), *Handbook of emotions* (pp. 499–508). New York, NY: Guilford Press.

Greenberg, L. S., Ford, C. L., Alden, L. S., & Johnson, S. M. (1993). In-Session Change in Emotionally Focused Therapy. *Journal of Consulting and Clinical Psychology, 61*(1), 78–84.

Greenberg, L. S., Rice, L. N., & Elliott, R. K. (1996). *Facilitating emotional change: The moment-by-moment process*. New York: Guilford.

Grob, A. (1993). BFW: Berner Fragebogen zum Wohlbefinden Jugendlicher. In G. Westhoff (Hrsg.), *Handbuch psychosozialer Messinstrumente* (pp. 132–134). Göttingen: Hogrefe.
Grob, A. (1995). Subjective well-being and significant life events across the life span. *Swiss Journal of Psychology, 54*, 3–18.
Gross, J. J. (1998). The emerging field of emotion regulation: An integrative review. *Review of General Psychology, 2*(3), 271–299.
Gross, J. J. (2002). Emotion regulation: affective, cognitive, and social consequences. *Psychophysiology, 39*, 281–291.
Gross, J. J. (Ed.). (2007). *Handbook of emotion regulation*. New York: Guilford.
Gross, J. J., & Levenson, R. W. (1997). Hiding feelings: The acute effects of inhibiting negative and positive emotion. *Journal of Abnormal Psychology, 106*(1), 95–103.
Haan, N. (1977). *Coping and Defending – Processes of Self-Environment Organization*. New York: Academic Press.
Haan, N. (1993). The assessment of coping, defense, and stress. In L. Goldberger & S. Breznitz (Eds), *Handbook of stress: Theoretical and clinical aspects.* (pp. 258–273). New York: Free Press.
Hall, M., & Irwin, M. (2001). Physiological indices of functioning in bereavement. In M. S. Stroebe, R. O. Hannson, W. Stroebe & H. A. Schut (Eds), *Handbook of bereavement research* (pp. 473–492). Washington, DC: American Psychological Association.
Hancock, K., Craig, A., Tennant, C., & Chang, E. (1993). The influence of spinal cord injury on coping styles and self-perceptions: a controlled study. *Australian and New Zealand Journal of Psychiatry, 27*, 450–456.
Hancock, K. M., Craig, A. R., Dickson, H. G., Chang, E., & Martin, J. (1993). Anxiety and depression over the first year of spinal cord injury: a longitudinal study. *Paraplegia, 31*, 349–357.
Hansen, N., & Tate, D. (1984). Avoiding coping, perceived handicap, and life satisfaction of persons with spinal cord injury. *Psychological Process, 7*, 195.
Hansen, R. D., & Hansen, C. H. (1988). Repression of emotionally tagged memories: The architecture of less complex emotions. *Journal of Personality and Social Psychology, 55*, 811–818.
Hanson, S., Buckelew, S. P., Hewett, J., & O'Neal, G. (1993). The relationship between coping and adjustment following spinal cord injury: a 5-year follow-up study. *Rehabilitation Psychology, 38*, 41–52.
Hare, R. D. (1965). Temporal Gradient of Fear Arousal in Psychopaths. *Journal of Abnormal Psychology, 70*(6), 442–445.

Hartkopp, A., Bronnum-Hansen, H., Seidenschnur, A.-M., & Biering-Sorensen, F. (1997). Survival and cause of death after traumatic spinal cord injury. A long-term epidemiological survey from Denmark. *Spinal Cord, 35*, 76–85.
Hartkopp, A., Bronnum-Hansen, H., Seidenschnur, A.-M., & Biering-Sorenson, F. (1998). Suicide in a spinal cord injed population: its relation to functional status. *Archives of Physical Medicine and Rehabilitation, 79*, 1356–1361.
Hathaway, W. L., & Pargament, K. I. (1991). The religious dimensions of coping: Implications for prevention and promotion. *Prevention in Human Services, 9*, 65–92.
Hayes, R. L., Potter, C. G., & Hardin, C. (1995). Counseling the client on wheels: a primer for mental health counselors new to spinal cord injury. *Journal of Mental Health Counseling, 17*(1), 18–30.
Hayes, S. C., Wilson, K. G., Gifford, E. V., Follette, V. M., & Strohsal, K. (1996). Experiential avoidance and behavioral disorders: A functional dimensional approach to diagnosis and treatment. *Journal of Consulting and Clinical Psychology, 64*(6), 1152–1168.
Hays, W. L. (1973). *Statistics for the Social Sciences* (2. ed.). London: Holt, Rinehaart and Winston.
Hebb, D. (1949). *The organisation of behavior*. New York: Wiley.
Heckhausen, H. (1980). Motivationsforschung: Sichtweisen, Probleme, Versuchspläne. In H. Heckhausen (Hrsg.), *Motivation und Handeln. Lehrbuch der Motivationspsychologie* (pp. 1–31). Berlin: Springer.
Heinemann, A. W. (1995). Spinal cord injury. In A. J. Goreczny (Ed.), *Handbook of Health and Rehabilitation* (pp. 341–360). New York: Plenum Press.
Heinemann, A. W., Bulka, M., & Smetak, S. (1988). Attributions and disability acceptance following traumatic injury: a replication and extension. *Rehabilitation Psychology, 33*(4), 195–206.
Henriques, J. B., & Davidson, R. J. (1991). Left frontal hypoactivation in depression. *Journal of Abnormal Psychology, 100*, 535–545.
Henriques, J. B., Glowacki, J. M., & Davidson, R. J. (1994). Reward fails to alert response bias in depression. *Journal of Abnormal Psychology, 103*, 460–466.
Hillier Parks, S., & Pilisuk, M. (1991). Cargiver burden: Gender and the psychological costs of caregiving. *American Journal of Orthopsychiatry, 61*(4), 501–509.
Hofstadter, D. R. (1984). *The Copycat Project: An Experiment in Nondeterminism and Creative Analogies*. Massachusetts: Massachusetts Institute of Technology.
Hofstadter, D. R. (1985). *Gödel, Escher, Bach – ein endlos geflochtenes Band*. Stuttgart: Klett-Cotta.

Holahan, C. J., & Moos, R. H. (1990). Life stressors, resistance factors, and improved psychological functioning: An extension of the stress resistance paradigm, *Journal of Personality and Social Psychology, 58*(5), 909–917.
Holmes, D. S. (1974). The Conscious Control of Thematic Projection. *Journal of Consulting & Clinical Psychology, 42*(3), 323–329.
Holmes, T. H., & Rahe, R. H. (1967). The social readjustment rating scale. *Journal of Psychosomatic Research, 11*, 213–218.
Horowitz, M. J. (1972). Modes of represenation of thought, *20*(4), 793–819.
Horowitz, M. J. (1976). *Stress response syndromes*. New York: Jason Aronson.
Horowitz, M. J. (1982). Stress response syndromes and their treatment. In L. Goldberger & S. Bereznitz (Eds), *Handbook of stress: Theoretical and clinical aspects*. New York: Free Press.
Horowitz, M. J. (1985). Disasters and psychological responses to stress. *Psychiatric Annals, 15*(3), 161–167.
Horowitz, M. J. (1986). *Stress response syndromes.* (2nd ed.). New York: Aronson.
Horowitz, M. J. (1987). *States of mind: Configurational analysis of individual psychology.* New York: Plenum.
Horowitz, M. J. (Ed.). (1988). *Psychodynamics and cognition*. Chicago: University of Chicago Press.
Horowitz, M. J. (Ed.). (1988). *Introduction to Psychodynamics*. New York: Basic Books.
Horowitz, M. J. (1989). Relationship schema formulation: Role-relationship models and intrapsychic conflict. *Psychiatry, 52*, 260–274.
Horowitz, M. J. (1991). *Person Schemas and Maladaptive Interpersonal Patterns.* Chicago: University of Chicago Press.
Horowitz, M. J., Adler, N., & Kegeles, S. (1988). A scale for measuring the occurence of the positive states of mind: A preliminary study. *Psychosomatic Medicine, 50*(5), 477–483.
Horowitz, M. J., Bonanno, G. A., & Holen, A. (1993). Pathological grief: Diagnosis and explanations. *Psychosomatic Medicine, 55*, 260–273.
Horowitz, M. J., & Eells, T. D. (1993). Case formulations using role-relationship model configurations: A reliability study. *Psychotherapy Research, 3*(1), 57–68.
Horowitz, M. J., Field, N. P., & Classen, C. C. (1993). Stress Response Syndromes and Their Treatment. In L. Goldberger & S. Breznitz (Eds), *Handbooks of Stress: Theoretical and Clinical Aspects* (2. ed., pp. 757–773). New York: The Free Press.

Horowitz, M. J., Markman, H. C., Stinson, C. H., Fridhandler, B., & Ghannam, J. H. (1990). A classification theory of defense. In J. L. Singer (Ed.), *Repression and dissociation: Implication for personality theory, psychopathology, and health* (pp. 61–84). Chicago: University of Chicago Press.

Horowitz, M. J., Marmar, C., Weiss, D. S., DeWitt, K. N., & Rosenbaum, R. (1984). Brief psychotherapy of bereavement reactions. The relationship of process to outcome. *Archives of General Psychiatry, 41*(5), 438–448.

Horowitz, M. J., Milbrath, C., Jordan, D. S., Stinson, C. H., Mary, E., Redingron, D. J., et al. (1994). Expressive and defensive behavior during discourse on unresolved topics: A single case study of pathological grief. *Journal of Personality, 62*, 527–563.

Horowitz, M. J., Milbrath, C., Reidbord, S., & Stinson, C. (1993). Elaboration and Dyselaboration: Measures of Expression and Defense in Discourse. *Psychotherapy Research, 3*(4), 278–293.

Horowitz, M. J., Siegel, B., Holen, A., & Bonanno, G. A. (1997). Diagnostic criteria for complicated grief disorder. *American Journal of Psychiatry, 154*(7), 904–910.

Horowitz, M. J., & Stinson, C. (1995). Consciousness and Process of Control. *Psychotherapy Research and Practice, 4*(2), 123–139.

Horowitz, M. J., Stinson, C., Curtis, D., Ewert, M., Redington, D., Singer, J. L., et al. (1993). Topics and Signs: Defensive Control of Emotional Expression. *Journal of Consulting and Clinical Psychology, 61*(3), 421–430.

Horowitz, M. J., Stinson, C., & Field, N. (1991). Natural Disasters and Stress Response Syndromes. *21*(9), 556–562.

Horowitz, M. J., Wilner, N., & Alvarez, W. (1979). Impact of Event Scale: a measure of subjective stress. *Psychosomatic Medicine, 41*, 209–218.

Horowitz, M. J., & Znoj, H.-J. (1999). Emotional control theory and the concept of defense: A teaching document. *Journal of Psychotherapy Practice & Research, 8*(3), 213–224.

Horowitz, M. J., Znoj, H.-J., & Stinson, C. (1996). Defensive control processes for coping with excessively emotional states of mind. In M. Zeidner & N. Endler (Eds), *Handbook of Coping: Theory, Research, Applications* (pp. 532–553). New York: Wiley.

Huang, Y.-Y., & Kandel, E. R. (1994). Recruitment of long-lasting and protein kinase A-dependent long-term potentiation in the CA1 region of hippocampus requires repeated tetanization. *Learning & Memory, 1*, 74–82.

Hunt, T. (1928). The measurement of social intelligence. *Journal of Applied Psychology, 12*, 317–334.

Jacobs, S. (1999). *Traumatic grief. Diagnosis, treatment, and prevention*. Philadelphia/PA, London: Brunner/Mazel.
Jacobs, S., Bruce, M., & Kim, K. (1997). Adrenal function predicts demoralization after losses. *Psychosomatics, 38*(6), 529–534.
James, W. (1890). *The Principles of Psychology*. New York: Holt.
James, W. (1936). *The varieties of religious experience*. New York: Modern Library.
Janoff-Bulman, R. (1989). Assumptive worlds and the stress of traumatic events: Applications of the schema construct. Special Issue: Stress, coping, and social cognition. *Social Cognition, 7*(2), 113–136.
Janoff-Bulman, R. (1991). Understanding people in terms of their assumptive worlds. In D. Ozer, J. M. Healy & A. J. Stewart (Eds), *Perspectives in Personality. Self and Emotion* (Vol. 3, pp. 99–118). London: Jessica Kingsley.
Janoff-Bulman, R. (1992). *Shattered assumptions: Towards a new psychology of trauma*. New York, NY: Free Press.
Janoff-Bulman, R., & Wortman, C. B. (1977). Attributions of blame and coping in the «real world»: severe accident victims react to their lot. *Journal of Personality and Social Psychology, 35*(5), 351–363.
Janov, A. (1973). *Der Urschrei*. Frankfurt: S. Fischer.
Jeger, P., Znoj, H.-J., & Grawe, K. (2003). Increase in Coherence in Action Control as a Feature of Successful Psychotherapies: A Sequential Analytical examination of the Therapist-Patient Interaction. (Kohärenzzunahme im Handlungskontrollmodus als Merkmal erfolgreicher Psychotherapien: Eine sequenzanalytische Untersuchung der Therapeut-Patient Interaktion). *Psychotherapy Research, 13*(4), 415–428.
Jenkins, R. A. (1995). Religion and HIV: Implications for research and intervention. *Journal of Social Issues, 51*, 131–144.
Jenkins, R. A., & Pargament, K. I. (1988). Cognitive appraisals in cancer patients. *Social Science and Medicine, 26*, 625–633.
Jensen, M. R. (1987). Psychobiological factors predicting the course of breast cancer. *Journal of Personality, 55*, 317–342.
Jordan, B. K., Marmar, C. R., Fairbank, J. A., Schlenger, W. A., Kulka, R. A., Hough, R. L., et al. (1992). Problems in Families of male Vietnam Veterans with posttraumatic stress disorder. *Journal of Consulting and Clinical Psychology, 60*(6), 916–926.
Judd, F., Stone, J., Webber, J. W., Brown, D. J., & Burrows, G. D. (1989). Depression following spinal cord injury. A prospective study. *British Journal of Psychiatry, 154*, 668–671.

Judd, F. K., & Brown, D. J. (1992). Suicide following acute traumatic spinal cord injury. *Paraplegia, 30*, 173–177.
Judd, F. K., Brown, D. J., & Burrows, G. D. (1991). Depression, disease and disability: Application to patients with traumatic spinal cord injury. *Paraplegia, 29*, 91–96.
Kälin, W. (1995). *Drei Coping-Fragebögen im Vergleich. Faktorenstruktur, psychometrische Güte und Gemeinsamkeiten des «COPE», des «Coping Inventory of Stressful Situations» und des «Ways of Coping Questionnaire».* Lizentiatsarbeit, Institut für Psychologie, Universität Bern.
Kegan, R. (1982). *The evolving self. Problem and process in human development.* Cambridge: Harvard.
Kellenberger, K. (2000). *Regulationsstrategien und Therapeutenangebote.* Lizentiatsarbeit, Institut für Psychologie, Universität Bern.
Kelly, R. (1995). *The psychology of personal constructs.* New York: Norton.
Kelso, J. A. S. (1995). *Dynamic patterns: The self-organization of brain and behavior.* Cambridge, MA: MIT Press.
Kemp, B., Krause, J. S., & Adkins, R. (1999). Depression among African American, Latinos, and Caucasians with spinal cord injury: An exploratory study. *Rehabilitation Psychology, 44*(3), 235–247.
Kennedy, P., Frankel, H., Gardner, B., & Nuseibeh, I. (1997). Factors associated with acute and chronic pain following traumatic spinal cord injuries. *Spinal Cord, 35*, 814–817.
Kennedy, P., Lowe, R., Grey, N., & Short, E. (1995). Traumatic spinal cord injury and psychological impact: A cross-sectional analysis of coping strategies. *British Journal of Clinical Psychology, 34*, 627–639.
Kernberg, O. (1981). *Objektbeziehungen und Praxis der Psychoanalyse.* Stuttgart: Klett Verlag.
Kewman, D. G., & Tate, D. G. (1998). Suicide in SCI: A psychological autopsy. *Rehabilitation Psychology, 43*(2), 143–151.
Kihlstrom, J. F. (1987). The cognitive unconscious. *Science, 237*, 1445–1452.
Kilpatrick, D. G., & Veronen, L. J. (1984). *Treatment of anxiety and fear in victims of rape.* Rockville, MD: National Institute of Mental Health.
King, C., & Kennedy, P. (1999). Coping effectiveness training for people with spinal cord injury: Preliminary results of a controlled trial. *British Journal of Clinical Psychology, 38*(1), 4–14.
Kiresuk, T. J., & Sherman, R. E. (1968). Goal Attainment Scaling: A General Method for Evaluating Comprehensive Community Mental Health Programs. *Community Mental Health Journal, 4*(6), 443–453.

Kishi, Y., & Robinson, R. G. (1996). Suicidal plans following spinal cord injury: A six month study. *Journal of Neuropsychiatry and Clinical Neurosciences, 8*(4), 442–445.

Kitayama, S. (1990). Interaction between affect and cognition in word perception. *Journal of Personality and Social Psychology, 58*(2), 209–217.

Klein, M. H., Mathieu, P. L., Coughlan, P., & Kiesler, D. J. (1986). The experiencing scales. In L. S. Greenberg & W. M. Pinsoff (Eds), *The psychotherapeutic process. A research handbook* (pp. 21–71). New York: Guilford.

Kleinginna, P. R., & Kleinginna, A. M. (1981). A categorized list of emotion definitions, with suggestions for a consensual definition. *Motivation & Emotion, 5*(4), 345–379.

Klerman, G. L., Weissman, M. M., & Rounsaville, B. J. (1984). *Interpersonal psychotherapy of depression.* New York: Basic Books.

Kobasa, S. C., Maddi, S. R., & Kahn, S. (1982). Hardiness and Health: A Prospective Study. *Journal of Personality & Social Psychology, 42*(1), 168–177.

Koenig, H. G. (1997). *Is religion good for your health? The effects of religion on physical and mental health.* New York / London: The Haworth Pastoral Press.

Koenig, H. G., George, L. K., & Siegler, I. C. (1988). The use of religion and other emotion-regulating coping strategies among older adults. *Gerontologist, 28*(3), 303–310.

Kohlmann, C.-W. (1997). *Persönlichkeit und Emotionsregulation. Defensive Bewältigung von Angst und Stress* (1. Aufl.). Bern: Hans Huber.

Kramer, B. J. (1997). Gain in the caregiving experience: Where are we? What next? *The Gerontologist, 37*(2), 218–232.

Krampen, G. (1981). *IPC-Fragebogen zu Kontrollüberzeugungen.* Göttingen: Hogrefe.

Krause, R., & Merten, J. (1996). Affekte, Beziehungsregulierung, Übertragung und Gegenübertragung (Affects, relationships, regulation, transference and countertransference). *Zeitschrift für Psychosomatische Medizin und Psychoanalyse, 42*(3), 261–280.

Kreuter, M. (1999). *Partner relationships and spinal cord injury.* Paper presented at the International Medical Society of Paraplegia (IMSOP).

Kreuter, M., Sullivan, M., Dahlhöf, A. G., & Siösteen, A. (1998). Partner relationships, functioning, mood and global quality of life in persons with spinal cord injury and traumatic brain injury. *Spinal Cord, 36*, 252–261.

Kring, A. M., & Bachorowsky, J.-A. (1999). Emotions and psychopathology. *Cognition and Emotion, 13*(5), 575–599.

Krohne, H. W. (Ed.). (1993). *Attention and avoidance: Strategies in coping with aversiveness.* Seattle: Hogrefe & Huber.

Kruse, L. (1980). *Privatheit als Problem und Gegenstand der Psychologie.* Bern: Huber.

Kuhl, J. (1982). Handlungskontrolle als metakognitiver Vermittler zwischen Intention und Handeln: Freizeitaktivitäten bei Hauptschülern. *Zeitschrift für Entwicklungspsychologie und Pädagogische Psychologie, 14*, 141–148.

Kuhl, J. (1987). Action Control: The Maintainance of Motivational States. In F. Halisch & J. Kuhl (Eds), *Motivation, Intention, and Volition* (pp. 279–291). Berlin: Springer.

Kuhl, J. (1998). Wille und Persönlichkeit: Funktionsanalyse der Selbststeuerung. *Psychologische Rundschau, 49*(2), 61–77.

Labov, W., & Fanshel, D. (1977). *Therapeutic discourse. Psychotherapy as conversation.* New York: Academic Press.

Lane, C., & Hobfoll, S. E. (1992). How loss affects anger and alienates potential supporters. *Journal of Consulting and Clinical Psychology, 60*(6), 935–942.

Lang, P. J. (1979). A bio-informational theory of emotional imagery. *Psychophysiology, 16*(6), 495–512.

Lange, C. G. (1885). *Om Sindsbevoegelser: Et psyko-fysiologiske Studie. (The emotions).* Baltimore: Williams & Wilkins, 1922.

Langer, E. J. (1992). Matters of mind: Mindfulnbess/mindlessness in perspective. *Consciousness and Cognition, 1*, 289–305.

Lanser, A. (2000). *Ein Leben an der Seite eines querschnittgelähmten Menschen. Eine Untersuchung zur Paarbeziehung, der Belastung und den Copingstrategien von Partnerinnen/Partnern von Querschnittgelähmten.* Lizentiatsarbeit, Institut für Psychologie, Universität Bern.

Larsen, R. J., & Diener, E. (1985). A multitrait-multimethod examination of affect structure: Hedonic level and emotional intensity. *Personality & Individual Differences, 6*(5), 631–636.

Larsen, R. J., & Diener, E. (1987). Affect intensity as an individual difference characteristic: A review. *Journal of Research in Personality, 21*(1), 1–39.

Larsen, R. J., Diener, E., & Cropanzano, R. S. (1987). Cognitive operations associated with individual differences in affect intensity. *Journal of Personality and Social Psychology, 53*(4), 767–774.

Latour, G. (1999). Langzeitkatamnese der Psychotherapeutischen Praxisstelle der Universität Bern. Teil B: Ergebnisse der Befragung und Vergleich mit und ohne weitere Therapie. Lizentiatsarbeit, Institut für Psychologie, Universität Bern.

Laux, L., & Weber, H. (1990). Bewältigung von Emotionen. In K. R. Scherer (Ed.), *Psychologie der Emotionen* (pp. 560–629). Göttingen: Hogrefe.
Lawson, N. C. (1978). Significant events in the rehabilitation process: the spinal cord patient's point of view. *Archives of Physical Medicine and Rehabilitation, 59*, 573–579.
Lawton, M. P., Kleban, M. H., Moss, M., Rovine, M., & Glicksman, A. (1989). Measuring caregiving appraisal. *The Gerontologist, 44*(3), 61–71.
Lazarus, R. S. (1966). *Psychological Stress and the Coping Process*. New York: Mcgraw-Hill.
Lazarus, R. S. (1975). The self-regulation of emotion. In L. Levi (Ed.), *Emotions – Their parameters and measurement* (pp. 47–67). New York: Raven Press.
Lazarus, R. S. (1983). The costs and benefits of denial. In S. Breznitz (Ed.), *The denial of stress* (pp. 1–30). New York: International Universities Press.
Lazarus, R. S. (1991). *Emotion and Adaption*. New York: Oxford University Press.
Lazarus, R. S. (1993). Coping theory and research: Past, Present, and Future. *Psychosomatic Medicine, 55*, 234–247.
Lazarus, R. S. (1996). *How We Cope With Stress*. Paper presented at the Lecture, Hangyang University, Nov. 29, 1996.
Lazarus, R. S., & Alfert, E. (1964). The short-circuiting of threat by experimentally altering cognitive appraisal. *Journal of Abnormal and Social Psychology, 69*, 195–205.
Lazarus, R. S., & Folkman, S. (1984). *Stress, Appraisal, and Coping*. New York: Springer.
Lazarus, R. S., & Launier, R. (1978). Stress-related transactions between person and environment. In L. A. Pervin & M. Lewis (Eds), *Perspectives in interactional psychology* (pp. 287–327). New York: Plenum Press.
Leary, T. (1957). *Interpersonal diagnosis of personality*. New York.
LeDoux, J. E. (1993). Emotional memory systems in the brain. *Behavioural Brain Research, 58*(1–2), 69–79.
LeDoux, J. E. (1995). Emotion: Clues from the brain. *Annual Review of Psychology, 46*, 209–235.
LeDoux, J. E. (1996). *The emotional brain*. New York: Simon and Schuster.
LeDoux, J. E. (2000). Emotion circuits in the brain. *Annual Review of Neuroscience, 23*, 155–184.
Levenson, R. W. (1994). Emotional Control: Variation and Consequences. In P. Ekman & R. J. Davidson (Eds), *The Nature of Emotion. Fundamental questions* (pp. 273–279). New York: Oxford University Press.

Levenson, R. W., Ekman, P., & Friesen, W. V. (1990). Voluntary facial action generates emotion-specific autonomic nervous system activity. *Psychophysiology, 27*(4), 363–384.
Levenson, R. W., Ekman, P., Heider, K., & Friesen, W. V. (1992). Emotion and autonomic nervous system activity in the Minangkabau of West Sumatra. *Journal of Personality & Social Psychology, 62*(6), 972–988.
Leventhal, E. A., Suls, J., & Leventhal, H. (1993). Hierarchical analysis of coping: Evidence from life-span studies. In H. W. Krohne (Ed.), *Attention and avoidance: Strategies in coping with aversiveness.* Seattle: Hogrefe & Huber.
Leventhal, H. (1982). A perceptual motor theory of emotion. *Social Science Information, 21*(6), 819–845.
Leventhal, H. (1984). A perceptual-motor theory of emotion. In L. Berkowitz (Ed.), *Advances in experimental social psychology* (Vol. 17, pp. 117–182). New York: Academic Press.
Leventhal, H., & Scherer, K. R. (1987). The relationship of emotion to cognition: A functional approach to a semantic controversy. *Cognition and Emotion, 1,* 3–28.
Lewin, K. (1981). *Wissenschaftstheorie I.* Bern: Huber; Klett-Cotta.
Lewinsohn, P. H. (1974). A behavioral approach to depression. In R. J. Friedman & M. M. Katz (Eds), *The psychology of depression: Contemporary theory and research.* Washington, DC: Winston Wiley.
Lindemann, E. (1944). Symptomatology and management of acute grief. *American Journal of Psychiatry, 101,* 141–148.
Lindner, C., & Nüesch, A. (1992). *Erfassung von Veränderungen der Themenbearbeitung in der Psychotherapie.* Vordiplomarbeit, Bern.
Linehan, M. (1993). *Cognitive-behavioral treatment of borderline personality disorder.* New York: Guilford.
Linville, P. W. (1987). Self-complexity as a cognitive buffer against stress-related illness and depression. *Journal of Personality and Social Psychology, 52*(4), 663–676.
Lorenz, K. (1963). *Das sogenannte Böse. Zur Naturgeschichte der Aggression.* Wien: Dr. G. Borotha-Schoeler Verlag.
Lowe, J., & Carroll, D. (1985). The effects of spinal cord injury on the intensity of emotional experience. *British Journal of Clinical Psychology, 24*(2), 135–136.
Luborsky, L., & Crits-Christoph, P. (1990). *Understanding transference. The core conflictual relationship theme method.* New York: Basic Books.
Luborsky, L., Sackheim, H., & Christoph, P. (1979). The state conductive to momentary forgetting. In J. F. Kihlstrom & F. J. Evans (Eds), *Functional disorders of memory* (pp. 325–353). Hillsdale NJ: Erlbaum.

Lude, P. (2000). Querschnittlähmung: Stressbezogene Reaktionen – ein Modell, *DGP Kongress*. Jena.

Lude, P., Lude, Y., Znoj, H.-J., Siegenthaler, F., & Lanser, A. (1999). *Spinal cord injury: The situation of life companions and close persons.* Paper presented at the 38th Annual Scientific Meeting of International Medical Society of Paraplegia, Copenhagen.

Luria, A. R. (1973). The frontal lobes and the regulation of behavior. In K. H. Pribram & A. R. Luria (Eds), *Psychophysiology of the frontal lobes*. New York, NY: Academic Press.

Luria, A. R. (1992). *Das Gehirn in Aktion. Einführung in die Neuropsychologie.* Reinbek: Rowohlt.

MacLean, P. (1949). Psychosomatic disease and the «visceral brain»: recent developments bearing on the Papez theory of emotion. *Psychosomatic Medicine, 11*, 338–353.

MacLeod, A. D. (1988). Self-neglect of spinal cord injured persons. *Paraplegia, 26*, 340–349.

MacLeod, C., & Mathews, A. (1988). Anxiety and the allocation of attention to threat. *Quarterly Journal of Experimental Psychology: Human Experimental Psychology, 40*(4), 653–670.

Maddi, S. R. (1990). Prolongin life by heroic measures: A humanistic existential perspective. In G. M. Herek, S. M. Levy, S. R. Maddi, S. E. Taylor & D. L. Wertlieb (Eds), *Psychological aspects of chronic illness: Chronic conditions, fatal diseases, and clinical care* (pp. 151–184). Washington: APA.

Maercker, A. (Hrsg.). (1997). *Therapie der posttraumatischen Belastungsstörungen*. Berlin: Springer.

Maercker, A., & Langner, R. (2001). Persönliche Reifung (Personal Growth) durch Belastungen und Traumata: Validierung zweier deutschsprachiger Fragebogenversionen. *Diagnostica, 3*, 153–162.

Maercker, A., & Schützwohl, M. (1998). Erfassung von psychischen Belastungsfolgen: Die Impact of Event Skala – revidierte Version (IES-R). *Diagnostica, 44*(3), 130–141.

Maercker, A., & Zoellner, T. (2004). The Janus face of self-perceived growth: Toward a two-component model of posttraumatic growth. *Psychological Inquiry, 15*(1), 41–48.

Maggi, M. (1992). *Sag mir wie Du denkst … Adaption des «Constructive Thinking Inventory» von S. Epstein.* Vordiplomarbeit, Universität Bern.

Malec, J., & Neimeyer, R. (1983). Psychologic prediction of duration of inpatient spinal cord injury rehabilitation and performance of self-care. *Archives of Physical and Medical Rehabilitation, 64*(August), 359–363.

Margraf, J., & Becker, E. (1997). Angststörungen. In K. Hahlweg & A. Ehlers (Hrsg.), *Psychische Störungen und ihre Behandlung* (pp. 241–306). Göttingen: Hogrefe.

Margraf, J., & Schneider, S. (1989). *Panik. Angstanfälle und ihre Behandlung.* Berlin: Springer.

Marmar, C. R. (1997). Trauma and Dissociation. *PTSD Research Quarterly, 8*(3), 1–6.

Martin, R. A., Berry, G. E., Dobransky, T., & Horne, M. (1996). Emotion perception threshold: Individual differences in emotional sensitivity. *Journal of Research in Personality, 30*, 290–305.

Masters, J. C. (1991). Strategies and mechanisms for the personal and social control of emotion. In J. Garber & K. A. Dodge (Eds), *The development of emotion regulation and dysregulation. Cambridge studies in social and emotional development* (pp. 182–207). New York, NY: Cambridge University Press.

Mathews, A., & MacLeod, C. (1986). Discrimination of threat cues without awareness in anxiety states. *Journal of Abnormal Psychology, 95*, 131–138.

Matt, D. A., Sementilli, M. E., & Burish, T. G. (1988). Denial as a strategy for coping with cancer. Special Issue: Behavioral medicine and the mental health counselor. *Journal of Mental Health Counseling, 10*(2), 136–144.

McCabe, R. E. (1999). Implicit and explicit memory for threat words in high- and low-anxiety-sensitive participants. *Cognitive Therapy and Research, 23*(1), 21–38.

McColl, M.-A., Lei, H., & Skinner, H. (1995). Structural relationships between social support and coping. *Social Science and Medicine, 41*(3), 395–407.

McCrae, R. R. (1982). Age differences in the use of coping mechanisms. *Journal of Gerontology, 37*(4), 454–460.

McCrae, R. R. (1984). Situational determinants of coping responses: loss, threat, and challenge. *Journal of Personality and Social Psychology, 46*(4), 919–928.

McCrae, R. R., & Costa, P. T. (1986). Personality, coping, and coping effectiveness in an adult sample. *Journal of Personality, 54*, 385–405.

McGloshen, T. H., & O'Bryant, S. L. (1988). The psychological well-being of older, recent widows. *Psychology of Women Quarterly, 12*, 99–116.

McIntosh, D. N. (1995). Religion as a schema, with implications for the relation between religion and coping. *International Journal for the Psychology of Religion, 5*, 1–16.

McNally, R. J. (1998). Information-processing abnormalities in anxiety disorders: Implications for cognitive neuroscience. *Cognition and Emotion, 12*(3), 479–495.

Meichenbaum, D. (1985). *Stress Inoculation Training: A clinical guidebook*. New York: Pergamon Press.
Merckelbach, H., de Jong, P. J., Muris, P., & van den Hout, M. A. (1996). The etiology of specific phobias: A review. *Clinical Psychology Review, 16*(4), 337–361.
Michel, G. (1999). *Regulation von Emotionen in der Psychotherapie.* Lizentiatsarbeit, Institut für Psychologie, Universität Bern.
Milbrath, C., Bond, M., Cooper, S., Znoj, H.-J., Horowitz, M. J., & Perry, C. (1999). Sequential consequences of therapists' interventions. *Journal of Psychotherapy Practice & Research, 8*(1), 40–54.
Miller, G. A., Galanter, E., & Pribram, K. H. (1960). *Plans and the structure of behavior dt.: Strategien des Handlens. Pläne und Strukturen des Verhaltens.* Stuttgart: Klett.
Miller, S. M. (1987). Monitoring and blunting: Validation of a questionnaire to assess styles of information seeking under threat. *Journal of Personality and Social Psychology, 52*(2), 345–353.
Minsky, M. (1990). *Mentopolis (the society of mind).* Stuttgart: Klett-Cotta.
Mischel, W., & Shoda, Y. (1995). A cognitive-affective system theory of personality: Reconceptualizing situations, dispositions, dynamics, and invariance in personality structure. *Psychological Review, 102*(2), 246–268.
Mischel, W., Shoda, Y., & Rodriguez, M. L. (1989). Delay of gratification in children. *Science, 244*(4907), 933–938.
Mogg, K., Mathews, A., & Weinman, J. (1987). Memory bias in clinical anxiety. *Journal of Abnormal Psychology, 96*(1), 94–98.
Moos, R. H., & Schaefer, J. A. (Eds). (1986). *Coping with life crises. An integrated approach.* New York: Plenum Press.
Moos, R. H., & Schaefer, J. A. (1993). Coping resources and processes: Current concepts and measures. In L. Goldberger & S. Breznitz (Eds), *Goldberg-Handbook of stress: Theoretical and clinical aspects* (2. ed., pp. 234–257). New York: Free Press.
Murphy, S. A., Lohan, J., Braun, T., & Johnson, L. C. (1999). Parents' health, health care utilization, and health behaviors following the violent deaths of their 12- to 28-year-old children: A prospective longitudinal analysis. *Death Studies, 23*(7), 589–616.
Nell, H. (1989). *Das Erleben von Ärger im familiären Alltag.* Diplomarbeit, Universität Bamberg.
Nichols, M. P., & Efran, J. S. (1985). Catharsis in psychotherapy: A new perspective. *Psychotherapy, 22*(1), 46–58.

Nick, L. (1999). *Emotionale Kontrollprozesse in der Folge therapeutischer Explizierungsangebote.* Lizentiatsarbeit, Institut für Psychologie, Universität Bern.

Nielson, W., R., & MacDonald, M. R. (1988). Attributions of blame and coping following spinal cord injury: Is self-blame adaptive? *Journal of Social and Clinical Psychology, 7*(2/3), 163–175.

Noack, H., Bachmann, N., Oliveri, M., Kopp, H. G., & Udris, I. (1993). Fragebogen zum Kohärenzgefühl (Sense of Coherence Questionnaire). Autorisierte Übersetzung auf der Grundlage von Übersetzungen von B. Strub, W. Fischer-Rosenthal, W. Weiss und J. Sigrist (1991). In R. Calmonte, Y. Nakamura & H. Noack (Hrsg.), *Messinstrumente im Härz-As – Projekt: Gesundheitsinterview, Fragebogen und Gesundheitsindikatoren.* Bern: Institut für Sozial- und Präventivmedizin, Abteilung für Gesundheitsforschung.

Oatley, K., & Jenkins, J. M. (1992). Human emotions: function and dysfunction. *Annual Review of Psychology, 43,* 55–85.

Oatley, K., & Johnson-Laird, P. N. (1987). Towards a cognitive theory of emotions. *Cognition & Emotion, 1*(1), 29–50.

Ochsner, K. N., & Gross, J. J. (2005). The cognitive control of emotion. *TRENDS in Cognitive Scienses, 9,* 242–249.

Odermatt, T. (1999). *Regulationsverhalten im therapeutischen Setting. Eine Studie über Natur, Ursache und Wirkung von Regulationen.* Lizentiatsarbeit, Institut für Psychologie, Universität Bern.

Orlinsky, D. E., Grawe, K., & Parks, B. K. (1994). Process and outcome in psychotherapy – noch einmal. In A. E. Berin & S. L. Garfield (Eds), *Handbook of Psychotherapy and Behavioral Change* (4. ed., pp. 270–376). New York: Wiley.

Orlinsky, D. E., & Howard, K. I. (1978). The relation of process to outcome in psychotherapy. In S. L. Garfield & A. E. Bergin (Eds), *Handbook of psychotherapy and behavior change: an empirical analysis* (2. ed., pp. 283–329). New York: Wiley.

Overholser, J. C., Schubert, D. S., Foliant, R., & Frost, F. (1993). Assessment of emotional distresss following spinal cord injury. *Rehabilitation Psychology, 38,* 187–198.

Page, A. C. (1994). Blood-injury phobia. *Clinical Psychology Review, 14,* 443–461.

Pargament, K. I., Ensing, D. S., Falgout, K., Olsen, H., et al. (1990). God help me: (I): Religious coping efforts as predictors of the outcomes to significant negative life events. *American Journal of Community Psychology, 18*(6), 793–824.

Park, C. L., Cohen, L., H., & Murch, R., L. (1997). Assessment and prediction of stress-related growth. *Journal of Personality, 64*(1), 71–105.
Park, C. L., & Cohen, L. H. (1993). Religious and nonreligious coping with the death of a friend. *Cognitive Therapy and Research, 17*(6), 561–577.
Parker, J. D. A., & Endler, N. S. (1992). Coping with coping assessment: A critical review. *European Journal of Personality, 6*(5), 321–344.
Parris Stephens, M. A., & Townsend, A. L. (1997). Stress of parent care: Positive and negative effects of women's other roles. *Psychology and Aging, 12*(2), 376–386.
Patrick, C. J., Cuthbert, B. N., & Lang, P. J. (1994). Emotion in the criminal psychopath: Fear image processing. *Journal of Abnormal Psychology, 103*(3), 523–534.
Pearlin, L., I., & Schooler, C. (1978). The structure of coping. *Journal of Health and Social Behavior, 19*, 2–21.
Pearlin, L. I., Mullan, J. T., Semple, S. J., & Skaff, M. M. (1990). Caregiving and the stress process: An overview of concepts and their measures. *The Gerontologist, 30*(5), 583–594.
Pennebaker, J., Kiecolt-Glaser, J. K., & Glaser, R. (1988). Disclosure of traumas and immune function: Health implications for psychotherapy. *Journal of Consulting and Clinical Psychology, 56*, 239–245.
Pennebaker, J. W. (1989). Confession, inhibition, and disease. In L. Berkowitz (Ed.), *Advances in experimental social psychology* (Vol. 22, pp. 211–244). New York: Academic.
Pennebaker, J. W. (1990). *Opening up: The healing power of confiding in others.* New York: William Morrow.
Pennebaker, J. W. (1993). Putting stress into words: Health, linguistic, and therapeutic implications. *Behaviour Research & Therapy, 31*(6), 539–548.
Pennebaker, J. W. (Ed.). (1995). *Emotion, Disclosure, and Health.* Washington, DC: APA.
Pennebaker, J. W., Hughes, C. F., & O'Heeron, R. C. (1987). The psychophysiology of confession: Linking inhibitory and psychosomatic processes. *Journal of Personality and Social Psychology, 52*(4), 781–793.
Pennebaker, J. W., Mayne, T. J., & Francis, M. E. (1997). Linguistic predictors of adaptive bereavement. *Journal of Personality & Social Psychology, 72*(4), 863–871.
Perls, F. S., Hefferline, R., & Goodman, P. (1979). *Gestalttherapy* (Dt. 1979, Trans.). New York: Julian Press.
Perrez, M., & Reicherts, M. (1992). *Stress, Coping, and Health – A Situation-Behavior Approach, Theory, Methods, Applications*. Seattle: Hogrefe & Huber.

Piaget, J. (1976). *Die Äquilibration der kognitiven Strukturen.* Stuttgart: Klett.
Piaget, J. (1981). *Jean Piaget über Jean Piaget. Sein Werk aus seiner Sicht.* München: Kindler.
Pines, A. M. (1993). Burnout. In L. Goldberger & S. Breznitz (Eds), *Handbook of Stress* (pp. 386–402). New York: Free Press.
Pinker, S. (1997). *How the mind works.* New York: Norton.
Pitman, R. K. (1997). Overview of biological themes in PTSD. *Annals of the New York Academy of Sciences, 821,* 1–9.
Plaschy, A. (1998). Sinnvolle Neuorientierung und persönliches Wachstum nach dem Verlust eines Kindes. Lizentiatsarbeit, Institut für Psychologie, Universität Bern.
Plutchik, R., & Kellermann, H. (Eds). (1980). *Emotion: Theory, research, and experience* (Vol. 1). New York: Academic Press.
Polster, I., & Polster, M. (1973). *Gestalt Therapy Integrated.* New York: Brune-Mazel.
Posner, M. I., & Rothbart, M. K. (1980). The development of attentional mechanisms. In J. H. Flowers (Ed.), *Nebraska Symposium on Motivation* (pp. 1–49). Lincoln, Nebraska: University of Nebraska Press.
Posner, M. I., & Rothbart, M. K. (1989). Intentional chapters on unintended thoughts. In J. S. Uleman & J. A. Bargh (Eds), *Unintended thought: Limits of awareness, intention, and control* (pp. 450–469). New York: Guilford.
Powers, W. T. (1973). *Behavior: The Control of Perception.* Chicago: Aldine.
Prentice, D. A., & Miller, D. T. (1992). When small effects are impressive. *Psychological Bulletin, 112*(1), 160–164.
Prigerson, H. G., Bierhals, A. J., Kasl, S. V., Reynolds, C. F. I., et al. (1997). Traumatic grief as a risk factor for mental and physical morbidity. *American Journal of Psychiatry, 154*(5), 616–623.
Prigogine, I., & Stengers, I. (1981). *Dialog mit der Natur. Neue Wege naturwissenschaftlichen Denkens.* (5. erweiterte Aufl.) (F. Griese, Trans.). München: Piper.
Prochaska, J. O., Norcross, J., C., & DiClemente, C. C. (1994). *Changing for good.* New York: Avon Books.
Rabin, C., & Nardi, C. (1991). Treating post traumatic stress disorder couples: A psychoeducational program. *Community Mental Health Journal, 27*(3), 209–224.
Rachman, S., & Wilson, E. (1980). *The effect of psychological therapy.* Oxford: Pergamon.
Ramer, M. S., Priestley, J. V., & McMahon, S. (2000). Functional regeneration of sensory axons into the adult spinal cord. *Nature, 403*(67), 312–316.

Rapaport, M. H. (1987). Chronic pain and posttraumatic stress disorder. *American Journal of Psychiatry, 144*(1), 120.

Rapee, R. M., Craske, M. G., Brown, T. A., & Barlow, D. H. (1996). Measurement of perceived control over anxiety-related events. *Behavior Therapy, 27*(2), 279–293.

Regli, D., Grawe, K., Gassmann, D., & Dick, A. (1998). CIPA – Eine Methode zur Verbindung von quantitativer und qualitativer Einzelfallanalyse. *Zeitschrift für Psychotherapy, Psychosomatik und medizinische Psychologie, 48*, 243–256.

Regli, D., Smith, E., & Grawe, K. (1999). What makes therapy sessions effective?, *Society for Psychotherapy Research*. Braga.

Reich, W. (1933). *Charakteranalyse. Technik und Grundlagen für studierende und praktizierende Analytiker*. Wien: Selbstverlag des Autors.

Rey, O. (2004). How the mind hurts and heals the body. *American Psychologist, 59*(1), 29–40.

Rice, L. N., & Greenberg, L. S. (1984). *Patterns of change. Intensive analysis of psychotherapy process*. New York: The Guilford Press.

Richards, J., M., & Gross, J. J. (2000). Emotion Regulation and Memory: The Cognitive Costs of Keeping One's Cool. *Journal of Personality and Social Psychology, 79*(3), 410–424.

Riedl, R. (1982). *Evolution und Erkenntnis. Antworten auf Fragen aus unserer Zeit*. München: Piper.

Rief, W. (1996). Die somatoformen Störungen – Grosses unbekanntes Land zwischen Psychologie und Medizin. *Zeitschrift für Klinische Psychologie, 25*(3), 173–189.

Riesbeck, C. K., & Schank, R. C. (1989). *Inside case-based reasoning*. Hillsdale: Lawrence Erlbaum.

Rindskopf, D., & Rindskopf, W. (1986). The value of latent class analysis in medical diagnosis. *Statistics in medicine, 5*, 21–27.

Rintala, D., Young, J., Hart, K., Clearman, R., & Fuhrer, M. (1992). Social support and the well-being of persons with spinal cord injury living in the community. *Rehabilitation Psychology, 37*, 155–163.

Rogan, M. T., & LeDoux, J. E. (1995). LTP is accompanied by commensurate enhancement of auditory-evoked responses in a fear conditioning circuit. *Neuron, 15*(1), 127–136.

Roger, D., & Nesshoever, W. (1987). The construction and preliminary validation of a scale for measuring emotional control. *Personality & Individual Differences, 8*, 527–534.

Rogers, C. R. (1951). *Client-Centered-Therapy.* Boston: Houghton Mifflin.

Rosen, J. B., & Schulkin, J. (1998). From normal fear to pathological anxiety. *Psychological Review, 105*(2), 325–350.
Rosenthal, T. L. (1993). To soothe the savage beast. *Behaviour Research & Therapy, 31*(5), 439–462.
Rosik, C. H. (1989). The impact of religious orientation in conjugal bereavement among older adults. *International Journal of Aging and Human Development, 28*, 251–260.
Rothbart, M. K., Derryberry, D., & Posner, M. I. (1994). A psychobiological approach to the development of temperament. In J. T. Bates & T. D. Wachs (Eds), *Temperament: Individual differences at the interface of biology and behavior. APA science volumes* (pp. 83–116). Washington, DC: American Psychological Association, Washington, DC.
Rothbart, M. K., Ziaie, H., & O'Boyle, C. G. (1992). Self-regulation and emotion in infancy. In N. Eisenberg & R. Fabes, A. (Eds), *Emotion and its regulation in early development. New directions for child development, No. 55: The Jossey-Bass education series.* (pp. 7–23). San Francisco, CA: Jossey-Bass.
Rotter, J. B. (1966). General expectancies for internal vs. external control of reinforcement. *Psychological Monographs, 80.*
Rümmele, E. (Hrsg.). (1990). *BPT Band 1. Spektrum der Bewegungspsychotherapie – ausgewählte Beispiele.* Thun: Harri Deutsch.
Rutter, M. (1991). Age changes in depressive disorders: Some developmental considerations. In J. Garber & K. A. Dodge (Eds), *The development of emotion regulation and dysregulation. Cambridge studies in social and emotional development* (pp. 273–300). New York, NY: Cambridge University Press.
Sachse, R. (1988). *Finbe-System: Manual für formale, inhaltliche und Bearbeitungs-Analyse von Klienten- und Therapeuten-Äusserungen* (Berichte aus der Arbeitseinheit Klinische Psychologie No. 65). Bochum: Ruhr-Universität Bochum.
Sachse, R. (1990). *Meinen, Verstehen und Intervenieren im Prozess der Gesprächspsychotherapie: Die Förderung der Explizierung subjektiver Bedeutungen von Klienten durch zielgerichtetes Handeln der Therapeuten.* Unveröffentlichte Habilitationsschrift, Ruhr-Universität Bochum.
Sachse, R., & Maus, C. (1991). *Zielorientiertes Handeln in der Gesprächspsychotherapie.* Stuttgart: Kohlhammer.
Salovey, P., & Mayer, J. D. (1990). Emotional Intelligence. *Imagination, Cognition and Personality, 9*(3), 185–211.
Sapolsky, R. M. (1992). *Stress, the aging brain, and the mechanisms of neuron death.* Cambridge: MIT Press.

Sapolsky, R. M. (1996). Why stress is bad for your brain. *Science, 273*, 749–750.
Sätteli, K. (2000). *Die Bedeutung von anhaltenden stressreichen Lähmungsfolgen und Bewältigungsneigungen bezüglich des Befindens querschnittgelähmter Menschen in der Schweiz.* Lizentiatsarbeit, Institut für Psychologie, Universität Bern.
Schachter, S., & Singer, J. (1962). Cognitive, social, and physiological determinants of emotional state. *Psychological Review, 69*, 379–399.
Schaefer, J. A., & Moos, R., H. (1992). Life crisis and personal growth. In B. N. Carpenter (Ed.), *Personal coping. Theory, Research, and Application* (pp. 149–170). Westport, CT: Praeger.
Scherer, K. R. (1982). Emotion as a process: Function, origin and regulation. *Social Science Information, 21*(4–5), 555–570.
Scherer, K. R. (1984). On the nature and function of emotion: A component process approach. In K. R. Scherer & P. Ekman (Eds), *Approaches to emotion* (pp. 293–317). Hillsdale, NJ: Erlbaum.
Schiepek, G. (1991). *Systemtheorie der Klinischen Psychologie.* Braunschweig/ Wiesbaden: Friedrich Vieweg & Sohn Verlagsgesellschaft GmbH.
Schmidt-Rathjens, C., Benz, D., VanDamme, D., Feldt, K., & Amelang, M. (1997). Über zwiespältige Erfahrungen mit Fragebögen zum Kohärenzsinn sensu Antonovsky. *Diagnostica, 43*(4), 327–346.
Schnyder, U., & Buddenberg, C. (1996). Psychosocial aspects of accidental injuries – an overview. *Langenbecks Arch Chir, 381*, 125–131.
Schore, A. N. (1994). *Affect regulation and the origin of the self: The neurobiology of emotional development.* Hillsdale NJ: Lawrence Erlbaum.
Schore, A. N. (2003a). *Affect dysregulation & disorders of the self.* New York: WW Norton.
Schore, A. N. (2003b). Zur Neurobiologie der Bindung zwischen Mutter und Kind. In H. Keller (Ed.), *Handbuch der Kleinkindforschung.* Bern: Huber.
Schulte, D., Hartung, J., & Wilke, F. (1997). Handlungskontrolle der Angstbewältigung: Was macht Reizkonfrontationsverfahren so effektiv? *Zeitschrift für Klinische Psychologie. Forschung und Praxis, 26*(2), 118–128.
Schulz, R., & Decker, S. (1985). Long-term adjustment to physical disability: The role of social support, perceived control, and self-blame. *Journal of Personality and Social Psychology, 48*(5), 1162–1172.
Schulz, R., Wood, D., & Decker, S. (1987). The social psychology of caregiving: Physical and psychological costs of providing support to the disabled. *Journal of Applied Social Psychology, 17*(4), 401–428.

Schwab, M. E., & Brosamle, C. (1997). Regeneration of lesioned corticospinal tract fibers in the adult rat spinal cord under experimental conditions. *Spinal Cord, 35*(7), 469–473.

Schwartz, G. E. (1990). Psychobiology of repression and health: A systems approach. In J. L. Singer (Ed.), *Repression and disooctiation: Implications for personality theory, psychopathology, and health* (pp. 405–434). Chicago: University of Chicago Press.

Schwarzer, R. (1996). *Psychologie des Gesundheitsverhaltens*. Göttingen: Hogrefe.

Scivoletto, G., Petrelli, A., DiLucente, L., & Castellano, V. (1997). Psychological investigation of spinal cord injury patients. *Spinal Cord, 35*, 516–520.

Selye, H. (1936). A syndrome produced by diverse nocuous agents. *Nature, 138*, 32.

Selye, H. (1975). Implications of stress concept. *New York State Journal of Medicine, 75*(12), 2139–2145.

Shadish, W. R., & Hickman, D. (1981). Psychological problems of spinal cord injury patients: emotional distress as a function of time and locus of control. *Journal of Consulting and Clinical Psychology, 49*(2), 297.

Shoda, Y., Mischel, W., & Peake, P. K. (1990). Predicting adolescent cognitive and self-regulatory competencies from preschool delay of gratification: Identifying diagnostic conditions. *Developmental Psychology, 26*(6), 978–986.

Sholomskas, D. E., Steil, J. M., & Plummer, J. K. (1990). The spinal cord injured revisited: The relationship between self-blame, other-blame and coping. *Journal of Applied Social Psychology, 20*(7), 548–574.

Siegel, J. M., & Kuykendall, D. H. (1990). Loss, widowhood and psychological distress among the elderly. *Journal of Consulting and Clinical Psychology, 58*, 519–524.

Siegenthaler, F. (1999). *Angehörige von Querschnittgelähmten. Bewältigungsstil, persönliches Wachstum und psychische Belastung bei Personen mit und ohne Betreuungsverantwortung.* Lizentiatsarbeit, Institut für Psychologie, Universität Bern.

Singer, J. L. (Ed.). (1990). *Repression and Dissociation. Implications for Personality Theory, Psychopathology, and Health.* Chicago: The University of Chicago Press.

Skinner. (1938). *The behavior of organisms.* New York: Appleton-Century-Crofts.

Squire, L. R. (1986). Mechanisms of memory. *Science, 232*, 1612–1619.

Stanton, A. L., Danoff-Burg, S., Cameron, C. L., & Ellis, A. P. (1994). Coping through emotional approach: Problems of conceptualizaton and confounding. *Journal of Personality & Social Psychology, 66*(2), 350–362.

Steinglass, P., Temple, S., Lisman, S. A., & Reiss, D. (1982). Coping with spinal cord injury: The family perspective. *General Hospital Psychiatry, 4*, 259–264.
Steptoe, A., Sutcliffe, I., Allen, B., & Coombes, C. (1991). Satisfaction with communication, medical knowledge, and coping style in patients with metastatic cancer. *Social Science & Medicine, 32*, 627–632.
Stinson, C. S., Milbrath, C., Reidbord, S., & Bucci, W. (1994). Thematic segmentation of psychotherapy transcripts for convergent analyses. *Psychotherapy, 31*(36–48).
Stirnimann, D., Cavigelli, A., Erni, T., & Dietz, V. (1998). Die berufliche Situation Querschnittgelähmter. *Information der Arbeitsgemeinschaft für die Berufsberatung Behindeter, 2*, 9–17.
Stone, A. A., & Neale, J. M. (1984). New measure of daily coping: Development and preliminary results, *46*(4), 892–906.
Stroebe, M. S., Stroebe, W., & Hansson, R. O. (Eds). (1993). *Handbook of bereavement: Theory, research, and intervention*. New York: Cambridge University Press.
Stroebe, W., & Stroebe, M. S. (1987). *Bereavement and health. The psychological and physical consequences of partner loss*. Cambridge: Cambridge University Press.
Sullivan, H. S. (1953). *The interpersonal theory of psychiatry*. New York: Norton Press.
Sullivan, M. J. L., & Conway, M. (1989). Negative affect leads to low-effort cognition: Attributional processing for observed social behavior, *7*, 315–337.
Summerfeldt, L. J., & Endler, N. S. (1996). Coping with emotion and psychopathology. In M. Zeidner & N. S. Endler (Eds), *Handbook of Coping. Theory, Research, Applications* (pp. 602–639). New York: John Wiley.
Sundin, E. (1998). IES and its statistical properties in normal population: oral report.
Taylor, S., & Koch, W. J. (1995). Anxiety disorders due to motor vehicle accidents: nature and treatment. *Clinical Psychology Review, 15*(8), 721–738.
Taylor, S. E., & Brown, J. D. (1988). Illusion and well-being: A social psychological perspective on mental health. *Psychological Bulletin, 103*(2), 193–210.
Taylor, S. E., Wayment, H. A., & Collins, M. A. (1993). Positive Illusions and affect regulation. In D. M. Wegner & J. W. Pennebaker (Eds), *Handbook of Mental Control* (pp. 325–343). New Jersey: Prentice Hall.
Tedeschi, R. G., & Calhoun, L. G. (1995). *Trauma & transformation: Growing in the aftermath of suffering*. Thousand Oaks, CA: Sage.

Tedeschi, R. G., & Calhoun, L. G. (1996). The posttraumatic growth inventory: Measuring the positive legacy of trauma. *Journal of Posttraumatic Stress, 9*(3), 455–471.

Temoshok, L., & Dreher, H. (1993). *The type C connection: The mind-body link to cancer and your health*. New York: Penguin.

Thayer, R. E., Newman, R. J., & McClain, T. M. (1994). Self-regulation of mood: Strategies for changing a bad mood, raising energy, and reducing tension. *Journal of Personality and Social Psychology, 67*(5), 910–925.

Thompson, R. F., & Gluck, M. A. (1991). Brain substrates od basic associative learning and memory. In R. G. Lister & H. J. Weingartner (Eds), *Perspectives on cognitive neuroscience* (pp. 24–45). New York: Oxford University Press.

Thomson, M. P., & Vardaman, P. J. (1997). The role of religion in coping with the loss of a family member to homicide. *Journal for the Scientific Study of Religion, 36*, 44–51.

Thoresen, C., E., & Powell, L. H. (1992). Type A behavior pattern: New perspectives on theory, assessment, and intervention. *Journal of Consulting and Clinical Psychology, 60*(4), 595–604.

Thorson, J. A. (1990). To Laugh in the Face of Death: the Games that Lethal People Play. *OMEGA, 21*(3), 225–239.

Thorson, J. A., & Powell, F. C. (1987). Factor Structure of a Lethal Behaviors Scale. *Psychological Reports, 61*, 807–810.

Tibben, A., Vegter-van der Vlis, M., Skraastad, M. I., Frets, P. G., van der Kamp, J. J., Niermeijer, M. F., et al. (1992). DNA-testing for Huntington's disease in The Netherlands: a retrospective study on psychosocial effects. *American Journal of Medical Genetics, 44*(1), 94–99.

Tice, D. M., & Baumeister, R. F. (1993). Controlling anger: Self-induced emotion change. In D. M. Wegner & J. W. Pennebaker (Eds), *Handbook of Mental Control* (pp. 393–409). New Jersey: Prentice Hall.

Tichenor, V., & Hill, C. E. (1989). A comparison of six measures of working alliance, *26*(2), 195–199.

Timmers, M., Fischer, A., & Manstead, A. (1998). Gender Differences in Motives for Regulating Emotions. *Personality and Social Psychology, 24*(9), 974–985.

Titchener, J. L., & Ross, W. D. (1974). Acute or chronic stress as determinants of behavior, character and neuroses. In S. Arieti & E. B. Brody (Eds), *Adult Clinical Psychiatry: American Handbook of Psychiatry* (Vol. 2, pp. 39–60). New York: Basic Books.

Tix, A. P., & Frazier, P. A. (1998). The use of religious coping during stressful life events: Main effects, moderation, and mediation. *Journal of Consulting and Clinical Psychology, 66*(2), 411–422.

Tobin, J. J., & Friedman, J. (1983). Spirits, shamans, and nightmare death: Survivor stress in a Hmong refugee. *American Journal of Orthopsychiatry, 53*(3), 439–448.
Toda, S., & Fogel, A. (1993). Infant Response to the Sill-Face Situation at 3 and 6 Months. *Developmental Psychology, 29*(3), 532–538.
Tolman, E. C. (1948). Cognitive maps in rats and men. *Psychological Review, 45*, 1–41.
Tomaka, J., Clascovich, J., Kelsey, R. M., & Leitten, C. L. (1993). Subjective, Physiological, and Behavioral Effects of Threat and Challenge Appraisal. *Journal of Personality and Social Psychology, 65*(2), 248–260.
Tomarken, A. J., Davidson, R. J., Wheeler, R. E., & Doss, R. C. (1992). Individual differences in anterior brain asymmetry and fundamental dimensions of emotion. *Journal of Personality and Social Psychology, 62*, 676–687.
Tomarken, A. J., & Keener, A. D. (1998). Frontal brain asymmetry and depression: A self-regulatory perspective. *Cognition and Emotion, 12*, 387–420.
Tomassen, P., Post, M., & von Asbeck, F. (2000). Return to wirk after spinal cord injury. *Spinal Cord, 38*, 51–55.
Tomich, P. L., & Helgeson, V. S. (2004). Is finding something good in the bad always good? Benefit finding among women with breast cancer. *Health Psychology, 23*(1), 16–23.
Tomkins, S. S. (1962). *Affect, imagery, consciousness. The positive affects* (Vol. 1). New York: Springer.
Tomkins, S. S. (1963). *Affect, imagery, consciousness. The negative affects* (Vol. 2). New York: Springer.
Tomkins, S. S. (1963). The Innate Determinants of Affect. In S. S. Tomkins (Ed.), *Affect, Imagery, Consciousness*. New York: Springer.
Tomkins, S. S. (1982). Affect theory. In P. Ekman (Ed.), *Emotion in the human face* (2 ed., pp. 353–395). Cambridge: Cambridge University Press.
Torta, R., Varetto, A., & Ravizza, L. (1990). Laughter and smiling. The gesture between social philosophy and psychobiology. *Minerva Psichiatrica, 31*(1), 21–26.
Toukmanian, S. G. (1986). A measure of client perceptual processing. In L. S. L. S. Greenberg & W. M. Pinsof (Eds), *The psychotherapeutic process: a research handbook* (pp. 107–130). New York: The Guilford Press.
Traue, H. C. (1991). Gehemmte Expressivität, Arousal und soziale Unterstützung. In J. Haisch & H.-P. Zeitler (Eds), *Gesundheitspsychologie. Zur Sozialpsychologie der Prävention und Krankheitsbewältigung* (pp. 345–360). Heidelberg: Asanger.

Traue, H. C., & Pennebaker, J. W. (Eds). (1993). *Emotion, Inhibition, and Health.* Seattle: Hogrefe & Huber.

Trevarthen, C. (1993). The function of emotions in early infant communication and development. In J. Nadel & L. Camaioni (Eds), *New perspectives in early communicative development.* London, New York: Routledge.

Triandis, H. C. (1994). Theoretical and methodological approaches to the study of collectivism and individualism. In U. Kim, H. C. Triandis, C. Kagitcibasi, S. C. Choi & G. Yoon (Eds), *Individualism and Collectivism: Theory, Method and Applications* (pp. 41–51). Thousand Oaks, CA: Sage.

Trice, A. D. (1988). Posttraumatic stress syndrome-like symptoms among AIDS caregivers. *Psychological Reports, 63*(2), 656–658.

Trieschmann, R. B. (1984). The psychological aspects of spinal cord injury. In C. J. Gordon (Ed.), *Current topics in rehabilitation psychology* (pp. 125–137). Orlando: Grune & Stratton.

Trower, P., Casey, A., & Dryden, W. (1988). *Cognitive-Behavioural Counselling in Action.* London: SAGE.

Trowill, J. A., Panksepp, J., & Gandelman, R. (1969). An incentive model of rewarding brain stimulation. *76*(3), 264–281.

Tryon, W. W. (1993). Neural Networks: I. Theoretical unification through connectionism. *Clinical Psychological Review, 13*, 341–352.

Tschacher, W., & Brunner, E. J. (1995). Empirische Studien zur Dynamik von Gruppen aus der Sicht der Selbstorganisationstheorie. *Zeitschrift für Sozialpsychologie, 26*(2), 78–91.

Tschacher, W., & Grawe, K. (1996). Selbstorganisation in Therapieprozessen. *Zeitschrift für Klinische Psychologie, 25*(1), 55–60.

Tschacher, W., & Scheier, C. (1995). Analyse komplexer psychologischer Systeme II: Verlaufsmodelle und Komplexität einer Paartherapie. *System Familie, 8*(2), 160–171.

Tschacher, W., & Scheier, C. (1997). Complex Psychological Systems: Synergetics and Chaos. In P. A. Perna & F. Masterpaequa (Eds), *The Psychological Meaning of Chaos: Self-Organization in Human Development and Psychotherapy.* Washington DC: APA-Press.

Tschacher, W., Scheier, C., & Grawe, K. (1998). Order and Pattern Formation in Psychotherapy. *Nonlinear Dynamics, Psychology, and Life Science, 2*(3), 199.

Tschacher, W., Schiepek, G., & Brunner, E. J. (Eds). (1992). *Self-Organization and Clinical Psychology. Empirical Approaches to Synergetics in Psychology.* (Vol. 58). Berlin: Springer.

Tschan, F., & Semmer, N. (2001). Wenn alle dasselbe denken: Geteilte Mentale Modelle und Leistung in der Teamarbeit. In R. Fisch, D. Beck & B. Englich (Hrsg.), *Projektgruppen in Organisationen – praktische Erfahrungen und Erträge der Forschung.* Göttingen: Verlag für Angewandte Psychologie.

Tucker, D. M., Vannatta, K., & Rothlind, J. (1990). Arousal and Activation Systems and Primitive Adaptive Controls on Cognitive Primin. In N. L. e. a. Stein (Ed.), *Psychological and Biological Approaches to Emotion* (Chapter 7). Hillsdale, New Jersey: Lawrence Erlbaum Associates.

Tucker, J. S., Orlando, M., Burnam, M. A., Sherbourne, C. D., Kung, F.-Y., & Gifford, A. L. (2004). Psychosocial mediators of antiretroviral adherence in HIV-positive adults with substance use and mental health problems. *Health Psychology, 23*(4), 363–370.

Tucker, P., Dickson, W., Pfefferbaum, B., McDonald, N. B., & Allen, G. (1997). Traumatic reactions as predictors of posttraumatic stress six months after the Oklahoma City bombing. *Psychiatric Services Washington, 48*(9), 1191–1194.

Tuckman, B. W. (1965). Development sequence in small groups. *Psychological Bulletin, 63*, 384–389.

Tulving, E. (1987). Multiple memory systems and consciousness. *Human Neurobiology, 6*, 67–80.

Turing, A. M. (1936). On Computable numbers with an application to the Entscheidungsproblem. *Proc. London Math. Soc., Ser. 2, 42*, 230–265.

Turk, D. C., Kerns, R. D., & Rosenberg, R. (1992). Effects of marital interaction on chronic pain and disability: Examining the down side of social support. *Rehabilitation Psychology, 37*(4), 259–274.

Turk, D. C., & Rudy, T. E. (1986). Assessment of cognitive factors in chronic pain: A worthwhile enterprise? *Journal of Consulting and Clinical Psychology, 54*(6), 760–768.

Turner, J. R., & Wheaton, B. (1995). Checklist measurement of stressful life events. In S. Cohen, R. Kessler & L. Underwood Gordon (Eds), *Measuring Stress* (pp. 29–58). New York: Oxford University Press.

Ullrich de Muynck, R., & Ullrich, R. (1977). *Der Unsicherheitsfragebogen.* München: Pfeiffer.

Vaillant, G. E. (1977). *Adaption to life.* Boston: Little, Brown.

Vaillant, G. E. (Ed.). (1992). *Ego Mechanisms of Defense: A Guide for Clinicians and Researchers.* Washington, DC: American Psychiatric Press.

Vaillant, G. E. (1993). *The wisdom of the ego.* Cambridge: Harvard University Press.

Vaillant, G. E., Bond, M., & Vaillant, C. O. (1986). An empirically validated hierarchy of defense mechanisms. *Archives of General Psychiatry, 43*(8), 786–794.
Videka-Sherman, L. (1982). Coping with the death of a child: A study over time. *American Journal of Orthopsychiatry, 52*, 688–698.
Vitaliano, P. P., Russo, J., Young, H. M., Teri, L., & Maiuro, R. D. (1991). Predictors of burden in spouse caregivers of individuals with Alzheimer's disease. *Psychology and Aging, 6*(3), 392–402.
Vitaliano, P. P., Young, H. M., & Russo, J. (1991). Burden: A review of measures used among caregivers of individuals with dementia. *The Gerontologist, 31*(1), 67–75.
von Neumann, J., & Morgenstern, O. (1944). *Theory of Games and Economic Behavior.* Princeton, NJ: Princeton University Press.
Wachtel, P. L. (Ed.). (1982). *Resistance, psychodynamic and behavioral approaches.* New York: Plenum Press.
Walker, R. E., & Foley, J. M. (1973). Social Intelligence: Its history and measurement. *Psychological Reports, 33*, 839–864.
Wallbott, H. G., & Scherer, K. R. (1985). Differentielle Situations- und Reaktionscharakteristika in Emotionserinnerungen: Ein neuer Forschungsansatz. *Psychologische Rundschau, 36*(2), 83–101.
Wallston, B. S., & Wallston, K. A. (1978). Locus of control and health: A review of the literature. *Health Education Monographs, 6*(2), 107–117.
Wallston, K. A. (1992). Hocus-pocus, the focus isn't strictly on locus: Rotter's social learning theory modified for health. *Cognitive Therapy & Research, 16*(2), 183–199.
Watson, M., Greer, S., Rowden, L., Gorman, C., Robertson, B., Bliss, J. M., et al. (1991). Relationships between emotional control, adjustment to cancer and depression and anxiety in breast cancer patients. *Psychological Medicine, 21*(1), 51–57.
Watson, M., Pettingale, K. W., & Greer, S. (1984). Emotional control and autonomic arousal in breast cancer patients. *Journal of Psychosomatic Research, 28*(6), 467–474.
Weber, H. (1992). Belastungsverarbeitung. *Zeitschrift für Klinische Psychologie, 21*(1), 17–27.
Weber, H. (1994). *Ärger. Psychologie einer alltäglichen Emotion*. Weinheim: Juventa.
Wegner, D., & Pennebaker, J. (Eds). (1992). *Handbook of mental control.* New York: Prentice Hall.

Wegner, D. M., Erber, R., & Zanakos, S. (1993). Ironic Processes in the Mental Control of Mood and Mood-Related Thought. *Journal of Personality and Social Psychology, 65*(6), 1093–1104.
Weinberger, D. A. (1990). The construct validity of the repressive coping style. In J. L. Singer (Ed.), *Repression and dissociation: Implications for personality theory, psychopathology, and health* (pp. 337–386). Chicago, IL: University of Chicago Press.
Weinberger, D. A., Schwartz, G. E., & Davidson, R. J. (1979). Low-anxious, high-anxious, and repressive coping styles: Psychometric patterns and behavioral and physiological responses to stress. *Journal of Abnormal Psychology, 88*, 369–380.
Weinstein, N. D. (1980). Unrealistic Optimism about Future Life Events. *Journal of Personality & Social Psychology, 39*(5), 806–820.
Weiss, D. S., & Marmar, C. R. (1996). The Impact of Event-Scale-revised. In J. P. Wilson & T. M. Keane (Eds), *Assessing psychological trauma and PTSD: A handbook for practitioners* (pp. 399–411). New York: Guilford Press.
Weitzenkamp, D. A., Gerart, K. A., Charlifue, S. W., Whiteneck, G. G., & Savic, G. (1997). Spouses of spinal cord injury survivors: the added impact of caregiving. *Archives of Physical Medicine and Rehabilitation, 78*(8), 822–827.
Whalley Hammell, K. R. (1992). Psychological and sociological theories concerning adjustment to traumatic spinal cord injury: The implications for rehabilitation. *Paraplegia, 30*, 317–326.
Williams, D. G., & Morris, G. H. (1996). Crying, weeping or tearfulness in British and Israeli adults. *British Journal of Psychology, 87*, 479–505.
Williams, J. M. G., Mathews, A., & MacLeod, C. (1996). The emotional stroop task and psychopathology. *Psychological Bulletin, 120*(1), 3–24.
Willutzky, U. (2000). *Positive Perspektiven in der Psychotherapie.* Unveröffentlichte Habilitation, Ruhr Universität Bochum.
Wineman, N. M., Durand, E. J., & Steiner, R. P. (1994). A comparative analysis of coping behaviors in persons with multiple sclerosis or a spinal cord injury. *Research in Nursing & Health, 17*(3), 185–194.
Winter, C., Fritzsche, K., & Flor, H. (1999). *Verhaltenstherapeutische Interventionen bei Phantomschmerz.* Vortrag gehalten am 17. Symposium für Klinisch-Psychologische Forschung, Bad Dürckheim.
Wirth, F. (1999). *Gesundheit, Wohlbefinden und persönliches Wachstum nach einer Querschnittlähmung – die Rolle des Copings, personaler und sozialer Ressourcen.* Lizentiatsarbeit, Institut für Psychologie, Universität Bern.
Wirtz, M., & Caspar, F. (2002). *Beurteilerübereinstimmung und Beurteilerreliabilität.* Göttingen: Hogrefe.

Wittchen, H.-U., Nelson, C. B., & Lachner, G. (1998). Prevalence of mental disorders and psychosocial impairments in adolescents and young adults. *Psychological Medicine, 28*, 109–126.

Zajonc, R. B. (1980). Feeling and thinking: Preferences need no inferences. *American Psychologist, 35*(2), 151–175.

Zarit, S. O., Orr, N. K., & Zarit, J. M. (1985). *The hidden victims of Alzheimer's disease: Families under stress*. New York: University Press.

Zeidner, M., & Endler, N. S. (Eds). (1996). *Handbook of Coping: Theory, research, applications*. New York: Wiley.

Zeidner, M., & Saklovske, D. (1996). Adaptive and Maladaptive Coping. In M. Zeidner & N. S. Endler (Eds), *Handbook of coping: Theory, research, applications* (pp. 505–531). New York: Wiley.

Zielke, M., & Kopf-Mehnert, C. (1978). *VEV – Veränderungsfragebogen des Erlebens und Verhaltens*. Weinheim: Beltz.

Znoj, H.-J. (1987). *Widerstand, eine empirische Untersuchung*. Diplomarbeit, Universität Bern.

Znoj, H.-J. (1992). GOLEM – two adaptive systems communicate. In W. Tschacher, G. Schiepek & E. J. Brunner (Eds), *Self-organization and clinical psychology* (Vol. 58, pp. 296–313). Berlin: Springer.

Znoj, H.-J. (1992). *Veränderung durch Psychotherapie. Ein Modell des therapeutischen Interaktions-Prozesses*. Unveröffentlichte Dissertation, Institut für Psychologie, Universität Bern.

Znoj, H.-J. (1997). *Strategien im Umgang mit Trauergefühlen*. Vortrag gehalten am 10. Kongress der Schweizerischen Gesellschaft für Psychologie, Basel.

Znoj, H.-J. (1999). Model of Growth: Transformation following loss and physical handicap (APA 107th Annual Convention, August). *ERIC Reports-Research, 143*, 1–15.

Znoj, H.-J. (2000). *Konsistenzsicherung durch emotionale Regulationsprozesse: Entwicklung und kontextbezogene Validierung eines Beobachtungsinstrumentes und eines Fragebogens zur Theorie der emotionalen Kontrolle*. Institut für Psychologie, Universität Bern.

Znoj, H.-J. (2004). Die therapeutische Beziehung aus verhaltenstherapeutischer Sicht. In W. Roessler (Ed.), *Die therapeutische Beziehung*. Berlin: Springer.

Znoj, H.-J., & Grawe, K. (2000). The control of unwanted states and psychological health: Consistency safeguards. In A. Grob & W. Perrig (Eds), *Control of Human Behaviour, Mental Processes and Awareness* (pp. 263–282). New York: Lawrence Erlbaum.

Znoj, H.-J. (2006, 20–23. September). *Emotion Regulation and itís link to resources: Findings of a natural trial of psychological therapy.* Paper presented at the EABCT, Paris.

Znoj, H.-J., & Grawe, K. (2004). Wirkfaktoren der allgemeinen Psychotherapie. In H. Lang (Ed.), *Was ist Psychotherapie und wodurch wirkt sie?* (pp. 199–210). Würzburg: Königshausen & Neumann.

Znoj, H.-J., Jeger, P., & Grawe, K. (2000). Die differentielle Bedeutung des Handlungskontrollmodus für klärungs- und bewältigungsorientierte Therapien. *Zeitschrift für Klinische Psychologie, Forschung und Praxis, 29*(1), 52–59.

Znoj, H.-J., & Keller, D. (2002). Mourning parents: Considering safeguards and their relation to health. *Death Studies, 26*(7), 545–565.

Znoj, H.-J., & Lude, P. (1997). Fragebogen zur Erfassung von psychischen Faktoren einer erlittenen Querschnittlähmung. Institut für Psychologie, Universität Bern.

Znoj, H.-J., & Lude, P. (2002). Regulation of emotion and psychological symptoms in people with spinal cord injury. *Swiss Journal of Psychology, 61*(4), 203–210. Znoj, H.-J., Lude, P., Sätteli, K., Wirth, F., & Aellig, K. (1999). Emotion regulation and coping strategies following spinal cord injury, *38th Annual Scientific Meeting of International medical Society of paraplegia.* Copenhagen: NMSOP Cooperation.

Znoj, H.-J., Nick, L., & Grawe, K. (2004). Intrapsychische und interpersonale Regulation von Emotionen im Therapieprozess. *Zeitschrift für Klinische Psychologie und Psychotherapie, 33*(4), 261–269.

Znoj, H. J. (2006). Bereavement and posttraumatic growth. In L. Calhoun & R. Tedeschi (Eds), *The Handbook of Posttraumatic Growth.* (pp. 176–196). Mawah: Lawrence Erlbaum Associates.

Lorenz Fischer (Hrsg.)

Der chronische Schmerz – eine interdisziplinäre Herausforderung

Bern, Berlin, Bruxelles, Frankfurt am Main, New York, Oxford, Wien, 2006. 150 S.
Komplementäre Medizin im interdisziplinären Diskurs. Bd. 9
Herausgegeben von Brigitte Ausfeld-Hafter, Lorenz Fischer, Peter Heusser und André Thurneysen
(Kollegiale Instanz für Komplementärmedizin der Universität Bern, KIKOM)
ISBN 978-3-03910-655-4 br.
sFr. 45.– / € 31.– / €** 31.90 / € 29.– / £ 20.30 / US-$ 34.95*

* inkl. MWSt. – gültig für Deutschland ** inkl. MWSt. – gültig für Österreich

Die Problematik chronischer Schmerzen ist nach wie vor ungelöst. Chronische Schmerzen können sich unter dem Einfluss verschiedener körperlicher und psychosozialer Faktoren zur Schmerzkrankheit verselbständigen. Der chronische Schmerz ist ein individuelles, subjektives Erleben. Demzufolge kann er nicht als lineares Geschehen betrachtet werden. Lineare, monodisziplinäre Ansätze sind diesbezüglich meist zum Scheitern verurteilt. Ein individueller, interdisziplinärer Therapieansatz, welcher mit moderner Schmerzphysiologie durchaus im Einklang ist, kann mithelfen, Leiden zu mindern und Kosten zu sparen. Dieser Band enthält die schriftlichen Beiträge der im Wintersemester 2003/04 an der Universität Bern zu diesem Thema durchgeführten interdisziplinären Vorlesungsreihe.

Aus dem Inhalt: Esther Fischer-Homberger: Schmerzfreiheit und Schmerzverlust - zur Geschichte des Umgangs mit dem Schmerz – Hans Barop: Grundlagen des Herd-/Störfeldgeschehens – Lorenz Fischer: Pathophysiologie des Schmerzes - die Logik der Neuraltherapie – Beat Dejung: Schmerzmedizin 2004 - Unsere Probleme sind nicht gelöst – Gérard Hämmerle: Manuelle Medizin - nur indiziert bei akuten Schmerzproblemen? – Theo Rudolf: Osteopathische Medizin - Schmerzregulierung über die Diagnose und Therapie der somatischen Funktionsstörung – Hans Spring: Chronischer Schmerz - warum Aktivtherapie und Training in der Rehabilitation. Trainingstherapie bei Rückenschmerzen – Brigitte Ausfeld-Hafter: Der chinesische Weg - Akupunktur und mehr – André Thurneysen: Was heisst für den Homöopathen chronischer Schmerz? – Peter Heusser: Über die Leib-Seele-Interaktion beim Schmerz – Frédéric von Orelli: Organisch nicht erklärbare Schmerzen - alles psychisch? – Walter Kopp: Schmerz zwischen Mangel und Notwendigkeit.

www.ingramcontent.com/pod-product-compliance
Ingram Content Group UK Ltd.
Pitfield, Milton Keynes, MK11 3LW, UK
UKHW020727041026
15590UKWH00002B/934

9 783039 106820